2024国家执业药师职业资格考试2000题

药学专业知识（一）

主　编　贾　娴

副主编　张万金　邹梅娟　王　芳

编　者　（按姓氏笔画排序）

王　芳　石　凯　朴洪宇

邹梅娟　张万金　张予阳

贾　娴

中国健康传媒集团

中国医药科技出版社

内 容 提 要

本书由具有丰富考前培训经验的专家老师根据新版执业药师职业资格考试大纲及考试指南的内容要求精心编写而成。书中习题按新版考试指南章节编排，题量丰富，出题角度多样，题目难度恰当，题型与真题要求完全一致，并逐题配有答案和详尽解析。随书附赠配套数字化资源，包括黄金 40 分课程、历年真题、考生手册、思维导图、考点速报、复习规划、高频考点、考前速记等；赠线上模拟试卷，方便考生系统复习后自查备考。考生可通过做题加深对所学知识点的理解、运用和记忆，提升应试能力。本书是参加 2024 年国家执业药师职业资格考试考生的辅导用书。

图书在版编目（CIP）数据

药学专业知识．一／贾娴主编．—北京：中国医药科技出版社，2023.12
2024 国家执业药师职业资格考试 2000 题
ISBN 978 - 7 - 5214 - 4220 - 5

Ⅰ．①药… Ⅱ．①贾… Ⅲ．①药物学 - 资格考试 - 习题集 Ⅳ．①R9 - 44

中国国家版本馆 CIP 数据核字（2023）第 208722 号

美术编辑　陈君杞
责任编辑　李红日
版式设计　友全图文

出版　**中国健康传媒集团**｜中国医药科技出版社
地址　北京市海淀区文慧园北路甲 22 号
邮编　100082
电话　发行：010 - 62227427　邮购：010 - 62236938
网址　www. cmstp. com
规格　889 × 1194mm $^{1}/_{16}$
印张　19 $^{3}/_{4}$
字数　672 千字
版次　2023 年 12 月第 1 版
印次　2023 年 12 月第 1 次印刷
印刷　北京市密东印刷有限公司
经销　全国各地新华书店
书号　ISBN 978 - 7 - 5214 - 4220 - 5
定价　**86. 00 元**

获取新书信息、投稿、
为图书纠错，请扫码
联系我们。

出 版 说 明

　　执业药师职业资格制度的核心是保障职业准入人员具备良好的职业素质和能力。国家执业药师职业资格考试以执业药师岗位职责和实践内容为出发点，以培养在药品质量管理和药学服务方面具有综合性职业能力、具备自主学习和终身学习的态度和意识、能较好地服务公众健康的人才为目标。

　　为了更好地服务于考生，帮助考生顺利通过考试，我们组织国内工作在教学一线、有着丰富考前培训经验的专家编写了这套丛书。本丛书紧紧围绕新版国家执业药师职业资格考试大纲的要求，密切配合新版考试指南，在对近几年考试真题的考点分布及题型比例、出题难度进行深入研究的基础上编写而成，力求语言规范化、试题原创性和考点全覆盖。本丛书具有以下特点：

　　1. 紧扣新版考纲。新版考试大纲从考试内容、重点要求、出题方向、考题类型等多方面，更加强调实践应用，要求药学服务从业人员系统地掌握"三基"，即基本理论、基本知识和基本技能，并要具备将这些知识在实践中领会、运用、综合、分析等方面的能力。本丛书题目的设计紧紧围绕"以用定考、以考促学、学以致用"这一中心原则。

　　2. 精选通关试题。本丛书所设题型与实际考试完全一致，包括最佳选择题（只有 1 个最符合题意）、配伍选择题（备选项可重复选用，也可不选用）、综合分析选择题（每组题基于同一个案例，只有 1 个最符合题意）和多项选择题（有 2 个或 2 个以上符合题意），并根据近年执业药师考试真题中各章节所占分值比重，对各章节习题总量和题型比例做了合理配置。对重要考点，多角度出题，可帮助考生举一反三，利用联想记忆、对比记忆和分类记忆等方法掌握相关考点内容。

　　3. 逐题精准解析。为了方便考生及时补充知识缺漏，书中对每道试题均设有解析。针对难点和重点题目做了详细解析，旨在开拓考生解题思路。

　　4. 合理安排题量。本丛书各分册均设计试题 2000 余道，题量丰富，旨在使考生通过反复做题，从不同角度熟悉考点，提高复习效率和应试能力。

　　5. 附赠配套资源。为令本丛书更加立体化，使考前复习更加高效、便捷，随书附赠配套数字化资源，包括黄金 40 分课程、历年真题、考生手册、思维导图、考点速报、复习规划、高频考点、考前速记等，并赠线上模拟试卷，便于考生熟悉题型，模拟考场，自查备考。获取步骤详见图书封底。

　　本丛书适合参加 2024 年国家执业药师职业资格考试的考生使用。在使用中，如果您有任何意见和建议，欢迎扫描版权页的二维码与我们联系，我们将在今后的工作中不断修订完善。

中国医药科技出版社

2023 年 12 月

目　录

上篇　通关试题

第一章　药品与药品质量标准 ……………………………………………………………… 2

第二章　药物的结构与作用 ………………………………………………………………… 17

第三章　常用的药物结构与作用 …………………………………………………………… 33

　第一节　中枢神经系统疾病用药 ………………………………………………………… 33

　第二节　外周神经系统疾病用药 ………………………………………………………… 42

　第三节　解热镇痛及非甾体抗炎药 ……………………………………………………… 48

　第四节　消化系统疾病用药 ……………………………………………………………… 54

　第五节　循环系统疾病用药 ……………………………………………………………… 57

　第六节　内分泌系统疾病用药 …………………………………………………………… 71

　第七节　抗感染药 ………………………………………………………………………… 85

　第八节　抗肿瘤药 ………………………………………………………………………… 99

第四章　口服制剂与临床应用 …………………………………………………………… 107

第五章　注射剂与临床应用 ……………………………………………………………… 120

第六章　皮肤和黏膜给药途径制剂与临床应用 ………………………………………… 132

第七章　生物药剂学与药代动力学 ……………………………………………………… 142

第八章　药物对机体的作用 ……………………………………………………………… 160

下篇　试题答案与解析

第一章　药品与药品质量标准 …………………………………………………………… 188

第二章　药物的结构与作用 ……………………………………………………………… 200

第三章　常用的药物结构与作用 ………………………………………………………… 211

　第一节　中枢神经系统疾病用药 ……………………………………………………… 211

　第二节　外周神经系统疾病用药 ……………………………………………………… 216

　第三节　解热镇痛及非甾体抗炎药 …………………………………………………… 219

　第四节　消化系统疾病用药 …………………………………………………………… 222

　第五节　循环系统疾病用药 …………………………………………………………… 224

　第六节　内分泌系统疾病用药 ………………………………………………………… 232

　第七节　抗感染药 ……………………………………………………………………… 238

　第八节　抗肿瘤药 ……………………………………………………………………… 244

第四章　口服制剂与临床应用 …………………………………………………………… 247

第五章　注射剂与临床应用 ……………………………………………………………… 258

第六章　皮肤和黏膜给药途径制剂与临床应用 ………………………………………… 267

第七章　生物药剂学与药代动力学 ……………………………………………………… 274

第八章　药物对机体的作用 ……………………………………………………………… 289

上篇

通关试题

第一章　药品与药品质量标准

一、最佳选择题

1. 布洛芬是药品的
   - A. 商品名
   - B. 化学名
   - C. 通用名
   - D. 俗名
   - E. 品牌名

2. 关于药物制剂与剂型的说法，错误的是
   - A. 改变剂型可以降低药物的不良反应
   - B. 药物剂型是药物的临床使用形式
   - C. 改变剂型可能改变药物的作用性质
   - D. 注射剂不得加入抑菌剂
   - E. 吸入制剂起效速度与静脉注射相当

3. 能够准确表述药物化学结构的药品名称是
   - A. 商品名
   - B. 通用名
   - C. 化学名
   - D. 拉丁名
   - E. 专利名

4. 有关药物商品名的叙述，错误的是
   - A. 针对药物的最终产品的一个名称
   - B. 同一药物可能存在多种商品名
   - C. 是制造企业自己决定的一个名称
   - D. 不受专利保护
   - E. 商品名不能暗示药品的疗效和用途

5. 有关药品通用名的说法，错误的是
   - A. 不受专利保护
   - B. 药典使用的名称
   - C. 同类药物的通用名通常具有相同的词干
   - D. 一个药物可以有多个通用名
   - E. 是国际非专利药品名称

6. 关于药品名的说法，正确的是
   - A. 药品不能申请商品名
   - B. 药品通用名可以申请专利和行政保护
   - C. 药品化学名是国际非专利药品名称
   - D. 制剂一般采用商品名加剂型名
   - E. 药典中使用的名称是通用名

7. 阿昔洛韦（ ）的母核结构是

   - A. 嘧啶环
   - B. 咪唑环
   - C. 鸟嘌呤环
   - D. 吡咯环
   - E. 吡啶环

8. 地西泮的母核结构是
   - A. β-内酰胺环
   - B. 喹啉酮环
   - C. 甾体
   - D. 吩噻嗪环
   - E. 苯二氮䓬环

9. 某药物化学名是 6-[D-(-)-2-氨基-苯乙酰氨基]青霉烷酸三水合物，其对应的化学结构式为

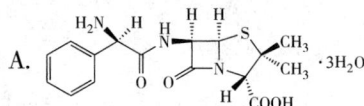

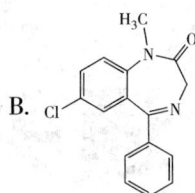

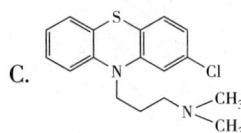

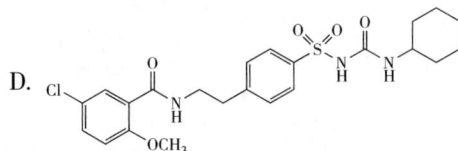

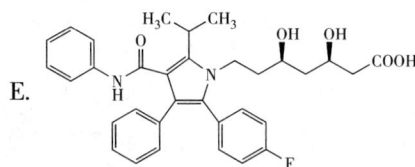

   A.

   B.

   C.

   D.

   E.

10. 化学名 11β,17α,21-三羟基孕甾-4-烯-3,20-二酮，该药物的通用名是
    - A. 氨苄西林
    - B. 阿托伐他汀
    - C. 萘普生
    - D. 地西泮
    - E. 氢化可的松

11. 氯丙嗪（ ）的化学名是

A. 1－环丙基－6－氟－1,4－二氢－4－氧代－7－(1－哌嗪基)－3－喹啉羧酸

B. 1－甲基－5－苯基－7－氯－1,3－二氢－2H－1,4－苯并二氮杂䓬－2－酮

C. 11β,17α,21－三羟基孕甾－4－烯－3,20－二酮

D. N,N－二甲基－2－氯－10H－吩噻嗪－10－丙胺

E. 9－(2－羟乙氧甲基)鸟嘌呤

12. 地西泮（ ）的化学名是

A. 1－甲基－5－苯基－7－氯－1,3－二氢－2H－1,4－苯并二氮杂䓬－2－酮

B. 1－甲基－5－苯基－7－氯－1,3－二氢－2H－1,5－苯并二氮杂䓬－2－酮

C. 1－乙基－5－苯基－7－氯－1,3－二氢－2H－1,4－苯并二氮杂䓬－2－酮

D. 2－甲基－5－苯基－7－氯－1,3－二氢－2H－1,4－苯并二氮杂䓬－2－酮

E. 1－甲基－5－苯基－7－氟－1,3－二氢－2H－1,4－苯并二氮杂䓬－2－酮

13. 关于剂型的分类，下列叙述错误的是
A. 糖浆剂为液体剂型
B. 溶胶剂为半固体剂型
C. 颗粒剂为固体剂型
D. 气雾剂为气体分散型
E. 吸入气雾剂、吸入粉雾剂为经呼吸道给药剂型

14. 下列药物剂型不属于按分散系统分类的是
A. 溶液型 B. 乳浊型
C. 混悬型 D. 口腔给药型
E. 气体分散型

15. 既可起局部作用，也用做全身治疗的剂型是
A. 滴眼剂 B. 注射剂
C. 栓剂 D. 颗粒剂
E. 片剂

16. 下列药物剂型属于按制法分类的是
A. 气体剂型 B. 固体剂型
C. 流浸膏剂 D. 半固体剂型
E. 液体剂型

17. 关于药用辅料的一般质量要求，错误的是
A. 药用辅料必须符合化工生产要求
B. 药用辅料应通过安全性评估，对人体无毒害作用
C. 化学性质稳定不与主药及其他辅料发生作用
D. 药用辅料的残留溶剂、微生物限度或无菌应符合要求
E. 药用辅料的安全性以及影响制剂生产、质量、安全性和有效性的性质应符合要求

18. 属于制剂化学稳定性改变的为
A. 混悬剂中药物颗粒结块
B. 乳剂的分层、破裂
C. 片剂崩解时间延长
D. 颗粒剂的吸潮
E. 片剂含量下降

19. 盐酸普鲁卡因的主要降解途径是
A. 水解 B. 几何异构化
C. 氧化 D. 聚合
E. 脱羧

20. 分子中含有酚羟基，遇光易氧化变质，需避光保存的药物是
A. 肾上腺素 B. 维生素A
C. 苯巴比妥钠 D. 维生素B_2
E. 叶酸

21. 易发生水解的药物为
A. 酚类药物 B. 烯醇类药物
C. 噻嗪类药物 D. 芳胺类药物
E. 酯类与内酯类药物

22. 烯醇类药物降解的主要途径是
A. 脱羧 B. 氧化
C. 几何异构化 D. 聚合
E. 水解

23. 较易发生氧化和异构化降解的药物是
A. 青霉素G B. 头孢唑啉
C. 肾上腺素 D. 毛果芸香碱
E. 噻替哌

24. 维生素A和维生素D降解的主要途径是
A. 光学异构化 B. 聚合
C. 水解 D. 氧化
E. 脱羧

25. 影响药物制剂稳定性的外界因素是

A. 附加剂　　　　　　B. 温度

C. 离子强度　　　　　D. pH

E. 表面活性剂

26. 油性药液的抗氧剂可选用

A. 焦亚硫酸钠　　　　B. 亚硫酸氢钠

C. 亚硫酸钠　　　　　D. 硫代硫酸钠

E. 维生素 E

27. 适合弱酸性水性药液抗氧剂的是

A. 焦亚硫酸钠　　　　B. 硫代硫酸钠

C. 亚硫酸钠　　　　　D. BHA

E. BHT

28. 下列关于稳定性试验的说法中，正确的是

A. 影响因素试验是对三批样品进行考察

B. 长期试验可用于预测药物的有效期

C. 影响因素试验包括加速试验和长期试验

D. 长期试验应在实际贮存条件下进行

E. 加速试验是一批制剂样品在超常试验条件下进行

29. 不属于通过改进剂型与生产工艺提高药物制剂稳定化的方法是

A. 制成固体制剂　　　B. 制成微囊

C. 直接压片　　　　　D. 加入干燥剂

E. 制成包衣片

30. 一般药物的有效期是指

A. 药物降解10%所需要的时间

B. 药物降解30%所需要的时间

C. 药物降解50%所需要的时间

D. 药物降解70%所需要的时间

E. 药物降解90%所需要的时间

31. 某药的降解反应为一级反应，其反应速度常数$k=0.0096$ 天$^{-1}$，则有效期为

A. 1 天　　　　　　　B. 5 天

C. 8 天　　　　　　　D. 11 天

E. 72 天

32. 有关药品标准的说法，错误的是

A. 国家药品标准是我国法定的药品标准，具有法律效力

B. 药品应当符合国家药品标准，没有国家药品标准的，应当符合经核准的药品质量标准

C. 药品注册标准不得低于国家药品标准的相关规定

D. 我国的药品标准体系包括《中华人民共和国药典》、药品标准、药品注册标准和企业药品标准

E. 药品企业标准中指标限度的要求不应当等于或高于国家药品标准或药品注册标准

33. 我国目前使用的最新版本《中国药典》是

A. 2010 年版　　　　B. 2012 年版

C. 2015 年版　　　　D. 2018 年版

E. 2020 年版

34. 正确使用《中国药典》进行药品质量检定的基本原则，是对《中国药典》质量检定有关的共性问题的统一规定，该部分属于

A. 总则　　　　　　　B. 目录

C. 凡例　　　　　　　D. 正文

E. 通则

35. 对《中国药典》收录的正文、名称与编排、项目与要求、检验方法与限度等做统一规定的部分是

A. 正文　　　　　　　B. 通则

C. 凡例　　　　　　　D.《中国药典》一部

E.《中国药典》二部

36. 在工作中欲了解化学药物制剂各剂型的基本要求和常规检查的有关内容，需查阅的是

A.《中国药典》二部凡例

B.《中国药典》二部正文

C.《中国药典》四部正文

D.《中国药典》四部通则

E.《临床用药须知》

37.《中国药典》中收载针对相同检查项目的检测时所应采用的统一的设备、程序、方法和限度的部分是

A. 前言　　　　　　　B. 凡例

C. 二部正文品种　　　D. 通则

E. 药用辅料正文品种

38.《中国药典》中收载考查药品质量、符合药品标准所制定的指导性规定的部分是

A. 前言　　　　　　　B. 凡例

C. 二部正文品种　　　D. 通则

E. 药用辅料正文品种

39. 关于药典的说法，错误的是

A. 药典是记载国家药品标准的主要形式

B.《中国药典》二部不收载化学药品的用法与用量

C.《美国药典》与《美国国家处方集》合并出

版，英文缩写为 USP – NF

D.《日本药典》不收载原料药通则

E.《欧洲药典》收载有制剂通则但不收载制剂

40. 药品质量标准中，收载药品外观、臭（味）、溶解度等内容的项目是
    A. 性状
    B. 鉴别
    C. 检查
    D. 类别
    E. 含量测定

41.《中国药典》收载的阿司匹林标准中，记载在【性状】项的内容是
    A. 含量的限度
    B. 溶解度
    C. 溶液的澄清度
    D. 游离水杨酸的限度
    E. 干燥失重的限度

42.《中国药典》规定阿司匹林的溶解度为"本品在氢氧化钠溶液中溶解，但同时分解"。以下解释正确的是
    A. 系指 1g 阿司匹林可溶解于 1～不到 10ml 的氢氧化钠溶液
    B. 系指 1g 阿司匹林可溶解于 10～不到 30ml 的氢氧化钠溶液
    C. 系指 1g 阿司匹林可溶解于 100～不到 1000ml 的氢氧化钠溶液
    D. 系指 1g 阿司匹林可溶解于 1000～不到 10000ml 的氢氧化钠溶液
    E. 系指 1g 阿司匹林可溶解于 0.1～不到 1ml 的氢氧化钠溶液

43. 具有不对称碳原子的药物，具有的特征性物理常数是
    A. 熔点
    B. 旋光度
    C. 折射率
    D. 吸收系数
    E. 碘值

44. 有关旋光度的叙述，错误的是
    A."左旋"，用符号"–"表示
    B."右旋"，用符号"+"表示
    C. 偏振光透过长 10cm，且每 1ml 中含有旋光性物质 1g 的溶液，在一定波长与温度下，测得的旋光度称为比旋度
    D. 物质的旋光度与其化学结构有关，与测定时供试品溶液的浓度、光路长度以及测定时的温度和偏振光的波长无关
    E. 除另有规定外，测定药品旋光度时，应选择测定温度为 20℃，测定管长度为 10cm（如使用

其他管长，应进行换算），使用钠光谱的 D 线（589.3nm）作光源

45. 采用古蔡氏法检测的药品中杂质是
    A. 砷盐
    B. 水分
    C. 氯化物
    D. 炽灼残渣
    E. 残留溶剂

46.《中国药典》对药品检查时，属于生物学检查法的是
    A. 澄清度检查法
    B. 微生物限度检查
    C. 溶出度与释放度测定法
    D. 一般杂质检查和特殊杂质检查法
    E. 含量均匀度检查法

47. 对制剂进行崩解时限检查时，取供试品 6 片（粒），分别置吊篮的玻璃管中，启动崩解仪进行检查。在盐酸溶液（9→1000）中 2 小时不得有裂缝、崩解或软化现象；在磷酸盐缓冲液（pH 6.8）中 1 小时内应全部崩解。如有 1 片不能完全崩解，应另取 6 片复试，均应符合规定，采用上述方法测定的药品剂型是
    A. 软胶囊
    B. 硬胶囊
    C. 肠溶片
    D. 胃溶片
    E. 缓释片

48. 通常不进行药品含量均匀度检查的药物是
    A. 每一个单剂标示量小于 25mg 的片剂
    B. 主药含量小于每一个单剂重量 25% 的硬胶囊
    C. 采用混粉工艺制成的注射用无菌粉末
    D. 单剂量包装的口服混悬液
    E. 多种维生素或微量元素片剂

49.《中国药典》对药品质量标准中含量（效价）限度的说法，错误的是
    A. 原料药的含量限度是指有效物质所占的百分比
    B. 制剂含量限度一般用含量占标示量的百分率表示
    C. 制剂效价限度一般用效价占标示量的百分率表示
    D. 抗生素效价限度一般用重量单位（mg）表示
    E. 原料药含量测定的百分比一般是指重量的百分比

50. 有关药品含量或效价的描述及解释，错误的是
    A.《中国药典》中阿司匹林原料药含量限度规定

为：按干燥品计算，含 $C_9H_8O_4$ 不得少于 99.5%，是指每100mg原料药中阿司匹林的含量不得低于 99.5mg。

B. 《中国药典》规定炔诺酮（$C_{20}H_{26}O_2$）的含量限度为：按干燥品计算，含 $C_{20}H_{26}O_2$ 应为 97.0% ~ 102.0%，是指炔诺酮的真实含量能达到 102.0%

C. 若含量限度规定上限为100%以上时，系指用规定的方法测定时可能达到的数值，它为《中国药典》规定的限度或允许偏差，并非真实含有量

D. 《中国药典》规定阿司匹林片的含量限度为：本品含阿司匹林（$C_9H_8O_4$）应为标示量的 95.0% ~ 105.0%，是指片剂中阿司匹林的重量不应低于标示量的 95.0%，不能高于标示量的 105.0%

E. 当含量限度未规定上限时，系指不超过101.0%

51. 用于生物检定或效价测定的标准物质，其特性量值按效价单位（U）或重量单位（μg）计，该标准物质为

A. 对照品
B. 标准品
C. 参考品
D. 对照提取物
E. 对照药材

52. 对《中国药典》规定的项目与要求的理解，错误的是

A. 复方乳酸钠葡萄糖注射液"规格500ml"系指每瓶注射液的装量为 500ml

B. 复方葡萄糖酸钙口服溶液"规格每10ml含钙元素110mg"系指每支口服液的装量是10ml，其中含有葡萄糖酸钙110mg

C. 硫酸庆大霉素片"规格20mg（2万单位）"系指每片中含庆大霉素20mg或2万单位

D. 硫酸庆大霉素注射液"规格1ml：20mg（2万单位)"系指每支注射液的装量为1ml，其中含庆大霉素20mg或2万单位

E. 葡萄糖酸钙口服溶液"规格10%"系指每100ml溶液中含有10g葡萄糖酸钙

53. 阿司匹林遇湿气即缓慢水解，《中国药典》规定其游离水杨酸的允许限度为0.1%，适宜的包装与贮藏条件是

A. 避光，在阴凉处贮存
B. 遮光，在阴凉处贮存
C. 密闭，在干燥处贮存

D. 密封，在干燥处贮存
E. 熔封，在凉暗处贮存

54. 除另有规定外，药物贮存项下未规定贮存温度的一般系指

A. 2℃ ~ 10℃
B. 不超过20℃
C. 10℃ ~ 30℃
D. 不超过20℃，并避光
E. 不超过 -4℃

55. 氨茶碱结构如下图所示，《中国药典》规定氨茶碱为白色至微黄色的颗粒或粉末，易结块，在空气中吸收二氧化碳，并分解成茶碱。根据氨茶碱的性状，其贮存的条件应满足

A. 遮光，密闭，室温贮存
B. 遮光，密封，室温贮存
C. 遮光，密闭，阴凉处贮存
D. 遮光，严封，阴凉处贮存
E. 熔封，冷处贮存

56. 手性药物结构确证时，为确认单一对映体的绝对构型，应采取的确认方法是

A. 原子吸收分光光度法
B. 圆二色谱法
C. 质谱法
D. 紫外 – 可见分光光度法
E. 热分析法

57. 《中国药典》规定，检查棕榈氯霉素混悬液中A晶型含量，并要求限度10%，所采用的检测方法是

A. 核磁共振波谱法（NMR）
B. 旋光色散法（ORD）
C. 红外分光光度法（IR）
D. 单晶X射线衍射法（SXRD）
E. 原子吸收分光光度法（AAS）

58. 中药注射剂常要求进行溶血与凝聚检查，该安全性检查方法中所使用的试验对象或试剂是

A. 离体豚鼠回肠
B. 整体豚鼠
C. 鲎试剂
D. 2%兔红细胞混悬液

E. 整体家兔

59. 有关药品稳定性试验的说法，错误的是
    A. 高温试验应高于加速试验30℃以上
    B. 高湿试验应在相对湿度90%±5%的环境下进行
    C. 进行强光照射试验时，应将药品暴露于相似于D65/ID65发射标准的光源或同时暴露于冷白荧光灯和紫外光灯下，并于照度4500Lx±500Lx
    D. 高湿试验与强光照射试验的时间点为0天、5天、10天
    E. 高温试验考察时间点应基于原料药本身的稳定性及影响因素试验条件下的变化趋势设置，通常可设定为0天、5天、10天、30天等

60. 有关仿制药质量一致性评价，说法错误的是
    A. 对于多晶型药物，应对仿制药的药品晶型进行测试，确保与已上市该药品的晶型相符
    B. 仿制药品的杂质模式与原研药不一致时，需增加新的杂质检查项目，申报新的质量标准或对原质量标准进行修订
    C. 进行仿制药溶出度评价时，溶出介质至少选择水和3种不同pH的溶出介质进行测试
    D. 采用相似因子（f_2）法比较溶出曲线相似性，药物只要在规定的时限内溶出度偏差不超过20%，即可视为溶出度一致
    E. 对于高溶解性和高渗透性的药物制剂，当参比制剂在15分钟时，平均溶出量不低于85%，如试验制剂在15分钟时，平均溶出量也不低于85%；或与参比制剂平均溶出量的差值不大于10%，此时可认为溶出曲线相似

61. 采用药动学方法进行仿制药生物等效性评价时，有关检测物质的说法，错误的是
    A. 一般推荐原型药物、主要代谢物均需检测
    B. 对于从原型药物直接代谢产生的主要代谢产物，如果该代谢物源自首关效应或肠道内代谢且显著影响药物的安全性和有效性时，则应同时予以测定
    C. 如果原型药物浓度过低，不足以获得生物样品中足够长时间的药物浓度信息，则可用代谢产物的相关数据评价生物等效性
    D. 对于外消旋体，通常推荐用非手性的检测方法进行生物样品测定

E. 若对映体药效动力学与药代动力学的特征均不同，且药效主要由含量较少的异构体产生，而且至少有一个异构体在吸收过程呈现非线性特征时，则需分别测定各对映体

62. 进行仿制药生物等效性评价，最常采用的研究手段是
    A. 药效学研究　　B. 药代动力学研究
    C. 临床研究　　D. 临床前研究
    E. 体外研究

63. 药品监督管理部门根据监管需要对质量可疑药品进行的抽查检验属于
    A. 评价抽检　　B. 监督抽检
    C. 出厂抽检　　D. 注册检验
    E. 复检

64. 临床心血管治疗药物检测中，其药物浓度与作用器官中药物浓度相关性最大的生物样本是
    A. 血浆　　B. 唾液
    C. 尿液　　D. 汗液
    E. 胆汁

65. 临床上，治疗药物检测常用的生物样品是
    A. 全血　　B. 血清
    C. 唾液　　D. 尿液
    E. 粪便

66. 基于抗体与抗原或半抗原之间的高选择性竞争反应而建立的体内分析方法是
    A. 色谱分析法　　B. 光谱分析法
    C. 免疫分析法　　D. 化学分析法
    E. 物理分析法

67. 《中国药典》对熔点的判断是指
    A. 初熔温度　　B. 全熔温度
    C. 局部液化温度　　D. 初熔至局部液化温度
    E. 初熔至全熔温度

68. 药物稳定性加速试验的时间为
    A. 15天　　B. 30天
    C. 3个月　　D. 6个月
    E. 12个月

69. 关于药品质量标准中检查项的说法，错误的是
    A. 检查项包括反映药品安全性与有效性的试验方法和限度、均一性与纯度等制备工艺要求
    B. 除另有规定外，凡规定检查溶出度或释放度的

C. 单剂标示量小于 50mg 或主药含量小于单剂重量 50% 的片剂，应检查含量均匀度

D. 凡规定检查含量均匀度的制剂一般不再检查重（装）量差异

E. 崩解时限、溶出度与释放度、含量均匀度检查法属于特性检查法

70. 高效液相色谱法用于药物鉴别的依据是

A. 色谱柱理论板数　　B. 色谱峰峰高

C. 色谱峰保留时间　　D. 色谱峰分离度

E. 色谱峰面积重复性

71. 下列属于物理稳定性变化的是

A. 乳剂的分层和破裂

B. 药物溶液遇金属离子后变色加快

C. 抗生素配制成输液后含量随时间延长而下降

D. 片剂中有关物质增加

E. 维生素 C 片剂变色

72. 贮藏项下规定的贮藏条件，是根据药品的稳定性，对药品贮存与保管的基本要求，以避免药品的污染或减缓药品在正常贮藏期内的降解，根据《中国药典》，关于贮藏要求的说法正确的是

A. 避光系指用不透光的容器包装

B. 遮光系指避免日光直射

C. 熔封或严封系指用可防止空气、水分的侵入与微生物污染的容器或适宜的材料包装

D. 密封系指用可防止空气、水分的侵入与微生物污染的容器或适宜的材料包装

E. 冷处系指贮藏处温度低于零摄氏度

二、配伍选择题

[1~3 题共用备选答案]

A. 化学名　　　　　B. 通用名

C. 商品名　　　　　D. 拉丁名

E. 别名

1. 是指有活性的药物物质，而不是最终的药品，药学研究人员和医务人员使用的共同名称是

2. 是针对药物的最终产品，即剂量和剂型已确定的含有一种或多种药物活性成分的药品名称是

3. 美国化学文摘使用的药品名称是

[4~6 题共用备选答案]

A. 化学名　　　　　B. 通用名

C. 商品名　　　　　D. 拉丁名

E. 制剂名

4. 对乙酰氨基酚是药品的

5. 维生素 C 片是药品的

6. 9－（2－羟乙氧甲基）鸟嘌呤是药品的

[7~8 题共用备选答案]

A. 商品名　　　　　B. 通用名

C. 化学名　　　　　D. 别名

E. 药品代码

7. 又称为品牌名，是由新药开发者在申报药品上市时选定的名称

8. 又称为国际非专利药品名称，是新药开发者在新药申请过程中向世界卫生组织提出的名称

[9~13 题共用备选答案]

A.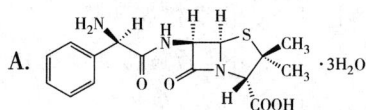

B.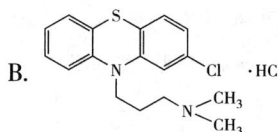

C.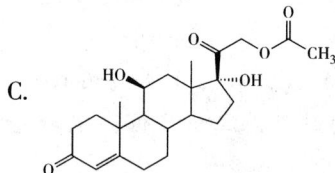

D.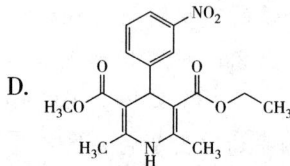

E.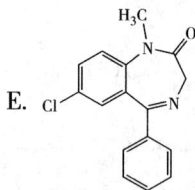

9. 母核为二氢吡啶环的药物是

10. 母核为苯二氮䓬环的药物是

11. 母核为 β－内酰胺环的药物是

12. 母核为吩噻嗪环的药物是

13. 母核为孕甾烷的药物是

[14~17 题共用备选答案]

A. 苯磺酰脲　　　　B. 萘环

C. 喹啉酮环　　　　D. 吡咯环

E. 1,4 – 二氢吡啶环

14. 格列本脲的母核是

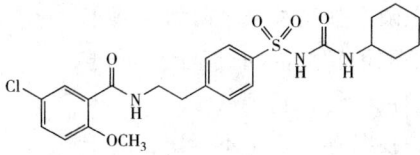

15. 阿托伐他汀的母核是

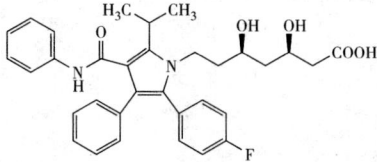

16. 盐酸环丙沙星的母核是

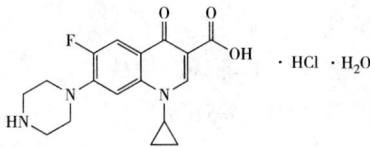

17. 萘普生的母核是

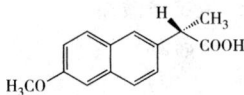

[18~20 题共用备选答案]

    A. 氨苄西林   B. 地西泮

    C. 盐酸氯丙嗪   D. 尼群地平

    E. 醋酸氢化可的松

18. 母核为吩噻嗪环的药物是

19. 母核为孕甾烷的药物是

20. 母核为 β – 内酰胺环的药物是

[21~24 题共用备选答案]

    A. 苯磺酰脲   B. 苯二氮䓬环

    C. 鸟嘌呤环   D. 1,4 – 二氢吡啶环

    E. 萘环

21. 尼群地平的母核为

22. 阿昔洛韦的母核为

23. 萘普生的母核为

24. 格列本脲的母核为

[25~28 题共用备选答案]

A.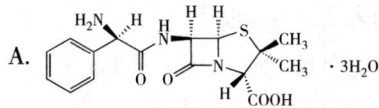

B.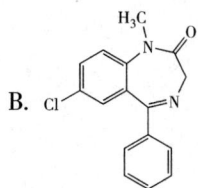

C.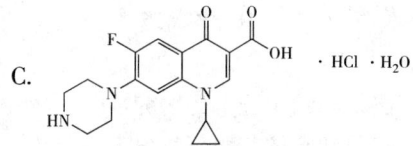

D.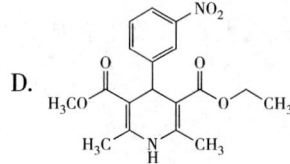

E.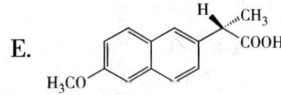

25. 化学名 2,6 – 二甲基 – 4 – （3 – 硝基苯基） – 1,4 – 二氢 – 3,5 – 吡啶二甲酸甲乙酯，对应的药物结构式是

26. 化学名（ + ） – α – 甲基 – 6 – 甲氧基 – 2 – 萘乙酸，对应的化学结构式是

27. 化学名 1 – 甲基 – 5 – 苯基 – 7 – 氯 – 1,3 – 二氢 – 2H – 1,4 – 苯并二氮䓬 – 2 – 酮，对应的药物结构式是

28. 化学名 1 – 环丙基 – 6 – 氟 – 1,4 – 二氢 – 4 – 氧代 – 7 – （1 – 哌嗪基） – 3 – 喹啉羧酸盐酸盐一水合物，对应的药物结构式是

[29~30 题共用备选答案]

    A. N – [2 – [4 – [[[（环己氨基）羰基]氨基]磺酰基]苯基]乙基] – 2 – 甲氧基 – 5 – 氯苯甲酰胺

    B. 7 – [2 – （4 – 氟苯基） – 3 – 苯基 – 4 – （苯氨基羰基） – 5 – （2 – 异丙基） – 1 – 吡咯基] – 3,5 – 二羟基 – 庚酸

    C. 9 – （2 – 羟乙氧甲基）鸟嘌呤

    D. N,N – 二甲基 – 2 – 氯 – 10H – 吩噻嗪 – 10 – 丙胺盐酸盐

    E. 6 – [D – （ – ） – 2 – 氨基 – 苯乙酰氨基]青霉烷酸三水合物

29. 降糖药格列本脲的化学名是

30. 抗病毒药阿昔洛韦的化学名是

[31~33 题共用备选答案]

    A. 伊马替尼   B. 吗啡

    C. 洛伐他汀   D. 伊立替康

    E. 贝伐珠单抗

31. 来源于天然产物，具有抗肿瘤活性的药物是

32. 属于生物技术类的药物，具有抗肿瘤活性的是

33. 属于化学合成类药物，具有抗肿瘤活性的是

[34~36 题共用备选答案]

    A. 化学合成药物   B. 天然药物

C. 生物技术药物 D. 中成药
E. 原料药

34. 通过化学方法得到的小分子药物为

35. 细胞因子、疫苗和寡核苷酸药物属于

36. 通过发酵方法得到的抗生素以及半合成抗生素属于

[37~38 题共用备选答案]
A. 商品名 B. 通用名
C. 化学名 D. 别名
E. 药品代码

37. 在药品命名中，国际非专利的药品名称是

38. 只能由该药品的拥有者和制造者使用的药品名称是

[39~42 题共用备选答案]
A. 按作用时间分类 B. 按给药途径分类
C. 按制法分类 D. 按分散系统分类
E. 按形态分类

39. 混悬液属于

40. 缓控释制剂属于

41. 腔道给药栓剂属于

42. 无菌制剂属于

[43~45 题共用备选答案]
A. 腔道给药 B. 黏膜给药
C. 注射给药 D. 胃肠道给药
E. 呼吸道给药

43. 舌下片剂的给药途径属于

44. 滴眼剂的给药途径属于

45. 栓剂的给药途径属于

[46~49 题共用备选答案]
A. 提高药物稳定性
B. 提高药物疗效
C. 降低药物毒副作用
D. 赋形
E. 增加用药顺应性

46. 制剂中加入矫味剂的作用是

47. 加入抗氧剂的作用是

48. 胰酶制成肠溶衣片的作用是

49. 以硬脂酸钠和虫蜡为基质制成的芸香草油肠溶滴丸，可以

[50~54 题共用备选答案]
A. 异构化 B. 水解
C. 聚合 D. 脱羧

E. 氧化

50. 维生素 A 转化为 2,6 - 顺式维生素 A，属于

51. 青霉素钾在磷酸盐缓冲液中降解，属于

52. 对氨基水杨酸钠转化为间氨基酚，属于

53. 肾上腺素颜色变红，属于

54. 氨苄西林钠在贮存过程中不稳定，属于

[55~59 题共用备选答案]
A. 脱羧 B. 异构化
C. 氧化 D. 聚合
E. 水解

55. 维生素 C 降解的主要途径是

56. 乙酰水杨酸降解的主要途径是

57. 毛果芸香碱降解的主要途径是

58. 氨苄西林产生变态反应的降解途径是

59. 对氨基水杨酸钠降解的主要途径是

[60~62 题共用备选答案]
A. 氯化钠 B. 焦亚硫酸钠
C. 维生素 E D. 碳酸钠
E. 硫代硫酸钠

60. 碱性药液可选用的抗氧剂是

61. 酸性药液可选用的抗氧剂是

62. 可用于油性药液的抗氧剂是

[63~66 题共用备选答案]
A. USP B. BP
C. EP 或 Ph. Eur. D. JP
E. ChP

63. 欧洲药典的缩写是

64. 美国药典的缩写是

65. 中国药典的缩写是

66. 日本药典的缩写是

[67~70 题共用备选答案]
A. 一部 B. 二部
C. 三部 D. 四部
E. 增补本

67. 生物制品收载在《中国药典》的

68. 生化药品收载在《中国药典》的

69. 中药材和中药制剂收载在《中国药典》的

70. 药用辅料、通则收载在《中国药典》的

[71~74 题共用备选答案]
A. 凡例 B. 正文
C. 通则 D. 索引
E. 目录

71. 在《中国药典》（2020 年版）中，收载"高效液相色谱仪的一般要求和色谱条件"的部分是

72. 在《中国药典》（2020 年版）中，收载"项目与要求"的部分是

73. 在《中国药典》（2020 年版）中，收载"药物制剂人体生利用度和生物等效性试验指导原则"的部分是

74. 在《中国药典》（2020 年版）中，收载"片剂重量差异度及其检查方法与限度要求"的部分是

[75～77 题共用备选答案]

A. 极易溶解　　　　　　B. 易溶

C. 溶解　　　　　　　　D. 微溶

E. 极微溶解

75. 1g 阿司匹林能在甲醇 1ml 至不到 10ml 中溶解，其溶解度属于

76. 1g 阿司匹林能在乙醚 10ml 至不到 30ml 中溶解，其溶解度属于

77. 1g 阿司匹林能在水 100ml 至不到 1000ml 中溶解，其溶解度属于

[78～79 题共用备选答案]

A. 正文品种项下　　　　B. 通则

C. 凡例　　　　　　　　D. 目录

E. 索引

78. 药物的一般鉴别试验收载于

79. 药物的特殊鉴别试验收载于

[80～84 题共用题干]

A. 吗啡　　　　　　　　B. 维生素 C

C. 盐酸麻黄碱　　　　　D. 维生素 B_1

E. 葡萄糖

80. 在碱性条件下与硫酸铜形成蓝色配位化合物的药品是

81. 与甲醛 – 硫酸试液反应显紫堇色的药品是

82. 遇碱性酒石酸铜试液，即生成红色氧化亚铜（Cu_2O）沉淀的药品是

83. 与铁氰化钾反应生成具有蓝色荧光的硫色素的药品是

84. 可使二氯靛酚钠褪色的药品是

[85～88 题共用备选答案]

A. 在乙醇溶液中与硫酸苯肼加热显黄色

B. 被硫酸氧化显深紫色，加入三氯化铁溶液变为红棕色

C. 与三氯化铁试液反应显翠绿色

D. 与氢氧化钠试液加热，能产生二乙胺臭气，并使湿润的红色石蕊试纸变蓝色

E. 在碱性条件下与硫酸铜形成蓝色配位化合物

85. 氢化可的松的鉴别试验方法是

86. 四环素的鉴别试验方法是

87. 肾上腺素的鉴别试验方法是

88. 尼可刹米的鉴别试验方法是

[89～92 题共用备选答案]

A. 紫外 – 可见分光光度法

B. 红外分光光度法

C. 高效液相色谱法

D. 生物学方法

E. 核磁共振波谱法

89. 通过测量特定浓度供试品溶液在特定波长处吸光度（A）的鉴别法是

90. 具有人指纹一样的特征专属性的鉴别法是

91. 以待测成分的色谱峰的保留时间（t_R）作为鉴别依据的鉴别法是

92. 主要用于抗生素和生化药品的鉴别方法是

[93～94 题共用备选答案]

A. 炽灼残渣

B. 崩解时限检查

C. 溶液澄清度

D. 热原或细菌内毒素检查法

E. 溶出度与释放度测定法

93. 属于限量检查法的是

94. 属于生物学检查法的是

[95～97 题共用备选答案]

A. 0.1%　　　　　　　　B. 0.2%

C. 0.5%　　　　　　　　D. 1ppm（百万分之一）

E. 10ppm（十万分之一）

95. 干燥失重主要是检查药品中微量的吸附水分，通常在 105℃下干燥至恒重，失重限度一般为

96. 砷盐（As）的检查法有古蔡氏法和二乙基二硫代氨基甲酸银（Ag – DDC）法，限量通常为

97. 炽灼残渣是检查药品中能与硫酸生成硫酸盐的无机杂质，通常与硫酸在 700℃～800℃炽灼至恒重后称量其遗留的残渣量，限量通常为

[98～102 题共用备选答案]

A. 1 分钟　　　　　　　B. 3 分钟

C. 5 分钟　　　　　　　D. 10 分钟

E. 15 分钟

98. 含片全部崩解或溶化的崩解时限不能少于

99. 可溶片全部崩解并溶化的崩解时限不能超过

100. 舌下片全部崩解或溶化的崩解时限不能超过

101. 口崩片全部崩解并通过筛网的崩解时限不能超过

102. 普通片全部崩解或溶化的崩解时限不能超过

[103～107 题共用备选答案]

  A. 5 分钟   B. 15 分钟

  C. 30 分钟   D. 1 小时

  E. 2 小时

103. 薄膜衣片的崩解时限是

104. 糖衣片的崩解时限是

105. 硬胶囊的崩解时限是

106. 软胶囊的崩解时限是

107. 滴丸的崩解时限是

[108～110 题共用备选答案]

  A. 滴定分析法 B. 红外分光光度法

  C. 高效液相色谱法 D. 生物活性测定法

  E. 薄层色谱法

108. 测定结果用质量百分数（%）表示，是原料药含量测定的首选方法

109. 以峰高（h）或峰面积（A）定量，是片剂含量测定的首选方法

110. 用效价单位表示测定结果的方法是

[111～112 题共用备选答案]

  A. 对照品   B. 标准品

  C. 参考品   D. 对照提取物

  E. 对照药材

111. 供化学药物测定用的标准物质为

112. 供抗生素测定用的标准物质为

[113～116 题共用备选答案]

  A. 10℃～30℃

  B. 不超过 20℃

  C. 避光且不超过 20℃

  D. 2℃～10℃

  E. 不高于 –4℃

113. 贮藏条件冷处是指

114. 贮藏条件阴凉处是指

115. 贮藏条件凉暗处是指

116. 贮藏条件常温是指

[117～120 题共用备选答案]

  A. 遮光   B. 防潮

  C. 密闭   D. 密封

  E. 熔封或严封

117. 为防止尘土及异物进入，需要的保管方式是

118. 为防止药品风化、吸潮、挥发或异物进入，需要的保管方式为

119. 为防止药物氧化，需要将药品放进棕色瓶或黑纸包裹的无色透明、半透明容器内，这种保管方式为

120. 为防止空气和水分的侵入并防止污染，药品需要的保管方式是

[121～125 题共用备选答案]

  A. 遮光、密封保存

  B. 遮光、严封保存

  C. 遮光、密封或严封、在干燥处保存

  D. 密闭、在凉暗处保存

  E. 密封、在凉暗干燥处保存

121. 维生素 A 的贮藏要求

122. 盐酸异丙嗪的贮藏要求

123. 盐酸四环素的贮藏要求

124. 丙酸倍氯米松吸入气雾剂的贮藏要求

125. 阿法骨化醇软胶囊的贮藏要求

[126～127 题共用备选答案]

  A. 阿法骨化醇原料

  B. 重组人生长激素冻干粉

  C. 重组胰岛素注射液

  D. 丙酸倍氯米松吸入气雾剂

  E. 异烟肼

126. 要求密闭、2℃～8℃贮存的药品是

127. 要求遮光、充氮、密封、冷处贮存的药品是

[128～132 题共用备选答案]

  A. 潮解   B. 极具引湿性

  C. 有引湿性   D. 略有引湿性

  E. 无或几乎无引湿性

  药物的引湿性是指在一定温度及湿度条件下该物质吸收水分能力或程度的特性。引湿性特征描述与引湿性增重的界定为：

128. 引湿增重不小于 15% 被界定为

129. 吸收足量水分形成液体被界定为

130. 引湿增重小于 15% 但不小于 2% 被界定为

131. 引湿增重小于 0.2% 被界定为

132. 引湿增重小于 2% 但不小于 0.2% 被界定为

[133～134 题共用备选答案]

  A. 肾上腺素中的"酮体"

B. "挥发性杂质"

C. "其他甾体"

D. 螺内酯项下的"巯基化合物"

E. 林可霉素中的"林可霉素B"

药品质量标准中，杂质的表示方法较多，主要原因是杂质有些比较明确，有些未知。

133. 上述选项中，说明检查对象不能明确为某一单一物质而又仅知为某一类物质的情形是

134. 上述选项中，检查对象是未知杂质，仅根据检测方法选用项目名称的情形是

[135～136题共用备选答案]

  A. 化学药品注射剂   B. 中药注射剂

  C. 片剂   D. 缓释制剂

  E. 透皮制剂

细菌内毒素与热原均可造成机体发热，两者本质区别并不大，但检查方法不同，在药品安全性检查时，根据具体情形选择热原检查或细菌内毒素检查。

135. 进行药物安全性检查时，一般首选细菌内毒素检查项的是

136. 进行药物安全性检查时，一般首选热原检查项的是

[137～141题共用备选答案]

  A. 整体家兔   B. 鲎试剂

  C. 麻醉猫   D. 离体豚鼠回肠

  E. 整体豚鼠

药物安全性检查有些采用体外试验，有些采用动物体内试验或离体实验，并根据动物在某些生理反应方面的敏感性选择相应的动物或离体组织器官。

137. 检查注射剂中降压物质时，试验条件应选择

138. 检查注射剂中组胺类物质时，试验条件应选择

139. 检查注射剂的过敏反应时，试验条件应选择

140. 检查注射剂中细菌内毒素时，试验条件应选择

141. 检查注射剂中热原时，试验条件应选择

[142～144题共用备选答案]

  A. 在温度25℃±2℃、相对湿度60%±5%的条件下进行，时间为6个月，检测包括初始和末次的3个时间点（如0、3、6月）

  B. 在5℃±3℃的条件下放置12个月，12个月以后，仍需继续考察，分别于18个月、24个月、36个月取样检测

  C. 在温度40℃±2℃、相对湿度25%±5%的条件（可用 $CH_3COOK \cdot 1.5H_2O$ 饱和溶液）进行试验，时间为6个月，检测包括初始和末

次的3个时间点（如0、3、6月）

  D. 在温度40℃±2℃、相对湿度75%±5%的条件下放置6个月。检测包括初始和末次的3个时间点（如0、3、6月）

  E. 在温度-20℃±5℃的条件下至少放置12个月

142. 对于预计需冷藏的药品，其长期试验的方法和条件是

143. 对于预计需冷藏的药品，其加速试验的方法和条件是

144. 对于封装在眼用制剂容器的药品，其加速试验的方法和条件是

[145～146题共用备选答案]

  A. 血浆   B. 血清

  C. 红细胞   D. 血小板

  E. 白细胞

145. 将采集的全血置内含抗凝剂（如肝素）的试管中，混匀后，以约1500×g离心力离心5～10分钟，分取上清液即得到

146. 将采集的全血置不含抗凝剂的试管中，在室温或37℃下放置0.5～1小时，待血液凝固后，再以约1500×g离心力离心5～10分钟，分取上清液即得到

[147～148题共用备选答案]

  A. 企业药品标准

  B. 进口药品注册标准

  C. 国际药典

  D. 国家药品标准

  E. 药品注册标准

147. 市场流通国产药品监督管理的首要依据是

148. 药品出厂放行的标准依据是

[149～150题共用备选答案]

  A. 重金属   B. 细菌内毒素

  C. 有关物质   D. 可见异物检查

  E. 沸点

149. 药品质量标准中属于一般杂质检查的项目是

150. 药品质量标准中属于药物特性检查的项目

[151～152题共用备选答案]

  A. 1.5%   B. 0.5%

  C. 1%   D. 0.1%

  E. 2%

151. 关于药物的质量标准，《中国药典》规定，药物中未定性或未确证结构的杂质量应小于

152. 关于溶剂残留，《中国药典》规定药物中第三类有机溶剂残留量的限度是

三、综合分析选择题

[1~4题共用题干]

药品的包装系指选用适当的材料或容器、利用包装技术对药物制剂的半成品或成品进行分（灌）、封、装、贴签等操作，为药品提供质量保护、签定商标与说明的一种加工过程的总称。

1. 根据在流通领域中的作用可将药品包装分为
   A. 内包装和外包装
   B. 商标和说明书
   C. 保护包装和外观包装
   D. 纸质包装和瓶装
   E. 口服制剂包装和注射剂包装

2. 药品包装的作用不包括
   A. 阻隔作用
   B. 缓冲作用
   C. 方便应用
   D. 增强药物疗效
   E. 商品宣传

3. 按使用方式，可将药品的包装材料分为
   A. 容器、片材、袋、塞、盖等
   B. 金属、玻璃、塑料等
   C. Ⅰ、Ⅱ、Ⅲ三类
   D. 液体和固体
   E. 普通和无菌

4. 下列不属于药品包装材料的质量要求的是
   A. 材料的鉴别
   B. 材料的化学性能检查
   C. 材料的使用性能检查
   D. 材料的生物安全检查
   E. 材料的药理活性检查

四、多项选择题

1. 属于生物技术类药物的有
   A. 抗体
   B. 抗生素
   C. 半合成抗生素
   D. 疫苗
   E. 寡核苷酸

2. 以下属于来源于天然产物的药物的是
   A. 半合成天然药物
   B. 半合成抗生素
   C. 通过发酵方法得到的抗生素
   D. 血清
   E. 抗体

3. 关于药品名的说法，正确的是
   A. 每个企业生产的药品都有自己注册的药品通用名
   B. 药典中使用的药品名称是商品名
   C. 《中国药品通用名称》是中国药品命名的依据
   D. 每个化学药物的化学名即为其通用名
   E. 一个药物可以有多个商品名

4. 药物的名称包括
   A. 通用名
   B. 化学名
   C. 商品名
   D. 标准名
   E. 代号名

5. 药物辅料的作用有
   A. 赋形
   B. 提高药物的稳定性
   C. 降低药物的不良反应
   D. 提高药物疗效
   E. 增强患者的服药顺应性

6. 药品包装的作用包括
   A. 阻隔作用
   B. 缓冲作用
   C. 标签作用
   D. 便于取用和分剂量
   E. 商品宣传

7. 有关药品包装的叙述不正确的是
   A. 内包装系指直接与药品接触的包装
   B. 外包装选用不易破损的包装，保证药品在运输、贮存、使用过程中的质量
   C. 非处方药药品标签上必须印有非处方药专有标识
   D. Ⅱ类药包材指直接接触药品且直接使用的药品包装用材料、容器
   E. Ⅰ类药包材指直接接触药品，但便于清洗，并可以消毒灭菌的药品包装用材料、容器

8. 下列属于制剂的是
   A. 青霉素Ⅴ钾片
   B. 红霉素片
   C. 甲硝唑注射液
   D. 维生素C注射液
   E. 软膏剂

9. 下列剂型可以避免或减少肝脏首关效应的是
   A. 胃溶片
   B. 舌下片剂
   C. 气雾剂
   D. 注射剂
   E. 泡腾片

10. 药物剂型的分类依据包括
    A. 按制法分类
    B. 按形态分类
    C. 按药理作用分类
    D. 按给药途径分类

E. 按药物种类分类

11. 属于制剂化学不稳定性的是
    A. 水解
    B. 氧化
    C. 混悬剂中药物结晶生长
    D. 乳剂的分层
    E. 微生物污染

12. 药物降解主要途径是水解的有
    A. 酰胺类
    B. 芳胺类
    C. 烯醇类
    D. 噻嗪类
    E. 酯类

13. 药物降解主要途径是氧化的有
    A. 芳胺类
    B. 酚类
    C. 烯醇类
    D. 酯类
    E. 吡唑酮类

14. 影响药物制剂稳定性的处方因素有
    A. pH
    B. 溶剂
    C. 温度
    D. 表面活性剂
    E. 光线

15. 影响药物制剂稳定性的环境因素有
    A. pH
    B. 光线
    C. 金属离子
    D. 离子强度
    E. 水分

16. 下列辅料中，属于水溶性抗氧剂的有
    A. 焦亚硫酸钠
    B. 硫代硫酸钠
    C. 依地酸二钠
    D. 生育酚
    E. 亚硫酸氢钠

17. 关于药物稳定性的酸碱催化，叙述正确的是
    A. 许多酯类、酰胺类药物常受 H^+ 或 OH^- 催化水解，这种催化作用称为广义酸碱催化
    B. 在 pH 很低时，主要是酸催化
    C. 在 pH 较高时，主要由 OH^- 催化
    D. 确定最稳定的 pH 是溶液型制剂处方设计中首要解决的问题
    E. 一般药物的氧化作用也受 H^+ 或 OH^- 的催化

18. 对于稳定化的方法描述正确的是
    A. 易氧化药物制成微囊
    B. 液体制剂控制水分与湿度
    C. 改变溶剂与 pH
    D. 液体制剂固体化
    E. 提高包装的密封性

19. 水中不稳定的药物可以考虑制成的剂型有
    A. 颗粒剂
    B. 注射用无菌粉末
    C. 干混悬剂
    D. 胶囊剂
    E. 水凝胶剂

20. 对于药物稳定性叙述错误的是
    A. 一些容易水解的药物，加入表面活性剂都能使稳定性增加
    B. 在制剂处方中，加入电解质或加入盐能减少药物的水解反应
    C. 须通过实验，正确选用表面活性剂，使药物稳定
    D. 聚乙二醇能促进氢化可的松药物的分解
    E. 滑石粉可使乙酰水杨酸分解速度加快

21. 《中国药典》标准体系构成包括
    A. 凡例
    B. 通则
    C. 标准正文
    D. 药品说明书
    E. 生产企业简介

22. 《中国药典》有关药品检查的特性检查法有
    A. 维生素 C 注射液的可见异物检查
    B. 罗红霉素分散片的含量均匀度检查
    C. 奥美拉唑肠溶片的崩解时限检查
    D. 对乙酰氨基酚口服液的澄清度检查
    E. 注射用地西泮的无菌检查

23. 药品标准正文内容，除收载有名称、结构式、分子式、分子量与性状外，还载有
    A. 鉴别
    B. 检查
    C. 含量测定
    D. 药动学参数
    E. 不良反应

24. 属于描述药品性状的是
    A. 外观
    B. 臭（味）
    C. 溶解度
    D. 熔点
    E. 比旋度

25. 用于药品含量或效价测定的方法包括
    A. 电位滴定法
    B. 紫外 - 可见分光光度法
    C. 荧光分光光度法
    D. 高效液相色谱法
    E. 气相色谱法

26. 关于标准物质的说法，正确的是
    A. 对照品是指采用理化方法鉴别、检查或含量测定时所用的标准物质
    B. 标准物质是指用于校准设备、评价测量方法、

给供试药品赋值或鉴别药品的物质

C. 对照品的特性量值按纯度（%）计

D. 我国国家药品标准物质有标准品、对照品、对照药材、对照提取物和参考品共五类

E. 标准物质具有确定的特性量值

27. 药品质量标准中规定，要求杂质必须定性或确证其结构的情形是

A. 表观含量在 0.1% 及其以上的杂质

B. 表观含量在 0.1% 以下的具强烈生物作用的杂质或毒性杂质

C. 在稳定性试验中出现的降解产物

D. 表观含量在 0.1% 以下且无毒副作用的杂质

E. 掺入或污染的外来物质

28. 属于注射剂安全性检查的项目有

A. 异常毒性

B. 细菌内毒素（或热原）

C. 降压物质（包括组胺类物质）

D. 过敏反应

E. 溶血与凝聚

29. 有关药品稳定性试验的说法，正确的有

A. 对预计仅需常温贮存的药品，加速实验条件为温度 40℃ ±2℃、相对湿度 75% ±5%，放置 6 个月

B. 对温度特别敏感的药物制剂，预计只能在冰箱（2℃ ~8℃）内保存使用，此类药物制剂的加速试验，可在温度 25℃ ±2℃、相对湿度 60% ±5% 的条件下进行，时间为 6 个月

C. 影响因素试验应进行高温试验、高湿试验、强光照射试验

D. 对拟冷冻贮藏的药物制剂的加速试验，应对 1 批样品在一定温度（如：5℃ ±3℃ 或 25℃ ± 2℃）下放置适当时间进行试验

E. 对拟冷冻贮藏的药物制剂，长期试验可在温度 −20℃ ±5℃ 的条件下放置 6 个月

30. 药品稳定性试验包括

A. 影响因素试验　　B. 加速试验

C. 系统适用性试验　D. 验证试验

E. 长期试验

31. 采用药代动力学进行仿制药人体生物等效性评价时，反映药物释放并被吸收进入循环系统的速度和程度的参数是

A. 半衰期（$t_{1/2}$）

B. 血药浓度峰值（C_{max}）

C. 亲和力（α）

D. 药 – 时曲线下面积（AUC）

E. 效能（E_{max}）

32. 药品检验机构对厂家药品检验后应出具检验报告书，检验报告书的内容包括

A. 药品品名、规格、批号、数量、包装

B. 药品生产单位、有效期

C. 取样/收检日期、报告日期

D. 检验依据、检验项目、标准规定、检验结果、检验结论

E. 检查试验的具体操作步骤

33. 体内药物检测可用的生物样品包括

A. 全血　　　　　　B. 血浆

C. 血清　　　　　　D. 胆汁

E. 尿液

34. 体内药物检测常用的生物样品包括

A. 全血　　　　　　B. 血浆

C. 血清　　　　　　D. 唾液

E. 尿液

35. 临床常用的血药浓度测定方法有

A. 气相色谱 – 质谱联用法（GC – MS）

B. 薄层色谱法（HLC）

C. 酶联免疫法（ELISA）

D. 高效液相色谱法（HPLC）

E. 液相色谱 – 质谱联用法（LC – MS）

36. 药品质量检验中，以一次检验结果为准、不宜复检的项目有

A. 重量差异　　　　B. 无菌

C. 装量差异　　　　D. 热原

E. 细菌内毒素

37. 关于药物含量测定的说法正确的是

A. 含量限度是指按规定方法检测有效物质含量的允许范围

B. 药物含量测定不允许使用除《中国药典》规定方法之外的其他方法

C. 化学原料药的含量测定，其含量限度用有效物质所占的百分数表示

D. 抗生素或生化药品的效价测定，其含量限度用效价单位表示

E. 原料药物的含量限度未规定上限时，系指含量不超过 101.0%

第二章 药物的结构与作用

一、最佳选择题

1. 药物与靶点之间是以各种化学键方式结合，下列药物中以共价键方式与靶点结合的是
   - A. 尼群地平
   - B. 乙酰胆碱
   - C. 氯喹
   - D. 奥美拉唑
   - E. 普鲁卡因

2. 药物分子与机体生物大分子相互作用方式有共价键键合和非共价键键合两大类，以共价键键合方式与生物大分子作用的药物是

   A.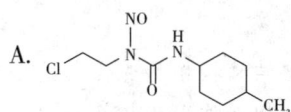
   卡莫司汀

   B.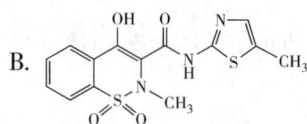
   美洛昔康

   C.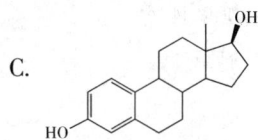
   雌二醇

   D.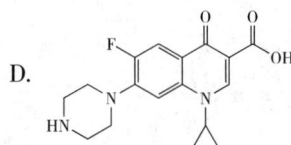
   环丙沙星

   E.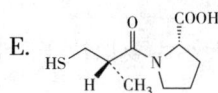
   卡托普利

3. 与靶标之间形成的不可逆结合的结合，键合作用强而持久的是
   - A. 离子键
   - B. 偶极－偶极
   - C. 共价键
   - D. 范德华力
   - E. 疏水作用

4. 布洛芬属于芳基丙酸类非甾体抗炎药，据此推测布洛芬的化学结构应该是

   A.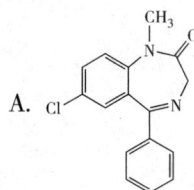

   B.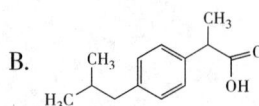

   C.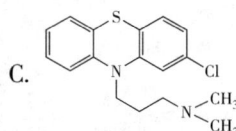

   D.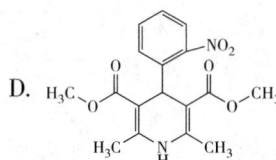

   E.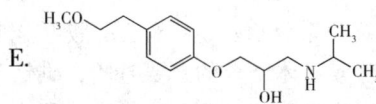

5. 磺酰脲类降糖药的化学骨架是

   A. 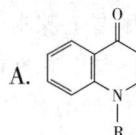   B. H_2N——SO_2NH_2

   C. 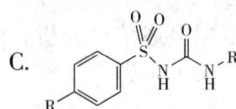   D.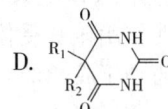

   E.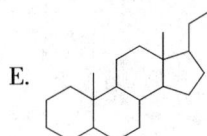

6. 具有 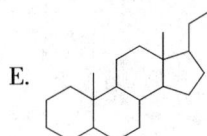 化学骨架的药物属于
   - A. 磺酰脲类降糖药
   - B. 磺胺类抗菌药
   - C. β 受体激动药
   - D. β 受体拮抗药
   - E. 喹诺酮类抗菌药

7. 具有 1,4 - 二氢吡啶化学骨架的药物可阻滞血管、心肌细胞上的钙离子通道，属于钙通道阻滞药，据此分析属于二氢吡啶类钙通道阻滞药的是

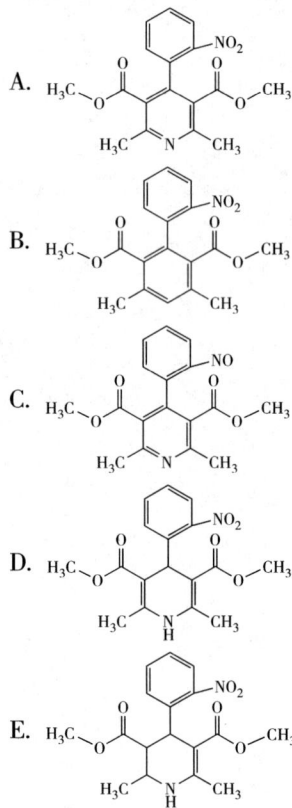

A.

B.

C.

D.

E.

8. 拟肾上腺素的构效关系分析：β - 苯乙醇胺结构是药物能够与肾上腺素受体结合的必要基团，碳链延长或缩短均不利于产生药效。N 上取代基体积大小影响药物 α、β 受体的选择性，随着取代基体积的增大，药物对 β 受体的作用增强。去甲肾上腺素的 N 上无取代基，选择性作用于 α 受体；肾上腺素的 N 上取代基为甲基，药物对 α、β 受体均有作用；异丙肾上腺素的 N 上取代基为体积较大的异丙基，药物选择性作用于 β 受体。根据上述信息分析，β₂ 受体激动药沙丁胺醇的化学结构式应为

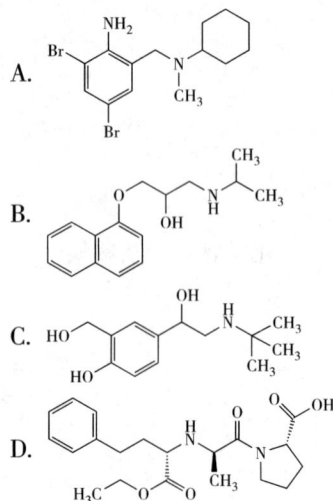

A.

B.

C.

D.

E.

9. 羟甲戊二酰辅酶 A 还原酶抑制剂（他汀类降血脂药）产生药效的必需基团是
   A. 3,5 - 二羟基羧酸
   B. 六氢萘
   C. 吲哚环
   D. 嘧啶环
   E. 吡咯环

10. 有关结构特异性药物和结构非特异性药物的描述，正确的是
    A. 结构特异性药物的药效主要依赖于药物分子特异的化学结构，与药物的理化性质无关
    B. 结构非特异性药物的药效完全取决于药物的理化性质，与化学结构无关
    C. 结构非特异性药物与药物靶标相互作用后方能产生活性
    D. 结构特异性药物的化学结构稍加变化，就会影响药物分子与靶标的相互作用及相互匹配，直接影响药效学性质
    E. 结构非特异性药物的化学结构与生物活性之间的关系称为构效关系

11. 非特异性结构药物的药效主要取决于药物的
    A. 化学结构   B. 理化性质
    C. 构效关系   D. 剂型
    E. 给药途径

12. 对于吸入全身麻醉药的药效影响最大的因素是
    A. 电子云密度
    B. 立体效应
    C. 脂溶性（或脂水分配系数）
    D. 键合特性
    E. 解离

13. 药效与结构关系不大，药效大小主要取决于理化性质的结构非特异性药物是
    A. 苯二氮䓬类镇静催眠药
    B. 全身麻醉药
    C. 吩噻嗪类抗精神病药
    D. 磺酰脲类降糖药
    E. 二氢吡啶类钙通道阻滞药

14. 氮芥类抗肿瘤药结构通式为 R—N(CH₂CH₂Cl)₂，与肿瘤细胞 DNA 中鸟嘌呤碱基之间的相互结合模

式如图，两者之间形成的键合类型是

A. 共价键　　　　　　B. 氢键

C. 范德华力　　　　　D. 偶极－偶极作用

E. 疏水性相互作用

15. 二巯基丙醇可作为锑、砷、汞的解毒剂，其解毒机制是药物与金属之间可形成

A. 共价键　　　　　　B. 金属络合物

C. 范德华键　　　　　D. 离子键

E. 氢键

16. 当药物上的缺电子基团与受体上的供电子基团产生相互作用时，电子在两者间可发生转移，这种作用力被称为

A. 电荷转移复合物

B. 氢键

C. 离子－偶极和偶极－偶极相互作用

D. 范德华引力

E. 疏水性相互作用

17. 当药物的非极性链部分与生物大分子中非极性链部分产生相互作用时，这种作用力称为

A. 共价键

B. 氢键

C. 离子－偶极和偶极－偶极相互作用

D. 范德华引力

E. 疏水性相互作用

18. 有关脂水分配系数对药效的影响，说法正确的是

A. 药物的亲脂性有利于药物的溶解和转运扩散

B. 药物的亲水性有利于药物的跨膜渗透和胃肠道吸收

C. 药物的脂水分配系数是药物在生物水相中物质的量浓度与在非水相中物质的量浓度之比

D. 脂水分配系数用 P 表示，为了客观反映脂水分配系数的影响，常用其对数 $\lg P$ 来表示，P 或

$\lg P$ 值越大，药物的水溶性越大

E. 药物的脂水分配系数应在合理范围内，过高或过低都对药效产生不利影响

19. 药物分子结构的改变对药物的脂水分配系数的影响比较大，引入下列基团后使药物水溶性增加的是

A. 羟基　　　　　　　B. 异丙基

C. 卤素原子　　　　　D. 烷氧基

E. 脂环

20. 根据生物药剂学分类系统，属于第Ⅳ类低溶解度、低渗透性的药物是

A. 双氯芬酸　　　　　B. 普萘洛尔

C. 阿替洛尔　　　　　D. 雷尼替丁

E. 酮洛芬

21. 对于吸入全身麻醉药来讲，最佳的脂水分配系数 $\lg P$ 值大约是

A. 1　　　　　　　　　B. 2

C. 3　　　　　　　　　D. 4

E. 5

22. 有机药物多数为弱酸或弱碱，在体液中只能部分解离，以解离的形式（离子型）或非解离的形式（分子型）同时存在于体液中。有关药物解离对药效的影响，说法错误的是

A. 胃中环境 pH 较小，有利于弱酸性药物的吸收

B. 肠道环境 pH 较高，有利于弱碱性药物的吸收

C. 药物在体内的解离程度与药物的 pK_a 有关，与体内环境的 pH 无关

D. 药物的离子型有利于药物在血液、体液中转运，进入细胞后的药物以离子形式发挥药效

E. 通常药物以非解离的形式通过各种生物膜被吸收

23. 苯丙醇胺的共轭酸的 pK_a 9.4，在肠液中（pH 7.4）其分子形式占

A. 1%　　　　　　　　B. 10%

C. 50%　　　　　　　D. 90%

E. 99%

24. β－内酰胺类抗生素阿莫西林的结构式如下，含有羧基、氨基和酚羟基，具有三个 pK_a 值：羧酸（HA，pK_{a1} 2.4）、伯氨基（pK_{a2} 7.4）、酚羟基（pK_{a3} 9.6）。在生理 pH 7.4 的情况下，有关各官能团解离情况的描述，错误的是

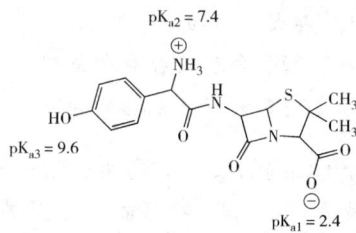

A. 羧酸基团呈解离状态

B. 伯氨基约50%形成铵盐，50%为游离胺

C. 酚羟基约99%为未解离状态

D. 综合来讲，药物以离子状态存在

E. 伯氨基约90%形成季铵盐

25. 巴比妥类药物属于弱酸性药物，通过血-脑屏障后产生中枢作用，用于抗癫痫治疗。药物的解离度与药物 pK_a 和环境 pH 有关。血液 pH 正常变化范围是 7.35～7.45，脑脊液 pH 变化范围是 7.31～7.34，根据下表提供的巴比妥类药物的 pK_a 数据，得出的有关结论错误的是

药名	巴比妥酸	苯巴比妥	异戊巴比妥	戊巴比妥	海索比妥
pK_a	4.1	7.4	7.9	8.0	8.4

A. 巴比妥酸在血液中99%以上呈离子型，不能通过血-脑屏障进入中枢神经系统发挥作用

B. 苯巴比妥在血液中约有50%左右以分子形式存在，可进入中枢神经系统发挥作用

C. 异戊巴比妥在血液或脑脊液中的分子形式/离子形式比例低于苯巴比妥

D. 异戊巴比妥和戊巴比妥对中枢的作用较接近

E. 海索比妥在血液、脑脊液中未解离的分子形式约90%，在上述药物中起效最快

26. 在胃中（人体胃液 pH 为 0.9～1.5）最容易吸收的药物是

A. 奎宁（弱碱 pK_a =8.5）

B. 卡那霉素（弱碱 pK_a =7.2）

C. 地西泮（弱碱 pK_a =3.4）

D. 苯巴比妥（弱酸 pK_a =7.4）

E. 阿司匹林（弱酸 pK_a =3.5）

27. 碱性药物的解离度与药物的 pK_a、体液 pH 的关系式为 lg［B］/［BH$^+$］= pH − pK_a，某药物的 pK_a =8.4，在 pH 7.4 生理条件下，以分子形式存在的比例

A. 1%

B. 10%

C. 50%

D. 90%

E. 99%

28. 酸性药物在体液中的离解程度可用公式来计算。已知苯巴比妥的 pK_a 约为 7.4，在生理 pH 为 7.4 的情况下，其以分子形式存在的比例是

A. 30%

B. 40%

C. 50%

D. 75%

E. 90%

29. 人体肠道 pH 值约 4.8～8.2，当肠道 pH 为 7.8 时，最容易在肠道被吸收的药物是

A. 奎宁（弱碱 pK_a 8.5）

B. 麻黄碱（弱碱 pK_a 9.6）

C. 地西泮（弱碱 pK_a 3.4）

D. 苯巴比妥（弱酸 pK_a 7.4）

E. 阿司匹林（弱酸 pK_a 3.5）

30. 药物的酸碱性与药物的解离程度有关，酸性药物在酸性环境下解离少，分子形式多，药物吸收程度高；碱性药物在碱性环境下吸收程度高。下列药物在胃肠道不易吸收的是

A. 胍乙啶

B. 麻黄碱

C. 水杨酸钠

D. 地西泮

E. 咖啡因

31. 有关药物理化性质对药效的影响，错误的是

A. 药物解离程度与药物本身的 pK_a 有关，也与体内环境的 pH 有关

B. 对于弱酸性药物，其 pK_a 值大于所处环境的 pH 时，药物分子形式比例多，吸收好

C. 当分子中官能团形成氢键的能力和官能团的离子化程度较大时，药物的水溶性会增大

D. 当药物的脂溶性较低时，随着脂溶性增大药物的吸收性提高，当达到最大脂溶性后，再增大脂溶性则药物的吸收性降低，吸收性和脂溶性呈近似于抛物线的变化规律

E. 改变药物的结构，对药物的解离常数没有影响

32. 在环己巴比妥结构的 N 原子上引入甲基，得到海索比妥（如图），结果是

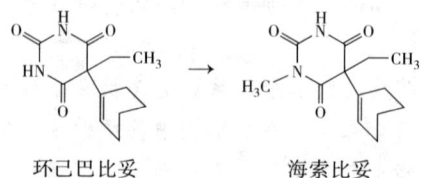

环己巴比妥　　　　　海索比妥

A. 溶解度提高

B. 解离度增大

C. 脂水分配系数降低

D. 药效降低

E. 在生理 pH 环境下分子形式增多

33. 酸类药物成酯后，其理化性质变化是

A. 脂溶性增大，易离子化

B. 脂溶性增大，不易通过生物膜

C. 脂溶性增大，刺激性增加

D. 脂溶性增大，易吸收

E. 脂溶性增大，与碱性药物作用强

34. 头孢呋辛属于第二代头孢菌素类药物，将其结构中 2 位羧酸做成乙酰氧基乙酯，得到头孢呋辛酯，其目的是

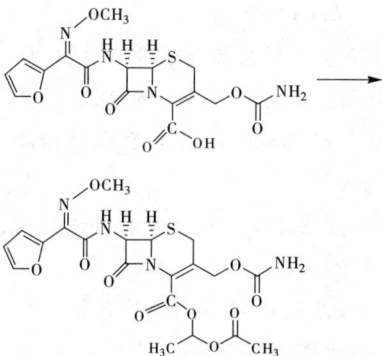

A. 降低药物的酸性，减少对胃肠道的刺激性

B. 脂溶性增强，口服吸收良好

C. 增强与受体的结合力，改变生物活性

D. 影响药物分子的电荷分布，从而增强与受体的电性结合作用

E. 增加立体位阻，从而增加稳定性

35. 对环丙沙星进行结构修饰，5 位和 8 位分别引入氨基和氟原子，得到司帕沙星，其对金葡萄球菌的抑制活性比类似物环丙沙星强 16 倍。司帕沙星药效提高的主要影响因素是

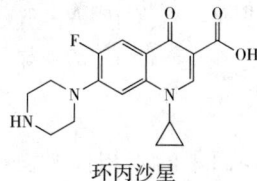

环丙沙星

司帕沙星

A. 立体效应

B. 电荷效应

C. 空间位阻效应

D. 代谢

E. 解离

36. 因电荷分布影响而改变药物之间药效强弱的案例是

A. 地西泮结构中引入羟基得到奥沙西泮，后者药效减弱、毒副作用降低

B. 将普鲁卡因的芳伯氨基用硝基取代，得到对硝基苯甲酸乙酯，麻醉作用降低

C. 将头孢呋辛酯化，得到头孢呋辛酯，可口服

D. 在环己巴比妥的 N 原子上引入甲基，得到海索比妥，药效增强

E. 将青霉素做成钠盐，得到青霉素钠，可注射给药

37. 下列现象属于几何异构对药理活性影响的是

A. 抗菌药物氧氟沙星的 $S-(-)-$ 对映异构体对细菌旋转酶抑制活性是 $R-(+)-$ 对映异构体的 9.3 倍，是消旋体的 1.3 倍

B. 己烯雌酚的反式异构体具有与雌二醇相同的药理活性，而己烯雌酚的顺式异构体则没有该活性

C. 多巴胺的反式构象活性高于扭曲构象

D. 氯胺酮 $R-(+)-$ 对映体具有麻醉作用，而 $S-(-)-$ 对映体则产生中枢兴奋作用

E. 结核病药乙胺丁醇，$D-$ 对映体活性比 $L-$ 对映体强 200 多倍，而毒性也较 $L-$ 对映体小得多

38. 具有手性中心的药物，其对映异构体之间在生物活性上有时存在很大的区别，有时还会存在代谢途径的不同和代谢产物毒副作用的不同。异丙肾上腺素的左旋体和右旋体之间的差异是

A. 一个具有药理活性，一个具有毒性作用

B. 具有相同的药理活性，但强弱不同

C. 一个有活性，一个没活性

D. 产生相反的活性

E. 产生不同类型的药理活性

39. 手性药物对映异构体之间的生物活性有时存在很大差别，下列药物中，一个异构体是阿片受体激动药、一个异构体是阿片受体拮抗药的是

A. 哌西那多

B. 扎考必利

C. 异丙肾上腺素

D. 依托唑林

E. 氯胺酮

40. 抗菌药物氧氟沙星 $S-(-)$-对映异构体对细菌旋转酶抑制活性是 $R-(+)$-对映异构体的9.3倍，是消旋体的1.3倍，造成两个光学异构体药效差异的原因是
    A. 药物的手性中心不在与受体结合的部位，属于静态手性类药物
    B. 手性碳原子上的取代基在母核平面的取向不同，导致与酶活性中心结合的能力不同
    C. 光学异构体作用于完全不同的2个靶标
    D. 光学异构体对靶点的作用相反，左旋体抑制酶活性，右旋体激活酶活性
    E. 光学异构体代谢速度不同，右旋体代谢快，作用时间短

41. 左氧氟沙星化学结构

    其分子结构中含有1个手性碳原子，对细菌旋转酶抑制活性是 $R-(+)$-对映异构体的9.3倍。根据其结构式标识的碳原子，属于手性碳原子的是
    A. 1号碳原子　　　　B. 2号碳原子
    C. 3号碳原子　　　　D. 4号碳原子
    E. 5号碳原子

42. 对映异构体必须拆分得到纯单一异构体才能使用的情形是
    A. 对映异构体之间具有等同的药理活性和强度
    B. 对映异构体之间产生相同的药理活性，但强弱不同
    C. 对映异构体中一个有活性，一个没有活性
    D. 对映构体中一个代谢快，一个代谢慢
    E. 对映构体之间产生相反的活性

43. 有关药物的构象异构体对药效影响的描述，正确的是
    A. 药效构象是药物的最低能量构象
    B. 药效构象是药物的优势构象
    C. 药效构象是药物的反式构象
    D. 药效构象是药物的扭曲式构象
    E. 相同的一种结构，虽具有不同构象，但都作用于同一个靶点

44. 有关药物代谢的描述，正确的是
    A. 药物代谢是指药物经过生物转化反应后转变成非极性分子，经过结合反应排出体外
    B. 任何药物都要先后经过Ⅰ、Ⅱ相代谢后才会排出体外
    C. 药物或Ⅰ相代谢物与结合物质是以非共价键方式结合
    D. 药物代谢后可能会作用增强、作用降低、毒性增大或产生活性
    E. Ⅰ相官能团化反应是在酶的催化作用下完成的，Ⅱ相结合反应无需酶的催化即可完成

45. 属于药物代谢第Ⅱ相反应的是
    A. 氧化　　　　　　　B. 羟基化
    C. 水解　　　　　　　D. 还原
    E. 乙酰化

46. 属于官能团化反应的类型是
    A. 吗啡3-酚羟基与葡萄糖醛酸反应生成3-O-葡萄糖醛苷物，是弱的阿片受体拮抗药
    B. 对氨基水杨酸经乙酰化反应后生成代谢物对乙酰氨基水杨酸
    C. 地西泮经3-羟基化、1-去甲基代谢后生成活性代谢物奥沙西泮
    D. 沙丁胺醇酚羟基形成硫酸酯化结合物
    E. 肾上腺素3-酚羟基经甲基化后生成3-O-甲基肾上腺素

47. 利多卡因在体内的代谢反应如下，其发生的第Ⅰ相生物转化反应是

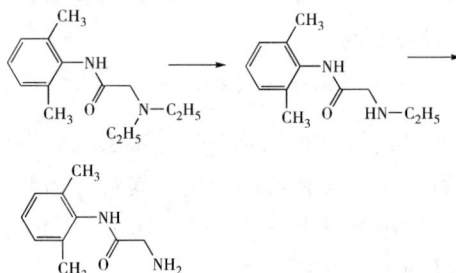

    A. O-脱烷基化　　　B. N-脱烷基化
    C. N-氧化　　　　　D. C-环氧化
    E. S-氧化

48. 抗惊厥药卡马西平的Ⅰ相代谢途径如下，有关其代谢特点的描述错误的是

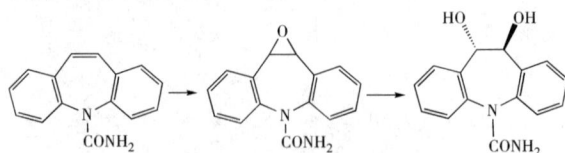

    A. 代谢产生的10,11-环氧化物仍具有抗惊厥活性

B. 环氧化物在酶的催化作用下，立体选择性地水解产生 $10S,11S$ - 二羟基化合物

C. 环氧化物可与体内生物大分子如蛋白质、核酸结合，产生毒性

D. 卡马西平发生的Ⅰ相代谢反应属于烯烃氧化反应

E. 卡马西平在环氧化酶的催化作用下，可立体选择性生成 $10,11$ - 环氧化物

49. 不属于葡萄糖醛酸结合反应的类型是
A. O - 葡萄糖醛苷化
B. C - 葡萄糖醛苷化
C. N - 葡萄糖醛苷化
D. S - 葡萄糖醛苷化
E. P - 葡萄糖醛苷化

50. 具有儿茶酚胺结构的药物极易被儿茶酚 - O - 甲基转移酶（COMT）代谢发生反应。下列药物中不发生 COMT 代谢反应的是

A.

B.

C.

D.

E.

51. 新生儿使用氯霉素时，可导致药物在体内聚集，引起"灰婴综合征"，造成氯霉素这一毒性反应的原因是新生儿体内主要缺乏
A. 谷胱甘肽
B. 甘氨酸
C. 葡萄糖醛酸
D. 硫酸
E. 乙酰辅酶 A

52. 药物或Ⅰ相的代谢物与体内的生物物质可发生结合反应，结合物通常水溶性增大，易于排出体外，但个别药物代谢后生成的结合物反而是降低了水溶性，易导致结合物在肾脏析出结晶。下列结合物的溶解性降低的是
A. 葡萄糖醛酸结合物
B. 硫酸结合物
C. 氨基酸结合物
D. 乙酰化结合物
E. 谷胱甘肽结合物

53. 谷胱甘肽在体内具有解毒作用。关于谷胱甘肽结构和性质的说法，错误的是
A. 是由谷氨酸 - 半胱氨酸 - 甘氨酸组成的三肽化合物
B. 结构中含有巯基
C. 可清除有害的亲核物质
D. 具有亲核性质
E. 具有氧化还原性质

54. 胺类药物在体内代谢反应常见 N - 脱烷基代谢、N - 氧化代谢、脱氨氧化代谢，例如利多卡因可发生 N - 脱烷基代谢。有关脱烷基代谢的特点，叙述错误的是

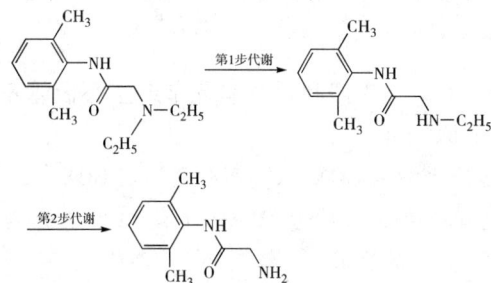

A. 烷基体积越大，越容易发生 N - 脱烷基代谢
B. 叔胺发生脱烷基代谢时，脱去第 1 个烷基容易，脱第 2 个烷基则相对困难
C. 脱烷基代谢需要在体内酶的催化作用下完成
D. 脱烷基代谢属于官能团化反应
E. 脱烷基代谢属于生物转化反应

55. 在体内易发生水解反应的药物结构是
A. 硝基
B. 酯基
C. 醇
D. 芳环
E. 苄基

56. 药物发生Ⅱ相结合反应时，与氨基酸的结合反应是许多羧酸类药物和代谢物的主要结合反应，与药物和代谢物结合最常见的体内氨基酸是
A. 赖氨酸
B. 缬氨酸
C. 甘氨酸
D. 亮氨酸
E. 脯氨酸

57. 药物在人体内的最常见氧化代谢酶是
A. CYP2D6
B. CYP3A4
C. 黄素单加氧酶
D. 过氧化酶
E. 单胺氧化酶

58. 降血糖药物曲格列酮化学结构如下，上市后不久因发生严重的肝脏毒性被停止使用。其原因是

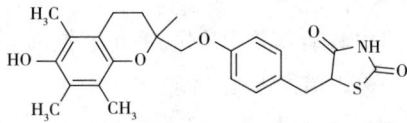

　A. 曲格列酮被代谢生成乙二醛
　B. 曲格列酮被代谢生成 2 - 苯基丙烯醛
　C. 曲格列酮代谢生成次 o - 次甲基 - 醌和 p - 醌
　D. 曲格列酮被代谢生成酰基葡糖醛酸酯
　E. 曲格列酮被代谢生成亚胺 - 醌

59. 因抑制心脏快速延迟整流钾离子通道（hERG），导致心脏 Q - T 间期延长，引发致死性尖端扭转型室性心动过速，因此被美国 FDA 撤市的药物是
　A. 阿司咪唑　　　　B. 西替利嗪
　C. 地氯雷他定　　　D. 咪唑斯汀
　E. 苯海拉明

60. 选择性 COX - 2 抑制剂罗非昔布产生心血管不良反应的原因是
　A. 选择性抑制 COX - 2，同时也抑制 COX - 1
　B. 选择性抑制 COX - 2，但不能阻断前列环素（PGI_2）的生成
　C. 阻断前列环素（PGI_2）的生成，但不能抑制血栓素（TXA_2）的生成
　D. 选择性抑制 COX - 2，同时阻断前列环素（PGI_2）的生成
　E. 阻断前列环素（PGI_2）的生成，同时抑制血栓素（TXA_2）的生成

61. 药物在与作用靶标相互作用时，一般通过共价键和非共价键两大类。其中结合力最强的非共价键键合形式是
　A. 离子键
　B. 离子 - 偶极相互作用
　C. 疏水性相互作用
　D. 范德华力
　E. 氢键

62. 下列选项中参与 I 相代谢的酶是
　A. 蛋白酪氨酸激酶　　B. 葡萄糖醛酸转移酶
　C. N - 乙酰基转移酶　　D. 血管紧张素转换酶
　E. 混合功能氧化酶

63. 抗精神病药氯丙嗪在使用过程中可产生锥体外系副作用，其原因是
　A. 氯丙嗪在体内代谢产生醌类毒性代谢物

　B. 氯丙嗪与非治疗部位靶标结合
　C. 氯丙嗪与治疗部位靶标结合
　D. 氯丙嗪激动 N_2 胆碱受体
　E. 氯丙嗪结构中含有毒性基团

二、配伍选择题

[1~3 题共用备选答案]

1. 肾上腺糖皮质激素类药物的化学骨架是
2. 喹诺酮类抗菌药的化学骨架是
3. 二氢吡啶类钙通道阻滞药的化学骨架是

[4~6 题共用备选答案]
　A. 雌激素类药物
　B. 雄激素类药物、蛋白同化激素类药物
　C. 肾上腺糖皮质激素类药物、孕激素类药物
　D. 肾上腺素受体调控药
　E. β 受体拮抗药

4. 具有 化学骨架的药物属于

5. 具有 化学骨架的药物属于

6. 具有 化学骨架的药物属于

[7~9 题共用备选答案]

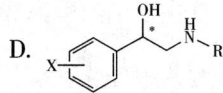

C. 　　　D.

C. 嘧啶环　　　D. 吲哚环

E.

E. 3,5 - 二羟基戊酸

7. 环丙二酰脲类抗癫痫药的化学骨架是

8. 吩噻嗪类抗精神病药的化学骨架是

9. 苯二氮䓬类镇静催眠药的化学骨架是

[10～12 题共用备选答案]

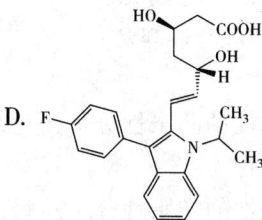

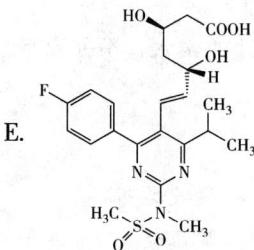

A.

B.

C.

D.

E.

10. 母核为吡咯环的他汀类降脂药是

11. 母核为吲哚环的他汀类降脂药是

12. 母核为嘧啶环的他汀类降脂药是

[13～14]

A. 六氢萘环　　　　B. 吡咯环

13. 洛伐他汀（）的骨架结构是

14. 瑞舒伐他汀（）的药效团是

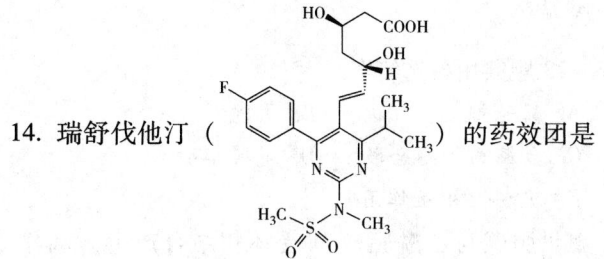

[15～19 题共用备选答案]

A.

B.

C.

D.

E.

药物在与作用靶标相互作用时，通过键合的形式进行结合。

15. 药物与靶标之间通过偶极 - 偶极作用力结合的是

16. 药物与靶标之间通过氢键作用力结合的是

17. 药物与靶标之间通过共价键作用力结合的是

18. 药物与靶标之间通过离子键作用力结合的是

19. 药物与靶标之间通过疏水键作用力结合的是

[20～21 题共用备选答案]

A. 范德华力　　　　B. 离子键

C. 电荷转移复合物　　D. 偶极相互作用

E. 疏水性相互作用

20. 与生物大分子键合作用力最弱的是

21. 与生物大分子键合作用力最强的是

[22～25 题共用备选答案]

A. 离子键　　　　B. 氢键

C. 离子 - 偶极　　D. 范德华引力

E. 电荷转移复合物

22. 美沙酮结构中的羰基与 N 原子之间形成的键合类型是

23. 去甲肾上腺素结构中的氨基在体内形成季铵盐后，与 β_2 受体之间形成的主要键合类型是

24. 磺酰脲类利尿剂与碳酸酐酶的结合，形成的主要键合类型是

25. 氯喹与疟原虫 DNA 的结合，形成的主要键合类型是

[26~28 题共用备选答案]

    A. 离子键   B. 氢键

    C. 金属离子络合物   D. 范德华引力

    E. 疏水性相互作用

26. 氯贝胆碱与乙酰胆碱 M 受体相结合产生激动作用，两者之间形成的化学作用力是

27. 碳酸和碳酸酐酶之间形成的化学作用力是

28. 顺铂与肿瘤细胞 DNA 之间形成的化学作用力是

[29~30 题共用备选答案]

    A. 氢键   B. 共价键

    C. 静电引力   D. 离子 – 偶极

    E. 疏水键

29. 水杨酸甲酯分子内形成的化学作用力为

30. 美沙酮分子内形成的化学作用力为

[31~33 题共用备选答案]

    A. 范德华力   B. 偶极 – 偶极作用

    C. 离子 – 偶极作用   D. 静电引力

    E. 疏水性作用

    局部麻醉药普鲁卡因在体内与受体存在多种相互作用力，结合模式如下：

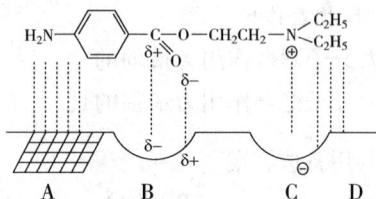

31. 图中 B 区域的结合形式是

32. 图中 C 区域的结合形式是

33. 图中 D 区域的结合形式是

[34~36 题共用备选答案]

    A. 渗透率   B. 溶解度

    C. 溶出度   D. 解离度

    E. 酸碱度

    生物药剂学分类系统根据药物溶解度和渗透性的不同组合将药物分为四类

34. 阿替洛尔属于第 Ⅲ 类，是高溶解度、低渗透性的水溶性分子药物，其体内吸收取决于

35. 卡马西平属于第 Ⅱ 类，是低溶解度，高渗透性的亲脂性分子药物，其体内吸收取决于

36. 普萘洛尔属于第 Ⅰ 类，是高溶解度、高渗透性的药物，其体内吸收取决于

[37~40 题共用备选答案]

    A. Ⅰ 类   B. Ⅱ 类

    C. Ⅲ 类   D. Ⅳ 类

    E. Ⅴ 类

    生物药剂学分类系统根据药物溶解度和渗透性的不同组合将药物进行分类。

37. 两亲性药物，即渗透性、溶解度均较高的药物属于

38. 水溶性药物，即溶解度高、渗透性低的药物属于

39. 疏水性药物，即渗透性低、溶解度低的药物属于

40. 亲脂性药物，即渗透性高、溶解度低的药物属于

[41~43 题共用备选答案]

    A. 普萘洛尔   B. 双氯芬酸

    C. 纳多洛尔   D. 特非那定

    E. 酮洛芬

41. 具有高溶解度、高渗透性的两亲性分子药物，体内吸收取决于溶出度的是

42. 具有低溶解度、高渗透性的亲脂性分子药物，体内吸收取决于溶解度的是

43. 具有高溶解度、低渗透性的亲水性分子药物，体内吸收取决于渗透率的是

[44~45 题共用备选答案]

    A. 阿司匹林   B. 磺酸类药物

    C. 地西泮   D. 胍乙啶

    E. 丁溴东莨菪碱季铵盐

44. 主要在胃中被吸收的药物是

45. 主要在肠道被吸收的药物是

[46~49 题共用备选答案]

    A. 卤素   B. 巯基

C. 醚　　　　　　　D. 羧酸

E. 酰胺

46. 为强吸电子基，能影响药物分子间电荷分布、脂溶性和药物作用时间的是

47. 能增加药物脂溶性和亲核性，可与重金属离子发生结合，含有该结构药物可用做重金属解毒剂的是

48. 能增加药物水溶性和解离度，该基团可成酯，很多药物利用这一性质做成前药的是

49. 具有孤对电子，能吸引质子具有亲水性，而碳原子又具有亲脂性，因此具有该基团化合物可以在脂－水交界处定向排列，易于透过生物膜的是

[50～52题共用备选答案]

A. 羟基　　　　　　B. 硫醚

C. 烃基　　　　　　D. 含氮基团

E. 酰胺

在药物的结构骨架上引入官能团，会对药物性质或生物活性产生影响

50. 可氧化成亚砜或砜，使药物极性增加的官能团是

51. 可增强药物碱性，易与靶点的酸性基团成盐，并作为氢键接受体，增强与受体作用的基团或原子是

52. 可酰化成酯，但其活性多降低的官能团是

[53～54题共用备选答案]

A. 改变电荷分布、提高脂溶性、延长作用时间

B. 较强亲核性，可与α、β－不饱和羰基化合物生成不溶性盐，用作解毒药

C. 成为前药，既增加药物口服生物利用度，又降低胃肠道刺激性

D. 水溶性大，不易透过生物膜和血－脑屏障，口服吸收差，也无中枢作用

E. 可增加空间位阻，从而提高药物稳定性

53. 将东莨菪碱季铵化得到丁溴东莨菪碱后，药物的性质变化是

54. 将依那普利拉的羧酸酯化后得到依那普利，药物的性质变化是

[55～57题共用备选答案]

A. 增强水溶性　　　B. 增强空间位阻效应

C. 增强吸电性　　　D. 增强脂溶性

E. 降低吸电性

55. 睾酮口服易被肠道微生物分解破坏，在其结构的17位引入甲基得甲睾酮，可以口服。甲基引入的目的是

56. 在地西泮3位引入羟基得到奥沙西泮，中枢镇静催眠作用弱于地西泮，但毒性降低。羟基引入的目的是

57. 将氟奋乃静做成庚酸酯，易溶于植物油制剂中，药效持久，可作为长效抗精神病药。引入酯基的目的是

[58～61题共用备选答案]

A. 减慢代谢　　　　B. 产生药效

C. 降低副作用　　　D. 方便注射

E. 方便口服

58. 在醋酸氢化可的松的6位引入F原子，得到醋酸氟代氢化可的松，目的是

59. 阿苯达唑在体内氧化生成亚砜和砜类化合物，结果是

60. 巯嘌呤引入磺酸基后可制成钠盐得到磺巯嘌呤钠，目的是

61. 将羟嗪结构上羟基换成羧酸基得到西替利嗪，目的是

[62～64题共用备选答案]

A. 氯苯那敏　　　　B. 甲基多巴

C. 丙氧酚　　　　　D. 普罗帕酮

E. 乙胺丁醇

62. 对映异构体具有相同的药理作用，右旋体活性大于左旋体的药物是

63. L－对映异构体有活性，D－对映异构体无活性的药物是

64. D－对映异构体有活性，L－对映异构体毒性大的药物是

[65～68题共用备选答案]

A. 普罗帕酮　　　　B. 萘普生

C. 扎考必利　　　　D. 丙氧酚

E. 氨己烯酸

65. 对映异构体之间具有相同的药理活性，但强弱不同的是

66. 对映异构体之间产生不同类型的药理活性的是

67. 对映异构体中一个有活性，一个没有活性的是

68. 对映异构体之间产生相反活性的是

[69～71题共用备选答案]

A. 具有相同的药理活性，但强弱不同

B. 一个有活性，一个有毒性

C. 一个有活性，一个没有活性

D. 产生相反活性

E. 具有等同的药理活性和强度

69. 氟卡尼的对映异构体之间的差异是

70. 依托唑林的对映异构体之间的差异是

71. 丙胺卡因的对映异构体之间的差异是

[72~73 题共用备选答案]

 A. 解离度   B. 脂水分配系数

 C. 光学异构   D. 空间构象

 E. 几何异构

72. 影响结构非特异性全身麻醉药活性的主要因素是

73. 影响手性特征药物的对映异构体之间活性差异的主要因素是

[74~76 题共用备选答案]

 A. 手性异构   B. 几何异构

 C. 构象异构   D. 电荷分布差异

 E. 代谢差异

74. 组胺既可作用于 H_1 受体，产生变态反应，也可作用于 H_2 受体，引起胃酸分泌增加，原因是

75. 己烯雌酚反式异构体与雌二醇骨架不同，但两个酚羟基排列的空间距离和雌二醇的二个羟基的距离近似，表现出与雌二醇相同的生理活性，顺式异构体无效，原因是

76. 扎考必利通过作用于 5-HT$_3$ 受体而起效，其中 R-对映体为 5-HT$_3$ 受体拮抗药，S-对映体为 5-HT$_3$ 受体激动剂，原因是

[77~80 题共用备选答案]

 A. 脱氨氧化反应   B. 还原反应

 C. 水解反应   D. 乙酰化反应

 E. 脱烷基反应

77. 氯霉素发生的代谢反应属于

78. (-)-R-丙胺卡因发生的代谢反应属于

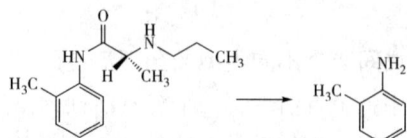

79. 普萘洛尔发生的代谢反应属于

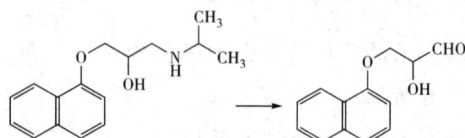

80. 对氨基水杨酸发生的代谢反应属于

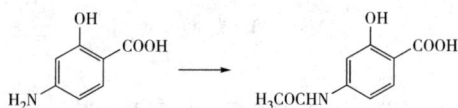

[81~82 题共用备选答案]

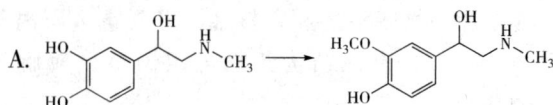

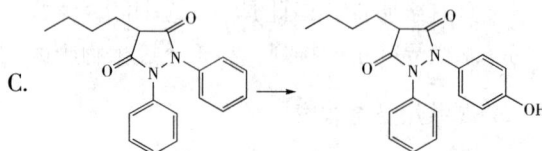

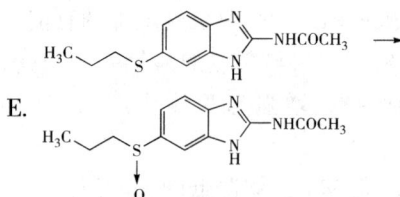

81. 上述药物代谢反应途径中，属于 Ⅱ 相代谢反应的是

82. 上述药物代谢反应途径中，具有立体选择性代谢特征的是

[83~86 题共用备选答案]

 A. 芳环羟基化   B. 还原反应

 C. 烯烃环氧化   D. N-脱烷基化

 E. 乙酰化

83. 保泰松在体内代谢成羟布宗，发生的代谢反应是

84. 卡马西平在体内代谢生成有毒性的环氧化物，发生的代谢反应是

85. 氟西汀在体内生成仍具有活性的代谢物去甲氟西汀发生的代谢反应是

86. (+)-S-美沙酮在体内代谢生成 $3S,6S$-α-(-)-美沙醇，发生的代谢反应是

[87~88 题共用备选答案]

 A. 6-甲基硫嘌呤 B. 阿苯达唑

 C. 硫喷妥   D. 舒林酸

 E. 塞替派

87. 经 *S* – 氧化代谢生成亚砜，活性比氧化代谢前提高的药物是

88. 属于前药，经 *S* – 还原代谢生成硫醚代谢物才有生物活性的药物是

[89~93 题共用备选答案]

A. 本身有活性，代谢后失活

B. 本身有活性，代谢物活性增强

C. 本身有活性，代谢物活性降低

D. 本身无活性，代谢后产生活性

E. 本身及代谢物均无活性

89. 苯妥英在体内代谢生成羟基苯妥英，代谢特点是

90. 硫喷妥在体内代谢生成戊巴比妥，代谢特点是

91. 保泰松在体内代谢生成羟布宗，代谢特点是

92. 舒林酸代谢生成硫醚产物，代谢特点是

93. 舒林酸代谢生成砜类产物，代谢特点是

[94~96 题共用备选答案]

A.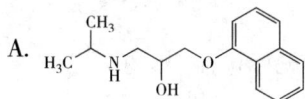
普萘洛尔

B.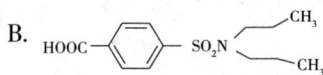
丙磺舒

C.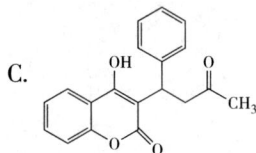
华法林

D.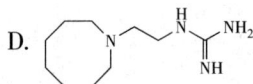
胍乙啶

E.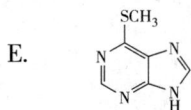
6 – 甲基硫嘌呤

94. 苯环上有多个吸电子取代基，苯环的电子云密度减少，苯环不被氧化的药物是

95. 可发生苯环羟化的药物是

96. 代谢具有立体选择性，*S* – 异构体主要发生苯环羟化，*R* – 异构体主要发生侧链酮基还原的药物是

[97~101 题共用备选答案]

A. 甲基化结合反应

B. 与硫酸的结合反应

C. 与谷胱甘肽的结合反应

D. 与葡萄糖醛酸的结合反应

E. 乙酰化结合反应

97. 含有甲磺酸酯结构的抗肿瘤药物白消安，在体内的 Ⅱ 相代谢反应是

98. 含有儿茶酚胺结构的肾上腺素，在体内发生 COMT 失活代谢反应是

99. 含有酚羟基的沙丁胺醇，在体内发生的 Ⅱ 相代谢反应是

100. 含有芳伯氨基的对氨基水杨酸钠，在体内发生的 Ⅱ 相代谢反应是

101. 含有酚羟基、醇羟基的吗啡，在体内发生的 Ⅱ 相代谢反应是

[102~103 题共用备选答案]

A. 细胞色素 P450 酶系

B. 黄素单加氧酶

C. 过氧化酶

D. 多巴胺 β – 单加氧酶

E. 单胺氧化酶

102. 硝苯地平（ ）发生氧化代谢生成 ，主要的氧化酶是

103. 肾上腺素（ ）发生氧化代谢生成 ，主要的氧化酶是

[104~105 题共用备选答案]

A. *N* – 脱烷基反应 B. *N* – 氧化反应

C. *N* – 乙酰化反应 D. 脱氨氧化

E. *N* – 甲基化反应

104. 代谢成 属于

105. 代谢成活性代谢物

 属于

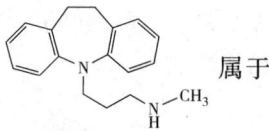

[106～108题共用备选答案]

A. 含有毒性基团

B. 与非治疗部位的靶标结合

C. 与非治疗靶标结合

D. 抑制肝药酶

E. 诱导肝药酶

药物产生毒副作用的原因很多，不同药物产生毒副反应的原因也不同

106. 抗精神病药氯丙嗪易产生锥体外系反应，原因是

107. 长期服用降压药卡托普利易产生干咳副作用，原因是

108. 氮芥类抗肿瘤药可引起致癌、致畸或致突变不良反应，原因是

[109～111题共用备选答案]

A. 与非治疗部位的靶标结合，产生非治疗作用的生物活性，即毒副作用

B. 与非治疗靶标结合，产生非治疗作用的生物活性，即毒副作用

C. 代谢后产生特质性药物毒性

D. 抑制肝药酶CYP3A4，导致合用药物的毒副作用增强

E. 诱导肝药酶CYP2E1，导致毒性代谢物增多

109. 服用对乙酰氨基酚时大量饮酒，可造成肝毒性，产生该毒性增强的主要原因是

110. 服用阿托伐他汀时同服酮康唑，可造成阿托伐他汀的横纹肌溶解毒性增强，产生该毒性增强的主要原因是

111. 奈法唑酮因肝毒性严重而撤市，其毒副作用的原因是

[112～113题共用备选答案]

A. 氯丙嗪 B. 氯氮平

C. 福辛普利 D. 阿司咪唑

E. 罗非昔布

药物与非治疗靶标结合是指药物存在体内一药多靶的现象。药物进入体内后，"一药一靶"是理想状态，但往往很难实现，可能会发生与其他靶标结合形成"一药多靶"的结果。

112. 因一药多靶而降低了不良反应的药物是

113. 因一药多靶而产生不良反应的药物是

[114～115题共用备选答案]

A. 罗非昔布 B. 红霉素

C. 非尔氨酯 D. 特非那定

E. 地尔硫草

114. 因药物与非治疗部位靶标结合产生的副作用，引发的血管栓塞事件较多，导致撤市的药物是

115. 因药物与非治疗靶标结合产生的副作用，胃肠道反应明显的药物是

[116～117题共用备选答案]

A. 阿司咪唑 B. 丙米嗪

C. 文拉法辛 D. 普拉洛尔

E. 尼卡地平

116. 体内代谢产生醌类物质，可与蛋白发生共价键结合，产生毒性而撤市的药物是

117. 体内因阻滞hERG钾通道，可诱发室性心律失常而撤市的药物是

三、多项选择题

1. 药物在机体内作用的靶标包括

A. 受体 B. 酶

C. 离子通道 D. DNA

E. RNA

2. 具有芳氧丙醇胺结构的β受体拮抗药有

3. 具有3,5-二羟基戊酸-δ-内酯结构片段，在体内经水解后产生药效，属于前药的羟甲戊二酰辅酶A还原酶抑制剂有

A.

B.

C.

D.

E.

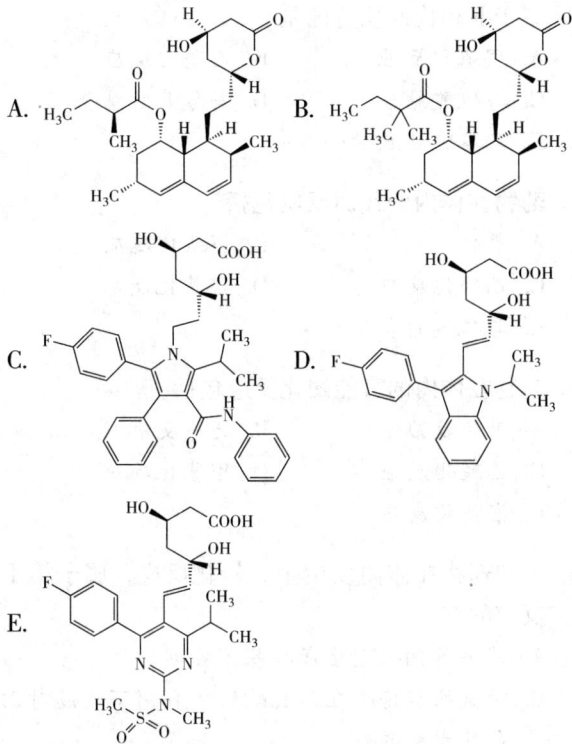

4. 普鲁卡因与受体的键合方式包括

A. 共价键
B. 范德华力
C. 偶极－偶极作用
D. 静电引力
E. 疏水性作用

5. 下列药物中，与靶标产生共价键结合的有

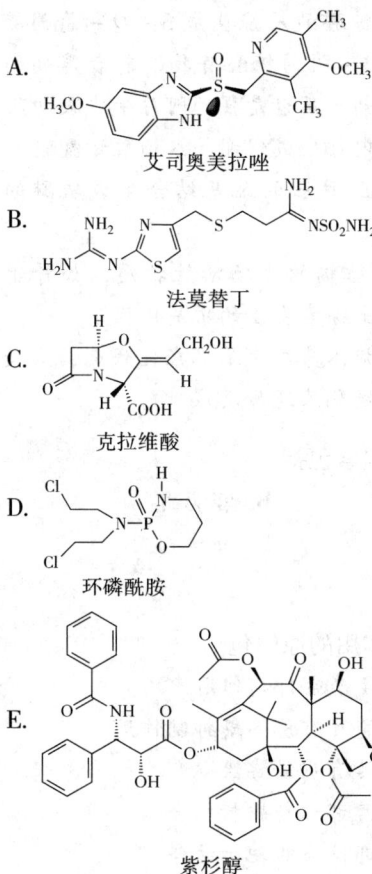

A. 艾司奥美拉唑

B. 法莫替丁

C. 克拉维酸

D. 环磷酰胺

E. 紫杉醇

6. 有关药物解离常数对药效影响的说法，正确的有

A. 酸性药物的 pK_a 值大于消化道体液 pH 时（pK_a>pH），分子型药物所占比例高
B. 碱性药物的 pK_a 值大于消化道体液 pH 时（pK_a>pH），离子型药物所占比例高
C. 当药物的 pK_a = pH 时，未解离型和解离型药物各占 50%
D. 当 pH 比 pK_a 增加一个单位时，对于酸性药物而言，其分子型比例可达到 90%
E. 当 pH 比 pK_a 增加二个单位时，对于碱性药物而言，其分子型比例可达到 99%

7. 有关理化性质对药效的影响，叙述正确的有

A. 分子型药物有利于药物的吸收
B. 离子型药物有利于药物的转运
C. 药物结构中基团的改变可影响药物的脂水分配系数和解离度
D. 对于结构非特异性药物而言，理化性质直接影响药物的活性
E. 溶解度、分配系数、解离度是影响药效的主要理化性质

8. 药物的药效与化学结构有关，称为结构特异性药物，但药效也受到理化性质的影响。药物的理化性质较多，对于一个具体的药物而言，并非每一个理化性质都对药效产生明显影响。但对绝大多数药物而言，对药效影响比较重要的理化性质主要指

A. 溶解度
B. 分配系数
C. 沸点
D. 解离度
E. 密度

9. 可以提高药物脂溶性的基团有

A. 羟基
B. 羧酸基
C. 烷氧基
D. 氯原子
E. 苯环

10. 有关药物脂水分配系数（P）的叙述，正确的是

A. 药物具有合适的脂水分配系数才有利于药效的发挥
B. 是药物在生物非水相中物质的量浓度与在水相中物质的量浓度之比
C. P 值越大，药物的脂溶性越小
D. 脂溶性越大，药物的吸收程度越高
E. 对于作用于中枢神经系统的药物来说，脂溶性越大越好

11. 与药效有关的药物立体结构因素包括

A. 光学异构
B. 脂水分配系数

C. 几何异构
D. 解离常数
E. 构象异构

12. 下列药物属于手性药物的是

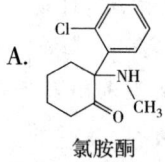

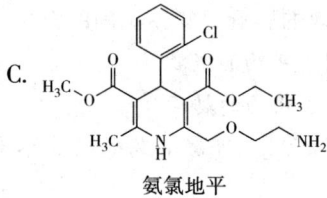

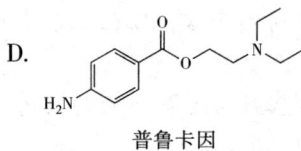

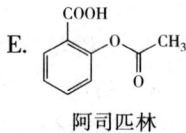

A.
氯胺酮

B.
乙胺丁醇

C.
氨氯地平

D.
普鲁卡因

E.
阿司匹林

13. 手性药物对映异构体之间可能
   A. 具有等同的药理活性和强度
   B. 产生相同的药理活性，但强弱不同
   C. 一个有活性，一个没活性
   D. 产生相反的活性
   E. 产生不同类型的生理活性

14. 几何异构体之间存在活性差异、临床使用单一几何异构体的药物是
   A. 氯普噻吨
   B. 氯苯那敏
   C. 扎考必利
   D. 己烯雌酚
   E. 普罗帕酮

15. 地西泮在体内代谢后产生的活性代谢物包括
   A. 奥沙西泮
   B. 硝西泮
   C. 氟地西泮
   D. 氟硝西泮
   E. 替马西泮

16. 胺类药物在体内可发生的第 I 相反应有
   A. N-脱烷基反应
   B. N-氧化反应
   C. N-乙酰化反应
   D. 脱氨氧化
   E. N-甲基化反应

17. 属于 II 相代谢反应的是
   A. 甲基化反应
   B. 乙酰化反应
   C. 与硫酸结合
   D. 与氨基酸结合
   E. 与谷胱甘肽结合

18. 药物在体内的代谢反应包括
   A. 氧化反应
   B. 甲基化反应
   C. 乙酰化反应
   D. 羟基化反应
   E. 与硫酸结合

19. 药物在体内的官能团化反应包括
   A. 氧化反应
   B. 还原反应
   C. 乙酰化反应
   D. 甲基化反应
   E. 羟基化反应

20. 下列药物在体内发生生物转化反应，属于第 I 相反应的有
   A. 苯妥英钠代谢生成羟基苯妥英
   B. 对氨基水杨酸在乙酰辅酶 A 作用下生成对乙酰氨基水杨酸
   C. 卡马西平代谢生成卡马西平 10,11-环氧化物
   D. 地西泮经脱甲基和羟基化生成奥沙西泮
   E. 硫喷妥钠经氧化脱硫生成戊巴比妥

21. 下列药物在体内发生生物结合反应，属于 II 相代谢反应的有
   A. 吗啡与葡萄糖醛酸反应生成 3-O-葡萄糖醛苷物和 6-O-葡萄糖醛苷物，前者是弱的阿片受体拮抗药，后者是强的阿片受体激动药
   B. 水杨酸在体内可生成代谢物水杨酰甘氨酸
   C. 白消安与谷胱甘肽的巯基结合生成硫醚的结合物
   D. 具有儿茶酚结构的生物活性物质，如肾上腺素、去甲肾上腺素发生的甲基化代谢
   E. 华法林的左旋体易发生苯环羟化代谢，右旋体主要发生侧链酮基还原反应

22. 与药效有关的因素包括
   A. 理化性质
   B. 官能团
   C. 键合方式
   D. 立体构型
   E. 代谢反应

23. 药物产生毒副作用的原因包括
   A. 药物对 hERG 产生抑制作用
   B. 药物对肝药酶具有诱导或抑制作用
   C. 药物代谢物具有明显毒性
   D. 药物在非治疗部位与靶标结合
   E. 药物在治疗部位与非靶标结合

第三章 常用的药物结构与作用

第一节 中枢神经系统疾病用药

一、最佳选择题

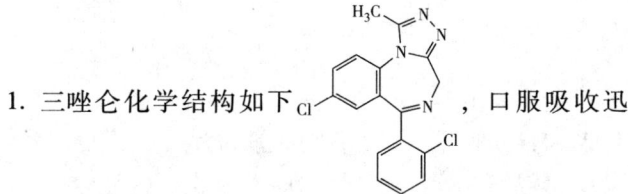

1. 三唑仑化学结构如下 ，口服吸收迅速而完全，给药后 15~30 分钟起效，T_{max} 约为 2 小时，血浆蛋白结合率约为 90%，$t_{1/2}$ 为 1.5~5.5 小时。上述特性归因于分子中存在可提高脂溶性和易代谢的基团，该基团是
   A. 三氮唑环　　　　B. 苯环 A
   C. 甲基　　　　　　D. 苯环 C
   E. 1,4-二氮䓬环

2. 地西泮活性代谢产物，现用于临床的药物是
   A.
   B.
   C.
   D.
   E.

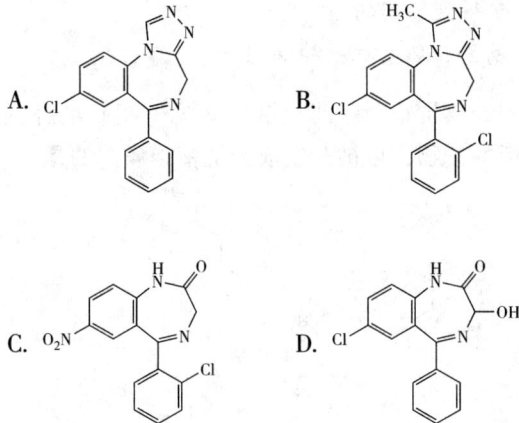

3. 地西泮与奥沙西泮的化学结构比较，奥沙西泮的极性明显大于地西泮的原因是
   A. 奥沙西泮的分子中存在酰胺基团
   B. 奥沙西泮的分子中存在烃基
   C. 奥沙西泮的分子中存在氟原子
   D. 奥沙西泮的分子中存在羟基
   E. 奥沙西泮的分子中存在氨基

4. 在苯二氮䓬结构的 1,2 位并合三氮唑结构，其脂溶性增加，易通过血-脑屏障，产生较强的镇定催眠作用的药物是
   A. 地西泮
   B. 奥沙西泮
   C. 氟西泮
   D. 阿普唑仑
   E. 氟地西泮

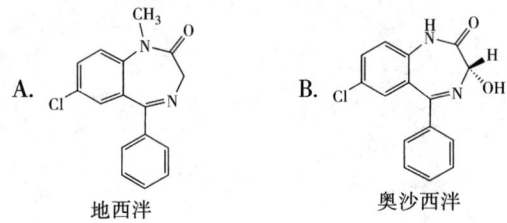

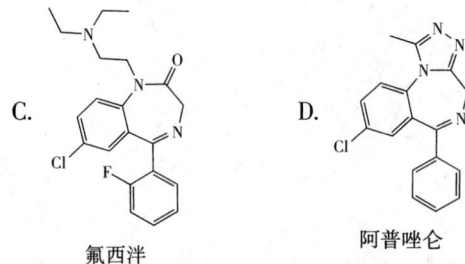

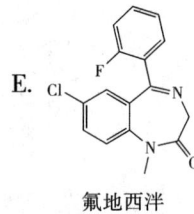

5. 镇静催眠药佐匹克隆的结构如下，其结构中含有

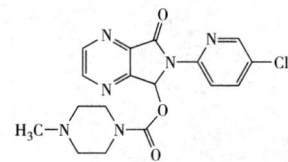

   A. 吡咯酮结构　　　　B. 嘧啶环结构
   C. 咪唑环结构　　　　D. 吲哚环结构
   E. 噻唑环结构

6. 抗精神病药盐酸氯丙嗪的结构如图所示，下列叙述与之不符的是

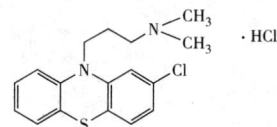

A. 对多巴胺 DA_1 受体、5 - 羟色胺受体、M 胆碱受体、α 肾上腺素受体均有拮抗作用

B. 结构中含有吩噻嗪环

C. 氯丙嗪分子遇光会分解产生自由基，可与体内蛋白质发生光毒性变态反应

D. 体内可代谢为亚砜、砜、7 - 羟氯丙嗪、甲氧基氯丙嗪、单脱甲基氯丙嗪及双脱甲基氯丙嗪，均失去活性

E. 除抗精神病作用外，还有镇吐作用和降低基础代谢体温的作用

7. 化学结构式中含有吩噻嗪母核，且 10 位连有哌嗪结构，2 位有氯原子的药物是

A.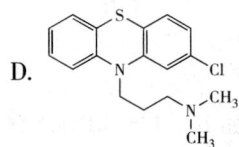
氯普噻吨

B.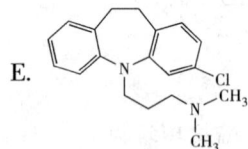
氯氮平

C.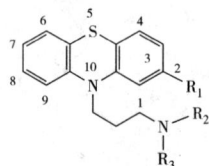
奋乃静

D.
氯丙嗪

E.
氯米帕明

8. 吩噻嗪类药物的基本结构如图所示，不符合吩噻嗪类精神病治疗药的构效关系的是

A. 2 位取代基吸电性强，活性增强

B. 10 位多为三个碳原子侧链并与碱性基团相连

C. 侧链末端常用叔胺结构，其中哌嗪结构活性最强

D. 1，3 和 4 位有取代基活性消失

E. 8 位取代基对活性影响较大

9. 具有如下结构的药物名称是

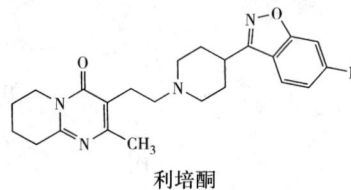

A. 利培酮　　　　B. 氟西汀

C. 氯氮平　　　　D. 奋乃静

E. 帕利哌酮

10. 有关利培酮叙述错误的是

A. 按照拼合原理设计的非经典抗精神病药

B. 主要代谢产物帕利哌酮的半衰期比原药长，也有抗精神病活性

C. 是作用于多靶点的抗精神病药

D. 为选择性 5 - HT_{2A} 受体拮抗药利坦色林和强效 DA_2 受体拮抗药氟哌啶醇的结构片段拼合在一起得到的药物

E. 属于三环类抗精神病药

11. 是非经典抗精神病药利培酮（见下图）的体内代谢活性产物，也被开发成为抗精神病药的是

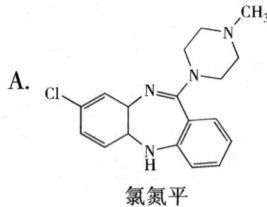
利培酮

A.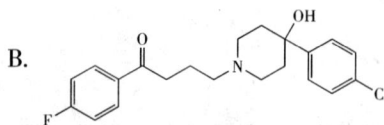
氯氮平

B.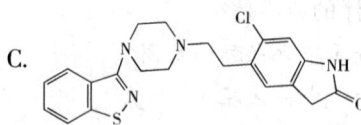
氟哌啶醇

C.
齐拉西酮

D.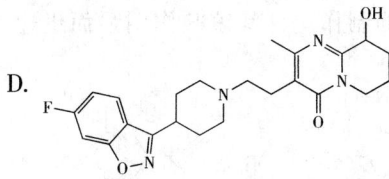
帕利哌酮

E.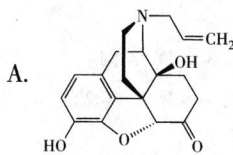
阿莫沙平

12. 下列抗抑郁药物中不属于去甲肾上腺素再摄取抑制药的是
A. 氯米帕明　　　　B. 舍曲林
C. 阿米替林　　　　D. 丙米嗪
E. 多塞平

13. 关于抗抑郁药去甲氟西汀性质的说法，正确的是
A. 为三环类抗抑郁药
B. 为选择性的中枢 5 - HT 再摄取抑制药
C. 体内代谢产物无抗抑郁活性
D. 口服吸收较差，生物利用度低
E. 结构中不具有手性中心

14. 下列药物中含有 4 - 苯胺基哌啶结构的合成镇痛药的是

A.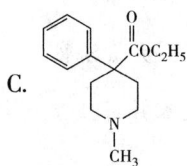
纳洛酮

B. 可待因

C.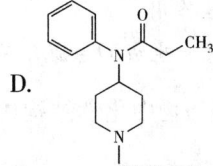
哌替啶

D. 芬太尼

E.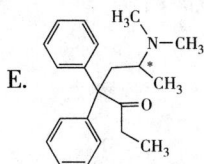
盐酸美沙酮

15. 临床上用作吗啡过量解毒剂的是
A. 纳曲酮　　　　B. 哌替啶
C. 芬太尼　　　　D. 曲马多
E. 二氢埃托啡

16. 临床上用于戒除吗啡类药物成瘾性的替代疗法的药物是
A. 哌替啶　　　　B. 瑞芬太尼
C. 美沙酮　　　　D. 可待因
E. 纳洛酮

17. 结构如下的药物是

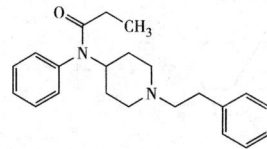

A. 纳洛酮　　　　B. 芬太尼
C. 布桂嗪　　　　D. 曲马多
E. 烯丙吗啡

18. 哌替啶水解倾向较小的原因是
A. 分子中含有酰胺基团，不易水解
B. 分子中不含有酯基，无法水解
C. 分子中含有酯基，其邻位上连有位阻较大的苯基，不易水解
D. 分子中含有两性基团，不可水解
E. 分子中不含可水解的基团

19. 起效快，在体内迅速被酯酶水解，因而维持时间短的合成镇痛药物是

A.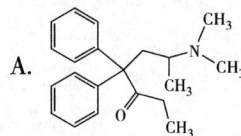
美沙酮

B.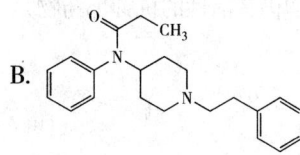
芬太尼

C.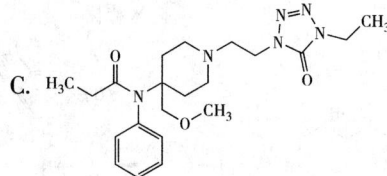
阿芬太尼

D.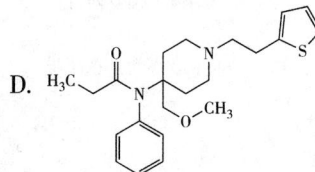
舒芬太尼

E.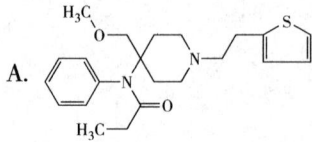

瑞芬太尼

20. 芬太尼的化学结构式是

A.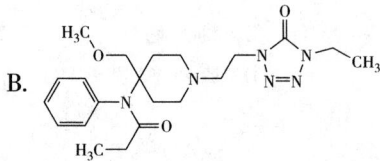

B.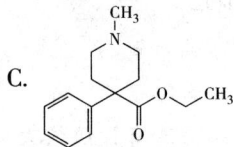

C.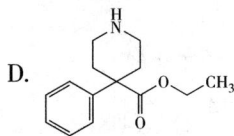

D.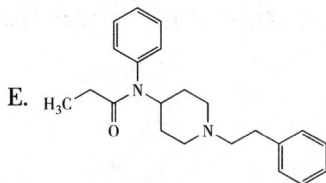

E.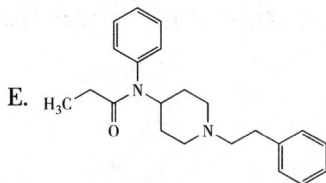

21. 属选择性 5 - 羟色胺与去甲肾上腺素再摄取抑制药，口服吸收较好其代谢物仍有活性的抗抑郁药物是

A.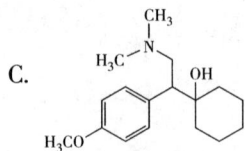

丙米嗪

B.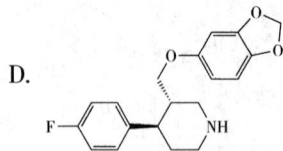

阿米替林

C.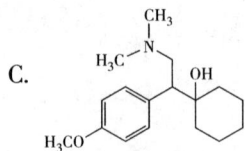

文拉法辛

D.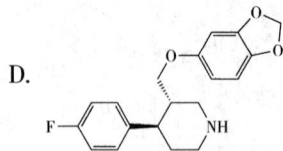

帕罗西汀

E.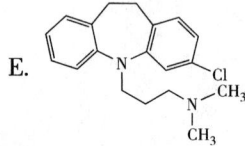

氯米帕明

22. 可待因系吗啡的 3 位甲醚衍生物，对延脑的咳嗽

中枢有直接抑制作用，其镇咳作用强而迅速。可待因的结构是

A. 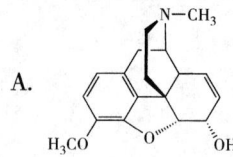   B.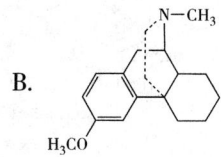

C. 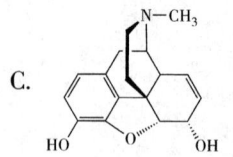   D.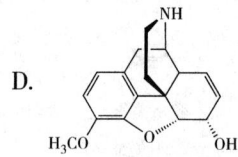

E.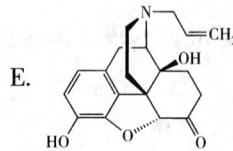

23. 分子中含有噻吩环和萘环，药用右旋体的 5 - 羟色胺与去甲肾上腺素再摄取抑制药是
   A. 度洛西汀
   B. 米氮平
   C. 氟西汀
   D. 吗氯贝胺
   E. 托洛沙酮

24. 不符合盐酸曲马多（结构如下）的性质有

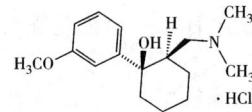

   A. 结构中含有甲氧基苯和环己烷结构
   B. 分子中有两个手性中心，临床用其外消旋体
   C. 为微弱的 μ 阿片受体激动药
   D. 曲马多的镇痛作用得益于两者的协同性和互补性作用
   E. 代谢生成 O - 脱甲基曲马多，失去活性

25. 下列药物中化学结构中含有二苯并环庚二烯结构的是
   A. 阿米替林   B. 利培酮
   C. 氟西汀   D. 地昔帕明
   E. 氯丙嗪

二、配伍选择题

[1～4 题共用备选答案]

A. 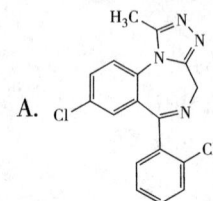   B.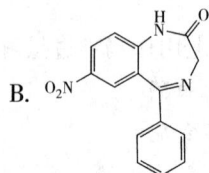

C.

D.

E.

D.

E.

1. 硝西泮的化学结构式为

2. 氯硝西泮的化学结构式为

3. 三唑仑的化学结构式为

4. 阿普唑仑的化学结构式为

[5~7题共用备选答案]

    A. 地西泮   B. 艾司唑仑

    C. 唑吡坦   D. 扎来普隆

    E. 咪达唑仑

5. 结构中含有1,4–苯二氮䓬结构和三氮唑结构的药物是

6. 结构中含有1,4–苯二氮䓬结构和咪唑结构的药物是

7. 结构中含有咪唑并吡啶环的药物是

[8~10题共用备选答案]

    A. 氟奋乃静癸酸酯   B. 氟西汀

    C. 阿米替林   D. 唑吡坦

    E. 利培酮

8. 为去甲肾上腺素再摄取抑制药，具有三环结构的是

9. 为多巴胺受体抑制药，具有吩噻嗪结构的前药是

10. 为5–羟色胺再摄取抑制药，结构中含有手性碳的是

[11~14题共用备选答案]

A.

B.

C.

11. 含有吩噻嗪结构的抗精神病治疗药奋乃静的结构是

12. 含有哌啶并嘧啶酮结构的利培酮的结构是

13. 含有硫杂蒽结构的抗精神病药氯普噻吨的结构是

14. 含有二苯并二氮䓬结构的抗精神病药物氯氮平的结构是

[15~17题共用备选答案]

    A. 氯普噻吨   B. 氯氮平

    C. 奋乃静   D. 利培酮

    E. 洛沙平

15. 结构中含有吩噻嗪环和哌嗪环的抗精神病药物是

16. 具有二苯并二氮䓬三环结构的抗精神病药是

17. 属于二苯并氧氮䓬类抗精神病药的是

[18~21题共用备选答案]

A.

B.

C.

D.

E.

18. 又名度冷丁，属于哌啶类合成的镇痛药是

19. 来源于天然产物的镇痛药是

20. 经过对吗啡的结构改造而得到的阿片受体拮抗药是

21. 芬太尼类似物，为苯氨基哌啶类合成镇痛药的是

[22~24题共用备选答案]

    A. 奥沙西泮   B. 三唑仑

    C. 唑吡坦   D. 艾司佐匹克隆

E. 氯硝西泮

22. 将苯二氮䓬结构中 1,2 位并合甲基三氮唑环，且还含有氯苯基团的药物是

23. 在苯二氮䓬的 3 位引入羟基后，极性增加，毒性降低的镇静催眠药物是

24. 结构中有手性中心，其中右旋体具有很好的短效催眠作用，而左旋对映体无活性，且能引起毒副作用的催眠药物是

[25～26 题共用备选答案]

吩噻嗪类抗精神病药的结构通式如图所示：

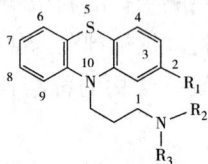

A. 氯丙嗪　　　　B. 三氟丙嗪

C. 三氟拉嗪　　　D. 奋乃静

E. 氟奋乃静

25. 2 位为三氟甲基取代，10 位侧链末端含有羟乙基哌嗪片段的药物是

26. 2 位为三氟甲基取代，10 位侧链末端含有 *N* – 甲基哌嗪片段的药物是

[27～30 题共用备选答案]

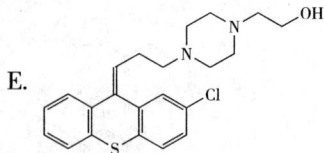

A.

B.

C.

D.

E.

27. 属于硫杂蒽类（又称为噻吨类）抗精神病药的是

28. 属于二苯并二氮䓬类抗精神病药的是

29. 属于噻吩并苯二氮䓬类抗精神病药的是

30. 属于二苯并硫氮䓬类抗精神病药的是

[31～32 题共用备选答案]

A. 氟哌利多　　　　B. 舒必利

C. 硫必利　　　　　D. 三氟哌多

E. 瑞莫必利

31. 将氟哌啶醇的分子中的 4 – 氯苯基更换为 3 – 三氟甲基得到的丁酰苯类抗精神病药是

32. 含有磺酰胺四氢吡咯结构的苯甲酰胺类抗精神病药是

[33～35 题共用备选答案]

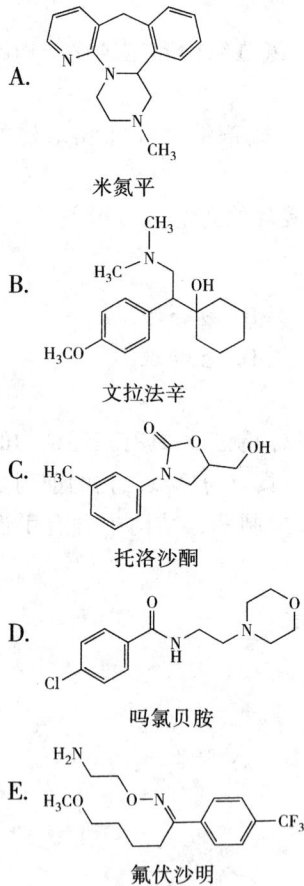

A.

米氮平

B.

文拉法辛

C.

托洛沙酮

D.

吗氯贝胺

E.

氟伏沙明

33. 分子内有氨基甲酸酯结构，可以选择性地抑制 MAO – A 活性，阻断 5 – HT 和 NA 的代谢的抗抑郁药是

34. 结构中含有吗啉结构和酰胺结构，对 MAO – A 有可逆性抑制作用，从而提高脑内去甲肾上腺素、

多巴胺和 5 - 羟色胺的水平，产生抗抑郁作用的药物是

35. 分子中的三氟甲基对选择性 5 - HT 再摄取的亲和力和选择性起关键作用；分子中含 C = N 双键，只有 E - 异构体有活性的非三环类的抗抑郁药是

[36 ~ 38 题共用备选答案]

　　A. 氟西汀　　　　　B. 艾司佐匹克隆

　　C. 艾司唑仑　　　　D. 齐拉西酮

　　E. 美沙酮

36. 口服吸收好，生物利用度高，属于 5 - 羟色胺再摄取抑制药的抗抑郁药是

37. 因左旋体引起不良反应，而以右旋体上市，具有短效催眠作用的药物是

38. 可用于阿片类成瘾替代治疗的氨基酮类药物是

[39 ~ 42 题共用备选答案]

　　A. 艾司佐匹克隆　　B. 奋乃静

　　C. 氯丙嗪　　　　　D. 阿米替林

　　E. 氟西汀

39. 含有伯醇羟基结构的药物是

40. 含有二苯并环庚二烯结构的药物是

41. 含有苯氧丙胺结构的药物是

42. 含有吡咯酮结构的药物是

[43 ~ 44 题共用备选答案]

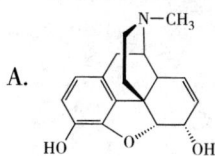

A.
吗啡

B.
帕罗西汀

C.
盐酸美沙酮

D.
哌替啶

E.
纳洛酮

43. 分子中含有烯丙基的结构，具有阿片受体拮抗作用的药物是

44. 分子中含有哌啶的结构的合成镇痛药物是

三、综合分析选择题

[1 ~ 3 题共用题干]

　　苯二氮䓬类药物是一类重要的镇静催眠药，其药名后缀为"西泮"或"唑仑"，地西泮是该类第一个上市的药物，此后经过结构修饰得到了一系列药效更优的药物。

1. 苯二氮䓬类药物的结构如下图所示，符合该类药物构效关系的选项是

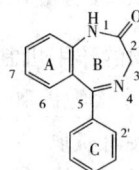

　　A. 1 位取代基有吸电子基团可增加活性

　　B. 3 位取代基有吸电子基团可增加活性

　　C. 6 位取代基有吸电子基团可降低活性

　　D. 7 位取代基有吸电子基团可增加活性

　　E. 2′位有吸电子基团可降低活性

2. 地西泮体内代谢 1,2 位酰胺键容易水解失活，针对该问题，科学家们设计出了一系列药物，不仅提高了其代谢稳定性，而且增加了与受体的亲和力，下列药物中为其代表的是

　　A. 苯巴比妥　　　　　B. 三唑仑

　　C. 氟地西泮　　　　　D. 硝西泮

　　E. 奥沙西泮

3. 阿普唑仑镇静催眠活性高于地西泮，是因为其结构中

　　A. 1 位和 2 位并入三氮唑可提高药物稳定性以及药物与受体的亲和力

　　B. 4 位和 5 位并入三氮唑可提高药物稳定性以及药物与受体的亲和力

　　C. 1 位和 2 位并入四氮唑可提高药物稳定性以及药物与受体的亲和力

　　D. 4 位和 5 位并入四氮唑可提高药物稳定性以及药物与受体的亲和力

E. 1 位和 2 位并入三氮唑可提高药物稳定性、降低了药物与受体的亲和力

[4~5 题共用题干]

根据药物的作用机制，抗抑郁药可分为去甲肾上腺素再摄取抑制药、选择性 5 - 羟色胺再摄取抑制药、单胺氧化酶抑制药、5 - 羟色胺与去甲肾上腺素再摄取抑制药等多种类型。

4. 下列结构抗抑郁药的作用机制是

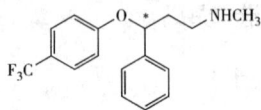

氟西汀

A. 抑制去甲肾上腺素再摄取

B. 抑制 5 - 羟色胺再摄取

C. 抑制单胺氧化酶

D. 抑制 5 - 羟色胺和去甲肾上腺素再摄取

E. 抑制具有 5 - 羟色胺再摄取和单胺氧化酶两种作用

5. 文拉法辛代谢产物的作用机制是

A. 抑制去甲肾上腺素再摄取

B. 抑制 5 - 羟色胺再摄取

C. 抑制单胺氧化酶

D. 抑制 5 - 羟色胺和去甲肾上腺素再摄取

E. 抑制 5 - 羟色胺再摄取和单胺氧化酶两种作用

[6~8 题共用题干]

癌性疼痛是疼痛部位需要修复或调节的信息传到神经中枢后引起的感觉，是造成癌症晚期患者主要痛苦的原因之一。癌性疼痛一般以药物治疗为主。

6. 对于晚期癌症患者，若使用中等轻度的镇痛药无效，则可选用的药物为

A. 哌替啶　　　　　　B. 纳洛酮

C. 烯丙吗啡　　　　　D. 可待因

E. 美沙酮

7. 吗啡也常常用于晚期癌性疼痛，吗啡由阿片受体激动药转变成阿片受体拮抗药，最重要的官能团变化是

A. 3 位羟基甲基化

B. 6 位羟基甲基化

C. 6 位羟基氧化成酮羰基

D. 14 位引入羟基或者羰基

E. 17 位 N - 烯丙基，或 N - 环丙甲基，或 N - 环丁甲基

8. 哌替啶可以看作是简化吗啡结构后得到了合成镇痛药，相当于保留了吗啡的

A. A 环和 B 环　　　　B. B 环和 C 环

C. A 环和 E 环　　　　D. B 环和 E 环

E. C 环和 D 环

四、多项选择题

1. 在苯二氮䓬类的 1,2 位并上含氮杂环后活性提高，原因是

A. 提高药物的酸性

B. 提高药物的水溶性

C. 降低药物分子的解离度

D. 提高药物的代谢稳定性

E. 增强了药物与受体的亲和力

2. 下列叙述与艾司唑仑不符的是

A. 结构中含有硝基

B. 地西泮 1 位 N 上的甲基去掉，C3 位引入羟基

C. 是地西泮的活性代谢产物

D. 结构中含有三氮唑结构

E. 与受体的亲和力强于地西泮

3. 佐匹克隆结构中含有一个手性中心，其中一个对映体艾司佐匹克隆具有很好的短效催眠作用，下列选项中符合佐匹克隆结构特点的是

A. 结构中含咪唑并吡啶母核

B. 结构中含吡咯酮结构

C. 结构中含有吡嗪环

D. 结构中哌嗪环

E. 其左旋异构体为艾司佐匹克隆

4. 苯二氮䓬类镇静催眠药的构效关系包括

A. 1,2 位的酰胺键在酸性条件下易发生水解开环反应，引起药物失活

B. 4,5 位双键还原后活性降低，该双键在酸性条件下易水解开环失去活性，但在碱性条件下又重新关环恢复药效

C. A 环被其他杂环置换，活性消失

D. B 环的七元亚胺内酰胺环是活性必需基团

E. C 环的苯环 2' 位引入体积小的吸电子基团可使活性增强

5. 下列选项中与阿米替林相符的是

A. 为抗抑郁药

B. 为去甲肾上腺素再摄取抑制药

C. 含二苯并环庚二烯结构（三环结构）

D. 为丙米嗪的活性代谢物

E. 有首关效应，代谢物 N - 去甲基产物失去活性

6. 有关氯丙嗪的叙述，正确的有
   A. 分子中有吩噻嗪环
   B. 5 位 S 经氧化后生成亚砜及其进一步氧化成砜，两者均为无代谢活性的产物
   C. 其结构式中有一个手性碳原子，临床使用左旋异构体
   D. 在日光强烈照射下分解生成自由基并与蛋白质反应，发生严重的光毒性变态反应
   E. 可以与庚酸成酯形成前药

7. 关于奋乃静下列叙述正确的是
   A. 属于吩噻嗪类抗抑郁药
   B. 结构中含有哌嗪环
   C. 是多巴胺受体拮抗药
   D. 活性弱于氯丙嗪
   E. 易被氧化，在空气或日光中放置，渐变为红色

8. 单胺氧化酶抑制药可以通过抑制 NE、肾上腺素、5 – HT 等的代谢失活，而达到抗抑郁的效果。下列药物中属于单胺氧化酶抑制药的有

   A.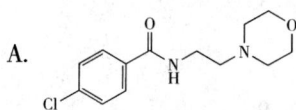
   吗氯贝胺

   B.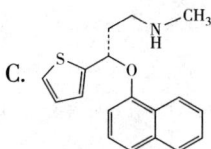
   帕罗西汀

   C.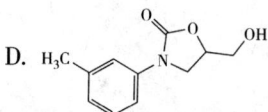
   度洛西汀

   D.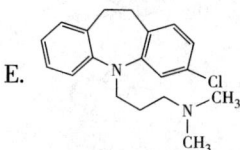
   托洛沙酮

   E.
   氯米帕明

9. 前药原理是药物设计常用的方法，下列药物中利用该原理设计的药物有
   A. 氟奋乃静庚酸酯
   B. 奋乃静

C. 阿莫沙平
D. 齐拉西酮
E. 氟奋乃静癸酸酯

10. 下列结构中作用于阿片受体的镇痛药物有

   A.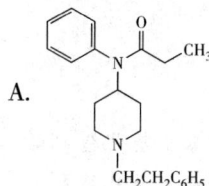
   芬太尼

   B.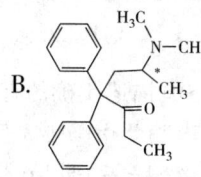
   美沙酮

   C.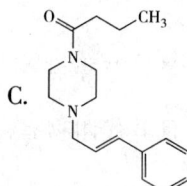
   布桂嗪

   D.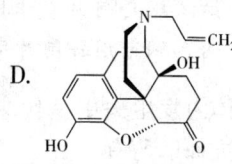
   纳洛酮

   E.
   阿司匹林

11. 关于美沙酮，下列叙述正确的是
   A. 镇痛作用强于吗啡、哌替啶，副作用也较小
   B. 临床上也用于戒除吗啡类药物成瘾性的替代疗法
   C. 分子结构含有手性碳原子
   D. 体内代谢产物仍有镇痛作用
   E. 是环氧化酶抑制剂

12. 下列叙述中与吗啡相符的是
   A. 具有菲环结构的生物碱，结构中含有 5 个稠合环，左旋体有效，右旋体无效
   B. 结构中 3 位酚羟基具有弱酸性的，17 位 N – 甲基叔胺呈碱性
   C. 在光照下即能被空气氧化变质，其中生成的伪吗啡毒性增大
   D. 在酸性溶液中加热，可脱水并进行分子重排，生成阿扑吗啡，临床上用作催吐剂
   E. 其 6 位羟基甲基化得到可待因，具有较强的镇咳作用

13. 下列叙述中与芬太尼相符的是
   A. 是哌替啶结构改造得到的镇痛药
   B. 镇痛效力强于吗啡
   C. 镇痛机制与吗啡相似
   D. 镇痛作用出现较快，持续时间短
   E. 含有苯基哌啶结构

14. 奥沙西泮可看成是地西泮的体内代谢产物，所发

生的代谢途径有

A. N_1 去甲基

B. C_3 羟基化

C. 1、2 位水解开环

D. 5 位上苯环的羟基化

E. 4、5 位双键还原

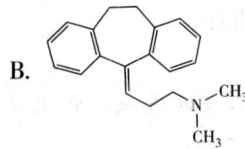

阿米替林

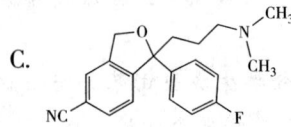

西酞普兰

15. 对纳洛酮描述正确的有

A. 纳洛酮是由吗啡 3 位酚羟基甲基化得到的

B. 纳洛酮是由吗啡 6 位醇羟基甲基化得到的

C. 纳洛酮 17 位氮原子上取代基为烯丙基

D. 纳洛酮是阿片受体拮抗药

E. 纳洛酮可用作阿片类药物中毒的解毒剂

16. 在体内发生去甲基代谢反应，且其代谢物有活性的抗抑郁药有

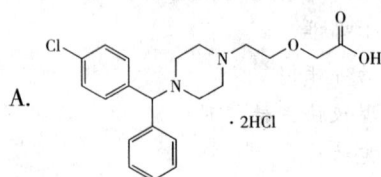

A.

氟西汀

D.

文拉法辛

E.

舍曲林

第二节　外周神经系统疾病用药

一、最佳选择题

1. 具有下列结构的药物是

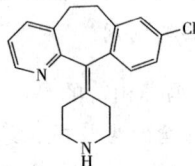

A. 诺阿司咪唑　　　　　B. 酮替芬

C. 赛庚啶　　　　　　　D. 地氯雷他定

E. 氯雷他定

2. 下列说法中，与 H_1 受体拮抗剂类抗过敏药不符的是

A. 盐酸苯海拉明是氨基醚类抗过敏药

B. 氯苯那敏是丙胺类抗过敏药

C. 酮替酚是三环类抗过敏药

D. 西替利嗪是哌嗪类抗过敏药

E. 依巴斯汀是乙二胺类抗过敏药

3. 组胺 H_1 受体拮抗药西替利嗪的结构是

A.

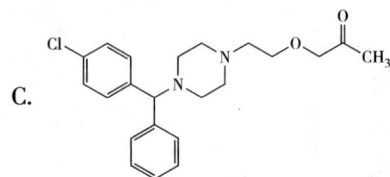

B.

C.

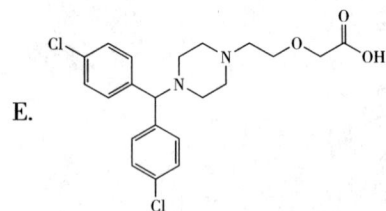

D.

E.

4. 有关氯雷他定，下列说法错误的是

A. 为在阿扎他啶的苯环上引入氯原子，并将碱性氮甲基部分换氨甲酸乙酯得到的药物

B. 为强效、长效、选择性外周 H_1 受体非镇静类拮抗药，第二代抗组胺药

C. 口服吸收迅速，1～3 小时起效，持续时间达 24 小时以上，不能通过血－脑屏障

D. 主要代谢产物为去乙氧羧基氯雷他定，失去活性

E. 还具抗过敏介质血小板活化因子 PAF 的作用

5. 不仅具有 H_1 受体拮抗作用，还有抑制过敏介质释放的三环类药物是

　A. 非索非那定　　　　B. 西替利嗪

　C. 氯雷他定　　　　　D. 酮替芬

　E. 氯苯那敏

6. 关于盐酸西替利嗪，下列说法中错误的是

　A. 分子呈两性离子，不易穿透血－脑屏障，故大大减少了镇静作用

　B. 分子中有羧甲氧烷基基团

　C. 是丙胺类 H_1 受体拮抗药

　D. 为非镇静 H_1 受体拮抗药

　E. 分子中有一个手性碳，其左旋光学异构体左西替利嗪已经上市

7. 下列说法不符合肾上腺素的是

　A. 是体内神经递质，其分子中含有邻二酚羟基取代基

　B. 对酸、碱、氧化剂和温度等敏感，不稳定

　C. 体内易受儿茶酚 $-O-$ 甲基转移酶（COMT）和单胺氧化酶（MAO）催化失活

　D. 为选择性 β 受体激动药

　E. 地匹福林是在其结构基础上得到的前体药物

8. 下列药物不属于 α、β 受体激动药的是

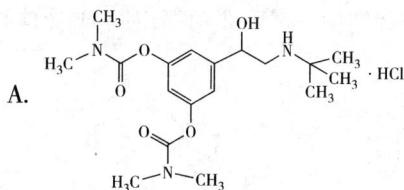

9. 临床上使用的盐酸麻黄碱的构型是

　A. $1R,2S$　　　　　B. $1S,2R$

　C. $1R,2R$　　　　　D. $1S,2S$

　E. $1S$

10. 临床上使用的盐酸伪麻黄碱的构型是

　A. $1R,2R$　　　　　B. $1S,2S$

　C. $1R,2S$　　　　　D. $1S,2R$

　E. $1R$

11. 有关盐酸可乐定，下列说法错误的是

　A. 在生理 pH 条件下，约 80% 电离成阳离子形式

　B. 质子化后，分子呈非平面构象

　C. 为 α 受体激动药，中枢性降压药

　D. 体内代谢为有活性的代谢物 4 －羟基可乐定和 4 －羟基可乐定的葡萄糖醛酸酯和硫酸酯

　E. 临床上主要用于原发性及继发性高血压

12. 依据药物的化学结构判断，属于前药型的 $β_2$ 受体激动药是

A.
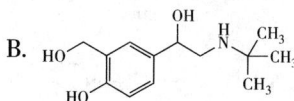
班布特罗

B.
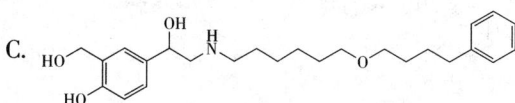
沙丁胺醇

C.
沙美特罗

D.
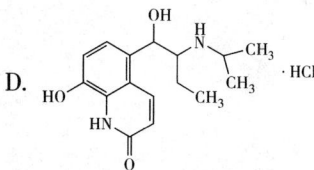
丙卡特罗

E.
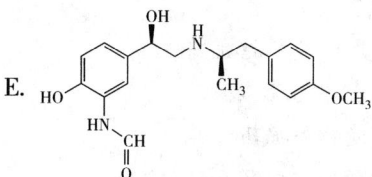
福莫特罗

13. 非索非那定为特非那定的体内活性代谢产物，下列关于非索非那定的说法错误的是

A. 为 H_1 受体拮抗药，适用于减轻季节性过性鼻炎和慢性特发性荨麻疹引起的症状

B. 具有较大的心脏毒副作用

C. 分子结构中含有一个羧基

D. 不易通过血 – 脑屏障，因而几乎无镇静作用

E. 口服后吸收迅速

14. 麻黄碱的化学结构式如下。关于其结构特点和应用的说法，错误的是

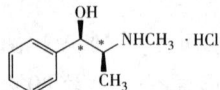

A. 其分子中含有 2 个手性碳原子，药用麻黄碱为 (1R,2S)，赤藓糖型

B. 极性较小，易通过血 – 脑屏障

C. 其拟肾上腺素作用较肾上腺素弱

D. 其苏阿糖型对映异构体称为伪麻黄碱，临床常用于减轻鼻黏膜充血

E. 与肾上腺素相比，代谢和排泄较快，作用时间短

15. 下列三环类药物中，属于非镇静组胺 H_1 受体拮抗剂的是

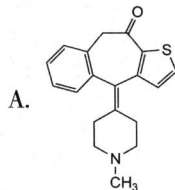

二、配伍选择题

[1~4 题共用备选答案]

 A. 氨烷基醚类 H_1 受体拮抗药

 B. 丙胺类 H_1 受体拮抗药

 C. 三环类 H_1 受体拮抗药

 D. 哌啶类 H_1 受体拮抗药

 E. 哌嗪类 H_1 受体拮抗药

1. 马来酸氯苯那敏属于

2. 诺阿司咪唑属于

3. 富马酸酮替芬属于

4. 盐酸西替利嗪属于

[5~6 题共用备选答案]

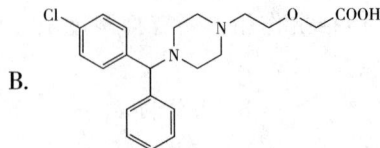

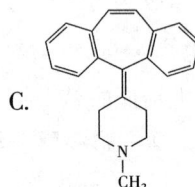

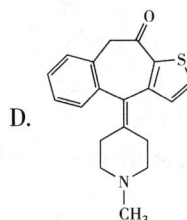

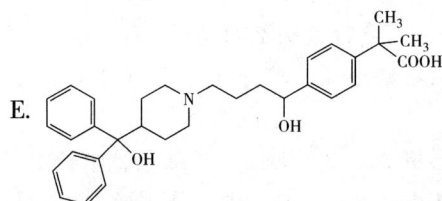

5. 结构中含有噻吩和羧基的三环类抗哮喘药物是

6. 吩噻嗪环上的硫原子被其电子等排体—CH＝CH—置换，氮原子被 sp^2 杂化的碳原子置换，得到的药物结构是

[7~10 题共用备选答案]

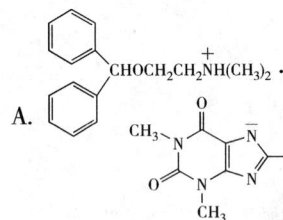

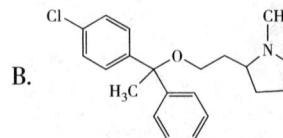

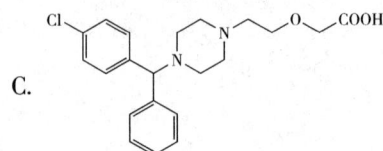

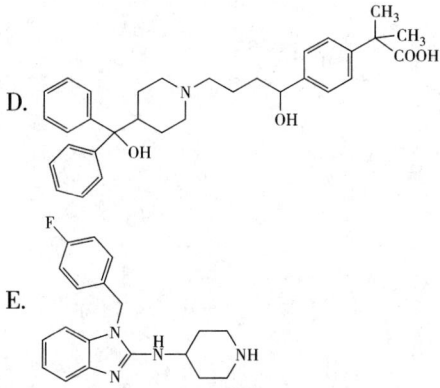

D.

E.

7. 克服了苯海拉明的嗜睡和中枢抑制副作用，用于防治晕动症的药物是

8. 分子中含有二个手性中心，含有 N – 甲基四氢吡咯，用于治疗荨麻疹、过敏性鼻炎、湿疹及其他过敏性皮肤病的药物是

9. 为特非那定的活性代谢物，结构中因为含有羧基，无中枢镇静作用和无心脏毒性的抗组胺药是

10. 为阿司咪唑的活性代谢物，抗组胺作用比阿司咪唑强 40 倍，毒性低，为第三代 H_1 受体拮抗药是

[11 ~ 14 题共用备选答案]

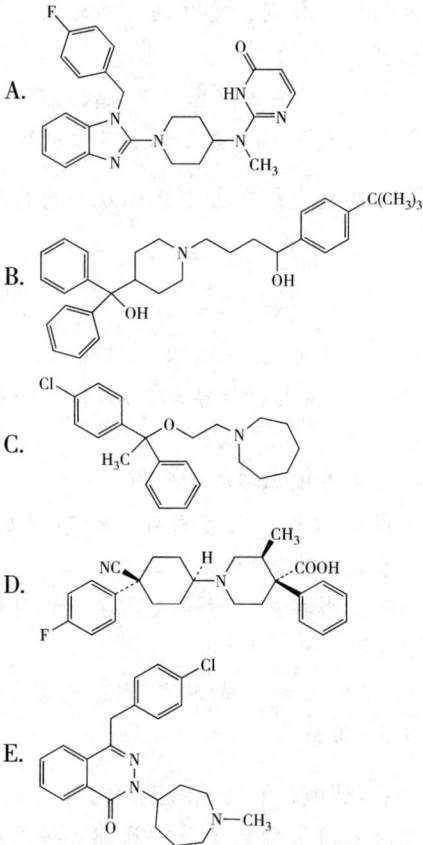

A.

B.

C.

D.

E.

11. 含有苯并哒嗪和氮䓬环的新型抗组胺药物，具有拮抗组胺作用，对引起变态反应的白三烯和组胺等物质的产生、释放有抑制和直接的拮抗作用的药物是

12. 可以看成阿司咪唑中哌啶的反转衍生物；分子中含有两个胍基并掺入在杂环中；具有独特的抗组胺和抗其他炎症介质的双重作用，是强效和高度选择性 H_1 受体拮抗药的是

13. 在阿司咪唑基础上获得的具更高拮抗 H_1 受体活性的化合物；有四个手性碳原子，左旋体为优映体，ED_{50} 比阿司咪唑强 100 倍的药物是

14. 第一个哌啶类 H_1 受体拮抗药，特别适用于过敏性鼻炎和荨麻疹，也可用于神经性皮炎，有心脏毒性，可致心律失常的药物是

[15 ~ 17 题共用备选答案]

A. 特非那定　　　　B. 西替利嗪
C. 地氯雷他定　　　D. 诺阿司咪唑
E. 咪唑斯汀

15. 氯雷他定的活性代谢物，现已作为新型第三代抗组胺药上市的是

16. 为阿司咪唑中哌啶的反转衍生物，分子中含有两个胍基；具有独特的抗组胺和抗其他炎症介质的双重作用，为一种强效和高度选择性的 H_1 受体拮抗药的是

17. 是阿司咪唑的活性代谢物，作用强度相当于阿司咪唑的 40 倍，副作用小，已作为阿司咪唑的替代品种上市的药物是

[18 ~ 22 题共用备选答案]

A.

B.

C.

D.

E.

18. 属于 α、β 受体激动药的是
19. 属于 α 受体激动药的是
20. 属于非选择性 β 受体激动药的是
21. 属于选择性 $β_1$ 受体激动剂药的是
22. 属于选择性 $β_2$ 受体激动药的是

[23～27 题共用备选答案]

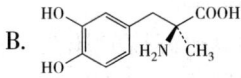

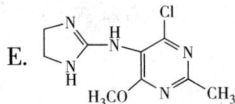

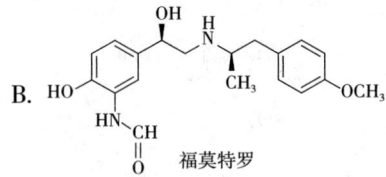

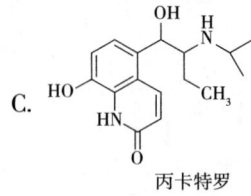

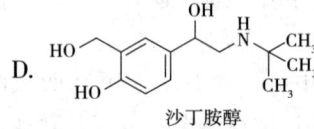

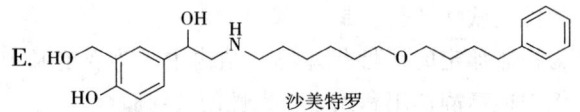

A.

B.

C.

D.

E.

B.
福莫特罗

C.
丙卡特罗

D.
沙丁胺醇

E.
沙美特罗

23. 为可乐定的结构衍生物，为 α 受体激动药也是咪唑啉 I_1 受体高度亲和的选择性激动药的是

24. 将特布他林苯环上两个酚羟基酯化得到其双二甲氨基甲酸酯前药盐酸班布特罗的结构是

25. 去掉去甲肾上腺素的一个羟基得到的 α 受体激动药去氧肾上腺素的结构是

26. 含有 3′-甲酰氨基-4′-羟基苯环以及烷基苯乙胺基的脂溶性结构的长效 β_2 受体激动药福莫特罗的结构是

27. 为前体药物，通过血-脑屏障进入中枢神经系统后，在酶的作用下被代谢成 α-甲基去甲肾上腺素作用于 α_2 受体导致血压下降，该药为

三、多项选择题

1. 有中枢抑制副作用的抗过敏药是
   A. 富马酸酮替芬
   B. 盐酸赛庚啶
   C. 盐酸苯海拉明
   D. 马来酸氯苯那敏
   E. 地氯雷他定

2. β_2 受体激动药临床用作哮喘病治疗药物，下列药物中属于长效 β_2 受体激动药的是

   A.
   盐酸多巴酚丁胺

3. 关于马来酸氯苯那敏，下列说法正确的有
   A. 是氨烷基醚类 H_1 受体拮抗药
   B. 有一个手性碳，S-异构体活性强
   C. 对中枢抑制作用较弱，嗜睡副作用较小，抗胆碱作用也较弱
   D. 代谢产物主要是 N-去甲基化以及氧化产物
   E. 分子中含有吡啶基、4-氯苯基、二甲氨基

4. H_1 受体拮抗药的基本结构如下图所示，符合构效关系的有

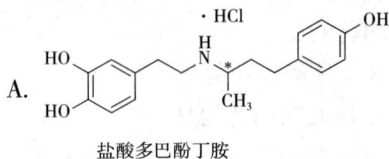

   A. Ar_1 为苯环、杂环或取代杂环，Ar_2 为另一芳环或芳甲基
   B. Ar_1 和 Ar_2 可桥连成三环类化合物
   C. NR_1R_2 一般是叔胺，也可成环，如二甲氨基、四氢吡咯基、哌啶基和哌嗪基
   D. X 为碳原子，当换为氮原子或氧原子的时候失去抗过敏活性
   E. n＝2～3，通常 n＝2，叔胺与芳环中心的距离一般为 0.5～0.6nm

5. 关于马来酸氯苯那敏，下列说法正确的有
   A. 可以看作为运用生物电子等排原理，将氨烷基醚类结构中 O 用—CH—替代
   B. 又称为扑尔敏，为乙二胺类衍生物
   C. 对中枢抑制作用较强，嗜睡副作用较强，抗胆碱作用较强

D. 代谢物主要有 N – 去甲基和 N – 氧化物等产物

E. 结构中含有吡啶和氯苯结构片段

6. 哌啶类 H_1 受体拮抗药均为非镇静性抗组胺药。此类药物对外周 H_1 受体具有高度选择性，无中枢抑制作用，没有明显的抗胆碱作用。下列药物中属于哌啶类 H_1 受体拮抗药的有

A. 非索非那定　　　　B. 依美斯汀

C. 左卡巴斯汀　　　　D. 诺阿司咪唑

E. 卡瑞斯汀

7. 属于非镇静性 H_1 受体拮抗药的药物有哪些

A. 西替利嗪　　　　B. 盐酸苯海拉明

C. 盐酸赛庚啶　　　　D. 马来酸氯苯那敏

E. 氯雷他定

8. 有关盐酸麻黄碱，下列说法正确的是

A. 分子中含有 2 个手性碳原子，共有 4 个光学异构体

B. 药用麻黄碱为（$1R,2S$），苏阿糖型

C. 药用伪麻黄碱的构型为（$1R,2R$），没有直接作用，只有间接作用

D. 为管制药品

E. 为 α、β 受体激动药

9. 下列结构药物中属于 β_2 受体激动药的是

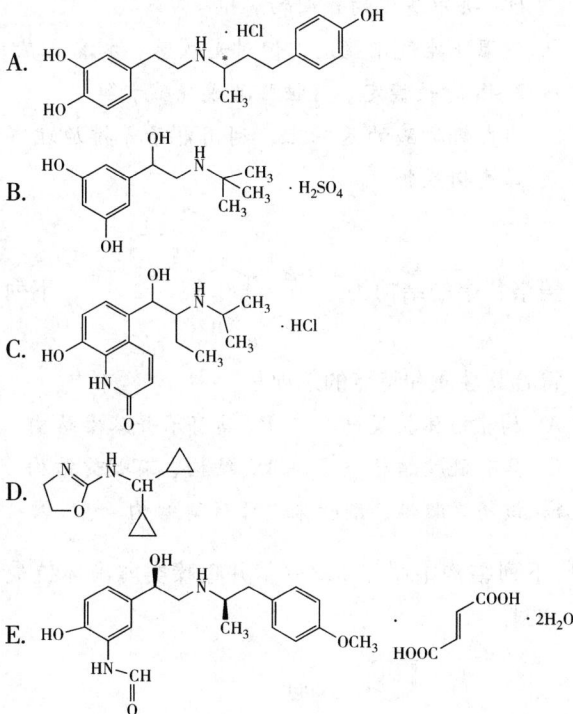

10. 下列叙述与 β_2 受体激动药构效关系相符的是

A. 基本结构是 β – 苯乙胺

B. 在苯环的 3,4 位上有两个酚羟基的化合物为儿茶酚胺类，口服活性较好

C. 若在氨基的 α 位引入甲基，可对抗代谢，使药物的作用时间延长

D. β – 苯乙胺侧链氨基上的取代基体积越大，对 β 受体作用的选择性越高

E. β – 苯乙胺侧链 β – 碳上连有羟基时，R – 构型的左旋体生物活性较强

11. 以下说法与异丙肾上腺素相符的有

A. β 受体激动药，作为支气管扩张剂用于呼吸道疾患

B. α 受体激动作用，收缩血管，用于抗休克

C. 具有儿茶酚胺结构，空气中易氧化变色

D. 含有异丙氨基和邻苯二酚结构

E. 具有产生心悸、心动过速等较强的心脏副作用

12. 有关沙丁胺醇，下列说法正确的是

A. 为将异丙肾上腺素苯核 3 位的酚羟基用羟甲基取代，N 原子上的异丙基用叔丁基取代得到的产物

B. 其化学稳定性增加，α 受体的选择性强

C. R – 左旋体对受体的亲和力较大，作用强于 S – 右旋体

D. 不易被消化道内的硫酸酯酶和组织中的儿茶酚氧位甲基转移酶破坏，口服有效，作用持续时间较长

E. 其结构式为

13. 下列说法中符合结构为 的药物有

A. 是内源性活性物质

B. 为 α、β 受体激动剂药，但以 α_1 受体作用为主

C. 收缩血管与升压作用较肾上腺素弱，但兴奋心脏，扩张支气管作用较强

D. 体内经 COMT、MAO 等酶代谢而失活

E. 口服经肝肠循环而失效，故主要通过静脉注射给药，用于治疗各种休克

第三节 解热镇痛及非甾体抗炎药

一、单项选择题

1. 阿司匹林的结构为 ，是优良的解热镇痛抗炎药，同时还用于预防和治疗心血管系统疾病。有关阿司匹林的叙述错误的是
   A. 是水杨酸羧基成酯的产物
   B. 水解生成的水杨酸与三氯化铁试液反应，呈紫堇色
   C. 大部分在肝内代谢脱乙酰化生成水杨酸，以水杨酸盐的形式迅速分布于全身而起作用
   D. 体内经代谢形成水杨酰甘氨酸或与葡萄糖醛酸结合，由肾脏排泄
   E. 是环氧化酶（COX）的不可逆抑制剂

2. 某人误服用大量的对乙酰氨基酚，为防止肝坏死，可选用的解毒药物是
   A. 谷氨酸
   B. N – 乙酰甘氨酸
   C. 缬氨酸
   D. 乙酰半胱氨酸
   E. N – 乙酰赖氨酸

3. 关于对乙酰氨基酚的说法，错误的是
   A. 对乙酰氨基酚分子中含有酰胺键，极易水解
   B. 极少部分对乙酰氨基酚在体内代谢可产生乙酰亚胺醌，引起肾毒性和肝毒性
   C. 大剂量服用对乙酰氨基酚引起中毒时，可用谷胱甘肽或乙酰半胱氨酸解毒
   D. 对乙酰氨基酚在体内主要与葡萄糖醛酸或硫酸结合，从肾脏排泄
   E. 可与阿司匹林合成前药

4. 属于苯胺类解热镇痛药的是
   A. 阿司匹林
   B. 二氟尼柳
   C. 吲哚美辛
   D. 布洛芬
   E. 对乙酰氨基酚

5. 具有手性中心，在体内可发生对映异构体转化的非甾体抗炎药是
   A. 萘丁美酮
   B. 布洛芬
   C. 阿司匹林
   D. 双氯芬酸
   E. 吲哚美辛

6. 下列叙述中与布洛芬不符的是
   A. 为芳基丙酸类非甾体抗炎药
   B. 羧基 α 位为手性碳
   C. S – (＋) – 异构体的活性高于 R – (－) – 异构体
   D. 甲基的引入使得羧基可以自由旋转，药物能保持适合与受体或酶结合的构象，提高消炎作用，且毒性也有所降低
   E. 结构中含有异丁基取代

7. 可导致肝坏死的对乙酰氨基酚的代谢物是
   A. 对乙酰氨基酚的硫酸酯
   B. 对乙酰氨基酚的葡萄糖醛酸酯
   C. N – 乙酰亚胺醌
   D. 对氨基酚
   E. 醋酸

8. 有关吲哚美辛，下列叙述错误的是
   A. 为芳基乙酸酸类的代表药物
   B. 分子中 5 位取代基（如甲氧基）可防止该药在体内的代谢并影响活性
   C. 吲哚美辛经代谢失活，大约 50% 被代谢为 5 位 O – 去甲基化的代谢物
   D. 室温下空气中稳定，但对光敏感。水溶液在 pH 2～8 时较稳定。可被强酸或强碱水解
   E. 为在舒林酸的基础上，利用电子等排原理得到茚类衍生物

9. 美洛昔康的结构为 ，下列不符合其性质和特点的选项是
   A. 属非甾体抗炎药
   B. 具有苯并噻嗪结构
   C. 具有酰胺结构
   D. 结构含有吡啶结构
   E. 该药显酸性，酸性来自于烯醇结构

10. 下列结构中属于 1,2 – 苯并噻嗪类非甾体抗炎药的是
    A.
    B.

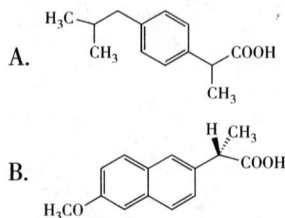

C.

D.

E.

11. 化学结构中含有异丁基苯基和丙酸结构的非甾体抗炎药是
    A. 萘普生　　　　　B. 布洛芬
    C. 氟比洛芬　　　　D. 萘丁美酮
    E. 酮洛芬

12. 下列药物在体内代谢中结构由 $R-(-)$ 转化成为 $S-(+)$ 型的是

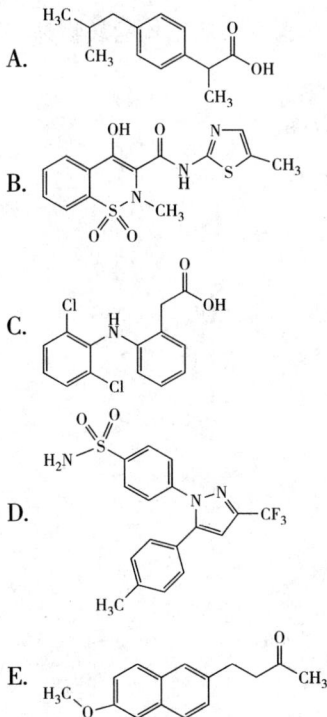

    A.

    B.

    C.

    D.

    E.

13. 布洛芬通常以外消旋体上市，其原因是
    A. 布洛芬 R-异构体的毒性较小
    B. 布洛芬 R-异构体在体内会转化为 S-异构体
    C. 布洛芬 S-异构体化学性质不稳定
    D. 布洛芬 S-异构体与 R-异构体在体内可产生协同性和互补性作用
    E. 布洛芬 S-异构体在体内比 R-异构体易被同工酶 CYP3A4 羟基化失活，体内清除率大

14. 仅有解热镇痛作用，不具有抗炎作用的药物是
    A. 双氯芬酸　　　　B. 布洛芬
    C. 萘普生　　　　　D. 对乙酰氨基酚
    E. 美洛昔康

15. 关于 ，下列叙述不正确的是
    A. 为选择性的 COX-2 抑制剂塞来昔布
    B. 有三环结构
    C. 结构中含有吡唑环
    D. 结构中含有二氢呋喃酮环
    E. 结构中含有氨磺酰基取代苯

16. 贝诺酯为酯基前药，胃肠道反应较小，在体内经代谢水解成原药，具有解热、镇痛及抗炎作用，它由两种药物经共价键并合而成，这两种药物是
    A. 对乙酰氨基酚和阿司匹林
    B. 对乙酰氨基酚和水杨酸
    C. 阿司匹林和水杨酸
    D. 水杨酸和布洛芬
    E. 对乙酰氨基酚和布洛芬

17. 本身无活性，需经肝脏代谢转化为活性产物而发挥 COX-2 抑制作用的药物是

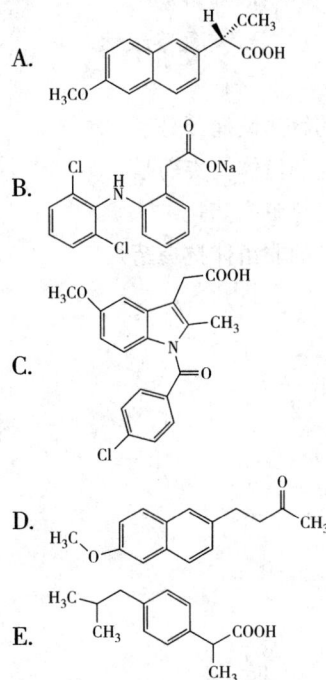

    A.

    B.

    C.

    D.

    E.

18. 为选择性抑制 COX-2 的非甾体抗炎药，胃肠道副作用小，但在临床使用中具有潜在心血管事件

风险的药物是

A.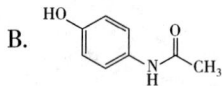

阿司匹林

B.

对乙酰氨基酚

C.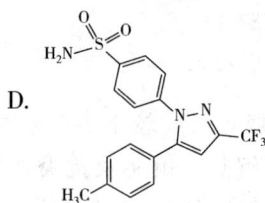

贝诺酯

D.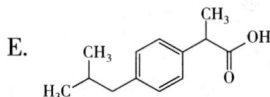

塞来昔布

E.

布洛芬

二、配伍选择题

[1~4题共用备选答案]

    A. 阿司匹林　　　　B. 布洛芬

    C. 吲哚美辛　　　　D. 双氯芬酸钠

    E. 对乙酰氨基酚

1. 结构中不含有羧基的解热镇痛药是

2. 结构中含有异丁基的非甾体抗炎药是

3. 结构中含有酯基的解热镇痛药是

4. 结构中含有二氯苯基的非甾体抗炎药是

[5~7题共用备选答案]

A.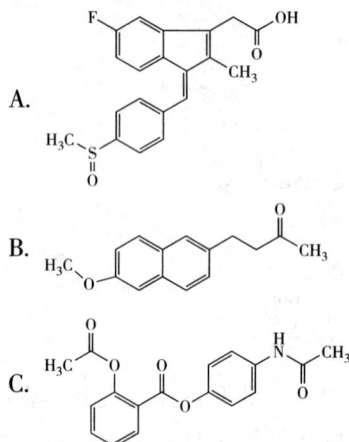

B.

C.

D.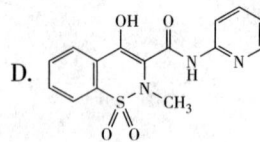

E.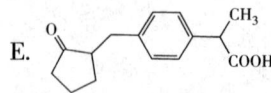

5. 属前体药物，为阿司匹林和扑热息痛形成的酯类药物是

6. 属前体药物，体内经代谢转化为甲硫醚化合物起效的药物是

7. 属前体药物，但不含酸性结构的药物是

[8~10题共用备选答案]

    A. 舒林酸　　　　　B. 吡罗昔康

    C. 萘普生　　　　　D. 酮替酚

    E. 吲哚美辛

8. 结构中含有苯并噻嗪母核，第一个上市的昔康类药物是

9. 结构中含有对氯苯甲酰基及芳基乙酸结构的非甾体抗炎药是

10. 结构中含有硫原子，含有茚环结构的药物是

[11~14题共用备选答案]

A.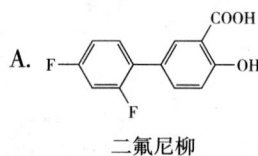

二氟尼柳

B.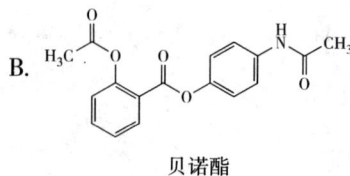

贝诺酯

C.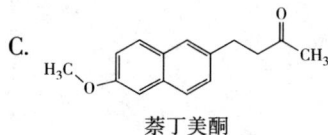

萘丁美酮

D.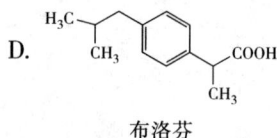

布洛芬

E.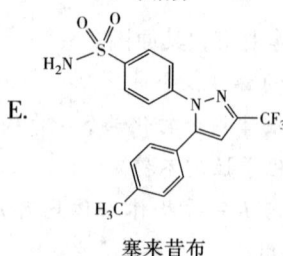

塞来昔布

11. 结构中有手性中心，在体内 *R*－异构体可转化为 *S*－异构体的芳基丙酸类消炎药物是

第三章 常用的药物结构与作用

12. 是不含酸性结构的前体药物，体内可转化为芳基乙酸类代谢物的药物是

13. 结构中有吡唑结构，可选择性抑制环氧化酶－2的抗炎药物是

14. 含有水杨酸的结构，主要用于轻、中度疼痛的镇痛的药物是

[15~16题共用备选答案]

A. 吲哚美辛　　　　B. 萘普生
C. 舒林酸　　　　　D. 萘丁美酮
E. 布洛芬

15. 为前体药物，经肝脏代谢为6－甲氧基－2－萘乙酸后产生活性，对环氧化酶－2有选择性抑制作用的药物是

16. 为前体药物，体内经肝脏代谢，分子中的甲亚砜基还原成甲硫基后，才能产生生物活性的药物是

[17~20题共用备选答案]

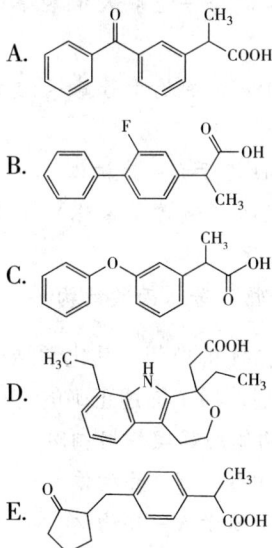

A.

B.

C.

D.

E.

17. 具有4－苯基－3－氟代苯丙酸结构的芳基丙酸类非甾体类抗炎药是

18. 含有吡喃羧酸类结构，抑制环氧化酶－2（COX－2）的芳基丙酸类非甾体类抗炎药是

19. 结构为3位苯甲酰基布洛芬，消炎作用较布洛芬强，且副作用小的芳基丙酸类非甾体类抗炎药是

20. 结构为4位环戊酮甲基布洛芬，作用比吲哚美辛强10倍；是一种前药，可通过肝脏中的羰基还原酶迅速转化为其活性的反式醇代谢物的芳基丙酸类非甾体类抗炎药是

[21~24题共用备选答案]

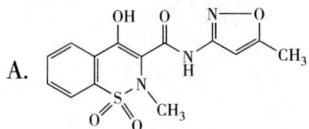

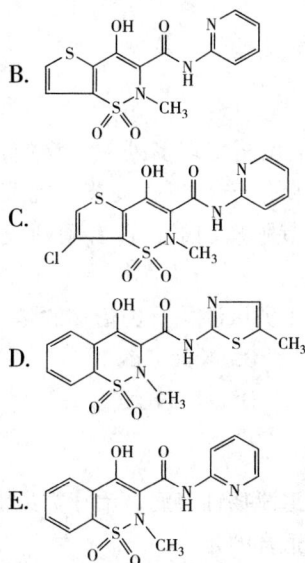

A.

B.

C.

D.

E.

21. 结构中含有吡啶结构，第一个上市的昔康类药物是

22. 结构中含有甲基异噁唑结构的昔康类药物是

23. 将吡罗昔康结构中的1,2－苯并噻嗪替换成1,2－噻吩并噻嗪结构的昔康类药物是

24. 结构中含有7－氯代噻吩并噻嗪结构的昔康类药物是

[25~27题共用备选答案]

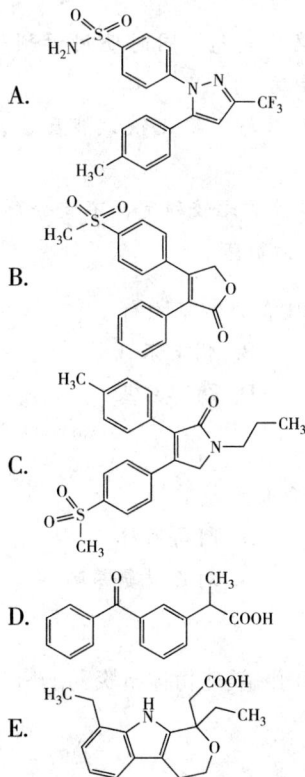

A.

B.

C.

D.

E.

25. 以吡唑结构为支架，连接氨磺酰基和甲基苯形成的药物是

26. 以不饱和γ－内酯为支架，连接甲磺酰基和苯环形成的药物是

27. 以不饱和吡咯烷酮作为支架，连接甲磺酰基取代苯和甲基苯形成的药物是

三、综合分析选择题

[1~2题共用题干]

某中年人无明显诱因反复出现多处关节疼痛，活动关节时疼痛加剧，主要位于双侧肩关节、腕关节、掌指关节及膝关节，关节肿痛明显，伴有间断发热。经诊断为类风湿关节炎。

1. 下列药物中，不适用于类风湿关节炎治疗的是
   A. 布洛芬   B. 双氯芬酸
   C. 美洛昔康   D. 对乙酰氨基酚
   E. 萘普生

2. 该患者同时患有胃肠道溃疡性疾病，治疗类风湿关节炎下列药物中比较适合的是
   A. 阿司匹林   B. 布洛芬
   C. 塞来昔布   D. 对乙酰氨基酚
   E. 萘普生

四、多项选择题

1. 有关阿司匹林，下列说法正确的有
   A. 为水杨酸的酯化产物
   B. 是优良的解热镇痛抗炎药，同时还用于预防和治疗心血管系统疾病
   C. 水解生成的产物可以与三氯化铁试液反应，呈紫堇色
   D. 该类药物药物化学性质比较稳定，不宜分解
   E. 为选择性COX-2抑制药

2. 美洛昔康的化学结构中含有的基团有
   A. 噻唑环   B. 吡啶环
   C. 1,2-苯并噻嗪环   D. 烯醇羟基
   E. 酰胺键

3. 以下药物化学结构中含有羧基的是
   A. 萘丁美酮   B. 阿司匹林
   C. 舒林酸   D. 对乙酰氨基酚
   E. 吲哚美辛

4. 下列药物中属于芳基丙酸类非甾体抗炎药的有

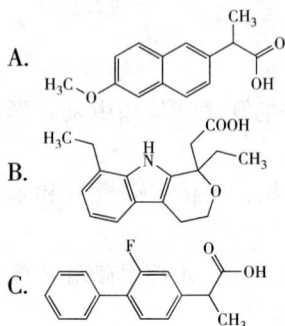

5. 阿司匹林是临床常用的药物，下列选项中符合其性质的有
   A. 分子中有酚羟基
   B. 分子中有羧基呈弱酸性
   C. 不可逆抑制环氧化酶，具有解热镇痛作用
   D. 小剂量预防血栓
   E. 原料中是否含有水杨酸可用三氯化铁试液进行鉴别

6. 下列选项中与芳基丙酸类非甾体抗炎药相符的有
   A. 是在芳基乙酸的α-碳原子上引入甲基得到的一类药物
   B. 布洛芬、萘普生、吲哚美辛属于芳基丙酸类抗炎药
   C. 通常S-异构体的活性优于R-异构体
   D. 芳基丙酸类药物在芳环（通常是苯环）上有疏水取代基，可提高药效
   E. 萘丁美酮体内代谢产物为芳基丙酸结构

7. 布洛芬为芳基丙酸类非甾体抗炎药，其化学结构中有一个手性碳原子。下列选项中描述正确的有
   A. R-异构体和S-异构体的药理作用相同
   B. R-异构体的抗炎作用强于S-异构体
   C. S-异构体的抗炎作用强于R-异构体
   D. 在体内R-异构体可转变成S-异构体
   E. 在体内S-异构体可转变成R-异构体

8. 作用于环氧化酶的（COX）的药物有

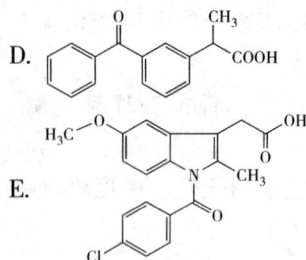

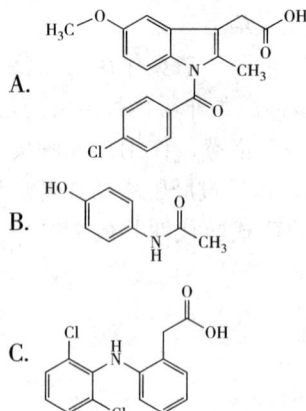

D.

E.

9. 布洛芬在体内代谢物包括对异丁基侧链的氧化产物，主要包括羟基化产物及羧酸代谢物。其主要代谢物结构有

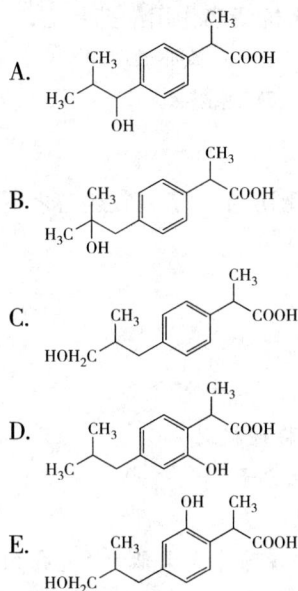

A.

B.

C.

D.

E.

10. 有关双氯酚酸钠的叙述，正确的是
   A. 属于芳基乙酸类药物
   B. 在非甾体药物中有效剂量最小
   C. 结构中含有水杨酸结构片段
   D. 抑制环氧化酶的活性，阻断前列腺素的生物合成，还能抑制5-脂氧合酶，使炎症介质白三烯的合成减少，还抑制花生四烯酸的释放
   E. 主要代谢产物为苯环羟基化衍生物，活性高于本品，经肾脏和胆汁排泄

11. 关于对乙酰氨基酚，下列叙述正确的是
   A. 化学结构中含有酰胺键，稳定性高
   B. 在对乙酰氨基酚的合成过程中会引入对氨基酚杂质。
   C. 对乙酰氨基酚与抗凝血药同用时，可降低抗凝血作用，应调整抗凝血药的剂量
   D. 贝诺酯为其与阿司匹林形成的酯的前药
   E. 乙酰亚胺醌为其毒性代谢物

12. 有关舒林酸，下列叙述正确的是

A. 其结构属于茚类衍生物
B. 有几何异构，药用其反式（E型）结构
C. 为吲哚美辛的电子等排体
D. 属前体药物，在体外无效，在体内经肝代谢，甲基亚砜基被还原为甲硫基化合物而显示生物活性。
E. 作用起效慢，作用持久；副作用较轻、耐受性好、长期服用不易引起肾坏死

13. 下列说法符合芳基丙酸类药物（结构通式为 ）的有

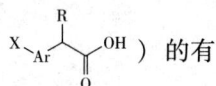

A. Ar为平面性的芳香环或芳杂环，苯环最常见
B. 羧基的α位引入甲基限制羧基自由旋转，不利与酶结合
C. X为疏水基团，如烷基、芳环、环己基、烯丙氧基等
D. S-异构体活性高
E. 羧基与芳香环之间相距一个或一个以上碳原子

14. 有关结构为 的药物，下列说法正确的是
A. 为选择性的COX-2抑制药
B. 能避免药物对胃肠道的副作用
C. 该类药物有增大心血管事件的风险
D. 该药为塞来昔布
E. 可以用来预防心梗

15. 化学结构中含有手性碳原子的药物有
   A. 塞来昔布
   B. 萘丁美酮
   C. 布洛芬
   D. 吲哚美辛
   E. 萘普生

16. 有关"昔康"类非甾体抗炎药，下列说法正确的是
A. 具有1,2-苯并噻嗪结构，其中苯环必须保留
B. 结构中的烯醇式羟基为活性必需基团，因此该类化合物具有酸性
C. 结构中有酰胺基团，氨基末端用芳杂环和芳香环取代活性强，用烷基取代活性降低
D. 苯并噻嗪环上氮原子为甲基取代时活性最强
E. 为一类作用对环氧化酶-2有一定选择性的药物

17. 有关昔布类药物，下列说法正确的是
    A. 选择性 COX－2 抑制药，能避免药物对胃肠道的副作用
    B. 都有三环结构
    C. 塞来昔布为我国药物化学家应用"适度抑制"的理念设计并合成的药物
    D. 会打破体内促凝血和抗凝血系统的平衡，从而

在理论上会增加心血管事件的发生率
    E. 罗非昔布已被撤出市场

18. 属于羧酸类非甾体抗炎药的有
    A. 布洛芬　　　　　　C. 吲哚美辛
    B. 萘普生　　　　　　D. 美洛昔康
    E. 双氯芬酸钠

第四节　消化系统疾病用药

一、单项选择题

1. 结构中含有呋喃核，氢键键合的极性药效团是二氨基硝基乙烯，反式体有活性的 H_2 受体拮抗药是

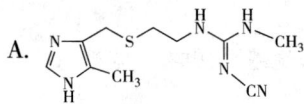
A. 西咪替丁

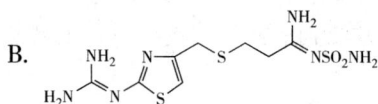
B. 法莫替丁

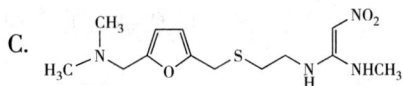
C. 雷尼替丁

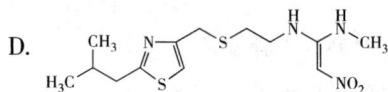
D. 尼扎替丁

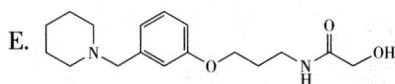
E. 罗沙替丁

2. 具有以下化学结构的药物属于

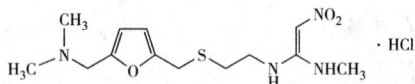

    A. H_2 受体拮抗药
    B. 质子泵抑制剂
    C. H^+,K^+-ATP 酶抑制剂
    D. 多巴胺 D_2 受体拮抗药
    E. 胆碱受体拮抗药

3. 西咪替丁结构中含有
    A. 呋喃环　　　　　　B. 噻唑环
    C. 噻吩环　　　　　　D. 咪唑环
    E. 吡啶环

4. 分子中含有苯并咪唑结构、硫原子，通过抑制 H^+,K^+-ATP 酶，产生抗溃疡作用的药物有
    A. 西咪替丁　　　　　　B. 氯苯那敏
    C. 兰索拉唑　　　　　　D. 哌替啶
    E. 苯海拉明

5. 奥美拉唑的结构式如下图所示，下列叙述与之不相符的是

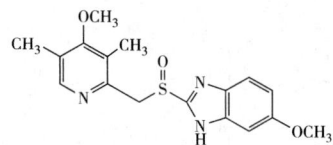

    A. 属于 H^+,K^+-ATP 酶抑制剂
    B. 亚砜硫原子为其手性原子
    C. 室温下不易外消旋化
    D. 其 R-异构体的体内清除率大大低于 S-异构体
    E. 体外无活性，是前体药物

6. 从奥美拉唑结构分析，与奥美拉唑抑制胃酸分泌相关的分子作用机制是

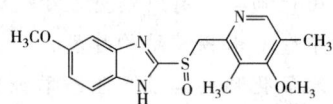

    A. 分子具有弱碱性，直接与 H^+,K^+-ATP 酶结合产生抑制作用
    B. 分子中的亚砜基经氧化成砜基后，与 H^+,K^+-ATP 酶作用产生抑制作用
    C. 分子中的苯并咪唑环在酸质子的催化下，经重排，与 H^+,K^+-ATP 酶发生共价结合产生抑制作用
    D. 分子中的苯并咪唑的甲氧基经脱甲基代谢后，其代谢产物与 H^+,K^+-ATP 酶结合产生抑制作用
    E. 分子中吡啶环上的甲基经代谢产生羧酸化合物后，与 H^+,K^+-ATP 酶结合产生抑制作用

7. 具有 结构的药物与下列哪项药物具有相似的临床作用

   A. 西替利嗪　　　　　B. 奥美拉唑
   C. 地氯雷他定　　　　D. 多潘立酮
   E. 雷尼替丁

8. 有关具有以下结构药物的说法，错误的是

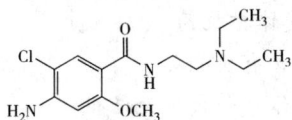

   A. 该药物是甲氧氯普胺，是第一个用于临床的促胃肠动力药
   B. 是中枢性和外周性多巴胺 D_2 受体拮抗药
   C. 该结构与普鲁卡因相似，为苯甲酰胺的类似物
   D. 有中枢神经系统的副作用（锥体外系反应）
   E. 该药临床用于局部麻醉

9. 伊沙比利是促胃肠动力药物，下列关于其叙述错误的是

   A. 具有多巴胺 D_2 受体拮抗作用，可增加乙酰胆碱释放
   B. 具有乙酰胆碱酯酶抑制作用，阻止乙酰胆碱水解
   C. 易通过血－脑屏障而产生中枢副作用
   D. 几乎无甲氧氯普胺的锥体外系副作用
   E. 几乎无西沙必利的致室性心律失常副作用

10. 艾司奥美拉唑是奥美拉唑的 S-异构体，其与 R-构体之间的关系是

    A. 具有不同类型的药理活性
    B. 具有相同的药理活性和作用持续时间
    C. 在体内经不同细胞色素酶代谢
    D. 一个有活性，另一个无活性
    E. 一个有药理活性，另一个有毒性作用

11. 下列叙述中与 H_2 受体拮抗药不符的是

    A. 碱性芳杂环或碱性基团取代的芳杂环为活性必需
    B. 连接基团为四原子链，可以含 S 或 O 原子的链或者芳环。四原子链上有支链或增加链的长度，化合物活性增强
    C. 在生理 pH 条件下，可部分离子化的平面极性基团为"脒脲基团"，通过氢键与受体结合
    D. 环上碱性取代基有胍基、二甲氨基亚甲基、哌啶甲基等
    E. 药物的亲脂性与活性有关

二、配伍选择题

[1～2题共用备选答案]

   A. 西咪替丁　　　　B. 法莫替丁
   C. 尼扎替丁　　　　D. 雷尼替丁
   E. 罗沙替丁

1. 分子内含有二甲氨基甲基取代呋喃环的抗溃疡药物为
2. 分子内含有甲基取代咪唑环的抗溃疡药物为

[3～4题共用备选答案]

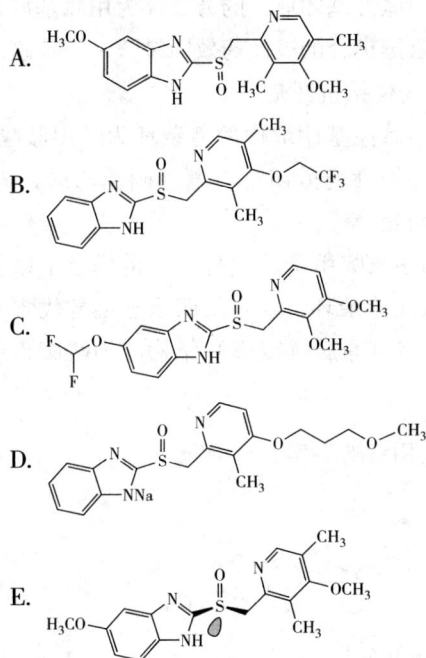

3. 为前药，第一个以消旋体上市的质子泵抑制剂为
4. 为前药，第一个以单一对映体上市的质子泵抑制剂为

[5～6题共用备选答案]

   A. 多潘立酮　　　　B. 奥美拉唑
   C. 莫沙必利　　　　D. 伊托必利
   E. 甲氧氯普胺

5. 为普鲁卡因胺类似物，多巴胺 D_2 受体拮抗药，同时还具有 $5-HT_4$ 受体激动效应，对 $5-HT_3$ 受体有轻度抑制作用，具有促胃肠动力作用的药物为
6. 分子内含有两分子苯并咪唑基团，具有较强的外周性多巴胺 D_2 受体拮抗作用，具有促胃肠动力作用的药物为

[7～10题共用备选答案]

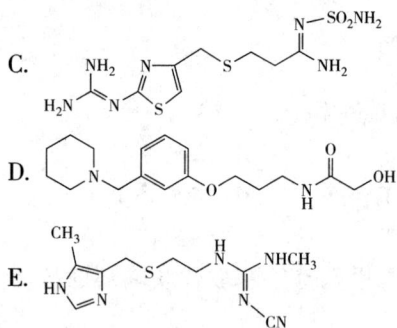

C.

D.

E.

7. 分子结构由咪唑五元环、含硫醚的四原子链和末端取代胍三个部分构成的 H_2 受体拮抗药是

8. 化学结构中碱性基团取代的芳杂环为用胍基取代的噻唑环，氢键键合的极性药效团是 N - 氨基磺酰基脒，该 H_2 受体拮抗药是

9. 化学结构中碱性基团取代的芳杂环为二甲胺噻唑，氢键键合的极性药效团是二氨基硝基乙烯，该 H_2 受体拮抗药是

10. 化学结构中哌啶甲苯环代替了在雷尼替丁结构中的五元碱性芳杂环，以含氧四原子链代替含硫四原子链、将其原脒（或胍）结构改为酰胺得到的药物是

[11 ~ 14 题共用备选答案]

A.

B.

C.

D.

E.

11. 比奥美拉唑和兰索拉唑有更强的抗幽门螺杆菌活性的质子泵抑制剂是

12. 结构特征为苯并咪唑的 5 位上有二氟甲氧基，在体内可发生右旋体向左旋体的单方向构型转化的质子泵抑制剂是

13. 结构中苯并咪唑环上的苯环上无取代，吡啶环上的 4 位上引入了三氟乙氧基，其 R -（ + ）- 光学异构体也被开发上市的质子泵抑制剂是

14. 为第一个质子泵抑制剂，其 S - 构型单一光学异构体也被开发上市的药物是

三、多项选择题

1. 下列叙述，与雷尼替丁相符的是
   A. 为 H_2 受体拮抗药
   B. 结构中含有呋喃环
   C. 为反式体，顺式体无活性
   D. 具有长效的特点
   E. 本身为无活性的前药，经 H^+ 催化重排为活性物质

2. 下列说法中，与奥美拉唑性质相符的有
   A. 属于质子泵抑制剂
   B. 是前体药物，临床用于胃及十二指肠溃疡的治疗
   C. 含有硝基乙烯结构
   D. 含有苯并咪唑环和吡啶环
   E. 属于 H_2 受体拮抗药

3. 临床用于抗溃疡的药物有
   A. 氯雷他定
   B. 奥美拉唑
   C. 马来酸氯苯那敏
   D. 西咪替丁
   E. 雷尼替丁

4. 下列属于质子泵抑制剂的药物是
   A. 兰索拉唑
   B. 罗沙替丁
   C. 泮托拉唑
   D. 雷贝拉唑
   E. 艾司奥美拉唑

5. 对具有以下结构的药物描述正确的是

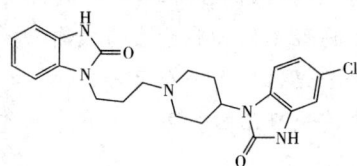

   A. 该药物是促胃肠动力药多潘立酮
   B. 具有拮抗中枢多巴胺 D_2 受体活性
   C. 分子内含有双苯并咪唑基团和哌啶基团
   D. 止吐活性较甲氧氯普胺小
   E. 该药物极性较大，不能透过血 - 脑屏障，故较少有中枢神经系统的副作用

6. 具有促胃肠动力作用的药物有
   A. 甲氧氯普胺
   B. 尼扎替丁
   C. 莫沙必利
   D. 泮托拉唑
   E. 多潘立酮

7. 有关 H_2 受体拮抗药抗溃疡药物，下列叙述正确的有
　　A. 具有的两个药效团（具碱性的芳环结构及平面的极性基团）通过柔性链相连接
　　B. 结构改造中常利用拼合原理，将不同的药效基团采用不同的方式进行连接
　　C. 连接基团为含硫或含氧四原子链或芳环连接
　　D. 苯并咪唑环为活性必需，苯环可被吡啶、噻吩等芳杂环替换
　　E. 药物的亲脂性与活性有关，引入极性大的基团药物难以吸收，疏水性基团可改善吸收，增强疗效

8. 质子泵抑制药抗溃疡药物的分子通常含有的结构有
　　A. 苯并噻嗪　　　　B. 苯并咪唑
　　C. 吡啶环　　　　　D. 嘧啶环
　　E. 亚磺酰基

9. 有关质子泵抑制药抗溃疡药物（结构通式如图所示），下列说法正确的是

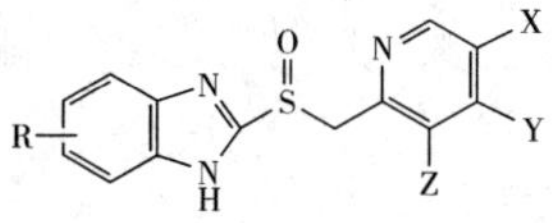

　　A. 苯并咪唑环为活性必需，苯环可被吡啶、噻吩等芳杂环替换

B. 吡啶环用碱性基团取代的苯环替换仍保持活性
C. 亚磺酰基可以被磺酰基替代，药效增强。
D. 苯并咪唑基团的解离常数决定了药物转化为活性次磺酰胺的转化速率，苯环上引入吸电子基，转化慢，起效慢
E. 吡啶环上 4 位引入强给电子取代基，药物解离能力增强，对质子泵抑制作用越快

10. 有关右兰索拉唑，下列叙述正确的是
　　A. 苯并咪唑环上的苯环上无取代，吡啶环上的 4 位上引入了三氟乙氧基
　　B. 是兰索拉唑的 $R-(+)-$ 光学异构体
　　C. 与消旋体比较，右兰索拉唑不易代谢，有较高的最大血药浓度
　　D. 控释胶囊是首个双重控释的质子泵抑制药，口服不受食物的影响
　　E. 是第一个上市的光学活性质子泵抑制剂

11. 结构中含有胍基的 H_2 受体拮抗药有
　　A. 西咪替丁　　　　B. 尼扎替丁
　　C. 雷尼替丁　　　　D. 法莫替丁
　　E. 罗沙替丁

第五节　循环系统疾病用药

一、最佳选择题

1. 为卡托普利的巯基乙酰化、羧基与苯甘氨酸的氨基成酰胺的前药，该药物是
　　A. 依那普利　　　　B. 阿拉普利
　　C. 贝那普利　　　　D. 喹那普利
　　E. 培哚普利

2. 有关如下结构药物，叙述错误的是

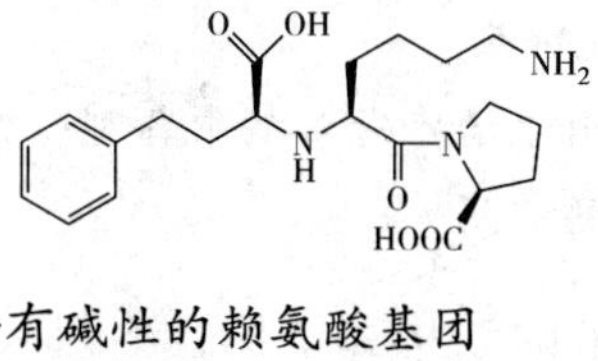

　　A. 结构中含有碱性的赖氨酸基团
　　B. 具有两个没有被酯化的羧基；是唯一的含游离双羧酸的普利类药物
　　C. 结构中含有三个手性中心
　　D. 口服活性强于依那普利
　　E. 该药在体内不易被代谢

3. 下列叙述中与胺碘酮不符的是

A. 钾通道阻滞药类抗心律失常药
B. 属苯并呋喃类化合物
C. 其主要代谢物为 $N-$ 脱乙基胺碘酮，也具有相似的电生理活性
D. 胺碘酮及其代谢物结构中含有碘原子，易于代谢
E. 结构与甲状腺激素类似，含有碘原子，可影响甲状腺激素代谢

4. 分子中含有碘原子，结构与甲状腺激素类似，可影响甲状腺激素代谢的抗心律失常药是
　　A. 盐酸胺碘酮　　　　B. 盐酸普鲁卡因胺
　　C. 奎尼丁　　　　　　D. 盐酸美西律
　　E. 盐酸普罗帕酮

5. 具有如下结构的药物的药名是

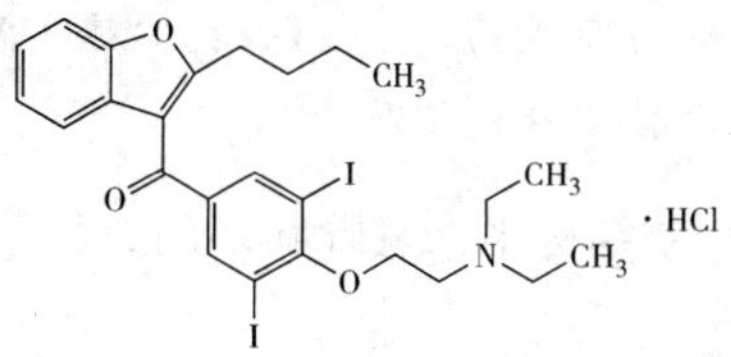

　　A. 索他洛尔　　　　B. 胺碘酮

C. 伊布利特　　　　D. 多非利特
E. 卡维地洛

6. 具有如下结构的药物属于

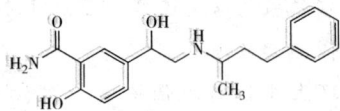

A. α 受体拮抗药　　B. 选择性 β_1 受体拮抗药
C. α，β 受体拮抗药　D. β 受体激动药
E. α 受体激动药

7. 肾上腺素 β 受体拮抗药侧链氨基的取代基一般为
A. 哌啶基　　　　B. 芳基
C. 甲基　　　　　D. 乙基
E. 异丙基

8. 不含有芳氧丙醇胺结构的药物为
A. 美托洛尔　　　B. 普萘洛尔
C. 拉贝洛尔　　　D. 倍他洛尔
E. 醋丁洛尔

9. 下列叙述中哪项与普萘洛尔相符
A. 为选择性 β_1 受体拮抗药
B. 为选择性 β_2 受体拮抗药
C. 临床使用其右旋体
D. 属于芳氧丙醇胺类药物，结构中芳环为萘环
E. 含有芳基乙醇胺结构片段

10. 下列药物中含有两个手性碳原子的药物为
A. 拉贝洛尔　　　B. 美托洛尔
C. 纳多洛尔　　　D. 倍他洛尔
E. 氧烯洛尔

11. 关于单硝酸异山梨酯性质的说法，错误的是
A. 受热或受撞击容易爆炸
B. 比硝酸异山梨酯的半衰期长
C. 水溶性增大，生物利用度高
D. 是硝酸异山梨酯的体内活性代谢产物5－单硝酸异山梨酯开发得到的药物
E. 比硝酸异山梨醇酯更易进入中枢系统

12. 化学结构为 的药物属于
A. 抗高血压药　　B. 抗心绞痛药
C. 抗心力衰竭药　D. 抗心律失常药
E. 抗动脉粥样硬化药

13. 下列药物结构中二氢吡啶环的2位不具有甲基取代的是
A. 硝苯地平　　　B. 尼莫地平

C. 尼卡地平　　　D. 氨氯地平
E. 尼群地平

14. 下列药物结构中4位苯环含有两个氯原子取代基的是
A. 硝苯地平　　　B. 尼莫地平
C. 非洛地平　　　D. 氨氯地平
E. 尼群地平

15. 容易通过血－脑屏障而作用于脑血管及神经细胞，用于扩张脑血管的药物为
A. 硝苯地平　　　B. 尼莫地平
C. 尼卡地平　　　D. 氨氯地平
E. 尼群地平

16. 苯磺酸氨氯地平的结构式如下图，下列说法与之不符的是

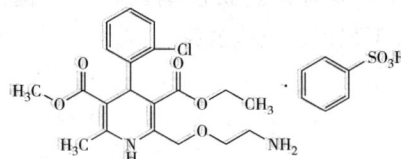

A. 为1,4－二氢吡啶类钙通道阻滞药
B. 二氢吡啶环的2位为2－氨基乙氧基甲基取代
C. 4位碳原子具有手性
D. 容易通过血－脑屏障而作用于脑血管及神经细胞，选择性扩张脑血管
E. 与柚子汁一起服用时，不会产生药物－食物相互作用，导致其的体内浓度增加

17. 下列叙述中与地尔硫䓬不符的是
A. 属于苯硫氮䓬类钙通道阻滞药
B. 分子结构中有两个手性碳原子，临床使用 (2S,3S)－异构体
C. 口服吸收完全，且无首关效应
D. 体内主要代谢途径为脱乙酰基、N－脱甲基和 O－脱甲基
E. 临床用于治疗冠心病中各型心绞痛，也有减缓心率的作用

18. 维拉帕米的结构如下图，下列叙述中与之不符的是

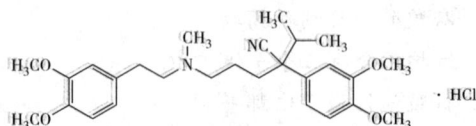

A. 分子中有手性碳，右旋体比左旋体的作用强的多
B. 口服吸收90%，有较强的首关效应

C. 其甲醇溶液对紫外线照射稳定

D. 维拉帕米的代谢物为 N – 脱甲基化合物，保持了母体的部分活性

E. 属于芳烷基胺类钙通道阻滞剂

19. 下列关于依那普利的叙述错误的是

    A. 是血管紧张素转化酶抑制药

    B. 含有三个手性中心，均为 S 型

    C. 是依那普利拉的前药，在体内经水解代谢后产生药效

    D. 分子内含有巯基

    E. 为双羧基的 ACE 抑制药

20. 含有磷酰酯结构的 ACE 抑制药类降压药是

    A. 卡托普利   B. 依那普利

    C. 福辛普利   D. 赖诺普利

    E. 贝那普利

21. 下列药物结构中含有苯并七元环结构的为

    A. 卡托普利   B. 依那普利

    C. 福辛普利   D. 赖诺普利

    E. 贝那普利

22. ACE 抑制药含有与锌离子作用的极性基团，为改善药物在体内的吸收，将其大部分制成前药，但也有非前药性的 ACE 抑制药。属于非前药型的 ACE 抑制药是

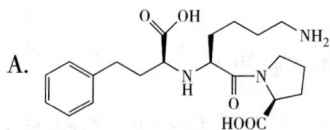

赖诺普利

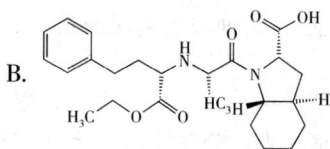

群多普利

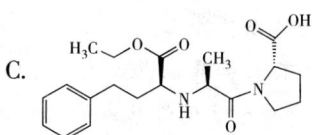

依那普利

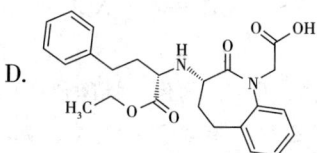

贝那普利

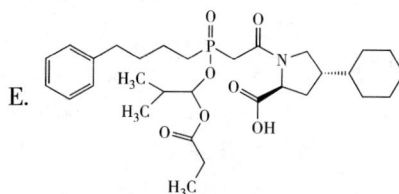

E.

福辛普利

23. 结构中以碱性的赖氨酸基团取代经典的丙氨酸残基，口服吸收优于依那普利拉的药物为

    A. 螺普利   B. 赖诺普利

    C. 福辛普利   D. 培哚普利

    E. 贝那普利

24. 依那普利是对依那普利拉进行结构修饰得到的前体药物，其修饰位点是针对于

    A. 对羧基进行成酯的修饰

    B. 对羟基进行成酯的修饰

    C. 对氨基进行成酰胺的修饰

    D. 对酸性基团进行成盐的修饰

    E. 对碱性基团进行成盐的修饰

25. 结构中不含有四氮唑环的血管紧张素 II 受体拮抗药是

    A. 缬沙坦   B. 氯沙坦

    C. 替米沙坦   D. 坎地沙坦酯

    E. 厄贝沙坦

26. 结构中含有螺环、四唑取代联苯结构的血管紧张素 II 受体拮抗药是

    A. 缬沙坦   B. 氯沙坦

    C. 替米沙坦   D. 坎地沙坦

    E. 厄贝沙坦

27. 结构如图所示，以前药形式使用的血管紧张素 II 受体拮抗药是

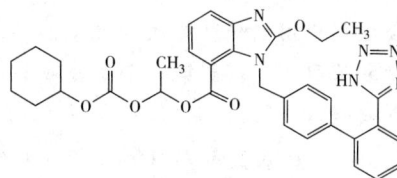

    A. 缬沙坦   B. 氯沙坦

    C. 替米沙坦   D. 坎地沙坦酯

    E. 厄贝沙坦

28. 结构中含有两个苯并咪唑环的血管紧张素 II 受体拮抗药为

    A. 缬沙坦   B. 氯沙坦

    C. 替米沙坦   D. 坎地沙坦

    E. 厄贝沙坦

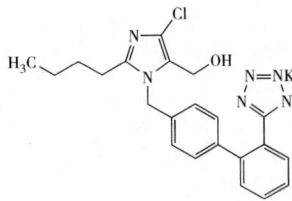

29. 化学结构为

的药物属于

  A. ACE 抑制药

  B. 血管紧张素Ⅱ受体拮抗药

  C. 质子泵抑制药

  D. 钙离子通道阻滞药

  E. HMG－CoA 抑制药

30. 由于横纹肌溶解等副作用而撤出市场的 HMG－CoA 还原酶抑制药是

  A. 洛伐他汀　　　　　B. 辛伐他汀

  C. 普伐他汀　　　　　D. 氟伐他汀

  E. 西立伐他汀

31. 他汀类降血脂药物的作用靶点为

  A. H^+,K^+－ATP 酶抑制药

  B. H_1 受体拮抗药

  C. ACE 抑制药

  D. HMG－CoA 还原酶抑制药

  E. AⅡ受体拮抗药

32. 下列叙述中，不符合羟甲戊二酰辅酶 A（HMG－CoA）还原酶抑制药的为

  A. 分子中都含有 3,5－二羟基羧酸，或者 3,5－二羟基羧酸的 5 位羟基和羧基形成内酯结构

  B. 3,5－二羟基羧酸部分的绝对构型对产生药效有至关重要的作用

  C. 天然的 HMG－CoA 还原酶抑制药结构中的六氢化萘环与酶活性部位结合是必需的，若替换呈环己烷基，则活性大大下降

  D. 合成药中用吲哚环替代六氢化萘环，且邻位有对氟苯取代，得到第一个全合成的他汀类药物氟伐他汀

  E. 3,5－二羟基羧酸与环通过 2~4 个碳的链相连，药效最好

33. 关于洛伐他汀性质和结构的说法错误的是

  A. 洛伐他汀是天然 HMG－CoA 还原酶抑制药

  B. 洛伐他汀结构中含有内酯环

  C. 洛伐他汀在体内水解后，生成的 3,5－二羟基羧酸结构是药物活性必需结构

  D. 3,5－二羟基戊酸与其骨架六氢化萘环间，存在乙基连接链

  E. 洛伐他汀具有多个手性中心

34. 结构中含有六元内酯环的 HMG－CoA 还原酶抑制药类降血脂药是

  A. 阿托伐他汀　　　　B. 氟伐他汀

  C. 普伐他汀　　　　　D. 洛伐他汀

  E. 瑞舒伐他汀

35. 关于羟甲戊二酰辅酶 A 还原酶抑制药，下列说法错误的是

  A. 最初从微生物发酵得到

  B. 主要降低三酰甘油水平

  C. 3,5－二羟基是活性必需基团

  D. 有一定程度的横纹肌溶解副作用

  E. 可有效地降低胆固醇水平

36. 结构中含有 3,5－二羟基戊酸结构，属于洛伐他汀半合成的衍生物为

  A. 阿托伐他汀　　　　B. 氟伐他汀

  C. 瑞舒伐他汀　　　　D. 辛伐他汀

  E. 普伐他汀

37. 下列叙述与阿托伐他汀不符的是

  A. 分子内含有嘧啶结构

  B. 属于合成的羟甲戊二酰辅酶 A 还原酶抑制药

  C. 临床常使用其钙盐

  D. 分子结构中具有二羟基戊酸侧链和多取代的吡咯环

  E. 分子内含有两个手性中心

38. 芳氧丙醇胺类 β 受体拮抗药的结构通式为

，下列叙述错误的是

  A. 结构中芳环部分可以是苯、萘、杂环、稠环和脂肪性不饱和杂环等，芳环上的取代基可以是吸电子基，也可以是推电子基；2,4－或 2,3,6－同时取代时活性最佳

  B. 末端氮上以叔丁基和异丙基单取代活性最高；若用碳原子数少于 3 的烷基或 N,N－双取代，活性下降

  C. 结构中—O—用—S、—CH₂—或—NCH₃—取代，作用增加

  D. S－异构体活性强，R－异构体活性降低或消失

  E. 芳氧丙醇胺与苯乙醇胺有类似的构象，两者可紧密重叠

39. 硝酸异山梨酯的结构是

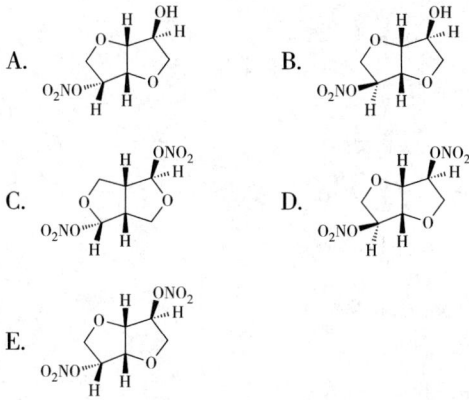

A.   B.

C.   D.

E.

40. 下列关于1,4-二氢吡啶类钙通道阻滞药的说法错误的是

  A. 1,4-二氢吡啶环是该类药物的必须药效团

  B. 遇光极不稳定，分子内部发生光催化的歧化反应产生硝基苯吡啶衍生物和亚硝基苯吡啶衍生物

  C. 该类药物与柚子汁一起服用时，会产生药物-食物相互作用，导致其体内浓度增加

  D. 该类药物分子中若存在手性因素时，光学异构体活性有差异

  E. 二氢吡啶类钙通道阻滞药被肝脏细胞色素P450酶系氧化代谢，代谢产物仍然保持活性

41. 通过抑制血管紧张素转换酶发挥药理作用的药物是

  A. 依那普利   B. 阿司匹林

  C. 厄贝沙坦   D. 硝苯地平

  E. 硝酸甘油

42. 有关 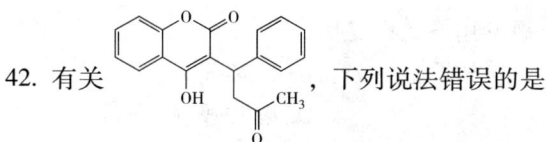 ，下列说法错误的是

  A. 含4-羟基香豆素基本结构的香豆素类抗凝血药物

  B. 能抑制维生素K环氧还原酶，阻止维生素K由环氧型向氢醌型转变，从而影响凝血因子Ⅱ、Ⅶ、Ⅸ、Ⅹ的活性

  C. 与其药理活性及作用机制类似的还有双香豆素和醋硝香豆素

  D. 结构中含有一个手性碳，S-异构体的抗凝活性是R-异构体的4倍，体内的代谢因构型不同而有所区别

  E. 与其他药物共用时药物间的相互作用较少

43. 含有吗啉酮及哌啶并吡唑结构的凝血因子X_a抑制药是

  A. 阿哌沙班   B. 利伐沙班

  C. 阿加曲班   D. 替罗非班

  E. 达比加群

44. 下列药物中原型无效，需经代谢后产生活性的是

  A. 卡托普利   B. 氟伐他汀

  C. 氯吡格雷   D. 普萘洛尔

  E. 丙米嗪

45. 氟伐他汀为HMG-CoA抑制剂，其结构中必要的药效结构片段是

  A. 氟苯基结构

  B. 吡咯基结构

  C. 3,5-二羟基戊酸结构

  D. 异丙基结构

  E. 苯氨甲酰基结构

二、配伍选择题

[1~3题共用备选答案]

A.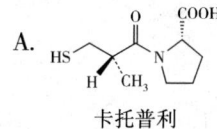

卡托普利

B.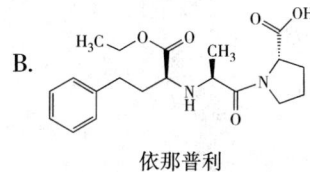

依那普利

C.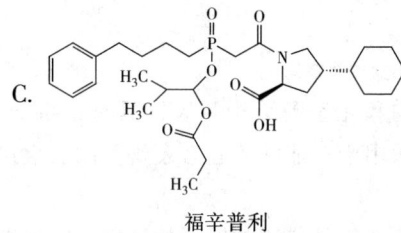

福辛普利

D.

螺普利

E.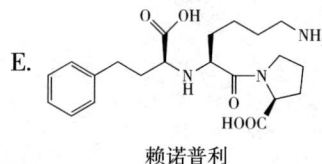

赖诺普利

1. 为含巯基的 ACE 抑制药代表药物，结构中含有脯氨酸的是

2. 为含双羧基的 ACE 抑制药代表药，结构中含有硫原子和螺环结构的是

3. 含膦酰基的 ACE 抑制药代表药物，结构中含有次膦酸类结构，可产生与巯基和羧基相似的方式和 ACE 的锌离子结合的药物是

[4～6题共用备选答案]

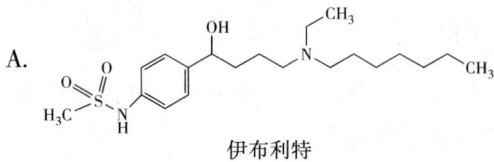

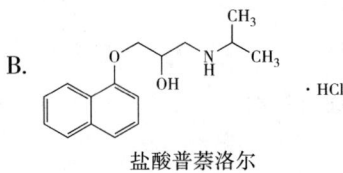

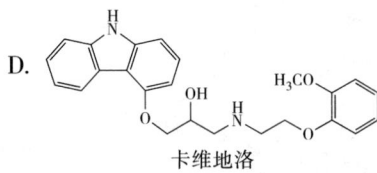

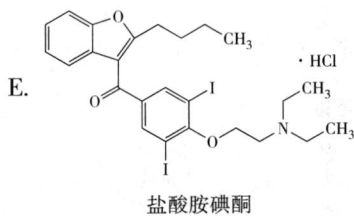

A.

伊布利特

B.

盐酸普萘洛尔

C.

多非利特

D.

卡维地洛

E.

盐酸胺碘酮

4. 含有咔唑结构和儿茶酚结构片段，具有拮抗 α、β 受体作用，适用于有症状的心力衰竭及原发性高血压的药物是

5. 结构中含有两个甲基磺酰胺结构的钾通道阻滞药类抗心律失常药是

6. 分子内含有碘原子，结构与甲状腺素类似，可影响甲状腺素代谢的药物是

[7～8题共用备选答案]

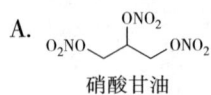

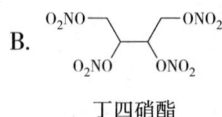

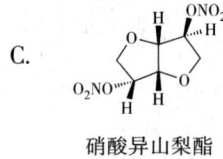

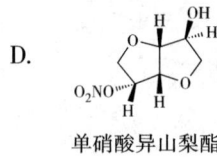

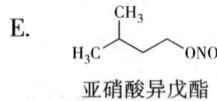

A.

硝酸甘油

B.

丁四硝酯

C.

硝酸异山梨酯

D.

单硝酸异山梨酯

E.

亚硝酸异戊酯

7. 为丙三醇与三个硝酸形成的酯的抗心绞痛药物是

8. 为药物的活性代谢产物开发的到的药物，与原药相比，水溶性增大，副作用降低的硝酸酯类药物是

[9～11题共用备选答案]

A. 维拉帕米　　　　B. 地尔硫革
C. 尼群地平　　　　D. 硝酸甘油
E. 洛伐他汀

9. 1,4-二氢吡啶类钙通道阻滞药为

10. 芳烷基胺类钙通道阻滞药为

11. 苯硫氮革类钙通道阻滞药为

[12～14题共用备选答案]

A. 雷米普利　　　　B. 赖诺普利
C. 福辛普利　　　　D. 卡托普利
E. 贝那普利

12. 药物分子中含有磷原子的 ACE 抑制药为

13. 药物分子中含有硫原子的 ACE 抑制药为

14. 药物分子中含有氮杂草环的 ACE 抑制药为

[15～16题共用备选答案]

A. 喹那普利　　　　B. 依那普利
C. 福辛普利　　　　D. 赖诺普利
E. 贝那普利

15. 结构中含有四氢异喹啉环的 ACE 抑制药为

16. 分子内含有赖氨酸结构，不属于前药的 ACE 抑制药为

[17～20题共用备选答案]

A. 缬沙坦　　　　　B. 氯沙坦
C. 替米沙坦　　　　D. 坎地沙坦
E. 厄贝沙坦

17. 分子内含有螺环结构的血管紧张素Ⅱ受体拮抗药是

18. 分子内不含有咪唑环的血管紧张素Ⅱ受体拮抗

药是

19. 分子内不含有四氮唑环的血管紧张素 II 受体拮抗药是

20. 临床以前药形式应用的血管紧张素 II 受体拮抗药是

[21~23 题共用备选答案]

    A. 阿托伐他汀钙   B. 氟伐他汀钠

    C. 瑞舒伐他汀钙   D. 洛伐他汀

    E. 普伐他汀

21. 分子内含有吡咯结构、具有开环的二羟基戊酸侧链的全合成的 HMG – CoA 还原酶抑制药为

22. 分子内含有嘧啶结构、具有开环的二羟基戊酸侧链的全合成的 HMG – CoA 还原酶抑制药为

23. 分子内含有吲哚结构、具有开环的二羟基戊酸侧链的全合成的 HMG – CoA 还原酶抑制药为

[24~26 题共用备选答案]

    A. 氨氯地平   B. 非洛地平

    C. 硝苯地平   D. 尼群地平

    E. 尼莫地平

24. 二氢吡啶环上，2,6 位取代基不同的药物是

25. 二氢吡啶环上，3,5 位取代基均为甲酸甲酯的药物是

26. 二氢吡啶环上，3 位取代基为异丙酯的药物是

[27~28 题共用备选答案]

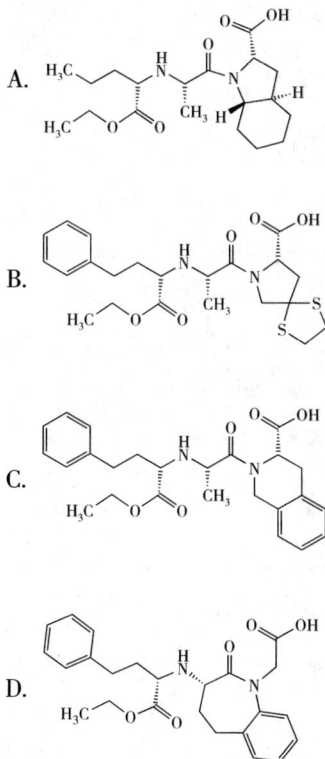

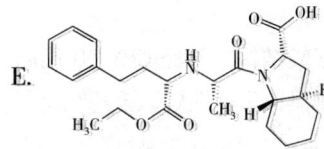

A.

B.

C.

D.

E.

27. 结构中有戊酸取代、脯氨酸被八氢 – 1H – 吲哚羧酸替代的药物

28. 可看成依那普利结构中的脯氨酸被八氢 – 1H – 吲哚羧酸所替代的药物

[29~33 题共用备选答案]

A.

B.

C.

D.

E.

29. 分子中四唑结构为酸性基团，咪唑环 2 位的丁基，作用由原药与代谢产物共同产生，使降压作用进一步加强和持久，该药结构是

30. 为不含咪唑环的 AII 受体拮抗药，为非前体药，尤其适用于 ACE 抑制药不耐受的病人，该药结构是

31. 为螺环化合物，缺少氯沙坦结构中羟甲基，但与受体结合的亲和力却是氯沙坦的 10 倍，该药结构是

32. 分子中含有苯并咪唑结构，不含四氮唑基的 AII 受体拮抗药，分子中的酸性基团为羧酸基的 AII

受体拮抗药是

33. 分子中含有噻吩丙烯酸结构，不经 CPY450 代谢，基本以原型药物形式排泄，耐受性好，该药结构是

[34~35 题共用备选答案]

A. 氯沙坦

B. 替米沙坦

C. 坎地沙坦酯

D. 依普罗沙坦

E. 厄贝沙坦

34. 不含四氮唑结构，含有双苯并咪唑及联苯结构的血管紧张素Ⅱ受体拮抗药是

35. 不含四氮唑结构和联苯结构，含有噻吩丙烯酸结构的血管紧张素Ⅱ受体拮抗药是

[36~40 题共用备选答案]

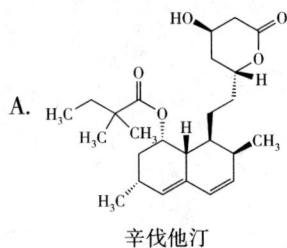

A. 辛伐他汀

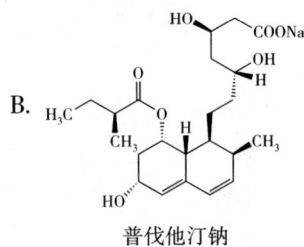

B. 普伐他汀钠

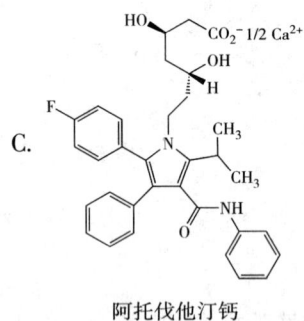

C. 阿托伐他汀钙

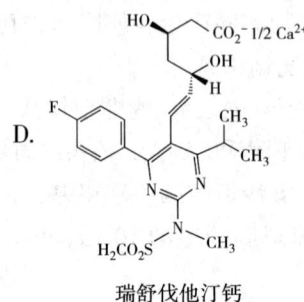

D. 瑞舒伐他汀钙

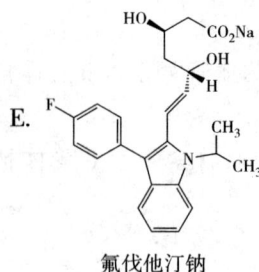

E. 氟伐他汀钠

36. 在洛伐他汀的基础上将内酯环开环成 3，5 - 二羟基戊酸并与钠成盐，以及将六氢萘环 2 位的甲基用羟基取代而得的药物

37. 在洛伐他汀六氢萘环的侧链上引入一个甲基而得到的药物是

38. 用吲哚环替代洛伐他汀分子中的双环、并将内酯环打开与钠成盐后得到的第一个全合成他汀类药物是

39. 用吡咯环替代洛伐他汀分子中的双环，具有开环的二羟基戊酸侧链的全合成 HMG - CoA 还原酶抑制药是

40. 分子中的双环部分改成了多取代的嘧啶环，嘧啶环上引入的甲磺酰基的全合成他汀类药物是

[41~42 题共用备选答案]

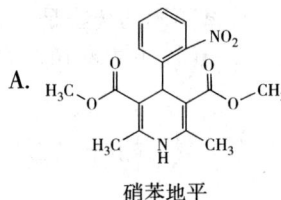

A. 硝苯地平

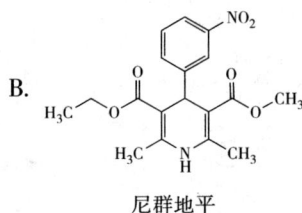

B. 尼群地平

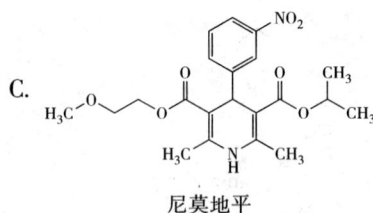

C. 尼莫地平

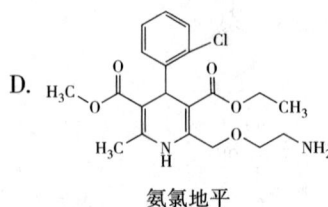

D. 氨氯地平

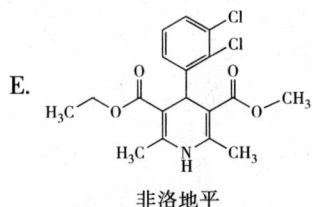

E.

非洛地平

41. 分子结构具有对称性，可用于治疗冠心病，并能缓解心绞痛的药物是

42. 1,4 - 二氢吡啶环的 2 位为 2 - 氨基乙氧基甲基，外消旋体和左旋体均已用于临床的药物是

[43~47 题共用备选答案]

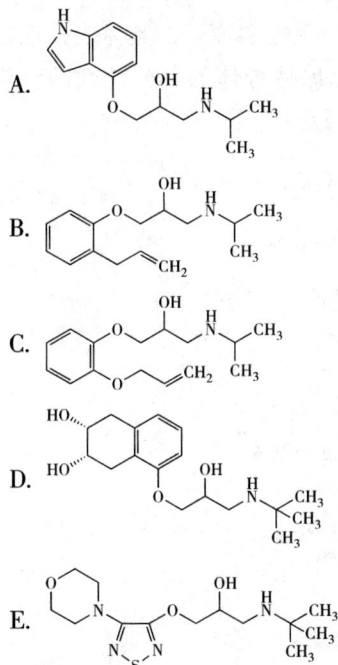

A.

B.

C.

D.

E.

43. 具有苯丙醇胺结构和烯丙基结构的非选择性 β 受体拮抗药是

44. 具有苯丙醇胺结构和烯丙氧基结构的非选择性 β 受体拮抗药是

45. 具有吲哚环的芳氧丙醇胺类非选择性 β 受体拮抗药是

46. 含有二羟基四氢萘的苯丙醇胺结构的非选择性 β 受体拮抗药是

47. 含有吗啉取代噻二唑基的芳氧丙醇胺类非选择性 β 受体拮抗药是

[48~50 题共用备选答案]

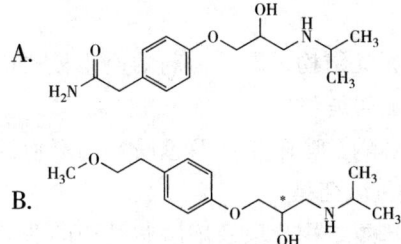

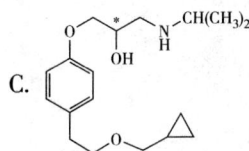

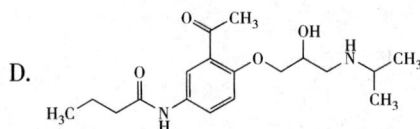

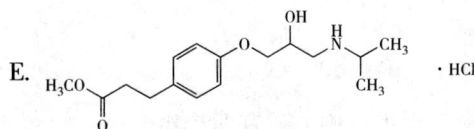

A.

B.

C.

D.

E.

48. 结构中含有甲氧乙基取代苯，又名倍他洛克，为选择性 β_1 受体拮抗药的是

49. 结构中含有乙酰基和丁酰胺基取代苯结构的 β_1 受体拮抗药是

50. 分子中含有易水解的甲酯基的 β_1 受体拮抗药是

[51~52 题共用备选答案]

A. 艾司洛尔   B. 拉贝洛尔

C. 阿替洛尔   D. 卡维地洛

E. 塞利洛尔

51. 分子中含咔唑结构和儿茶酚结构片段的 α、β 受体拮抗药是

52. 分子中含有二乙基取代脲结构片段的 α、β 受体拮抗药是

[53~57 题共用备选答案]

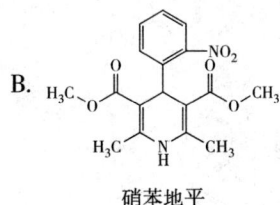

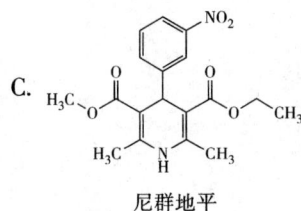

A.

依拉地平

B.

硝苯地平

C.

尼群地平

D.

非洛地平

E.

拉西地平

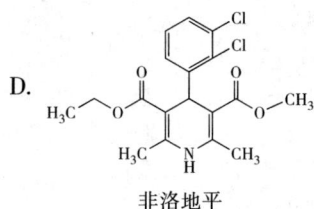

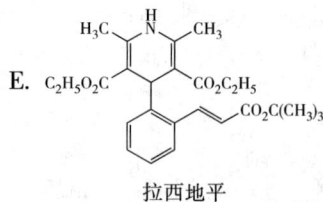

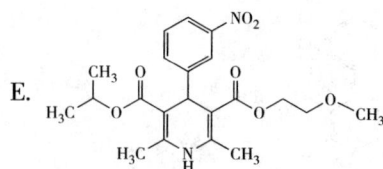

53. 结构中不含手性中心、有两个甲酯基，口服吸收迅速完全，适用于各种类型高血压的二氢吡啶类钙通道阻滞药是

54. 结构中含手性中心、所连接的两个羧酸酯的结构不同，其中一个为甲酯，另一个为乙酯，苯环上间位有硝基取代的二氢吡啶类钙通道阻滞药是

55. 结构中含手性中心，所连接的两个羧酸酯的结构不同，4 位为双氯取代苯基，为选择性钙通道阻滞药，选择性扩张小动脉的二氢吡啶类钙通道阻滞药是

56. 结构中含手性中心，4 位含有苯并氧杂二唑的二氢吡啶类钙通道阻滞药是

57. 结构中不含手性中心、4 位苯环上取代基为叔丁氧 - 3 - 氧代 - 1 - 丙烯基，系特异、强效持久的二氢吡啶类钙通道阻滞药是

[58 ~ 60 题共用备选答案]

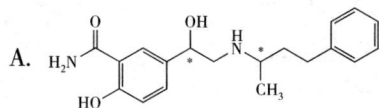

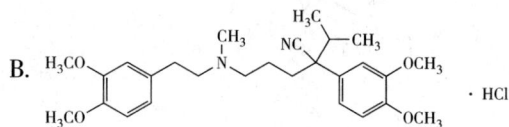

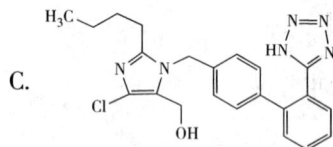

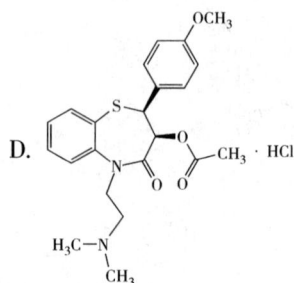

A.

B. ·HCl

C.

D. ·HCl

58. 分子结构中有两个手性碳原子，具有四个立体异构体，临床上仅用其 (2S,3S) - 异构体的苯硫氮䓬类钙通道阻滞药是

59. 分子结构中有一个手性碳原子，能选择性地扩张脑血管，用于防治脑血管痉挛所致的缺血性神经障碍、高血压和偏头痛等疾病的 1,4 - 二氢吡啶类钙通道阻滞药是

60. 分子结构中有一个手性碳原子，其体内代谢产物 N - 脱甲基化合物保持母体的部分活性的芳烷基胺类钙通道阻滞药是

[61 ~ 64 题共用备选答案]

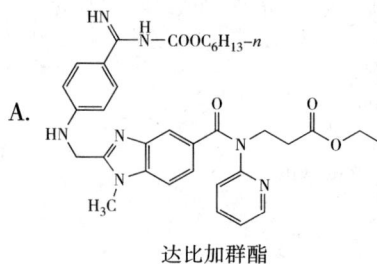

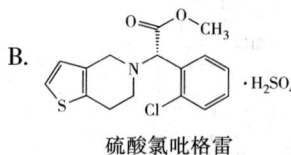

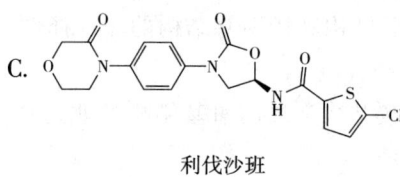

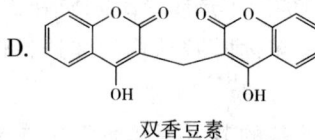

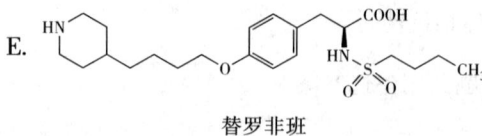

A.

达比加群酯

B.

硫酸氯吡格雷

C.

利伐沙班

D.

双香豆素

E.

替罗非班

61. 含有噻吩并哌啶结构，属于前药的血小板二磷酸腺苷受体拮抗药是

62. 结构中含吗啉酮、噁唑烷酮及噻吩环的凝血因子 X_a 抑制药类抗凝药是

63. 结构中含氨基酸结构片段及磺酰胺结构的非肽类

66

糖蛋白 GPII_b/III_a受体拮抗药

64. 结构中含苯并咪唑结构片段的凝血酶抑制药类抗凝药是

三、综合分析选择题

[1~3 题共用题干]

羟甲戊二酰辅酶 A（HMG－CoA）还原酶是体内生物合成胆固醇的限速酶，是调血脂药的重要作用靶点，HMG－CoA 还原酶抑制药的基本结构如下：

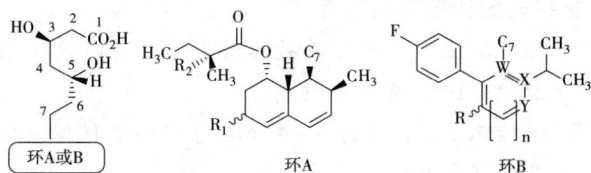

羟甲戊二酰辅酶 A（HMG－CoA）还原酶抑制药分子中都含有 3，5－二羟基羧酸的药效团或其形成内酯结构，通过两个碳的乙基或乙烯基同环系（环 A 或者环 B）连接起来。体内代谢将内酯环水解后才能起效，因此含内酯结构的药物可以看作是前体药物。HMG－CoA 还原酶抑制药可以引起肌肉疼痛或横纹肌溶解的不良反应，临床使用时需监护。除西立伐他汀以外，其他上市的 HMG－CoA 还原酶抑制药并未发生严重不良事件。综合而言，获益远大于风险。

1. 含有环 A 基本结构，临床上用于治疗高胆固醇血症和混合型高脂血症的天然的前药型 HMG－CoA 还原酶抑制药是
   A. 洛伐他汀　　　　　B. 普伐他汀
   C. 辛伐他汀　　　　　D. 阿托伐他汀
   E. 氟伐他汀

2. 含有环 B 基本结构，水溶性好，口服吸收迅速而完全，临床上具有调血脂作用，还具有抗动脉粥样硬化的作用，可用于降低冠心病发病率和死亡率的第 1 个全合成的含 3,5－二羟基羧酸药效团的 HMG－CoA 还原酶抑制药的是
   A. 氟伐他汀　　　　　B. 辛伐他汀
   C. 普伐他汀　　　　　D. 阿托伐他汀
   E. 洛伐他汀

3. 因引起危及生命的横纹肌溶解副作用，导致"拜斯亭事件"发生而撤出市场的 HMG－CoA 还原酶抑制药的是
   A. 氟伐他汀　　　　　B. 普伐他汀
   C. 西立伐他汀　　　　D. 瑞舒伐他汀
   E. 辛伐他汀

[4~5 题共用题干]

某老年患者长期患有高血压，为了维持正常血压，需长期服药。

4. 由于长时间服药出现了严重干咳副作用，建议的药物是
   A. 赖诺普利　　　　　B. 卡托普利
   C. 福辛普利　　　　　D. 氯沙坦
   E. 贝那普利

5. 可以选择性扩张脑血管，治疗偏头痛的药物为
   A. 尼群地平　　　　　B. 硝苯地平
   C. 氨氯地平　　　　　D. 非洛地平
   E. 尼莫地平

四、多项选择题

1. 基于化学结构，ACE 抑制药包含的类别有
   A. 含苯甲酰胺基的 ACE 抑制药
   B. 含巯基的 ACE 抑制药
   C. 含二羧基的 ACE 抑制药
   D. 含羟基的 ACE 抑制药
   E. 含膦酰基的 ACE 抑制药

2. 卡托普利的结构为 ，在该结构基础上开发出了很多药物，下列说法正确的是
   A. 其结构中的脯氨酸结构与自然界的 L－氨基酸构型保持一致时活性高
   B. 其结构中的羧基换成膦酰基，活性增强
   C. 其结构中吡咯烷结构引入亲脂性取代基，活性增强
   D. 其结构中的巯基可以用羧基或膦酸基替代，酯化后活性更高，不良反应减少
   E. 其结构中吡咯啉环可以用二环或螺环替代，仍有活性

3. 有关卡托普利，下列说法正确的有
   A. 分子中的巯基是关键的药效团，也与产生皮疹和味觉障碍有关
   B. 容易被氧化，生成二硫键
   C. 结构中含有羧基，可以成酯形成前药，延长作用时间
   D. 结构中含有三个手性中心
   E. 用于治疗各种类型的高血压，与利尿药合用可增强疗效

4. 结构中含有三个手性中心的双羧酸类 ACE 抑制药有

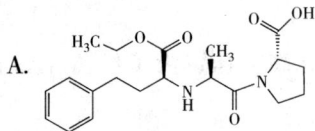

A.

依那普利

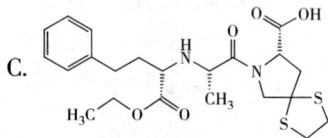

B.

喹那普利

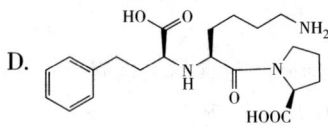

C.

螺普利

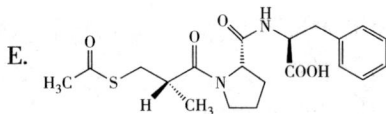

D.

赖诺普利

E.

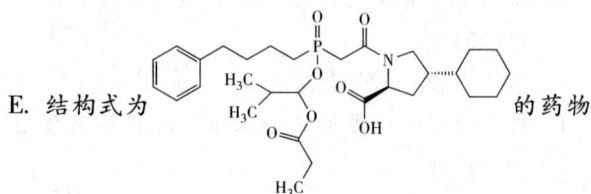

阿拉普利

5. 下列叙述中，符合 ACE 抑制药的有
   A. 按照结构可分为含巯基的 ACE 抑制药、含二羧基的 ACE 抑制药和含膦酰基的 ACE 抑制药等三类药物
   B. ACE 抑制药特别适用于患有充血性心力衰竭、左心室功能紊乱或糖尿病的高血压病人，能引起动脉和静脉的扩张，这不仅降低血压，而且对患有 CHF 的病人的前负荷和后负荷都有较好的效果
   C. 这类药物由于在抑制 ACE 的同时也阻断了缓激肽的分解，最主要的副作用是引起干咳；斑丘疹和味觉障碍的高发生率则与卡托普利的巯基有关
   D. 赖诺普利和卡托普利也是当前仅有的两个非前药的 ACE 抑制药，其余药物皆为酯类前药，在体内代谢后释放出原药（通常药名后面加上"—拉"）而起作用
   E. 结构式为

   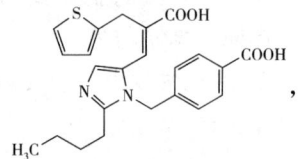

   的药物

   为福辛普利，是含有二羧酸的 ACE 抑制药的代表

6. 氯沙坦的结构为 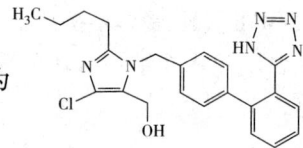，其结构中含有的基团有
   A. 酸性的四唑环　　　　B. 联苯结构
   C. 咪唑环　　　　　　　D. 吡啶结构
   E. 三氮唑结构

7. 以氯沙坦为例，下列叙述中符合血管紧张素Ⅱ受体拮抗药的构效关系的有
   A. 咪唑环上氯取代可以被体积大、电荷性高的亲脂性基团替换
   B. 咪唑环上 2 位应为 3~4 个碳原子的直链烷基取代，药效最佳
   C. 咪唑环或可视为咪唑环的开环衍生物，为必需的基团
   D. 联苯结构上四氮唑可以被其他酸性基团替代，如羧基等
   E. 四氮唑结构可以被三氮唑结构替换

8. 结构中含有四氮唑结构的血管紧张素Ⅱ受体拮抗药有
   A. 氯沙坦　　　　　　　B. 缬沙坦
   C. 厄贝沙坦　　　　　　D. 依普罗沙坦
   E. 替米沙坦

9. 依普罗沙坦的结构式为 [structure]，其结构中含有的基团有
   A. 噻吩丙烯酸结构　　　B. 烷基取代咪唑
   C. 联苯结构　　　　　　D. 羧基取代苯
   E. 酸性四氮唑环

10. 下列说法与缬沙坦相符的有
    A. 为不含咪唑环的 AⅡ 受体拮抗药
    B. 结构中含有四氮唑环取代的联苯结构
    C. 含有螺环结构
    D. 分子中的酰胺基与氯沙坦的咪唑环上的 N 为电子等排体，可与受体形成氢键
    E. 为前体药物

11. 下列药物中属于天然及半合成改造的他汀类药物有
    A. 洛伐他汀　　　　　　B. 辛伐他汀
    C. 普伐他汀　　　　　　D. 阿托伐他汀
    E. 瑞舒伐他汀

12. 下列属于离子通道阻滞药类的药物为
    A. 硝苯地平　　　　　　B. 胺碘酮
    C. 阿托伐他汀　　　　　D. 维拉帕米
    E. 依那普利

13. 下列属于抗心律失常药的是
    A. 美托洛尔　　　　　　B. 胺碘酮
    C. 伊布利特　　　　　　D. 卡托普利
    E. 依普罗沙坦

14. 按其药理作用机制，抗心律失常药物包含的类型有
    A. 钠通道阻滞药
    B. β受体拮抗药
    C. 延长动作电位时程药物，通常指钾通道阻滞药
    D. 钙通道阻滞药
    E. AⅡ受体拮抗药

15. 下列药物中属于常用的钾通道阻滞药类抗心律失常药的有
    A. 胺碘酮　　　　　　　B. 索他洛尔
    C. 伊布利特　　　　　　D. 多非利特
    E. 硝酸甘油

16. 关于拉贝洛尔叙述错误的为
    A. 分子内含有两个手性中心
    B. (R,R)-构型具有β受体拮抗活性，(S,R)-异构体具有α受体拮抗活性
    C. 亲脂性较高，具有显著的中枢作用
    D. 分子内含有苯乙醇胺片段
    E. 其心率减慢作用比普萘洛尔好，降压作用出现较慢

17. 下列药物结构中，氮原子取代基为异丙基的有
    A. 拉贝洛尔　　　　　　B. 普萘洛尔
    C. 比索洛尔　　　　　　D. 美托洛尔
    E. 倍他洛尔

18. 下列药物分子中含有芳氧丙醇胺的结构片段的药物为
    A. 美托洛尔　　　　　　B. 倍他洛尔
    C. 索他洛尔　　　　　　D. 拉贝洛尔
    E. 普萘洛尔

19. 下列药物结构中4位苯环上含有氯原子取代基的药物为
    A. 硝苯地平　　　　　　B. 氨氯地平
    C. 尼群地平　　　　　　D. 尼莫地平
    E. 非洛地平

20. 下列药物含有手性碳原子的为
    A. 硝苯地平　　　　　　B. 非洛地平
    C. 氨氯地平　　　　　　D. 尼莫地平
    E. 维拉帕米

21. 下列药物属于钙离子通道阻滞药的有
    A. 维拉帕米　　　　　　B. 地尔硫䓬
    C. 硝苯地平　　　　　　D. 卡托普利
    E. 普罗帕酮

22. 下列"地平"类药物中，2,6位均为甲基取代的药物有
    A. 硝苯地平　　　　　　B. 非洛地平
    C. 氨氯地平　　　　　　D. 尼莫地平
    E. 尼群地平

23. 下列叙述中与地尔硫䓬相符的是
    A. 属于苯硫氮䓬类钙通道阻滞药
    B. 分子结构中有两个手性碳原子，临床使用$(2S,3S)$-异构体
    C. 属于芳烷基胺类钙通道阻滞药
    D. 体内主要代谢途径为脱乙酰基、N-脱甲基和O-脱甲基
    E. 临床用于治疗冠心病中各型心绞痛，也有减缓心率的作用

24. 下列药物中，含有吡咯环的为
    A. 卡托普利　　　　　　B. 阿拉普利
    C. 依那普利　　　　　　D. 贝那普利
    E. 福辛普利

25. 阿拉普利的结构如下图，下列说法中与之相符的有

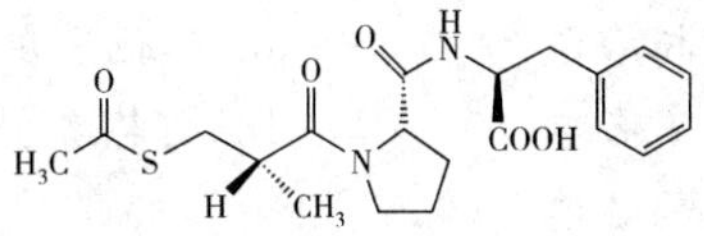

    A. 为卡托普利巯基乙酰化，羧基成酰胺的产物
    B. 结构中含有苯甘氨酸
    C. 为前药，在体内去乙酰化和酰胺水解后迅速转变为卡托普利
    D. 起效时间比卡托普利快
    E. 药效比卡托普利高

26. 下列药物中含有四氮唑环的为
    A. 氯沙坦　　　　　　　B. 缬沙坦
    C. 替米沙坦　　　　　　D. 坎地沙坦酯
    E. 厄贝沙坦

27. 下列药物中含有咪唑环的有
    A. 替米沙坦　　　　　　B. 缬沙坦

C. 氯沙坦　　　　D. 坎地沙坦酯

E. 厄贝沙坦

28. 具有与如下药物相同作用机制的药物为

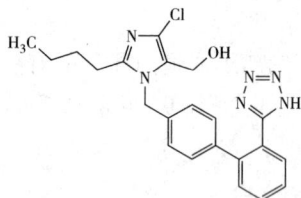

A. 伊布利特　　　　B. 缬沙坦

C. 厄贝沙坦　　　　D. 多非利特

E. 硝苯地平

29. 关于辛伐他汀性质的说法，正确的有

A. 辛伐他汀是由洛伐他汀结构改造而得的药物

B. 辛伐他汀是前体药物

C. 辛伐他汀是 HMG－CoA 还原酶抑制药

D. 辛伐他汀是通过全合成得到的药物

E. 辛伐他汀是天然产物

30. 结构中含有六元内酯环的血脂调节药是

A. 阿托伐他汀　　　　B. 普伐他汀

C. 辛伐他汀　　　　D. 洛伐他汀

E. 瑞舒伐他汀

31. 含有 3,5－二羟基羧酸结构片断，抑制体内胆固醇生物合成的药物是

A. 辛伐他汀　　　　B. 阿托伐他汀

C. 普伐他汀　　　　D. 洛伐他汀

E. 瑞舒伐他汀

32. 下列药物中为常用的选择性 β_1 受体拮抗药的是

A. 美托洛尔　　　　B. 倍他洛尔

C. 醋丁洛尔　　　　D. 阿替洛尔

E. 噻吗洛尔

33. 有关 β 受体拮抗药，下列说法正确的有

A. 有两类基本结构，即芳氧丙醇胺类和苯乙醇胺类

B. 侧链上均含有带羟基的手性中心，是关键药效团

C. 芳氧丙醇胺类和苯乙醇胺类药物都是 S－构型活性大于 R－构型

D. 对芳环部分的要求不甚严格，可以是带有不同取代基的苯环、萘环、芳杂环或稠环等

E. 氨基 N 上大多带有一个取代基

34. 有关结构式为 的药物，下列说法正确的是

A. 为非选择性 β 受体拮抗药

B. 属于芳氧丙醇胺类结构

C. S－异构体作用强于 R－异构体；R－异构体在体内竞争性取代 S－异构体，外消旋体的毒性比单个对映体强

D. 脂溶性高，能进入 CNS 系统产生中枢效应

E. 可以用来治疗支气管痉挛及哮喘

35. 关于单硝酸异山梨酯，下列说法正确的是

A. 属于硝酸酯类药物

B. 能够拮抗心肌 β 受体，减慢心率

C. 作用机制是释放 NO，扩张冠状动脉

D. 是硝酸异山梨酯的活性代谢物，水溶性增大，副作用降低

E. 有挥发性和爆炸性

36. 下列说法与硝酸酯类药物相符的有

A. 该类药物进入体内后可通过生物转化形成一氧化氮而起作用

B. 其基本结构是由醇或多元醇与硝酸或亚硝酸而成的酯

C. 硝酸酯的作用比亚硝酸酯强

D. 口服给药效果最好

E. 硝酸酯类药物连续用药后会出现耐受性，1,4－二巯基－2,3－丁二醇可以解决这个问题

37. 关于结构式为 O_2NO ONO_2 ONO_2 的药物，下列说法正确的有

A. 甘油与三分子硝酸成的酯

B. 有挥发性，能吸收水分子成塑胶状

C. 在遇热或撞击下易发生爆炸

D. 舌下含服能通过口腔黏膜迅速吸收，直接进入人体循环可避免首关效应

E. 谷胱甘肽的消耗可导致对本品的快速耐受性

38. 有关钙离子阻滞药，下列说法正确的是

A. 维拉帕米与受体的结合抑制了 1,4－二氢吡啶类钙通道阻滞药与受体的结合

B. 1,4－二氢吡啶类钙通道阻滞药与其受体的结合抑制维拉帕米与受体的结合

C. 地尔硫䓬和维拉帕米在作用上可以相互促进

D. 地尔硫䓬与受体的结合抑制了 1,4－二氢吡啶

类钙通道阻滞药与受体的结合

E. 地尔硫䓬和1,4-二氢吡啶类钙通道阻滞药可起到相互促进作用

39. 按化学结构特征，钙通道阻滞药包含的类别有

A. 1,4-二氢吡啶类　　B. 芳烷基胺类

C. 苯硫氮䓬　　　　　D. 三苯哌嗪类

E. 硝酸酯类

40. 1,4-二氢吡啶类钙通道阻滞药的结构通式是

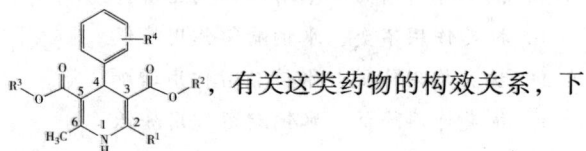

，有关这类药物的构效关系，下

列说法正确的是

A. 1,4-二氢吡啶环是必要的，N_1上有苯环取代时药效最佳

B. R_1一般为甲基，但氨氯地平例外

C. C_4位取代基以苯环药效最佳，C_4为手性碳时，具有立体选择性

D. C_3、C_5位为酯基时，活性较好

E. R_4为邻位或间位取代，或邻、间位双取代，活性较大

41. 硝苯地平遇光极不稳定，分子内部发生光催化的歧化反应，产物有

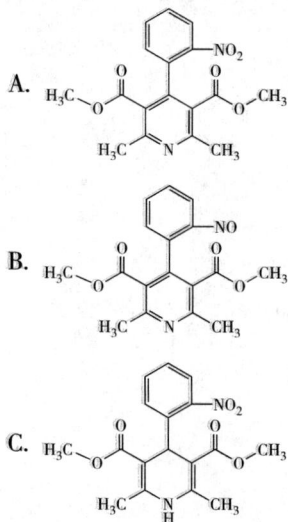

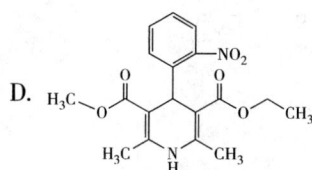

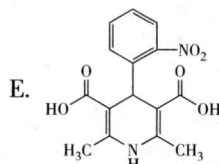

A.

B.

C.

D.

E.

42. 地尔硫䓬在体内主要的代谢反应有

A. N-脱甲基　　　　B. O-脱甲基

C. S-氧化　　　　　D. C-氧化

E. 脱乙酰基

43. 属于凝血酶抑制药的抗凝药物有

A. 华法林　　　　　B. 达比加群酯

C. 阿加曲班　　　　D. 阿哌沙班

E. 利伐沙班

44. 关于硫酸氯吡格雷，下列说法正确的是

A. 是血小板二磷酸腺苷受体拮抗药类抗凝药物

B. 有一个手性中心，药用品为S-构型

C. 代谢后失去活性

D. 可以抑制血栓素合成酶

E. 还可以进一步抑制ADP诱导的血小板膜表面糖蛋白$GP\ II_b/III_a$受体的活化

45. 阿加曲班（结构如下）为凝血酶抑制药类抗凝药，其结构中含有的基团有

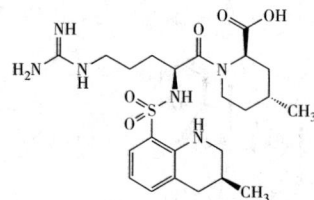

A. 精氨酸　　　　　B. 哌啶羧酸

C. 四氢喹啉　　　　D. 苯并噻嗪

E. 脯氨酸

第六节　内分泌系统疾病用药

一、最佳选择题

1. 甾体激素类药物按结构特点可分雌甾烷类、雄甾烷类、孕甾烷类。下列药物属于孕甾烷的是

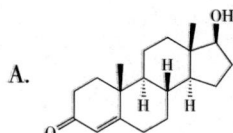

A.

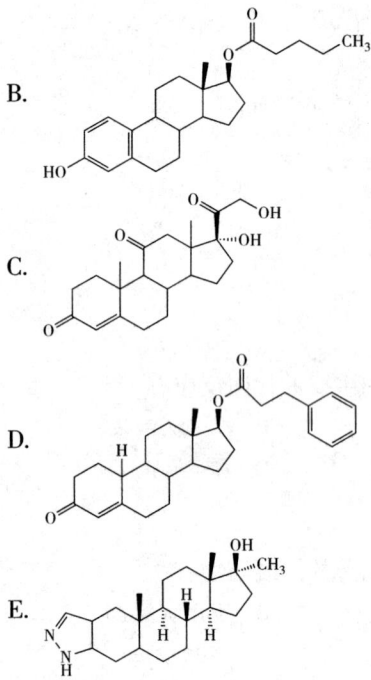

B.

C.

D.

E.

2. 天然存在的糖皮质激素是

　　A. 地塞米松　　　　B. 曲安奈德

　　C. 氢化泼尼松　　　D. 氢化可的松

　　E. 倍他米松

3. 地塞米松是在氢化可的松结构基础上，引入了
1,2 - 双键、9α - F、16α - CH₃，据此推测，地塞
米松的结构式是

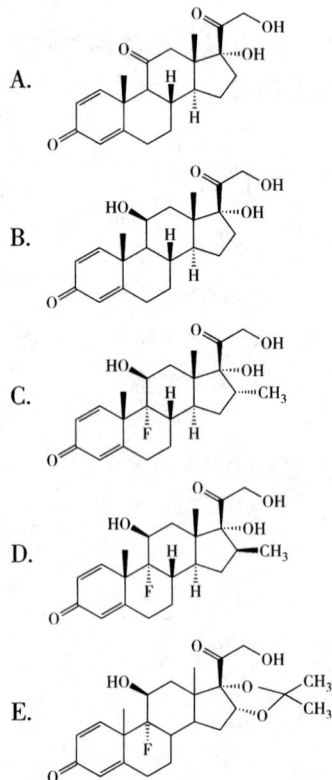

A.

B.

C.

D.

E.

4. 在醋酸氢化可的松结构基础上，1 位引入双键，得

到药物醋酸氢化泼尼松，由于 A 环几何形状从半
椅式变为平船式构象，其药理作用的变化是

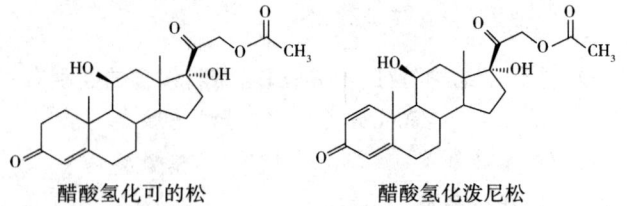

醋酸氢化可的松　　　　　醋酸氢化泼尼松

　　A. 抗炎活性增大，水钠潴留作用增强

　　B. 抗炎作用增大，不增加水钠潴留作用

　　C. 抗炎作用不变，水钠潴留作用降低

　　D. 抗炎作用降低，水钠潴留作用增加

　　E. 抗炎作用降低，水钠潴留作用降低

5. 在氢化可的松结构上，将 6α、9α 位引入氟原子，
在 16、17α 位引入缩酮结构，并将 21 位羟基乙酯
化后，全身副作用明显，仅供外用的糖皮质激素类
药物是

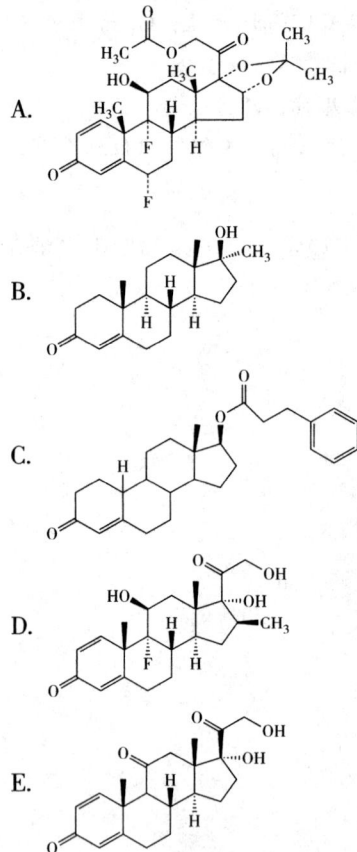

A.

B.

C.

D.

E.

6. 在 C16 位引入羟基并与 C17 位 α - 羟基一道制成丙
酮叉结构，提高药物脂溶性，可吸入给药治疗哮
喘，避免产生全身性作用的药物是

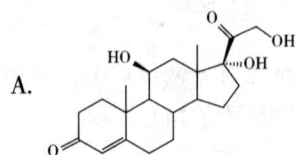

A.

B.

C.

D.

E.

17α 位 引 入 乙 炔 基, 得 到 尼 尔 雌 醇

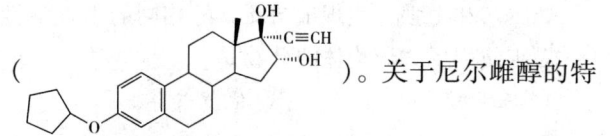

( )。关于尼尔雌醇的特

点,描述错误的是

A. 醚键增强 A 环稳定性和脂溶性,使药物作用时间延长

B. 乙炔基增加了 D 环的空间位阻效应,降低了 17 位羟基的代谢,在胃肠道中可抵御微生物降解,口服有效

C. 具有雌甾烷母核

D. 具有孕甾烷母核

E. 无 C19 角甲基

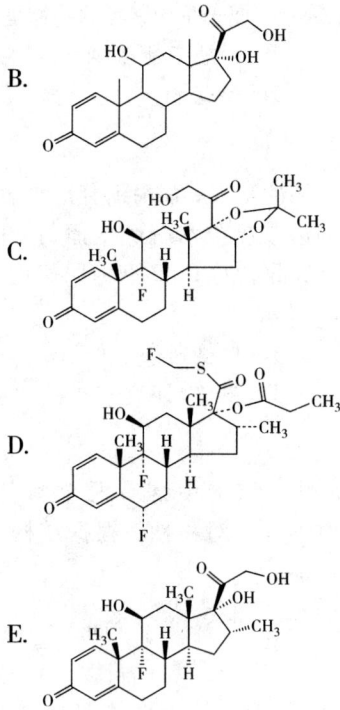

7. 分子中存在具有活性的 17 位 17β - 羧酸酯,水解成17β - 羧酸则不具活性,可吸入给药治疗哮喘,避免产生全身性作用的药物是

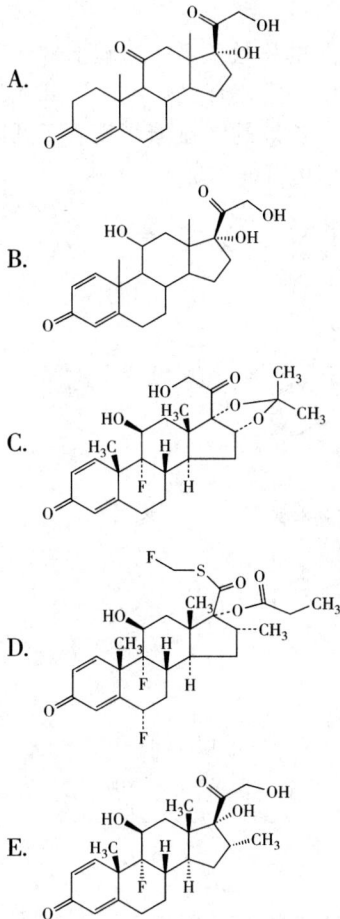

A.

B.

C.

D.

E.

8. 在雌三醇的结构基础上,3 位羟基与环戊烷成醚,

9. 将 18 位甲基延长一个碳原子,右旋体无活性,药用左旋体的孕激素类药物是

A. 炔诺酮　　　　　　　B. 黄体酮

C. 左炔诺孕酮　　　　　D. 醋酸甲羟孕酮

E. 醋酸甲地孕酮

10. 为黄体酮的 17α - 己酰氧基物,是脂溶性强的前药,肌内注射后缓慢释放,药效持续可达 1 个月,临床作长效避孕药的是

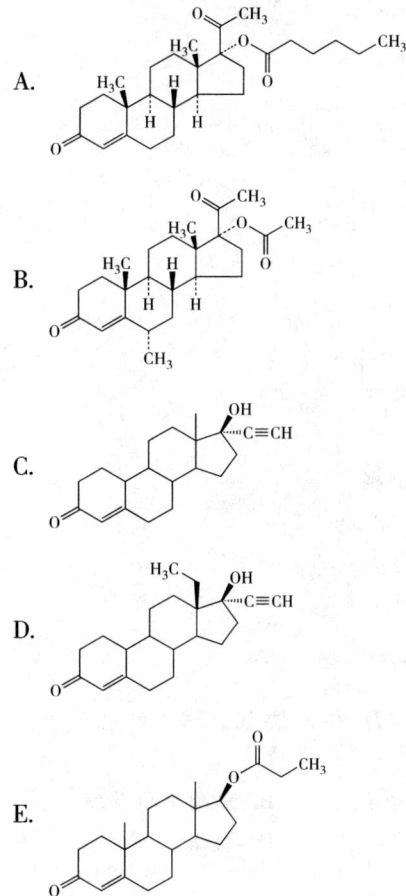

A.

B.

C.

D.

E.

11. 属于非甾体雌激素类药物，反式异构体与雌激素受体亲和力强，表现出与雌二醇相同的生理活性，临床使用反式异构体的药物是
    A. 来曲唑
    B. 他莫昔芬
    C. 雷洛昔芬
    D. 黄体酮
    E. 己烯雌酚

12. 属于选择性雌激素受体调节剂，药用 Z 型异构体，用于治疗雌激素依赖型乳腺癌的是
    A. 福美司坦
    B. 阿那曲唑
    C. 雷洛昔芬
    D. 他莫昔芬
    E. 己烯雌酚

13. 属于芳构化酶抑制药，可与芳构化酶蛋白的血红素基的铁原子配位结合，显著降低体内雌激素水平，用于治疗雌激素依赖型疾病的是

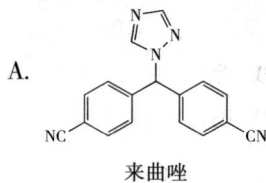

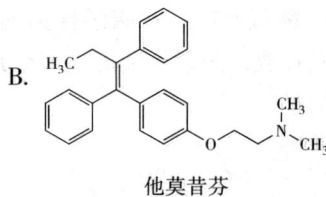

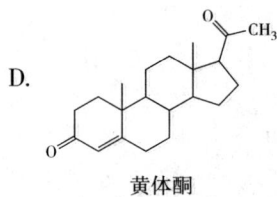

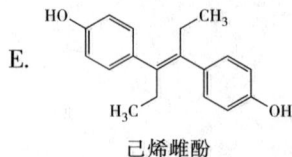

    A.
    来曲唑

    B.
    他莫昔芬

    C.
    雷洛昔芬

    D.
    黄体酮

    E.
    己烯雌酚

14. 结构中具有 17α 位乙炔基，属于雌激素类的药物是
    A. 醋酸甲羟孕酮
    B. 醋酸甲地孕酮
    C. 炔雌醇
    D. 炔诺酮
    E. 睾酮

15. 结构中具有 17α 位乙炔基，属于孕激素类的药物是
    A. 醋酸甲羟孕酮
    B. 醋酸甲地孕酮
    C. 炔雌醇
    D. 炔诺酮
    E. 睾酮

16. 具有多糖结构，可竞争性与 α - 葡萄糖苷酶结合，抑制该酶活性，从而减慢糖类水解产生葡萄糖的速度，并延缓葡萄糖吸收，对 1、2 型糖尿病均适用的药物是
    A. 格列齐特
    B. 瑞格列奈
    C. 阿卡波糖
    D. 罗格列酮
    E. 二甲双胍

17. 二甲双胍具有强碱性，结构中含有两个胍基、N,N - 二甲基，结构不具有对称性，根据结构特点推测其化学结构式是

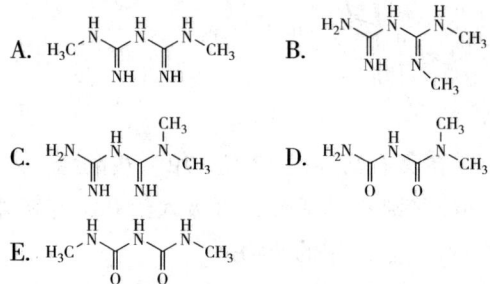

    A.
    B.
    C.
    D.
    E.

18. 根据磺酰脲类降糖药的构效关系，当脲上取代基为甲基环己基时，甲基阻碍环己烷上的羟基化反应，因此具有高效、长效的降血糖作用。下列降糖药中，具有上述结构特征的是

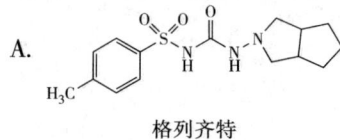

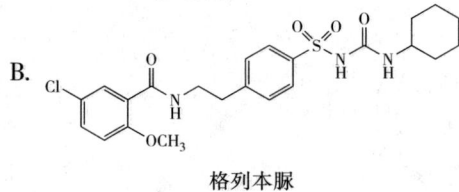

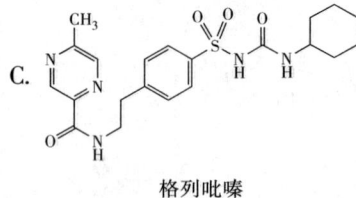

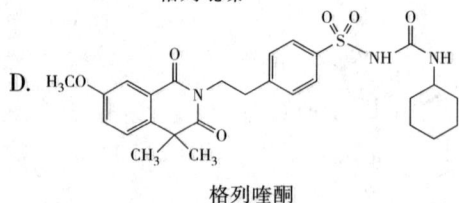

    A.
    格列齐特

    B.
    格列本脲

    C.
    格列吡嗪

    D.
    格列喹酮

E.

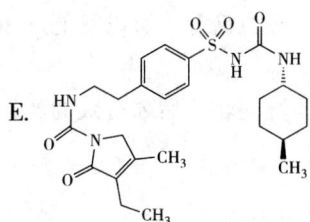

格列美脲

19. 磺酰脲类口服降糖药具有苯磺酰脲的基本结构，不同药物的苯环上取代基及脲基末端带有不同的取代基，这些取代基导致药物的作用强度及持续时间存在差别。脲基上引入八氢环戊烷并 [C] 吡咯，提高了降糖活性，半衰期 10～12h，降糖作用可持续 24h 的药物是

A.

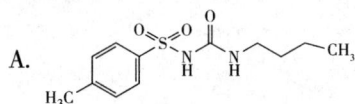

B.

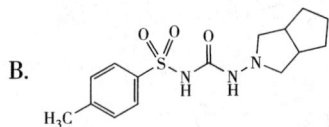

C.

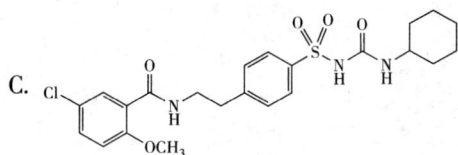

D.

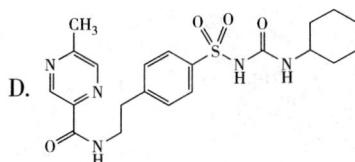

E.

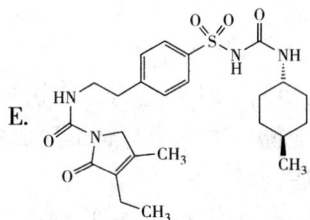

20. SGLT－2 是一种低亲和力的转运系统，其在肾脏中特异性的表达并且在近曲小管的肾脏中对血糖重吸收发挥作用。通过抑制肾脏中的血糖重吸收，增加尿糖的排出对糖尿病进行治疗，属于 SGLT－2 抑制剂的降糖药是

A. 瑞格列净　　　　B. 维格列汀

C. 米格列醇　　　　D. 米格列奈

E. 马来酸罗格列酮

21. 在体内经代谢可转化为骨化三醇的药物是

A. 维生素 D_3　　　　B. 维生素 C

C. 维生素 A　　　　D. 维生素 E

E. 维生素 B_6

22. 用于治疗绝经后妇女骨质疏松，结构中含有苯并噻吩片段的药物是

A.

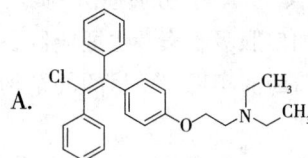

氯米芬

B.

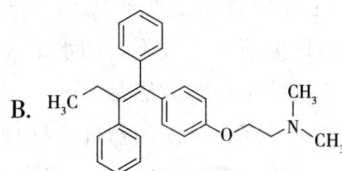

他莫昔芬

C.

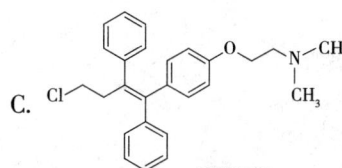

托瑞米芬

D.

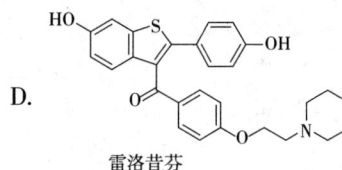

雷洛昔芬

E.

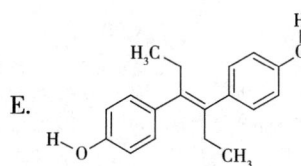

己烯雌酚

23. 具有吡啶双膦酸盐结构，治疗骨质疏松的药物是

A.

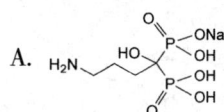

阿仑膦酸钠

B.

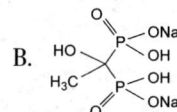

依替膦酸二钠

C.

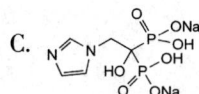

唑来膦酸钠

D.

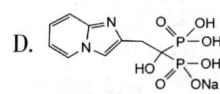

米诺膦酸钠

E.

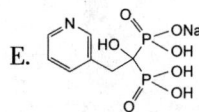

利塞膦酸钠

二、配伍题

[1～3题共用备选答案]

A. $\triangle^1$ 位引入双键　　　B. 6α－氟

C. 9α－氟　　　　　　D. 16－甲基

E. 21－位酯化

对糖皮质激素类药物进行结构修饰，目的是增强抗炎活性、减低水钠潴留、改善药物的理化性质。

1. 提高药物脂溶性可增加口服吸收率，也适应制备成外用软膏剂，通常为前药。实现这一目的的结构修饰方法是

2. 将药物结构中的 A 环由半椅式变为平船式构象，增加了药物与受体的亲和力和改变药代动力学性质，从而提高药物的抗炎活性，且不增加水钠潴留作用。实现这一目的的结构修饰方法是

3. 在药物结构修饰研究时发现，可使药物抗炎活性和钠潴留作用同时增加，单纯进行此修饰无使用价值的方法是

[4~5 题共用备选答案]

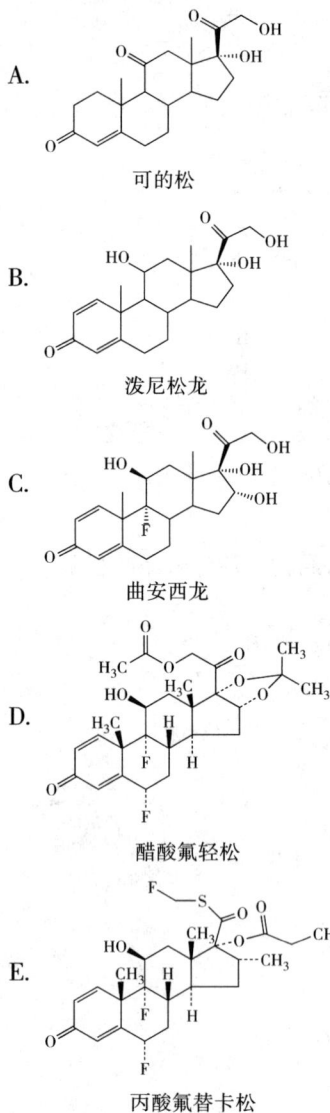

A.

可的松

B.

泼尼松龙

C.

曲安西龙

D.

醋酸氟轻松

E.

丙酸氟替卡松

4. 系 21 位酯化衍生物，由于全身性吸收作用，可造成可逆性下丘脑－垂体－肾上腺轴的抑制，部分患

者可出现库欣综合征、高血糖等，所以只能外用的药物是

5. 本身无活性，必需先在肝内转化后才有效的药物是

[6~7 题共用备选答案]

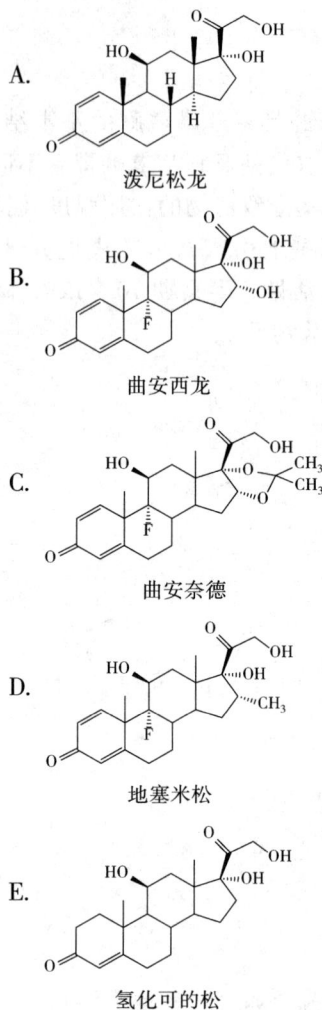

A.

泼尼松龙

B.

曲安西龙

C.

曲安奈德

D.

地塞米松

E.

氢化可的松

6. 药物分子中的 16 位为甲基，21 位为羟基，该羟基可以与磷酸或琥珀酸成酯，进一步与碱金属成盐，增加水溶性，该药物是

7. 药物分子中 9 位氟原子增加了抗炎活性，16 位羟基降低 9 位氟原子带来的水钠潴留副作用，将此羟基和 17 位羟基与丙酮生成缩酮，改善了药代动力学性质。该具有缩酮结构的药物是

[8~9 题共用备选答案]

A. 丙酸氟替卡松　　　B. 醋酸氟轻松

C. 曲安西龙　　　　　D. 氢化可的松

E. 可的松

8. 由于全身性吸收作用，可造成可逆性下丘脑－垂体－肾上腺轴的抑制，部分患者可出现库欣综合征、高血糖等，所以只能外用的糖皮质激素类药物是

9. 吸入给药治疗哮喘，可避免产生全身性作用的糖皮

质激素类药物是

[10~12题共用备选答案]

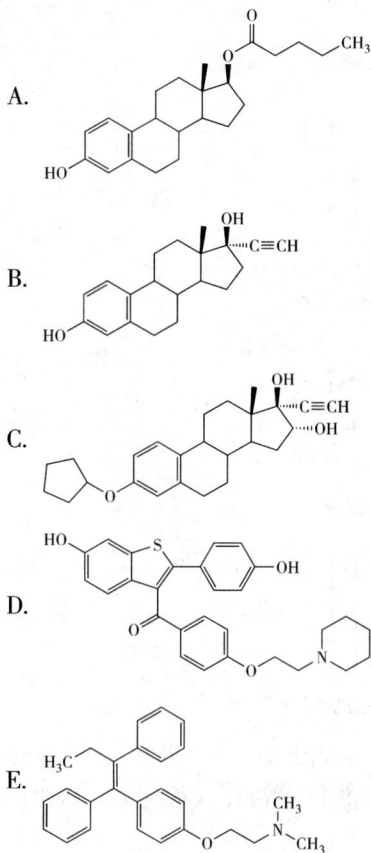

A.

B.

C.

D.

E.

他莫昔芬 在肝脏代谢。

17. 给药后由 CYP3A4 催化的主要代谢反应是
18. 给药后被 CYP2D6 催化的次要代谢,但代谢物活性更强的代谢反应是

[19~22题共用备选答案]

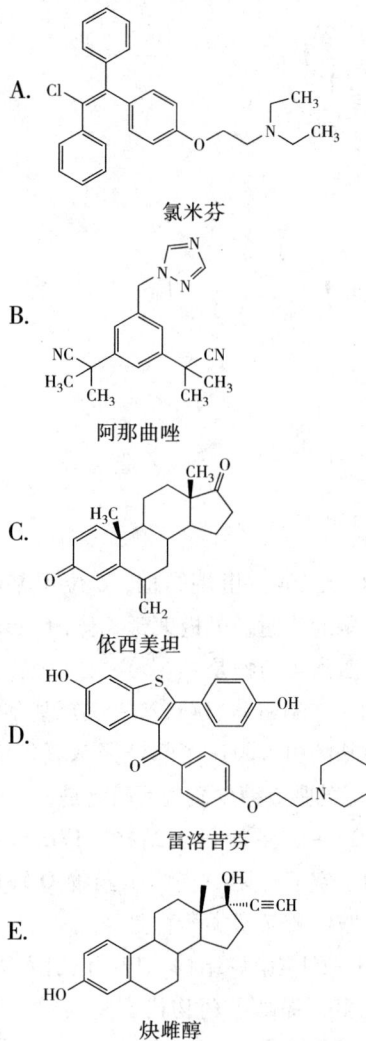

A. 氯米芬

B. 阿那曲唑

C. 依西美坦

D. 雷洛昔芬

E. 炔雌醇

10. 在雌二醇 17α 位引入乙炔基,因增大了空间位阻,提高了 D 环的代谢稳定性,得到口服有效的雌激素是

11. 在雌三醇 17α 位引入乙炔基,3 位羟基醚化,提高了 A 环和 D 环的代谢稳定性,得到口服的长效雌激素是

12. 将雌二醇的 17β 位羟基酯化,得到作用时间长的酯类前药是

[13~16题共用备选答案]

A. 雌二醇　　　　B. 炔雌醇
C. 炔诺酮　　　　D. 尼尔雌醇
E. 苯甲酸雌二醇

13. 天然来源,口服无效的雌激素是
14. 口服短效雌激素是
15. 仅供长效注射用雌激素是
16. 口服长效的雌激素是

[17~18题共用备选答案]

A. N - 去甲基　　　B. 羟基化
C. O - 脱烷基　　　D. 烯烃氧化
E. 醚键水解

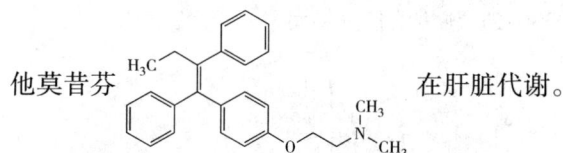

19. 苯并噻吩类选择性雌激素受体调节剂,口服给药进入循环前被大量葡糖醛化,可通过肠肝循环维持血药浓度的药物是

20. 含有三氮唑环,可与芳构化酶蛋白的血红素基的铁原子配位结合,对芳构化酶具有高度选择性的竞争性抑制药是

21. 三苯乙烯类非甾体选择性雌激素受体调节剂,E - 异构体不太容易被吸收,且比 Z - 异构消除更迅速的药物是

22. 甾体类芳构化酶竞争性抑制药,可抑制雄烯二酮和睾丸酮转化为雌酮和雌二醇的药物是

[23~27题共用备选答案]

A.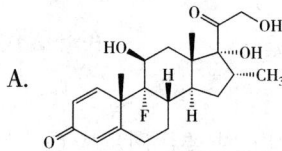

B.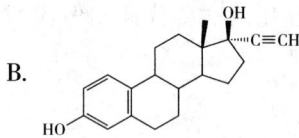

C.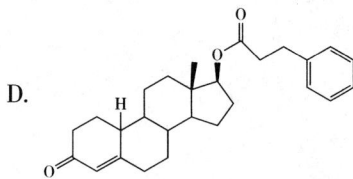

D.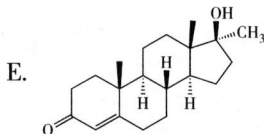

E.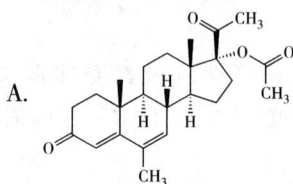

23. 具有△⁴-3,20-二酮孕甾烷结构,6位甲基的引入阻碍了黄体酮的代谢,可极大延长体内半衰期,并可口服的孕激素类药物是

24. 具有△⁴-3,20-二酮和11,17α,21-三羟基孕甾烷结构,16位甲基的引入阻碍了邻位羟基氧化代谢,为临床应用广泛的强效糖皮质激素药物是

25. 具有1,3,5(10)-三烯雌甾烷结构,17α位引入乙炔基,增加了空间位阻,提高了药物D环的稳定性,可以口服的雌激素类药物是

26. 具有4-烯-3-酮雄甾烷结构,17α位引入甲基,增加了空间位阻,提高了药物代谢稳定性,可以口服的雄激素类药物是

27. 去除了雄甾烷19位甲基,降低了药物的雄性激素作用,提高蛋白同化作用,属于蛋白同化激素类药物的是

[28~29题共用备选答案]

A.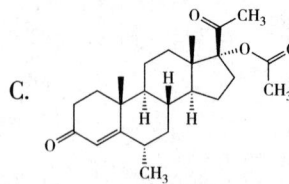

醋酸甲地孕酮

B.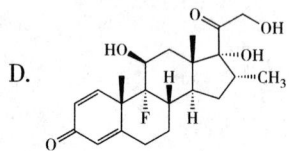

炔诺酮

C.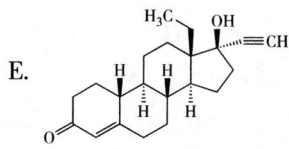

醋酸甲羟孕酮

D.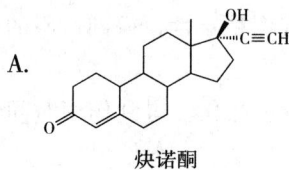

地塞米松

E.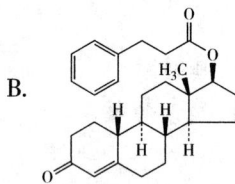

左炔诺孕酮

28. 在黄体酮结构基础上引入6-甲基后,6位成为手性碳原子,并将17位酯化,得到可以口服的孕激素是

29. 在黄体酮结构基础上引入6-甲基、6,7-双键,6位成为非手性碳原子,并将17位酯化,可以口服的孕激素是

[30~31题共用备选答案]

A.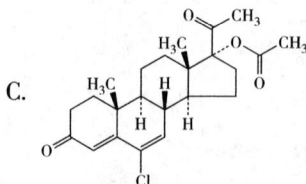

炔诺酮

B.

苯丙酸诺龙

C.

醋酸氯地孕酮

D.

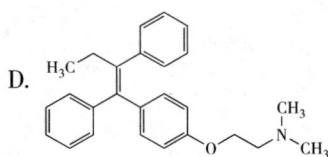

他莫昔芬

E.

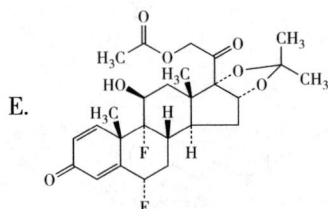

醋酸氟轻松

30. 在对睾酮进行结构改造时，在其结构中引入 17α-乙炔基，并去除 19-甲基得到具有孕激素样作用的药物是

31. 在对睾酮进行结构改造时，在其结构中引入 17-苯丙酸酯，并去除 19-甲基得到具有蛋白同化激素样作用的药物是

[32~33 题共用备选答案]

    A. 曲安奈德　　　　B. 苯丙酸诺龙

    C. 甲睾酮　　　　　D. 炔诺酮

    E. 雌二醇

32. 结构为去甲睾酮的衍生物，具有孕激素样作用的药物是

33. 结构为去甲睾酮的衍生物，具有蛋白同化激素样作用的药物是

[34~37 题共用备选答案]

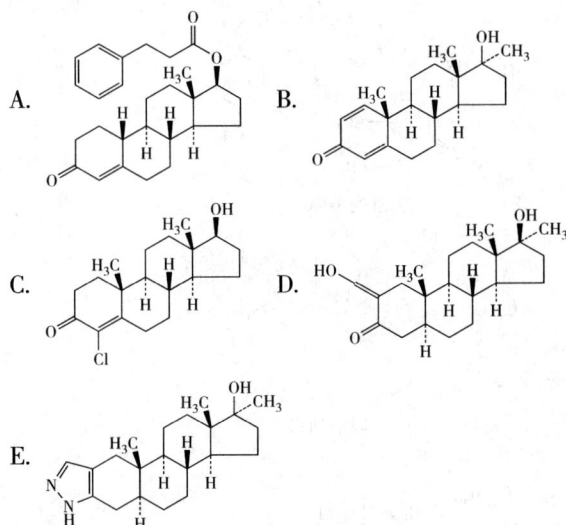

34. 对睾酮的 A 环进行结构修饰，引入 2 位羟甲烯基，并且辅以引入 17α 位甲基，得到更强效的口服蛋白同化激素是

35. 在睾酮的 A 环并合上吡唑环，17α 位引入甲基得

到蛋白同化作用增强、雄激素活性降低的药物是

36. 为睾酮的 4 位氯代衍生物，雄激素活性较小，作用持久，肌内注射可维持三周的蛋白同化激素是

37. 为甲睾酮的 1 位去氢衍生物，蛋白同化作用与丙睾丸素相同，雄激素活性约为丙睾丸素的 1/100 的蛋白同化作用激素是

[38~39 题共用备选答案]

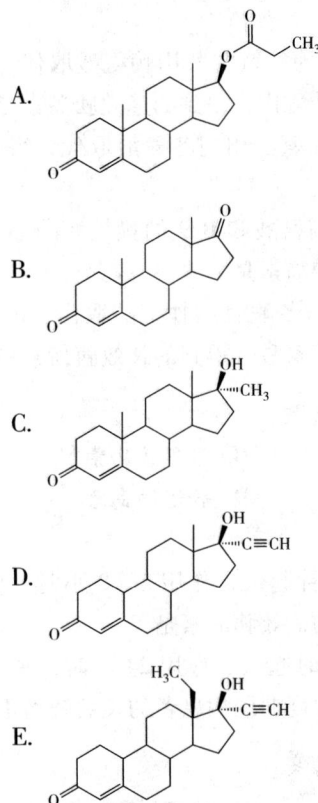

天然的雄激素在体内易被代谢，特别是 5-还原酶可将 4,5 位双键还原，3-羟甾脱氢酶可将 3-羰基还原为 3-羟基，17β-羟甾脱氢酶可将 17β-羟基氧化为羰基，加之消化道细菌也会催化其降解。药用的雄激素为以增加作用时间或可口服的目的对睾酮的修饰物质

38. 将 17 位的羟基进行酯化可增加脂溶性，肌内注射后在体内缓慢吸收并逐渐水解释放出原药睾酮，使药物作用时间大大延长的是

39. 在睾酮的 17 位引入甲基，增大 17 位的代谢位阻，得到可口服的药物是

[40~43 题共用备选答案]

    A. 引入 17α-乙炔基　B. 引入 17α-甲基

    C. 羟基成酯　　　　　D. 去 C19 甲基

    E. 引入 9α-F

40. 为实现睾酮的口服目的，药物结构修饰方法是

41. 为实现雌二醇的口服目的，药物结构修饰方法是

42. 为延长甾体激素类药物的作用时间，药物结构修饰方法是

43. 为增强蛋白同化作用，降低雄性化作用，药物结构修饰方法是

[44～47 题共用备选答案]

    A. 格鲁辛胰岛素　　　B. 门冬胰岛素

    C. 赖脯胰岛素　　　　D. 普通胰岛素

    E. 甘精胰岛素

44. 将人胰岛素 B3 位的谷氨酰胺用赖氨酸取代，B26 的赖氨酸用谷氨酸取代，得到的速效胰岛素是

45. 将人胰岛素 B28 脯氨酸用门冬氨酸取代，得到的速效胰岛素是

46. 将人胰岛素 B28 脯氨酸和 B29 的赖氨酸的顺序交换，得到的速效胰岛素是

47. 将人胰岛素 A21 门冬酰氨用甘氨酸取代，B30 的苏氨酸后加两个精氨酸，得到的长效胰岛素是

[48～49 题共用备选答案]

    A. 格鲁辛胰岛素　　　B. 门冬胰岛素

    C. 赖脯胰岛素　　　　D. 普通胰岛素

    E. 甘精胰岛素

48. 皮下注射后 30 分钟起效，作用 5～8 小时，用于控制餐后高血糖的短效胰岛素是

49. 皮下注射 1～2 小时起效，作用 24 小时，一日给药一次，适用于中度糖尿病患者的长效胰岛素是

[50～54 题共用备选答案]

    A. 格列美脲　　　　　B. 吡格列酮

    C. 盐酸二甲双胍　　　D. 米格列奈

    E. 伏格列波糖

50. 结构与葡萄糖类似，对 α - 葡萄糖苷酶有强效抑制作用的降血糖药物是

51. 能促进胰岛素分泌的磺酰脲类降血糖药物是

52. 能促进胰岛素分泌的非磺酰脲类降血糖药物是

53. 能增强机体对胰岛素敏感性的噻唑烷二酮类降血糖药物是

54. 能增强机体对胰岛素敏感性的双胍类降血糖药物是

[55～59 题共用备选答案]

A.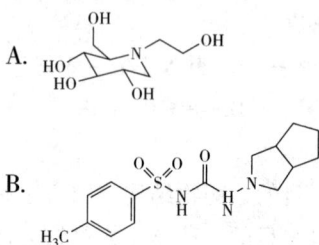

B.

C.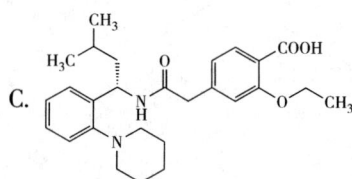

D.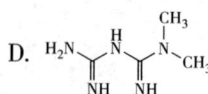

E.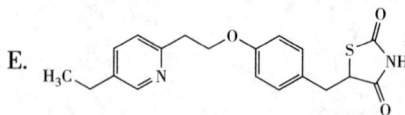

55. 具有噻唑烷二酮结构，通过增敏受体，发挥药效的降血糖药物是

56. 具有双胍结构，几乎全部以原型从肾脏排泄，肾功能减退时，可在体内大量积聚而引起高乳酸血症或乳酸性酸中毒的降血糖药物是

57. 具有苯磺酰脲结构，属于促胰岛素分泌剂的降血糖药物是

58. 具有氨甲酰甲基苯甲酸结构，属于促胰岛素分泌剂的降血糖药物是

59. 具有类似葡萄糖结构，属于 α - 葡萄糖苷酶抑制剂的降血糖药物是

[60～62 题共用备选答案]

A.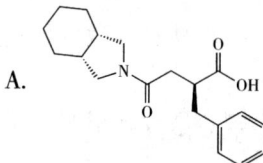

米格列奈

B.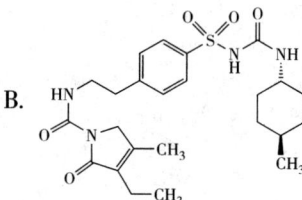

格列美脲

C.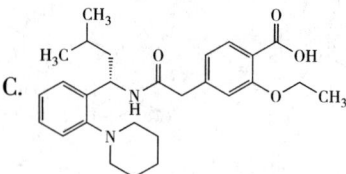

瑞格列奈

D.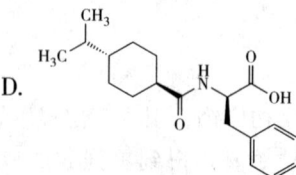

那格列奈

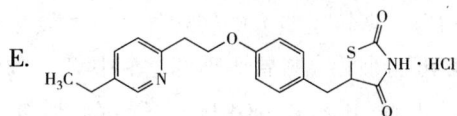

盐酸吡格列酮

60. 属于氨甲酰甲基苯甲酸衍生物，临床使用 $S-(+)-$异构体的降血糖药物是

61. 属于 $D-$苯丙氨酸衍生物，毒性低，临床使用 $R-(-)-$左旋体的降血糖药物是

62. 属于苯丙酸衍生物，给药后起效更为迅速而作用时间更短的降血糖药物是

[63～67题共用备选答案]

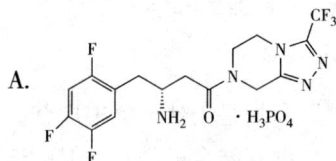

磷酸西格列汀

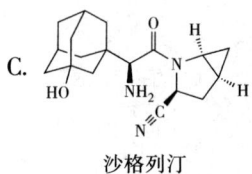

维格列汀

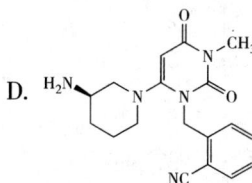

沙格列汀

D.

阿格列汀

E.

利格列汀

63. 嘧啶二酮的衍生物，代谢产物为 $N-$去甲基化活性代谢物和 $N-$乙酰化代谢物的二肽基肽酶 -4 抑制药是

64. 金刚烷片段连接在甘氨酰胺 N 原子上的衍生物，与食物同服，达峰时间延迟，C_{max} 降低，但 AUC 不变的二肽基肽酶 -4 抑制药是

65. 羟基金刚烷连接在甘氨酰胺 C 原子上的衍生物，

其羟基的引入增加化合物对微粒体的稳定性，提高化学稳定性的二肽基肽酶 -4 抑制药是

66. 含有黄嘌呤结构，与二甲双胍和磺脲类药物联合使用，配合饮食控制和运动，可用于成年人 2 型糖尿病患者的血糖控制的二肽基肽酶 -4 抑制药是

67. 为芳香 β $-$ 氨基酰胺衍生物，极少在肝脏代谢，79% 原型药物经肾排泄率的二肽基肽酶 -4 抑制药是

[68～71题共用备选答案]

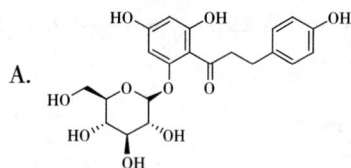

根皮苷

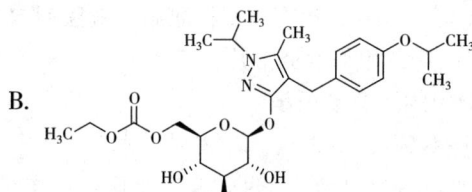

瑞格列净

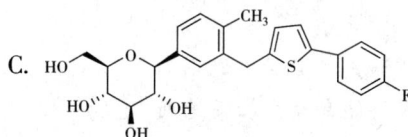

卡格列净

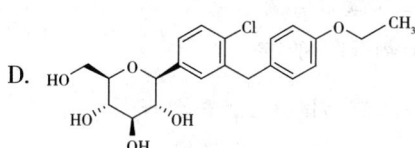

达格列净

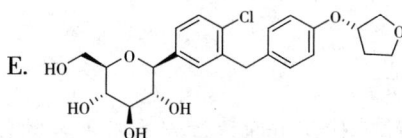

恩格列净

68. 含 3 $-$四氢呋喃醚结构，对 SGLT -2 的选择性约是 SGLT -1 的 2700 倍，降血糖效果显著，且能够显著降低了心血管死亡风险，具有较高的安全性的钠 $-$ 葡萄糖协同转运蛋白 2（SGLT -2）抑制药是

69. 含乙基苯基醚结构，对 SGLT -2 的选择性是 SGLT -1 的 3000 倍，能够显著降低 2 型糖尿病患者的糖化血红蛋白 Alc（HbAlc）和空腹血糖的 SGLT -2 抑制药是

70. 系碳酸酯前药，对 SGLT - 2 是 SGLT - 1 的 365 倍，药代动力学稳定性较差的 SGLT - 2 抑制药是

71. 选择性差和口服利用率低，系第一个被评价的 SGLT 抑制药是

[72 ~ 73 题共用备选答案]

    A. 阿仑膦酸钠   B. 利塞膦酸钠

    C. 维生素 D_3 D. 阿法骨化醇

    E. 骨化三醇

72. 体内无需转化就能产生生物活性的钙吸收促进剂是

73. 在体内需经过肝脏一次羟化代谢才能产生生物活性的钙吸收促进剂是

三、综合分析选择题

[1 ~ 3 题共用题干]

    患者女，55 岁，患有 2 型糖尿病，就医后自行去药店购买国产二甲双胍肠溶片。

1. 该药服用的注意事项是

    A. 嚼碎吞服   B. 整片吞服

    C. 溶于水后饮用   D. 舌下含服

    E. 掰碎吞服

2. 该药属于

    A. 磺酰脲类胰岛素分泌促进剂

    B. 非磺酰脲类胰岛素分泌促进剂

    C. 双胍类胰岛素增敏剂

    D. 噻唑烷二酮类胰岛素增敏剂

    E. α - 葡萄糖苷酶抑制剂

3. 如果查找该药的质量标准，需要查阅

    A. BP   B. USP

    C. EP   D. JP

    E. ChP

[4 ~ 7 题共用题干]

    肾脏在机体糖代谢方面发挥着非常重要的作用，葡萄糖在肾小球滤过，并在肾近曲小管重吸收。葡萄糖在生物体内不能自由通过细胞膜的脂质双分子层，必须借助于细胞膜上的葡萄糖转运蛋白。钠离子依赖的葡萄糖运载体（SGLTs）是一类在小肠黏膜和肾脏近曲小管中发现的转运基因家族，肾脏重吸收葡萄糖的过程主要由 SGLTs 介导。其中，SGLT - 1 和 SGLT - 2 最为重要，SGLT - 2 起主导作用。SGLT - 1 主要分布在小肠刷状缘和肾脏近曲小管较远的 S3 段，少量表达于心脏和气管，是一种高亲和力、低转运能力的转运体。SGLT - 2 主要分布在肾脏近曲小管 S1 段，是

一种低亲和力、高转运能力的转运体，其主要生理功能是在肾脏近曲小管完成肾小球滤过液中 90% 葡萄糖的重吸收，其余 10% 由 SGLT - 1 完成。研究发现 SGLT - 1 发生基因变异，可导致严重的腹泻，甚至危及生命，而 SGLT - 2 发生基因变异，可导致 $140 g \cdot d^{-1}$ 的肾糖排出，而且没有明显的不良反应。

4. 根据上述生理机制，以 SGLTs 为靶点设计、开发新作用机制降糖药成为热点，理想的药物应该是

    A. 选择性抑制 SGLT - 1

    B. 选择性抑制 SGLT - 2

    C. 同时抑制 SGLT - 1 和 SGLT - 2

    D. 同时激动 SGLT - 1 和 SGLT - 2

    E. 选择性激动 SGLT - 2

5. 第一个发现的该靶点药物是天然产物根皮苷，是由根皮素和配糖体为葡糖苷结合成的苷，但由于它容易被体内的糖苷酶水解成糖苷和根皮素，口服吸收差，不良反应较大，因此没有成为糖尿病的治疗药物。以根皮苷为先导化合物，合成了 O - 糖苷类似物，考虑到 O - 糖苷的稳定性，制备了稳定性强的 C - 糖苷类似物。下列结构药物中，属于稳定性较差的 O - 糖苷类似物的是

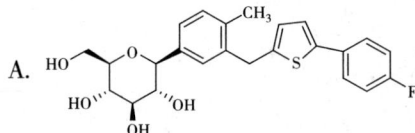

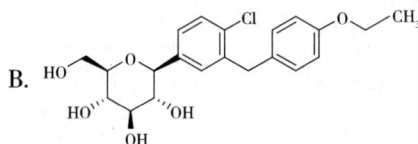

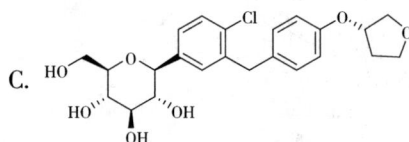

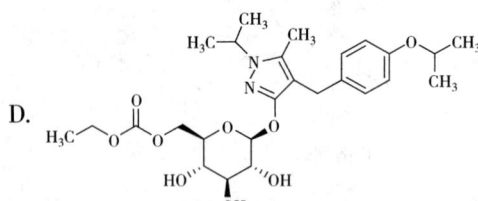

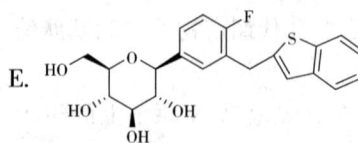

6. 5 个该类药物的药代动力学参数列表如下，在治疗剂量范围内，5 个药物的体内暴露量与剂量均呈正

比关系。根据上述条件判断，下面说法正确的是

名称	剂量(mg)	T_{max}(h)	C_{max}(ng·ml^{-1})	AUC$_{0\to\infty}$(ng·h·ml^{-1})	F(/%)
达格列净	10	0.5~1.5	143	628	78
卡格列净	300	1.52	2939	20972	64.9
依帕列净	10	1.09	377	2360	>60
依格列净	100	2.3	1392	9570	90.2
托格列净	20	1.00	506	1900	97.5

A. 在治疗剂量范围内，托格列净的口服吸收程度最差

B. 在治疗剂量范围内，依格列净口服吸收最快

C. 在治疗剂量范围内，卡格列净口服吸收最慢

D. 在治疗剂量范围内，相比达格列净，依帕列净口服后血药浓度峰值更高

E. 在治疗剂量范围内，卡格列净口服吸收程度最佳

7. 根据该类药物的作用机制，分析该类药物可能存在的主要不良反应是

A. 体重增加　　　　B. 泌尿系统感染

C. 心肌梗死　　　　D. 高血压

E. 破坏胰岛B细胞

四、多项选择题

1. 具有孕激素活性的药物有

A. 醋酸甲地孕酮　　B. 炔雌醇

C. 炔诺酮　　　　　D. 雌二醇

E. 氢化可的松

2. 属于雌激素类药物的是

A.

B.

C.

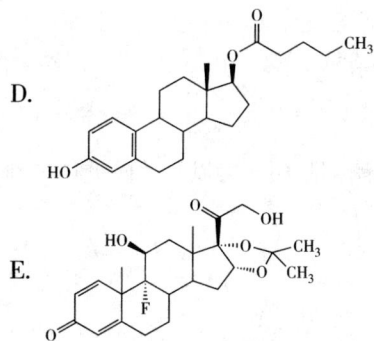

D.

E.

3. 通过天然雌激素进行结构改造获得作用时间长的药物有

A. 雌三醇　　　　　B. 苯甲酸雌二醇

C. 尼尔雌醇　　　　D. 炔雌醇

E. 戊酸雌二醇

4. 通过天然雌激素进行结构改造获得的口服雌激素有

A. 炔雌醇　　　　　B. 他莫昔芬

C. 尼尔雌醇　　　　D. 戊酸雌二醇

E. 苯甲酸雌二醇

5. 具有雌激素受体激动作用的药物有

A. 尼尔雌醇　　　　B. 反式己烯雌酚

C. 甲睾酮　　　　　D. 曲安奈德

E. 曲安西龙

6. 具有三苯乙烯结构，属于选择性雌激素受体调节剂的有

A.

B.

C.

D.

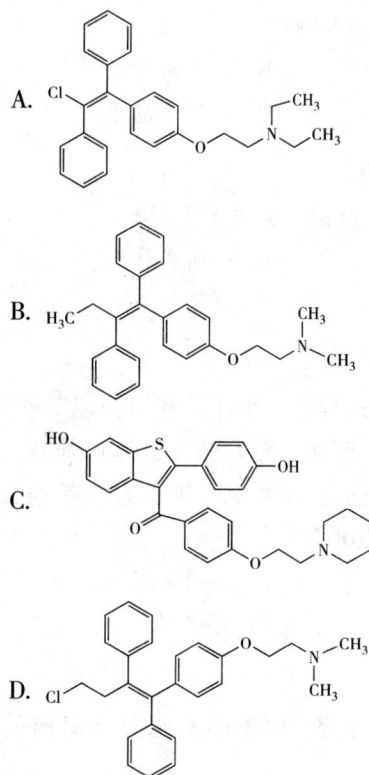

E.

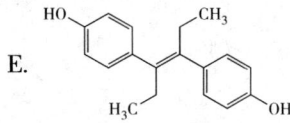

7. 属于甾体芳构化酶抑制药，可以显著降低体内雌激素水平的药物有

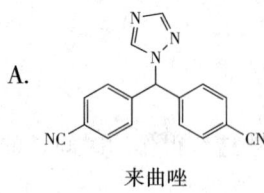

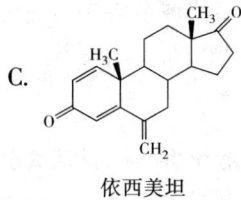

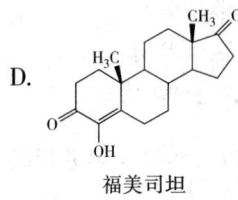

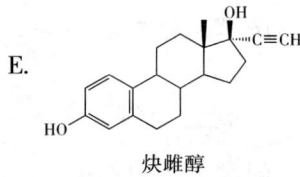

A.
来曲唑

B.
阿那曲唑

C.
依西美坦

D.
福美司坦

E.
炔雌醇

A.

B.

C.

D.

E.

8. 具有蛋白同化作用的药物包括
   A. 甲睾酮　　　　　　B. 美雄酮
   C. 氯司替勃　　　　　D. 司坦唑醇
   E. 醋酸氯地孕酮

9. 属于速效胰岛素的药物有
   A. 格鲁辛胰岛素　　　B. 门冬胰岛素
   C. 普通胰岛素　　　　D. 甘精胰岛素
   E. 赖脯胰岛素

10. 属于磺酰脲类的胰岛素分泌促进剂有
    A. 格列本脲　　　　　B. 格列齐特
    C. 瑞格列奈　　　　　D. 那格列奈
    E. 甲苯磺丁脲

11. 对 K^+ - ATP 通道具有"快开"和"快闭"作用，起效快，作用时间短，餐时胰岛素迅速升高，餐后及时回落到基础分泌状态，被称为"餐时血糖调节剂"的降血糖药物有
    A. 米格列奈　　　　　B. 格列美脲
    C. 瑞格列奈　　　　　D. 那格列奈
    E. 吡格列酮

12. 可促进胰岛素分泌，属于磺酰脲类降糖药的药物有

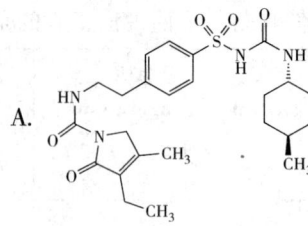

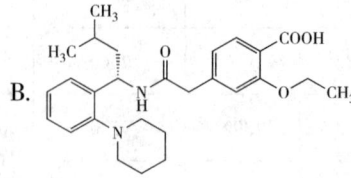

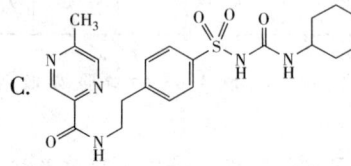

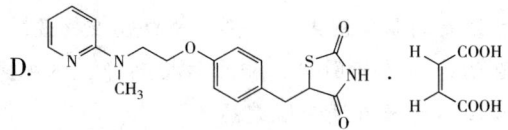

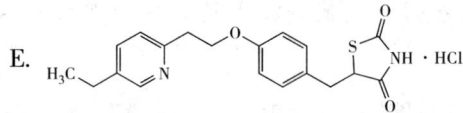

13. 有关二甲双胍，叙述正确的是
    A. 属于胰岛素增敏剂
    B. 具有强碱性
    C. 具有肾损害，肾功能不全患者慎用
    D. 吸收快，半衰期短
    E. 几乎全部原型排泄

14. 属于胰岛素增敏剂的降血糖药物有
    A. 二甲双胍　　　　　B. 格列齐特
    C. 罗格列酮　　　　　D. 阿卡波糖
    E. 吡格列酮

15. 属于二肽基肽酶 - 4 抑制药的降糖药有
    A. 沙格列汀　　　　　B. 阿格列汀
    C. 舍格列净　　　　　D. 达格列净
    E. 伏格列波糖

16. 对于肾功能不全的老年患者，在服用促进钙吸收制剂时，适宜的药物有
    A. 维生素C　　　　　B. 维生素 D_3
    C. 阿法骨化醇　　　　D. 骨化三醇
    E. 利塞膦酸钠

17. 双膦酸盐类药物的特点有
    A. 口服吸收差，需空腹服药，且保持站位30分

钟，大量饮水，整片吞服

B. 容易与钙或其他多价金属化合物形成复合物

C. 不在体内代谢，原型从尿排出

D. 抑制破骨细胞的骨吸收

E. 口服吸收后，大约 50% 的吸收剂量沉积在骨组织中

18. 属于双膦酸盐，抑制骨吸收，可防治骨质疏松的药物有

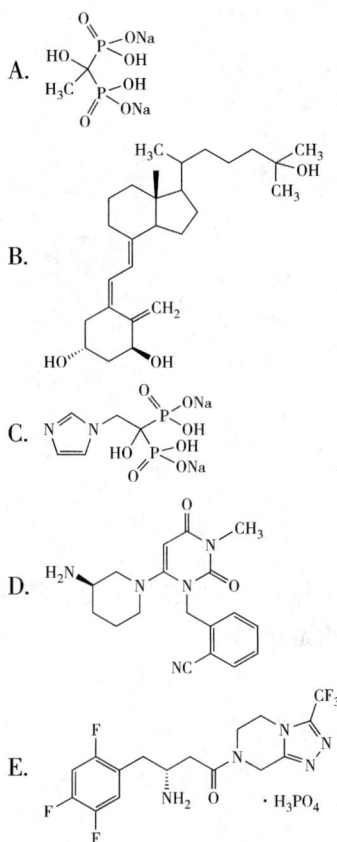

A.

B.

C.

D.

E.

19. 孕激素黄体酮化学结构如下，下列有关叙述正确的是

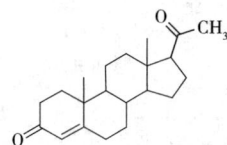

A. 可口服，不易被代谢，疗效持续时间长

B. 结构为 $\triangle^4$ – 3,20 – 二酮孕甾烷

C. 在体内主要代谢途径是 6 位羟基化，16 位和 17 位氧化

D. 在 6 位引入双键、卤素或甲基，可延长体内半衰期

E. 是活性较弱的内源性孕激素

20. 有关下列结构药物的叙述错误的有

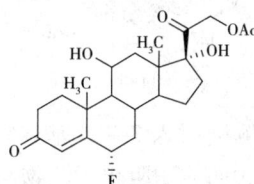

A. 其结构中 6 位氟原子增加了 11 位羟基的离子化程度

B. 其结构中 6 位氟原子可以阻止 6 位的氧化代谢失活

C. 其结构中 6 位氟原子可增加钠潴留作用

D. 该药物是前药，体内代谢水解后发挥作用

E. 该药物是醋酸 6α – 氟代氢化可的松

第七节　抗感染药

一、最佳选择题

1. 结构中含有乙炔基团，主要用于治疗真菌感染的药物是

　A. 氨苄西林　　　　B. 酮康唑

　C. 特比萘芬　　　　D. 头孢克洛

　E. 克拉维酸

2. 有关青霉素类药物引起过敏的原因，叙述错误的是

　A. 生物合成中产生的杂质蛋白是过敏原

　B. 产品质量与过敏相关

　C. 青霉素本身是过敏原

　D. 该类药物存在交叉过敏

　E. 生产、贮存过程中产生的杂质青霉噻唑高聚物是过敏原

3. 有关氨苄西林的叙述，错误的是

　A. 侧链氨基使其具有广谱性

　B. 耐酸可以口服，口服生物利用度低

　C. 在水溶液中可以发生聚合反应，24 小时失效

　D. 抑制细菌蛋白质合成产生抗菌活性

　E. 在磷酸盐、山梨醇、硫酸锌、二乙醇胺等水溶液中，可发生分子内环合，生成 2,5 – 吡嗪二酮而失效

4. 在青霉素 6 位侧链引入吸电子的叠氮基团，对酸稳定，口服吸收良好，其抗菌作用与用途类似青霉素

V 的药物是

A.

B.

C.

D.

E.

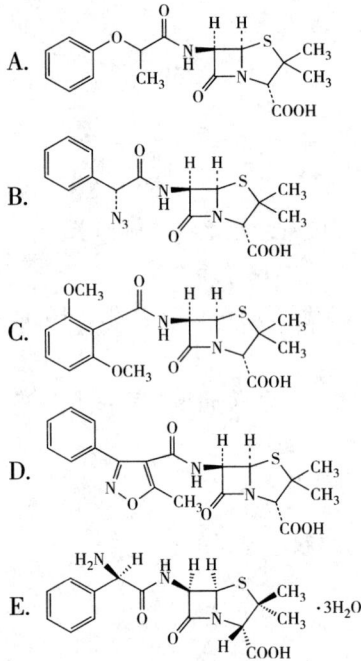

5. 青霉素6位侧链引入3-苯基-5-甲基异噁唑结构，具有较大的体积阻止了药物与β-内酰胺酶活性中心的结合，保护β-内酰胺环不被破坏，成为耐β-内酰胺酶的半合成青霉素类药物是

　A. 非奈西林　　　　　B. 阿度西林

　C. 甲氧西林　　　　　D. 苯唑西林

　E. 阿莫西林

6. 6位引入哌嗪二酮结构，可以产生抗铜绿假单胞活性的抗生素是

　A. 阿莫西林　　　　　B. 氨苄西林

　C. 哌拉西林　　　　　D. 苯唑西林

　E. 非奈西林

7. 有关头孢呋辛 的描述错误的是

　A. 7位顺式甲氧肟基对β-内酰胺酶高度稳定，耐酶

　B. 3位氨基甲酸酯基团改善了抗菌谱

　C. 极性较大，口服无效

　D. 将其成酯得到前药头孢呋辛酯，可以口服

　E. 第二代头孢菌素类药物，对革兰阴性菌作用强于第一代

8. 为碳头孢结构，药物的稳定性和对β-内酰胺酶的稳定性增加，具有广谱和长效特点的抗菌药物是

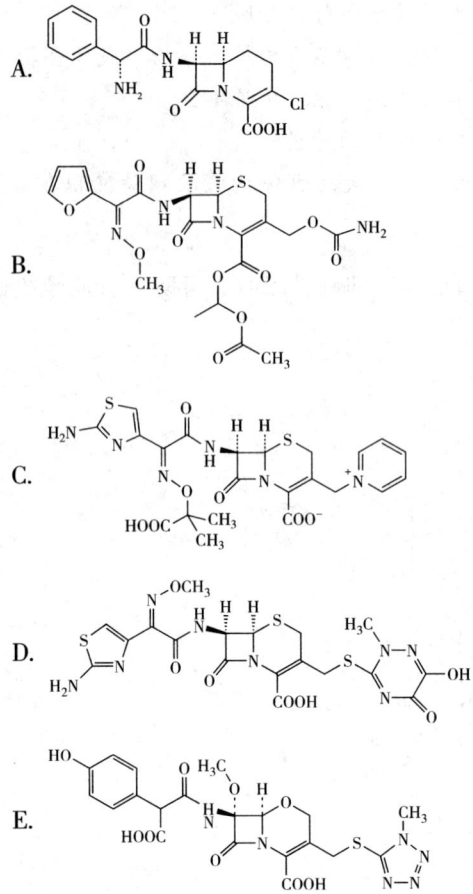

A.

B.

C.

D.

E.

9. 属于氧头孢类，对多种β-内酰胺酶稳定，较少发生耐药性的抗菌药物是

A.

B.

C.

D.

E.

10. 将头孢氨苄中的苯核用 1,4 - 环己二烯替代，与头孢氨苄抗菌作用相似，对 β - 内酰胺酶稳定，毒性较小，且口服吸收比肌内注射快且安全的药物是

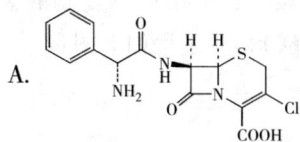

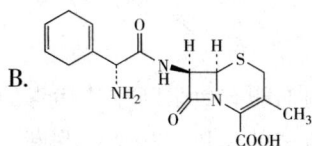

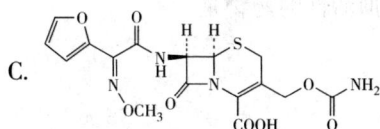

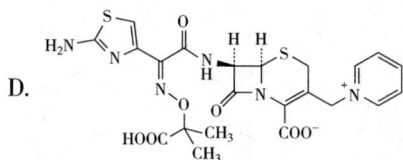

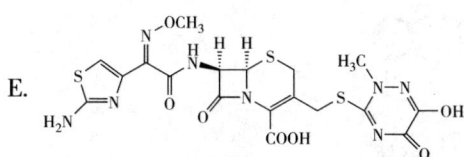

A. （结构式）

B. （结构式）

C. （结构式）

D. （结构式）

E. （结构式）

11. 将氨苄西林与舒巴坦以 1∶1 的形式用次甲基相连形成双酯类前药舒他西林，其目的是

A. 降低对胃肠道的刺激性

B. 提高口服吸收效果

C. 延长药效

D. 便于做成注射剂

E. 减少 β - 内酰胺酶的分解破坏

12. 属于青霉烯结构的药物，口服吸收效果好，抗菌作用不受食物影响的药物是

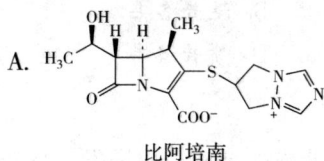

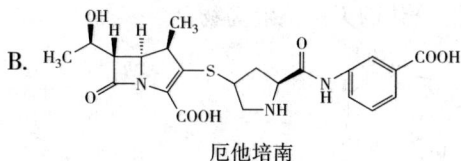

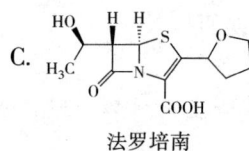

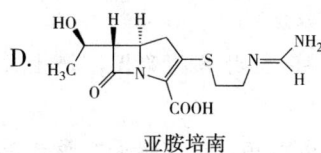

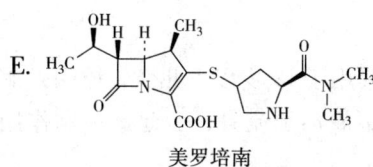

A. （结构式）
比阿培南

B. （结构式）
厄他培南

C. （结构式）
法罗培南

D. （结构式）
亚胺培南

E. （结构式）
美罗培南

13. 第四代头孢菌素是在第三代头孢菌素基础上 3 位改造得到的半合成抗生素，引入季铵基团能迅速穿透细菌细胞壁并与细菌细胞 1 个或多个青霉素结合蛋白结合，对大多数革兰阳性菌、革兰阴性菌有高度活性，并且对 β - 内酰胺酶稳定，根据第四代药物改造的特点，下列结构药物中属于第四代的是

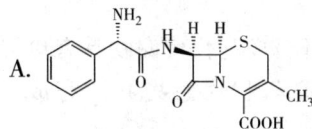

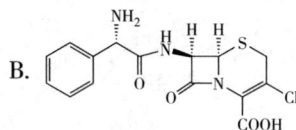

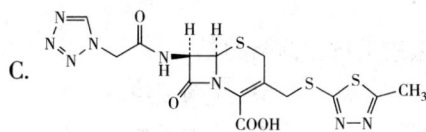

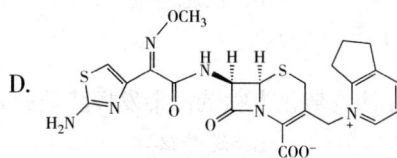

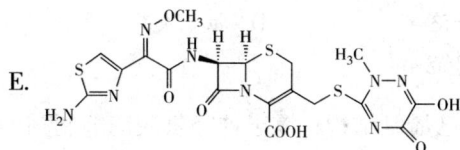

A. （结构式）

B. （结构式）

C. （结构式）

D. （结构式）

E. （结构式）

14. 1,8 位以氧原子环合形成吗啉环，结构中具有手性中心，药用左旋体的是

A. 环丙沙星　　　　　B. 诺氟沙星

C. 依诺沙星　　　　　D. 左氧氟沙星

E. 洛美沙星

15. 关于左氧氟沙星，叙述错误的是

    A. 其混旋体是氧氟沙星

    B. 相比外消旋体，左旋体活性低、毒性大，但水溶性好

    C. 具有噁嗪环（吗啉环）

    D. 抑制 DNA 螺旋酶和拓扑异构酶 Ⅳ，产生抗菌作用

    E. 长期服用可造成体内钙、铁、锌等微量金属离子流失

16. 喹诺酮类药物禁用于 18 岁以下儿童，原因是服用后可造成体内金属离子流失，引起这一副作用的主要结构基团是

    A. 氟原子　　　　　　　B. 哌嗪环

    C. 环丙基　　　　　　　D. 3 位羧酸和 4 位羰基

    E. 氨基

17. 首个在喹诺酮分子中引入氟原子的药物是

    A. 盐酸诺氟沙星　　　　B. 盐酸环丙沙星

    C. 盐酸左氧氟沙星　　　D. 加替沙星

    E. 依诺沙星

18. 结构中具有三氮唑环，羟基化代谢物具有更强的活性，药物药效由原药和代谢物共同完成，该药是

    A. 氟康唑　　　　　　　B. 伏立康唑

    C. 酮康唑　　　　　　　D. 伊曲康唑

    E. 咪康唑

19. 属于棘白菌素类抗真菌药的是

    A. 泊沙康唑　　　　　　B. 卡泊芬净

    C. 萘替芬　　　　　　　D. 氟胞嘧啶

    E. 两性霉素 B

20. 属于前药，在体内转化为喷昔洛韦发挥药效的是

    A. 更昔洛韦　　　　　　B. 泛昔洛韦

    C. 阿昔洛韦　　　　　　D. 拉米夫定

    E. 奥司他韦

21. 具有环己烯氨结构，属于神经氨酸酶抑制剂的抗病毒药物是

    A. 拉米夫定　　　　　　B. 奥司他韦

    C. 更昔洛韦　　　　　　D. 司他夫定

    E. 利巴韦林

22. 含有三氮唑环，又名三氮唑核苷的药物是

    A. 金刚乙胺　　　　　　B. 奥司他韦

    C. 利巴韦林　　　　　　D. 去羟肌苷

    E. 金刚烷胺

23. 神经氨酸酶是存在于流感病毒表面的糖蛋白，为抗病毒药物的作用靶点。神经氨酸酶可以切断神经氨酸与糖蛋白的连接，释放出病毒复制的关键物质唾液酸（神经氨酸），此过程如下图：

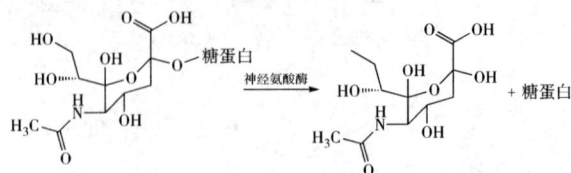

神经氨酸酶抑制剂能有效阻断流感病毒的复制过程，发挥防治流感的作用。从结构判断，具有神经氨酸酶抑活性的药物是

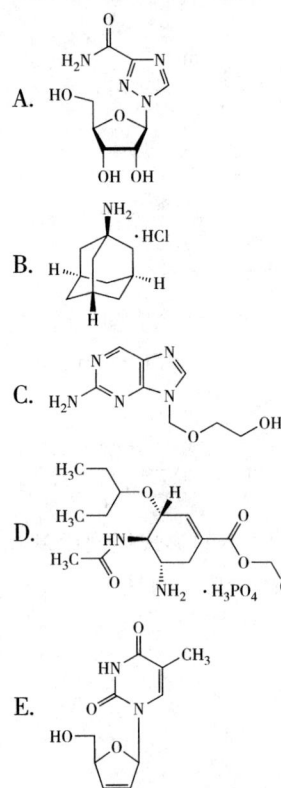

24. 将更昔洛韦侧链上的氧原子用碳原子取代后得到的生物电子等排体是

    A. 阿昔洛韦　　　　　　B. 泛昔洛韦

    C. 奥司他韦　　　　　　D. 喷昔洛韦

    E. 伐昔洛韦

25. 具有过氧键的倍半萜内酯结构，我国发现的第一个被国际公认的天然抗疟药物是

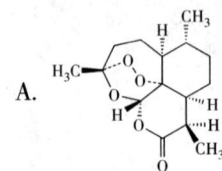

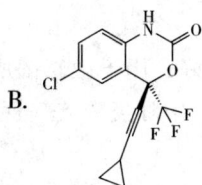

B.

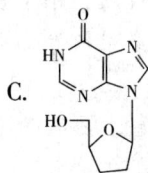

C.

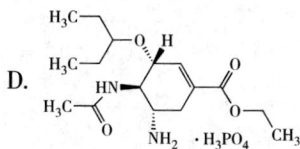

D.

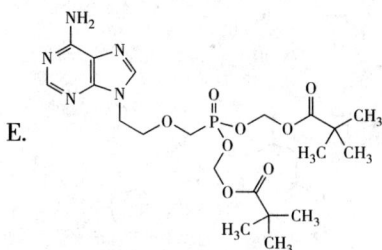

E.

26. 有关青霉素的叙述，错误的是

A. 分子基本结构中具有 3 个手性中心

B. 对酸、碱、酶不稳定

C. β–内酰胺环并氢化噻唑环是药效的必需基团

D. 临床使用粉针剂

E. 耐酶、广谱

二、配伍选择题

[1~3 题共用备选答案]

A.

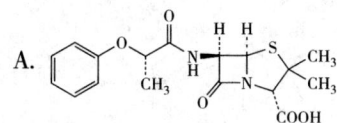

非奈西林

B.

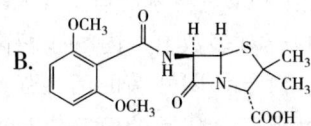

甲氧西林

C.

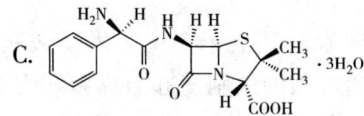

氨苄西林

D.

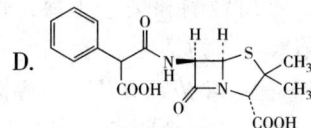

羧苄西林

E.

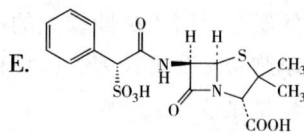

磺苄西林

对青霉素的母核 6–氨基青霉烷酸（6–APA）进行化学改造，在 6 位接上不同酰基侧链，分别合成了耐酸、可口服的青霉素、耐 β–内酰胺酶的青霉素及广谱青霉素。

1. 将青霉素 6 位侧链改为具有吸电子作用的苯氧乙酰胺基，减弱羰基氧原子上孤对电子进攻 β–内酰胺环的能力，得到的耐酸青霉素是

2. 在青霉素 6 位侧链上引入二甲氧基苯，可阻止药物与青霉素酶的相互作用，得到第一个用于临床的耐酶青霉素是

3. 将青霉素 6 位酰胺侧链引入苯甘氨酸，在生理条件下具有较大的极性，使其具有抗革兰阴性菌活性，得到的广谱青霉素是

[4~6 题共用备选答案]

A.

羧苄西林

B.

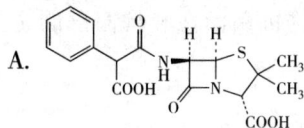

阿莫西林

C.

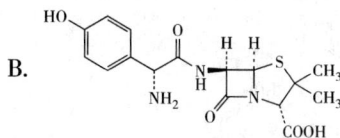

苯唑西林

D.

磺苄西林

E.

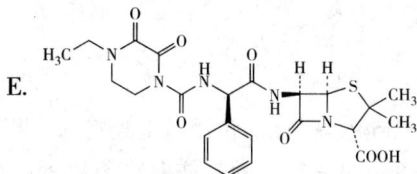

哌拉西林

4. 将氨苄西林分子氨基以磺酸基替代，主要用于铜绿假单胞菌、变形杆菌、大肠埃希菌等敏感菌引起的感染的青霉素类药物是

5. 在氨苄西林 6 位侧链的氨基上引入极性较大的哌嗪酮酸基团，对铜绿假单胞菌、变形杆菌、肺炎杆菌等作用强的青霉素类药物是

6. 将氨苄西林分子氨基以羧基替代，主要用于铜绿假单胞菌、大肠埃希菌等引起的感染的青霉素类药物是

[7~8 题共用备选答案]

 A. 2*S*,5*R*,6*R*   B. 2*S*,5*R*,6*S*

 C. 5*R*,6*R*   D. 6*R*,7*R*

 E. 2*S*,6*R*,7*R*

7. 青霉素类药物母核结构的手性碳原子构型是

8. 头孢菌素类药物母核结构的手性碳原子构型是

[9~10 题共用备选答案]

 A. 2 位取代基   B. 3 位取代基

 C. 5 位取代基   D. 6 位取代基

 E. 7 位取代基

9. 影响头孢菌素类药物抗菌活性和药代动力学性质的主要基团是

10. 影响头孢菌素类药物抗菌活性和抗菌谱的主要基团是

[11~15 题共用备选答案]

11. 侧链为四氮唑乙酰基，3 位甲基上连有 5 - 甲基 - 2 - 巯基 - 1,3,4 - 噻二唑，注射给药用于敏感菌所致的呼吸道、泌尿生殖系、胆道等感染的药物是

12. 侧链为苯甘氨酸，母核为 7 - ADCA，口服吸收良好，用于敏感菌所致的呼吸道、泌尿道、妇产科

等感染的药物是

13. C3 位为氯替代，口服吸收良好，用于敏感菌所致的急性咽炎、急性扁桃体炎、中耳炎、支气管炎、肺炎等的药物是

14. C3 位为氨基甲酸酯，改变药动学性质，用于敏感的革兰阴性菌所致的下呼吸道、泌尿系等感染的药物是

15. 在肝脏中可发生 C3 位去乙酰代谢，肠道中不吸收，具有耐酶，广谱特点的药物是

[16~18 题共用备选答案]

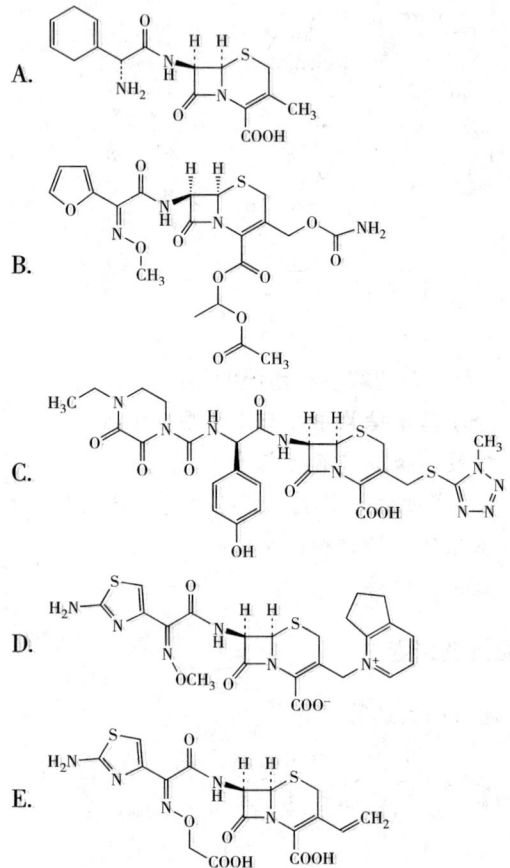

16. 在 7 - 位的氨基侧链上以 2 - 氨基噻唑 - α - 乙酸氧亚胺基乙酰基取代，对多数 β - 内酰胺酶高度稳定，抗菌谱更广，对革兰阴性菌的活性强，但对革兰阳性菌的活性比第一代差的第三代头孢菌素类药物是

17. 在第三代头孢菌素基础上于 3 位引入季铵基团，使药物迅速穿透细菌的细胞壁并与细菌细胞 1 个或多个青霉素结合蛋白（PBPs）结合，对 β - 内酰胺酶（尤其是超广谱质粒酶和染色体酶）作用稳定的第四代头孢菌素类药物是

18. 在 C3 位甲基上用甲基四氮唑巯基取代，可提高其抗菌性并显示良好的药代动力学性质；在 C7 位引入乙基哌嗪二酮侧链，扩展其抗菌谱的第三代头

孢菌素类药物是

[19~21题共用备选答案]

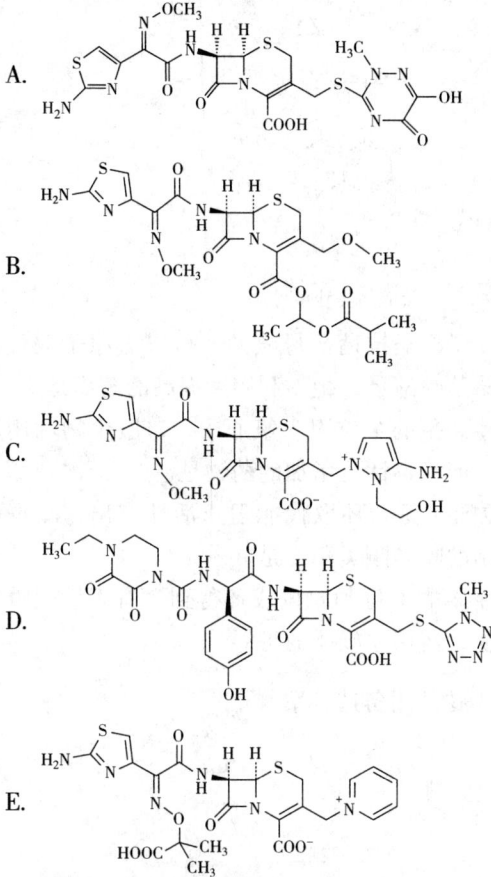

A.

B.

C.

D.

E.

D.

E.

22. 属于碳青霉烯类的β-内酰胺类抗生素是

23. 属于单环β-内酰胺类的抗生素是

24. 属于青霉素类的抗生素是

25. 属于头孢菌素类的抗生素是

26. 属于氧青霉烷类的β-内酰胺类抗生素是

[27~29题共用备选答案]

　A. 舒巴坦　　　　　B. 亚胺培南

　C. 氨曲南　　　　　D. 丙磺舒

　E. 甲氧苄啶

27. 抑制β-内酰胺酶，与青霉素类、头孢菌素类药物合用可以起到抗菌增效作用的药物是

28. 抑制二氢叶酸还原酶，与磺胺类药物合用可以起到抗菌增效作用的药物是

29. 降低青霉素的排泄速度，合用可延长青霉素药效的药物是

[30~31题共用备选答案]

　A. 他唑巴坦　　　　B. 美罗培南

　C. 氨曲南　　　　　D. 头孢曲松

　E. 克拉维酸

30. 属于氧青霉烷类的不可逆β-内酰胺酶抑制剂是

31. 属于青霉烷砜类的不可逆β-内酰胺酶抑制剂是

[32~33题共用备选答案]

　A. 克拉维酸　　　　B. 舒巴坦

　C. 亚胺培南　　　　D. 美罗培南

　E. 氨曲南

32. 属于碳青霉烯类药物，容易被肾肽酶代谢，需要与西司他丁钠合用的是

33. 属于碳青霉烯类药物，不被肾肽酶代谢，无需与西司他丁钠合用的是

[34~37题共用备选答案]

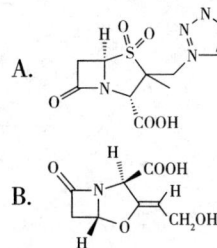

A.

B.

19. 在C3位上引入酸性较强的杂环6-羟基-1,2,4-三嗪-5-酮，以钠盐的形式注射给药，可以透过血-脑屏障，在脑脊液中达到治疗浓度的药物是

20. 属于前药，抗菌谱广、作用强，且组织分布广泛，可口服的药物是

21. 7位的氨基侧链上以α-(2-氨基噻唑)-α-甲氧亚胺基乙酰基取代，3位为2-羟乙基-3-氨基吡唑基鎓盐，对甲氧西林耐药性金黄色葡萄球菌及假单胞菌有良好的抗菌活性的药物是

[22~26题共用备选答案]

A.

B.

C.

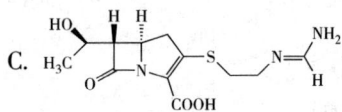

C.

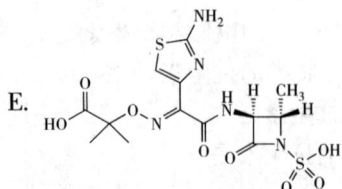

D.

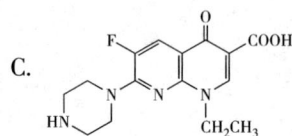

E.

34. 属于全合成单环 β－内酰胺类抗生素，结构中的强吸电子磺酸基团更有利于 β－内酰胺环打开，产生药效，同时 2 位 α－甲基可以增加药物对 β－内酰胺酶的稳定性，该药是

35. 结构中的 β－内酰胺环与二氢吡咯环并合，因亚甲基取代了 S 原子，加之环内双键的存在使得该药物的二氢吡咯环成为一个平面结构，对大多数 β－内酰胺酶高度稳定，该药是

36. 将氨苄西林与舒巴坦以 1∶1 的形式以次甲基相连形成双酯结构，口服吸收迅速，在体内非特定酶的作用下水解，释放出氨苄西林和舒巴坦，属于前药的是

37. 具有 1,2,3－三氮唑取代基的青霉烷砜类药物，容易接受 β－内酰胺酶中的亲核基团，进行不可逆的烷化，使 β－内酰胺酶彻底失活，属于"自杀性"的不可逆 β－内酰胺酶抑制剂的是

[38～41 题共用备选答案]

A.

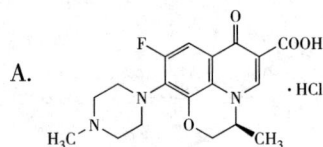

盐酸左氧氟沙星

B.

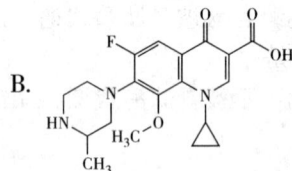

加替沙星

C.

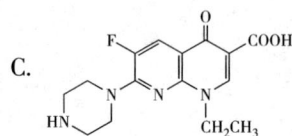

依诺沙星

D.

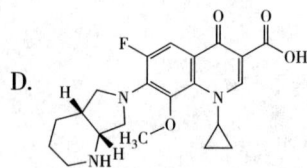

莫西沙星

E.

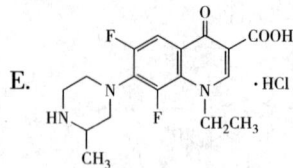

盐酸洛美沙星

38. 在喹诺酮类抗菌药母核的 8 位以氮原子取代形成母核萘啶酸环，生物利用度提高的药物是

39. 在喹诺酮的 8 位引入氟原子，口服生物利用度提高，但光毒性也增加的药物是

40. 7 位的二氮杂环取代能阻止活性流出，减少耐药机制的喹诺酮类药物是

41. 将喹诺酮 1 位和 8 位成环得到含有手性吗啉环的药物，药用左旋体的是

[42～43 题共用备选答案]

A.

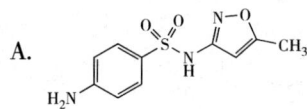

磺胺甲噁唑

B.

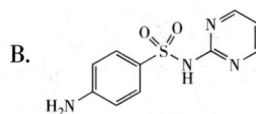

磺胺嘧啶

C.

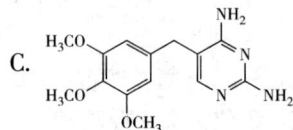

甲氧苄啶

D.

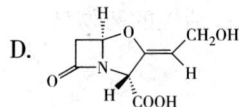

克拉维酸

E.

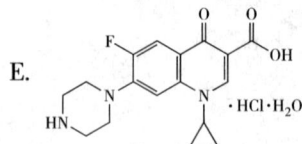

盐酸环丙沙星

42. 又名新诺明，常与抗菌增效剂按 5∶1 比例配伍组成复方新诺明，抗菌作用可增强数倍至数十倍的是

43. 具有对氨基苯磺酰胺结构，进入脑脊液的浓度可超过血药浓度一半，可用于治疗脑部感染的是

[44~47题共用备选答案]

    A. 青霉素

    B. 氧氟沙星

    C. 两性霉素 B

    D. 磺胺甲噁唑

    E. 甲氧苄啶

44. 抑制二氢叶酸合成酶，能够阻止细菌叶酸合成，从而抑制细菌生长繁殖的药物是

45. 抑制细菌细胞壁合成的药物是

46. 抑制 ⅡA 型拓扑异构酶的药物是

47. 抑制细菌二氢叶酸还原酶，一般与磺胺类药物合用的是

[48~51题共用备选答案]

A.

B.

C.

D.

E.

48. 青霉素类药物的基本结构是

49. 磺胺类药物的基本结构是

50. 喹诺酮类药物的基本结构是

51. 唑类抗真菌药的基本结构是

[52~53题共用备选答案]

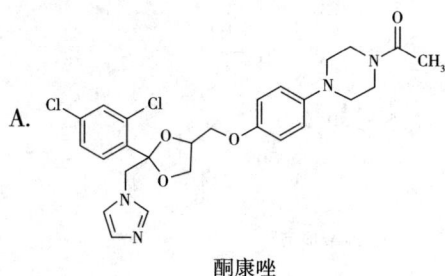

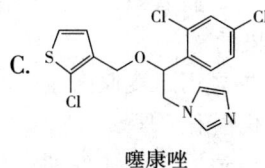

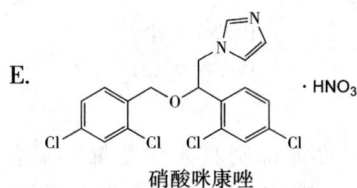

A.

酮康唑

B.

伏立康唑

C.

噻康唑

D.

氟康唑

E.

硝酸咪康唑

52. 分子中含有乙酰哌嗪和缩酮结构，使该药吸收后在体内广泛分布，并增加代谢稳定性，以改善口服生物利用度和维持血浆药物浓度的是

53. 结构中含有两个弱碱性的三氮唑环和一个亲脂性的 2,4 - 二氟苯基，使其具有一定的脂溶性。这种结构使其口服吸收可达 90%，且不受食物、抗酸药、组胺 H_2 受体拮抗剂抗溃疡药的影响，是治疗深部真菌感染的首选药物是

[54~57题共用备选答案]

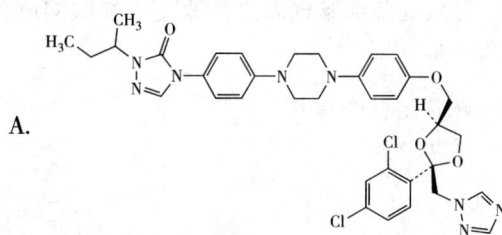

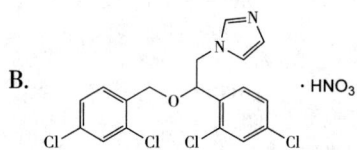

A.

B.

C.

D.

E.

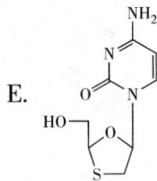

C.

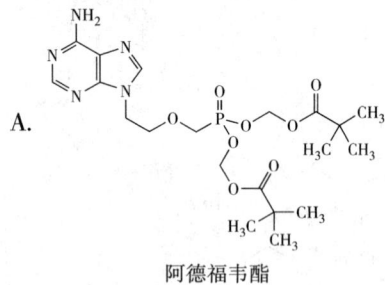

齐多夫定

D.

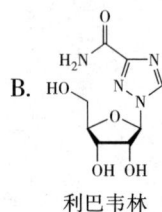

金刚烷胺

E.

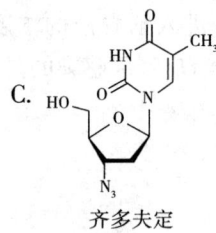

奈韦拉平

54. 属于三氮唑类抗真菌药，口服有效，可用于深部真菌感染和浅表真菌感染的是

55. 属于咪唑类抗真菌药，主要用于皮肤癣菌、酵母菌、念珠菌等引起的皮肤感染的是

56. 属于烯丙胺类抗真菌药，适用于治疗各种浅部真菌感染的是

57. 属于苯甲胺类抗真菌药，主要用于浅表真菌感染的治疗的是

[58~61 题共用备选答案]

A. 两性霉素 B
B. 酮康唑
C. 萘替芬
D. 阿尼芬净
E. 利巴韦林

58. 作用机制为特异性地抑制真菌角鲨烯环氧化酶，从而阻止麦角甾醇合成，导致胞膜脆性增加而破裂，细胞死亡的药物是

59. 作用机制为抑制 14α - 去甲基化来抑制麦角甾醇的生物合成，导致膜的渗透性改变，细胞死亡的药物是

60. 作用机制与真菌细胞膜上的甾醇结合，损伤膜的通透性，导致真菌细胞内容物外漏，细胞死亡的药物是

61. 作用机制为抑制真菌葡聚糖合成酶，非竞争性地抑制真菌细胞壁的 β - (1,3) - D - 葡聚糖的合成，导致真菌细胞壁渗透性改变，细胞溶解死亡的药物是

62. 属于核苷类逆转录酶抑制药的是

63. 属于非核苷类逆转录酶抑制药

64. 属于开环核苷类抗病毒药的是

[65~69 题共用备选答案]

A.

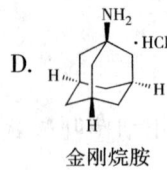

金刚烷胺

B.

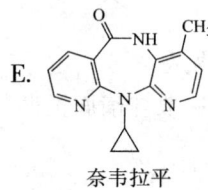

阿德福韦酯

C.

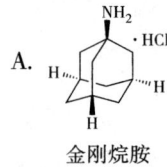

奥司他韦

D.

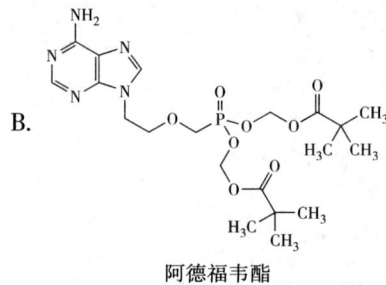

沙奎那韦

[62~64 题共用备选答案]

A.

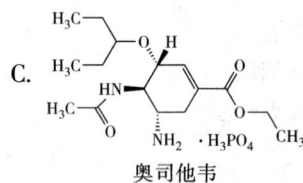

阿德福韦酯

B.

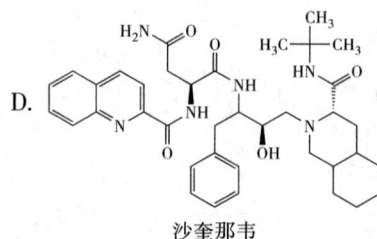

利巴韦林

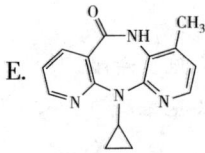

E.

奈韦拉平

65. 结构为一种对称的饱和三环癸烷，形成稳定的刚性笼状结构，属于 M2 蛋白抑制药的是

66. 属于酯类前药，是根据神经氨酸酶天然底物的分子结构，以及神经氨酸酶催化中心的空间结构进行合理药物设计获得的抗流感病毒药物是

67. 属于酯类前药，用于治疗乙型病毒肝炎活动复制期的药物是

68. 专一性 HIV - 1 非核苷类逆转录酶抑制药，很快诱导产生抗药性，在用药 1 ~ 2 周即失去抗病毒作用的药物是

69. 属于拟多肽衍生物，第一个上市用于治疗 HIV 感染的高效、高选择性的 HIV 蛋白酶抑制药的是

[70 ~ 73 题共用备选答案]

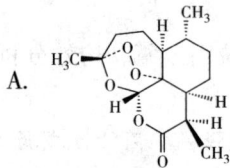

A. 青蒿素

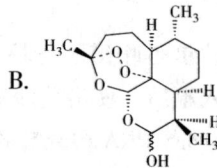

B. 双氢青蒿素

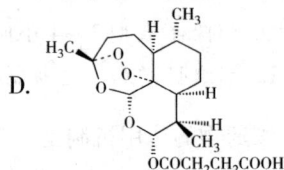

C. 蒿甲醚

D. 青蒿琥酯

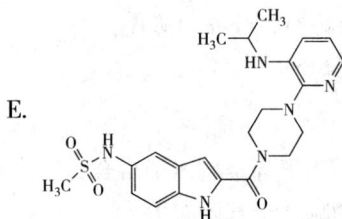

E. 地拉韦定

70. 我国科学家首次从菊科植物黄花蒿中提取分离得到的天然抗疟药物是

71. 含单酯结构，游离羧基可与钠成盐，钠盐水溶液不稳定，可制成粉针剂现用现配的抗疟药是

72. C10 羰基还原得到，抗疟作用增强的药物是

73. 甲醚化后得到的药物，抗疟作用增强的药物是

[74 ~ 77 题共用备选答案]

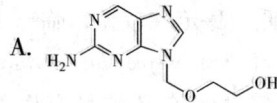

A. 6 - 脱氧阿昔洛韦

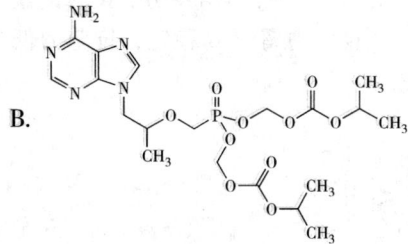

B. 替诺福韦酯

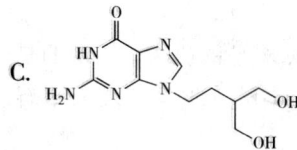

C. 喷昔洛韦

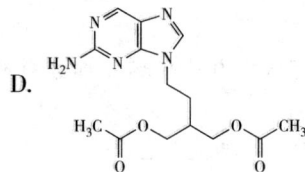

D. 泛昔洛韦

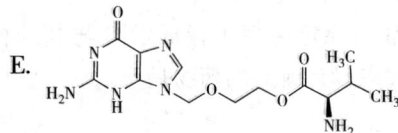

E. 伐昔洛韦

阿昔洛韦的化学结构式为 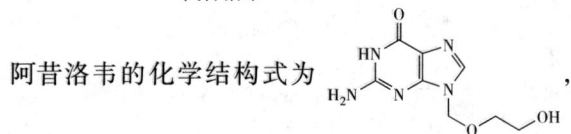，

更昔洛韦的化学结构式为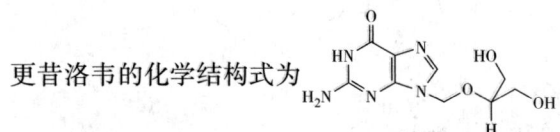

74. 为更昔洛韦侧链上的氧原子被生物电子等排体碳原子取代所得的药物，属于非前药的是

75. 为阿昔洛韦的前药，进入人体后迅速分解为 L - 缬氨酸和阿昔洛韦的是

76. 为阿昔洛韦的前药，可在黄嘌呤氧化酶的作用下被快速代谢为阿昔洛韦，优势在于水溶性得到了提高的药物是

77. 为磷酸酯类前药，提高了口服生物利用度的药物是

三、综合分析选择题

[1 ~ 4 题共用题干]

头孢菌素 C 是从冠头孢菌培养液中分离的抗菌活

性成分，对金黄色葡萄球菌、伤寒杆菌、大肠埃希菌有活性，但由于抗菌活力低，稳定性较差，临床未广泛应用。头霉素是从链霉菌 *Streptomyces lactamdurans*、*S. griseus*、*S. clavuligerus* 等产生的在 7 位具有甲氧基的一组头孢菌素，有 A、B、C 等组分，C 的钠盐为白色结晶性粉末，对酸比青霉素 G 稳定，抗菌力低，仅略高于头孢菌素 C。

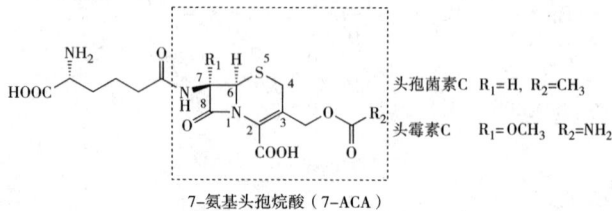

7-氨基头孢烷酸（7-ACA）

1. 有关头孢菌素 C、头霉素 C 的说法，错误的是
   A. 头孢菌素 C 的 3 位乙酰氧甲基可发生水解反应失效
   B. 头霉素 C 的 7 位甲氧基可降低对 β-内酰胺酶的稳定性
   C. 两个化合物均含有 β-内酰胺环并部分氢化噻嗪环
   D. 两个化合物均含有 3 个手性中心
   E. 2 位羧酸基团可形成钠盐

2. 头霉素 C 对酸的稳定性好于青霉素 G 与其结构相关，利用此优点设计改造的药物是

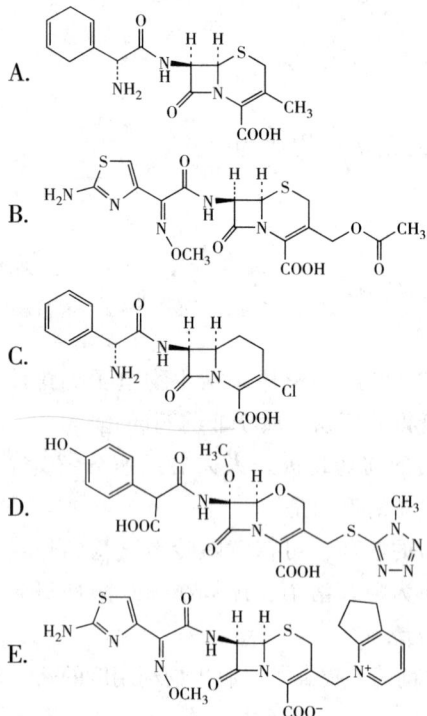

3. 在头孢菌素 C 基础上，设计了大量头孢菌素类半合成抗生素，但多数药物口服无效，只能注射给药，并使用粉针剂。少数该类药物可以口服，可以口服

的头孢菌素类药物是
   A. 头孢唑林　　　　　　B. 头孢呋辛酯
   C. 头孢噻肟　　　　　　D. 头孢哌酮
   E. 头孢他啶

4. 使用头孢类抗生素治疗敏感菌所致的感染属于
   A. 对症治疗　　　　　　B. 对因治疗
   C. 补充疗法　　　　　　D. 替代疗法
   E. 标本兼治

[5~8 题共用题干]

盐酸洛美沙星结构如下：

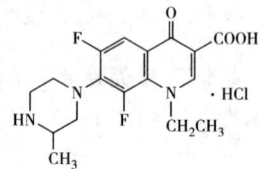

5. 根据喹诺酮类抗菌药构效关系，洛美沙星关键药效基团是
   A. 1-乙基,3-羧基　　　B. 3-羧基,4-羰基
   C. 3-羧基,6-氟　　　　D. 6-氟,7-甲基哌嗪
   E. 6,8-二氟代

6. 洛美沙星是喹诺酮母核 8 位引入氟，构效分析，8 位引入氟后，使洛美沙星
   A. 与靶点 DNA 回旋酶作用强，抗菌活性减弱
   B. 药物光毒性减少
   C. 口服利用度增加
   D. 消除半衰期 3~4 小时，需一日多次给药
   E. 水溶性增加，更易制成注射液

7. 该药物的作用机制是
   A. 抑制二氢叶酸合成酶
   B. 抑制二氢叶酸还原酶
   C. 抑制 DNA 螺旋酶和拓扑异构酶Ⅳ
   D. 抑制细菌细胞壁合成
   E. 抑制环氧化酶

8. 该药可与人体内钙离子等金属离子络合，这一副反应主要与结构中的哪一个基团有关
   A. 1 位甲基　　　　　　B. 3 位羧基和 4 位羰基
   C. 5 位氨基　　　　　　D. 6 位氟原子
   E. 7 位哌嗪环

四、多项选择题

1. 属于 β-内酰胺类抗菌药物的是
   A. 氨苄西林　　　　　　B. 头孢呋辛

C. 美罗培南　　　　　D. 氨曲南

E. 克拉维酸钾

2. 具有 β – 内酰胺环并氢化噻唑环的药物有

A. 阿莫西林　　　　　B. 头孢克洛

C. 头孢哌酮　　　　　D. 哌拉西林

E. 亚胺培南

3. 为不可逆 β – 内酰胺酶抑制剂，属于"自杀性"的酶抑制剂是

A. 氨曲南　　　　　　B. 克拉维酸

C. 美罗培南　　　　　D. 他唑巴坦

E. 舒巴坦

4. 属于头孢菌素类的抗生素是

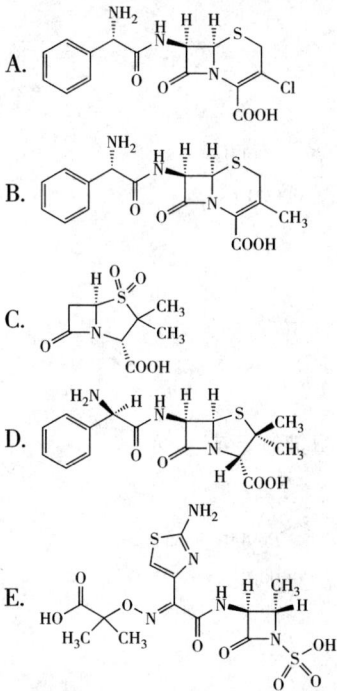

5. 青霉素水溶液不稳定，在酸、碱、醇、胺、β – 内酰胺酶影响下均可开环失效，临床应用粉针剂。在酸性或碱性条件下，青霉素水溶液的裂解产物包括

A. 青霉酸　　　　　　B. 青霉醛

C. 青霉酰胺　　　　　D. 青霉酸酯

E. 青霉胺

6. 有关喹诺酮类药物的构效关系，正确的说法有

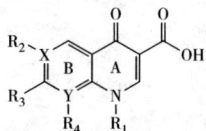

A. A 环为基本结构，3 位羧基和 4 位羰基是药效必须基团

B. R₂ 为氟原子时可增加药物与 DNA 螺旋酶作用

C. R₃ 通常是哌嗪或甲基哌嗪基，使药物的碱性和水溶性增加，从而使抗菌活性增加

D. R₄ 为氟原子时，亲脂性增强，提高口服生物利用度，但光毒性也增强

E. 3 位羧基和 4 位羰基是导致体内的金属离子流失主要原因

7. 属于喹诺酮类抗菌药的有

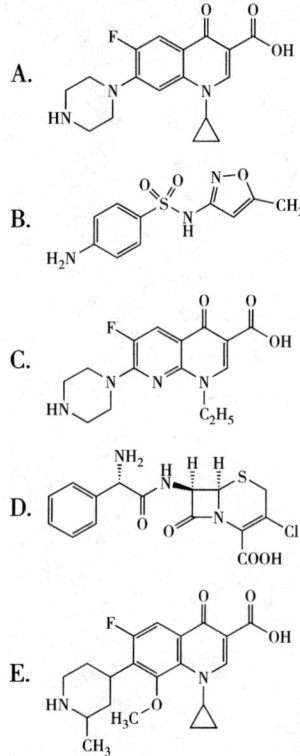

8. 具有手性中心的喹诺酮类抗菌药有

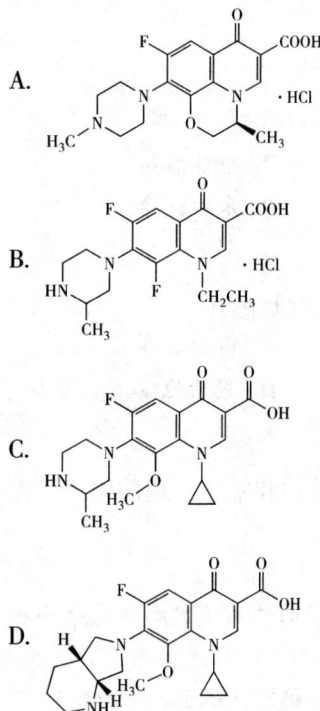

E.

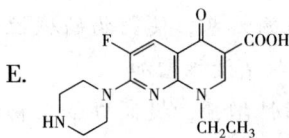

9. 属于三氮唑类的抗真菌药有

A.

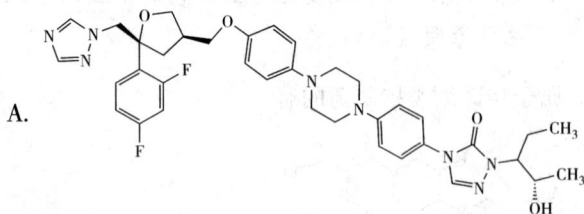

B.

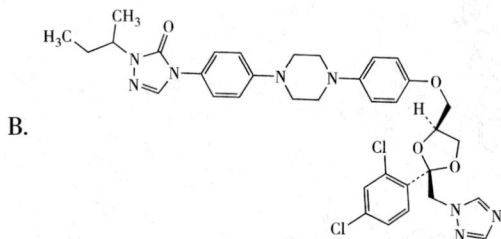

C.

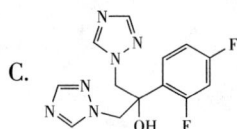

D.

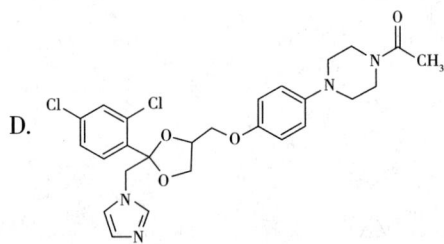

E.

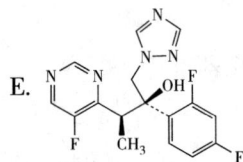

10. 属于烯丙胺类抗真菌药的有

    A. 萘替芬   B. 布替萘芬

    C. 特比萘芬   D. 米卡芬净

    E. 氟胞嘧啶

11. 属于核苷类逆转录酶抑制药有

    A. 齐多夫定   B. 去羟肌苷

    C. 拉米夫定   D. 恩曲他滨

    E. 阿昔洛韦

12. 下列关于舒他西林结构和临床应用的说法, 正确的是

    A. 为前体药物

    B. 在体内非特定酯酶的作用下水解成氨苄西林和舒巴坦

    C. 对 β – 内酰胺酶的稳定性强于氨苄西林

    D. 抗菌效果优于氨苄西林, 原因是它在体内生成的两种物质都有较强的抗菌活性

    E. 可以口服, 且口服后吸收迅速

13. 属于开环核苷类抗病毒药物的有

A.

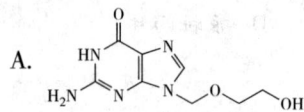

B.

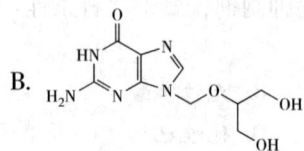

C.

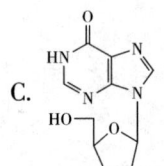

D.

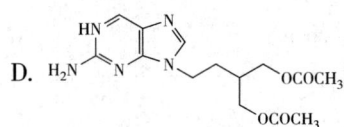

E.

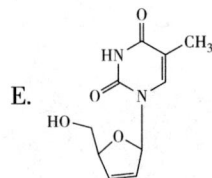

14. 属于核苷类逆转录酶抑制药有

A.

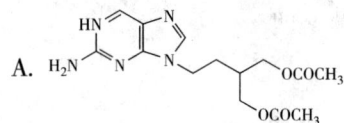

B.

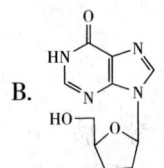

C.

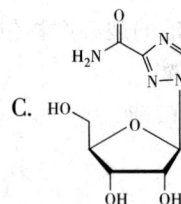

D.

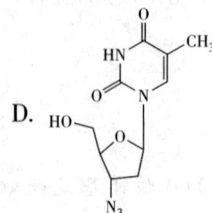

E.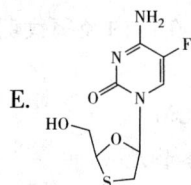

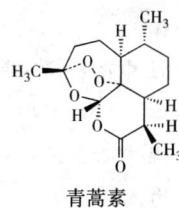
青蒿素

15. 属于 HIV 蛋白酶抑制药的有
    A. 沙奎那韦
    B. 利托那韦
    C. 依法韦仑
    D. 地拉韦定
    E. 奈韦拉平

16. 有关青蒿素的描述，正确的有

    A. 具有过氧键
    B. 具有倍半萜结构
    C. 具有内酯结构
    D. 羰基还原后活性降低
    E. 将羰基还原并甲基化，得到蒿甲醚，活性降低

第八节　抗肿瘤药

一、最佳选择题

1. 有关环磷酰胺的叙述，错误的是

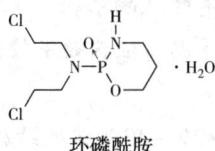
环磷酰胺

   A. 属于前药
   B. 结构中的杂环影响药物的吸收、分布等药代动力学性质
   C. 属于氮芥类烷化剂
   D. 结构中的 β - 氯乙胺基是产生药效的关键部分
   E. 磷酰基的引入使毒性升高

2. 属于前药的抗肿瘤药物是
    A. 奥沙利铂
    B. 异环磷酰胺
    C. 羟喜树碱
    D. 氟尿嘧啶
    E. 阿糖胞苷

3. 与体内生物大分子通过共价键结合产生生物活性的药物是
    A. 卡莫司汀
    B. 磺胺嘧啶
    C. 氯喹
    D. 比索洛尔
    E. 塞来昔布

4. 代谢物丙烯醛具有膀胱毒性，须和泌尿系统保护剂美司钠（巯乙磺酸钠）一起使用，以降低毒性的抗肿瘤药物是
    A. 顺铂
    B. 阿霉素
    C. 多西他赛
    D. 环磷酰胺
    E. 甲氨蝶呤

5. 在酸性和碱性溶液中相当不稳定，分解时可放出氮气和二氧化碳的烷化剂抗肿瘤药是
    A. 环磷酰胺
    B. 洛莫司汀
    C. 卡铂
    D. 盐酸阿糖胞苷
    E. 硫鸟嘌呤

6. 有关顺铂的叙述，错误的是
    A. 抑制 DNA 复制
    B. 易溶于水，注射给药
    C. 属于金属配合物
    D. 顺式异构体
    E. 有严重肾毒性

7. 通过抑制肿瘤细胞生存和复制所必需的代谢途径，干扰肿瘤细胞 DNA 合成，导致肿瘤细胞死亡，被称为抗代谢抗肿瘤药物的是
    A. 卡巴他赛
    B. 替尼泊苷
    C. 洛莫司汀
    D. 伊立替康
    E. 培美曲塞

8. 具有尿嘧啶结构，实体肿瘤治疗的首选药物是
    A. 巯嘌呤
    B. 甲氨蝶呤
    C. 环磷酰胺
    D. 多西他赛
    E. 氟尿嘧啶

9. 主要作用于聚合态的微管，可促进微管形成并抑制微管解聚，导致细胞在有丝分裂时不能形成纺锤体和纺锤丝，使细胞停止于 G_2/M 期，抑制细胞分裂和增殖的抗肿瘤药是
    A. 环磷酰胺
    B. 多柔比星
    C. 盐酸伊立替康
    D. 紫杉醇
    E. 顺铂

10. 关于昂丹司琼的手性结构，描述正确的是
    A. 具有 1 个手性中心，R - 异构体活性强，临床

使用外消旋体

B. 具有 1 个手性中心，S-异构体活性强，临床使用外消旋体

C. 具有 1 个手性中心，R-异构体活性强，临床使用 R-异构体

D. 具有 1 个手性中心，S-异构体活性强，临床使用 S-异构体

E. 具有 2 个手性中心，(R,S)-异构体活性强，临床使用混旋体

11. 抑制 $5-HT_3$ 受体，具有镇吐作用，用于癌症病人化疗。放疗呕吐预防的药物是
    A. 环磷酰胺　　　　B. 亚叶酸钙
    C. 昂丹司琼　　　　D. 氮芥
    E. 硝苯地平

12. 在体内被还原成半醌自由基，诱发了脂质过氧化反应，可引起心肌损伤的抗肿瘤药是
    A. 氟尿嘧啶　　　　B. 紫杉醇
    C. 多柔比星　　　　D. 拓扑替康
    E. 环磷酰胺

13. 抑制酪氨酸激酶，属于靶向抗肿瘤药的是
    A. 吉非替尼　　　　B. 顺铂
    C. 昂丹司琼　　　　D. 紫杉醇
    E. 阿糖胞苷

14. 将紫杉醇 10 位碳脱乙酰基，13 位的侧链上用特丁氧羰基取代苯甲酰基对 3′-氨基进行修饰得到的水溶性比紫杉醇好，毒性较小，但抗肿瘤谱更广的药物是
    A. 伊立替康　　　　B. 依托泊苷
    C. 多西他赛　　　　D. 培美曲塞
    E. 吉西他滨

15. 在 7-乙基-10-羟基喜树碱结构中引入哌啶基哌啶羰酰基侧链，可与盐酸成盐，水溶性提高，在体内经代谢后起作用，属前体药物的是
    A. 伊立替康　　　　B. 盐酸阿糖胞苷
    C. 多柔比星　　　　D. 甲氨蝶呤
    E. 吉非替尼

16. 在鬼臼毒素的结构基础上通过 4′-脱甲氧基 4-差向异构化得到 4′-脱甲氧基表鬼臼毒素，再经数步反应制得的活性强、毒性低的药物是
    A. 尼洛替尼　　　　B. 依托泊苷
    C. 拓扑替康　　　　D. 培美曲塞
    E. 氟尿嘧啶

17. 属于氮芥类烷化剂抗肿瘤药，在体内经酶代谢活化后发挥作用的药物是
    A. 替加氟　　　　　B. 依托泊苷
    C. 卡莫司汀　　　　D. 尼洛替尼
    E. 异环磷酰胺

18. 属于亚硝基脲类烷化剂抗肿瘤药，代谢物在血浆中停留数日，仍有抗癌作用的药物是
    A. 奥希替尼　　　　B. 卡铂
    C. 卡莫司汀　　　　D. 尼洛替尼
    E. 环磷酰胺

19. 盐酸昂丹司琼的化学结构式如下 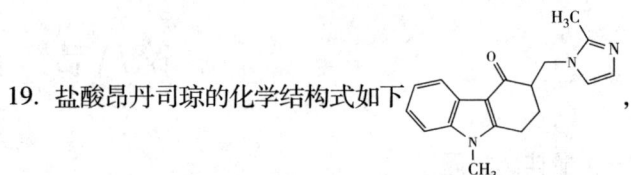，关于其结构特点的说法，错误的是
    A. 分子中含有咔唑酮结构
    B. 止吐和改善恶心症状效果较好，但有锥体外系副作用
    C. 分子中含有 2-甲基咪唑结构
    D. 属于高选择性的 $5-HT_3$ 受体拮抗药
    E. 可用于预防和治疗手术后的恶心和呕吐

20. 甲磺酸伊马替尼可抑制慢性粒细胞白血病和急性淋巴细胞白血病病人的新鲜细胞的增殖和诱导其凋亡，其作用靶点是
    A. 羟甲戊二酰 CoA 还原酶抑制剂
    B. 蛋白酪氨酸激酶
    C. 拓扑异构酶
    D. 胸腺嘧啶核苷酸合成酶
    E. 腺酰琥珀酸合成酶

21. 有关下列结构的药物，说法不正确的是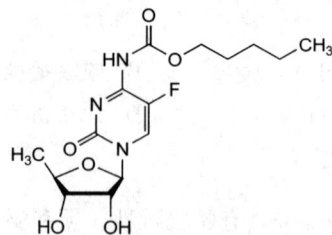
    A. 是 5-氟尿嘧啶的前体药物
    B. 在体内需先经酯酶转化为 5′-脱氧-5-氟胞苷，再经胞嘧啶脱氨酶转化为 5′-脱氧-5-氟尿苷
    C. 是疗效/毒性比高于 5-氟尿嘧啶的抗肿瘤药物

D. 为氟尿嘧啶 $N-1$ 的氢被四氢呋喃替代的衍生物，在体内转化为氟尿嘧啶而发挥作用

F. 结肠癌辅助化疗

二、配伍选择题

[1~2题共用备选答案]

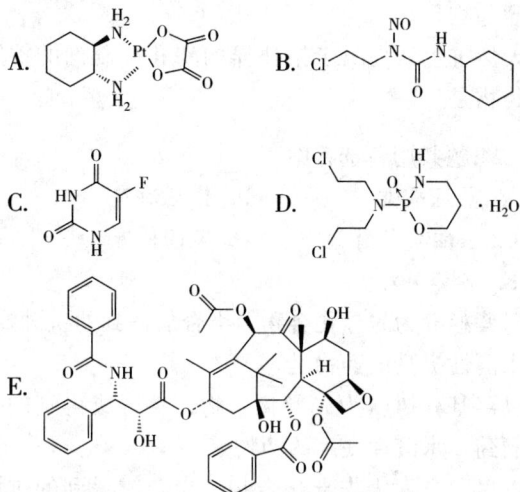

A. 　B.

C. 　D.

E.

1. 属于氮芥类烷化剂，在体外对肿瘤细胞无效，只有进入体内后，经过活化才能发挥作用的药物是

2. 属于亚硝基脲类烷化剂，脂溶性高，可透过血－脑屏障，适用于脑瘤、转移性脑瘤的药物是

[3~6题共用备选答案]

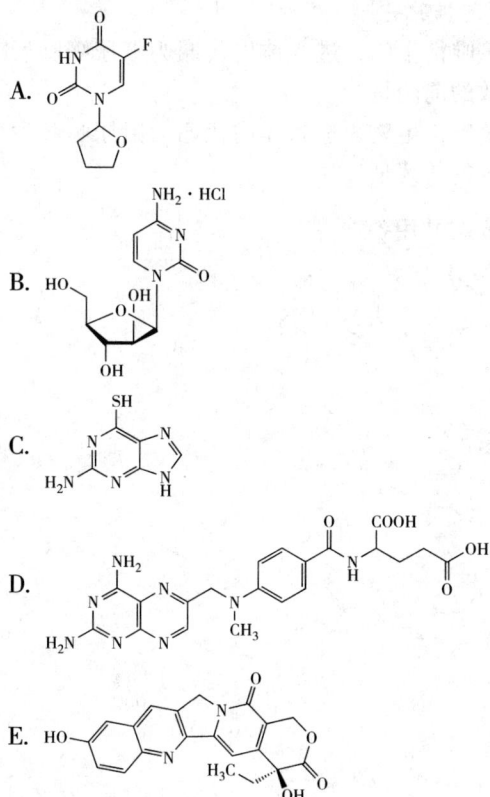

A.

B.

C.

D.

E.

3. 属于嘌呤类的抗代谢抗肿瘤药是

4. 属于胞嘧啶类的抗代谢抗肿瘤药是

5. 属于尿嘧啶类的抗代谢抗肿瘤药是

6. 属于叶酸类的抗代谢抗肿瘤药是

[7~9题共用备选答案]

A. 氟尿嘧啶　　　B. 阿糖胞苷
C. 巯嘌呤　　　　D. 甲氨蝶呤
E. 硫鸟嘌呤

7. 属于胞嘧啶衍生物的抗代谢抗肿瘤药是

8. 属于尿嘧啶衍生物的抗代谢抗肿瘤药是

9. 抑制二氢叶酸还原酶，属于叶酸类的抗代谢抗肿瘤药是

[10~13题共用备选答案]

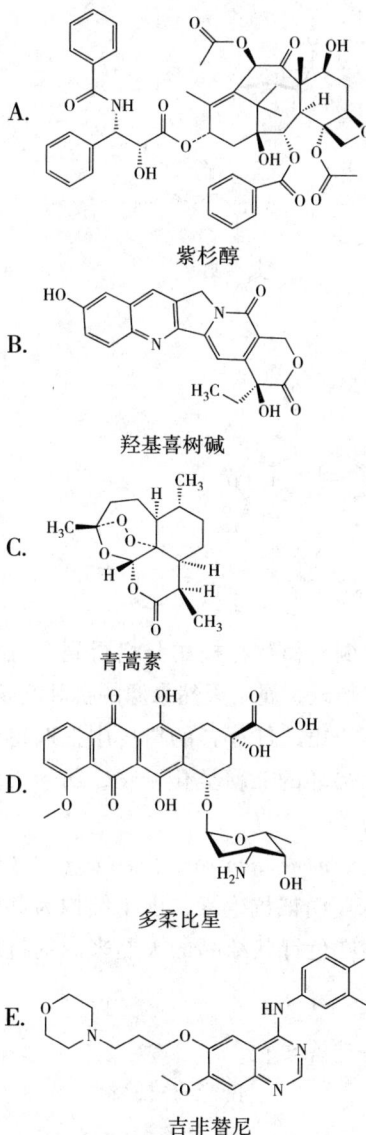

A.

紫杉醇

B.

羟基喜树碱

C.

青蒿素

D.

多柔比星

E.

吉非替尼

10. 具有过氧键的倍半萜内酯结构的药物是

11. 属于二萜类化合物的药物是

12. 属于天然生物碱的药物是

13. 属于抗生素的药物是

[14～16 题共用备选答案]

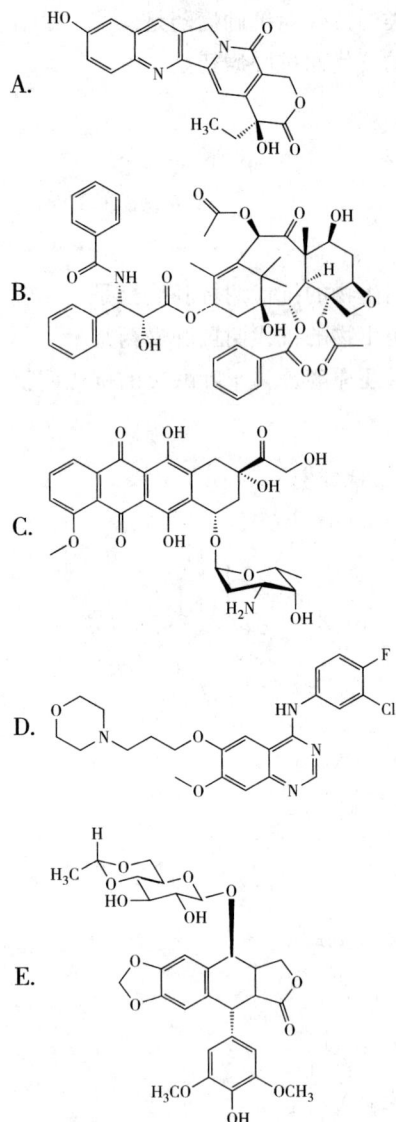

A.

B.

C.

D.

E.

14. 从中国特有珙桐科植物喜树中分离得到含五个稠和环的内酯生物碱，属于天然来源的抗肿瘤药是

15. 从美国西海岸的短叶红豆杉的树皮中提取得到的一个具有紫杉烯环的二萜类化合物，属于天然来源的抗肿瘤药是

16. 是由 *Streptomyces peucetium var. Caesius*（白花链霉菌）产生的蒽环糖苷抗生素，由于结构为共轭蒽醌结构，为橘红色针状结晶的天然来源的抗肿瘤药是

[17～18 题共用备选答案]

A. 多柔比星　　　　　B. 依托泊苷

C. 伊立替康　　　　　D. 紫杉醇

E. 羟基喜树碱

17. 天然来源的生物碱，属于拓扑异构酶 I 抑制剂的抗肿瘤药物是

18. 半合成生物碱，为前药，水溶性增大，属于拓扑

异构酶 I 抑制剂的抗肿瘤药物是

[19～20 题共用备选答案]

A. 多柔比星　　　　　B. 依托泊苷

C. 伊立替康　　　　　D. 多西他赛

E. 喜树碱

19. 半合成衍生物，属于拓扑异构酶 II 抑制剂的抗肿瘤药物是

20. 天然抗生素，属于拓扑异构酶 II 抑制剂的抗肿瘤药物是

[21～24 题共用备选答案]

A. 氟尿嘧啶　　　　　B. 替尼泊苷

C. 盐酸拓扑替康　　　D. 多西他赛

E. 洛莫司汀

21. 以紫杉醇为先导化合物，半合成得到的抗肿瘤药，水溶性提高的药物是

22. 以羟基喜树碱为先导化合物，半合成得到的抗肿瘤药，水溶性提高的药物是

23. 以鬼臼毒素为先导化合物，半合成得到的抗肿瘤药，毒性明显降低的药物是

24. 采用代谢拮抗原理设计的抗肿瘤药是

[25～26 题共用备选答案]

A. 替加氟　　　　　　B. 硫鸟嘌呤

C. 卡培他滨　　　　　D. 吉西他滨

E. 阿糖胞苷

25. 尿嘧啶衍生物，进入体内代谢为氟尿嘧啶后产生药效的前药是

26. 胞嘧啶衍生物，进入体内代谢为氟尿嘧啶后产生药效的前药是

[27～28 题共用备选答案]

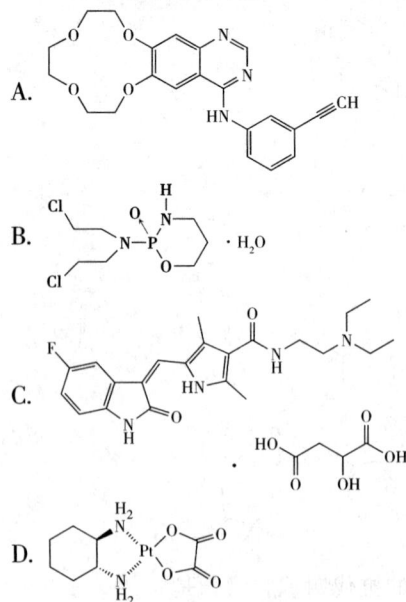

A.

B.

C.

D.

E.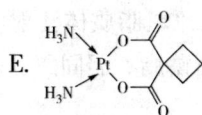

27. 分子中含有手性环己二胺配体，可嵌入 DNA 大沟影响药物的耐药机制，与顺铂无交叉耐药性的药物是

28. 分子中含有环状磷酰胺内酯基团，可借助肿瘤细胞中磷酰胺酶的活性高于正常细胞，使其在肿瘤组织中能被磷酰胺酶催化裂解成活性的去甲氮芥而发挥作用，为细胞毒类烷化剂的是

[29~32 题共用备选答案]

A.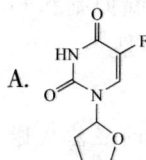
替加氟

B.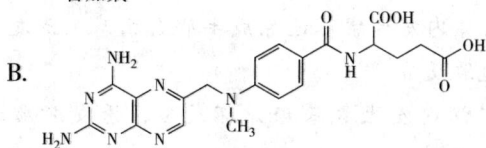
甲氨蝶呤

C.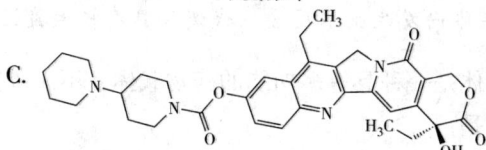
伊立替康

D.
顺铂

E.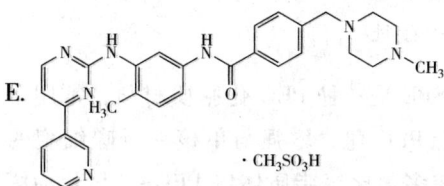
甲磺酸伊马替尼

29. 借助结构中的 N 的 1 位和 2 位氨基与二氢叶酸还原酶中的天门冬氨酸的羧基形成较强的结合形式，强效抑制二氢叶酸还原酶，从而影响辅酶 F 的生成，该药是

30. 在 7 - 乙基 - 10 - 羟基喜树碱的结构中引入哌啶基哌啶羰基侧链，可与盐酸成盐，得到水溶性药物，进入体内后水解产生药效，属于前药的是

31. 反式异构体无效，药用顺式异构体，进入肿瘤细胞后水解成水合物，与 DNA 的两个鸟嘌呤碱基的 N7 络合成一个封闭的五元螯合物，从而破坏了核苷酸链上嘌呤基与嘧啶之间的键合，扰乱了 DNA 的双螺旋结构，使其局部变性失活的抗肿瘤药是

32. 第一个上市的蛋白酪氨酸激酶抑制剂，在体内外均可在细胞水平上抑制"费城染色体"的 Bcr - Abl 酪氨酸激酶的药物是

[33~35 题共用备选答案]
A. 厄洛替尼　　　　B. 紫杉醇
C. 多西他赛　　　　D. 卡培他滨
E. 顺铂

33. 扰乱了 DNA 的正常双螺旋结构，使肿瘤细胞 DNA 复制停止，阻碍细胞分裂的抗肿瘤药是

34. 干扰 DNA 合成的药物是

35. 选择性表皮生长因子受体（EGFR）酪氨酸激酶抑制剂，属于靶向抗肿瘤药的是

[36~40 题共用备选答案]

A. 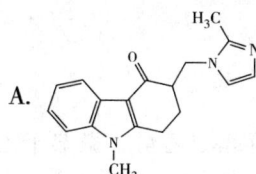　　B.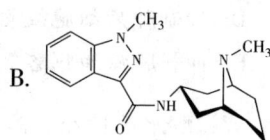
C. 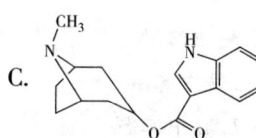　　D.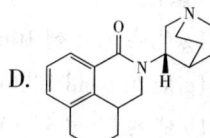
E.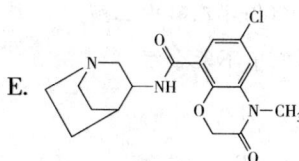

36. 5 - HT₃ 受体抑制剂，具有咔唑酮环，可以止吐，用于对抗癌症病人化疗、放疗的恶心、呕吐的药物是

37. 5 - HT₃ 受体抑制剂，具有吲唑环和含氮双环，可以止吐，用于对抗癌症病人化疗、放疗的恶心、呕吐的药物是

38. 5 - HT₃ 受体抑制剂，具有吲哚环和托品醇结构，可以止吐，用于对抗癌症病人化疗、放疗的恶心、呕吐的药物是

39. 5 - HT₃ 受体抑制剂，具有苯并异喹啉和手性氮杂双环结构，用于对抗癌症病人化疗、放疗的恶心、呕吐的药物是

40. 5 - HT₃ 受体抑制剂，具有 1,4 - 苯并噁嗪和氮杂双环结构，可以止吐，用于对抗癌症病人化疗、放疗的恶心、呕吐的药物是

[41~42 题共用备选答案]
A. 亚叶酸钙　　　　B. 美司钠
C. 氟尿嘧啶　　　　D. 甲氧苄啶

E. 磺胺嘧啶

41. 甲氨蝶呤中毒后，可以解救的药物是

42. 为降低异环磷酰胺的毒性，应联合使用的尿路保护剂是

三、综合分析选择题

[1~4题共用题干]

患者女，57岁，患乳腺癌住院治疗。医生为其进行了联合给药治疗，处方包括环磷酰胺、紫杉醇、他莫昔芬、昂丹司琼。

1. 紫杉醇的抗肿瘤作用机制是
   A. 抑制肿瘤细胞 DNA 的结构和功能
   B. 抑制核酸的生物合成
   C. 抑制雌激素的作用
   D. 抑制肿瘤细胞微管解聚
   E. 抑制肿瘤细胞酪氨酸激酶

2. 紫杉醇水溶性小，溶于甲醇、乙醇，微溶于乙醚。微溶系指
   A. 1g 能在 1ml 到 10ml 乙醚中溶解
   B. 1g 能在 10ml 到 30ml 乙醚中溶解
   C. 1g 能在 30ml 到 100ml 乙醚中溶解
   D. 1g 能在 100ml 到 1000ml 乙醚中溶解
   E. 1g 能在 1000ml 乙醚中不能全溶

3. 临床使用他莫昔芬的
   A. 左旋体   B. 右旋体
   C. 外消旋体   D. 顺式异构体
   E. 反式异构体

4. 昂丹司琼的作用靶点是
   A. 离子通道   B. 酶
   C. 受体   D. 核酸
   E. 免疫系统

[5~8题共用题干]

盐酸多柔比星，又称阿霉素，是广谱抗肿瘤药物，其化学结构式如下

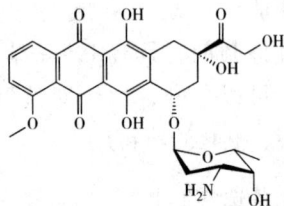

临床上，使用盐酸多柔比星注射液时，常发生骨髓抑制和心脏毒性等严重不良反应，解决方法之一是

将其制成脂质体制剂。盐酸多柔比星脂质体注射液的辅料有 PEG – DSPE、氢化大豆卵磷脂、胆固醇、硫酸铵、蔗糖、组氨酸等。

5. 盐酸多柔比星产生抗肿瘤活性的作用制剂是
   A. 抑制 DNA 拓扑异构酶 II
   B. 与 DNA 发生烷基化
   C. 拮抗胸腺嘧啶的生物合成
   D. 抑制二氢叶酸还原酶
   E. 干扰肿瘤细胞的有丝分裂

6. 盐酸多柔比星毒性作用主要是骨髓抑制和心脏毒性，产生这一毒副作用的原因可能是
   A. 在体内发生脱甲基化反应
   B. 在体内容易进一步氧化，生产的醛基代谢物具有较大毒性
   C. 在体内发生醌环还原成半醌自由基，诱发脂质过氧反应
   D. 在体内发生氨基糖开环反应，诱发脂质过氧反应
   E. 在体内发生脱水反应，代谢物具有较大毒性

7. 脂质体是一种具有多功能的药物载体，不属于其特点的是
   A. 具有靶向性
   B. 降低药物毒性
   C. 提高药物稳定性
   D. 组织相容性差
   E. 具有长效性

8. PEG – DSPE 是一种 PEG 化脂质材料，常用于对脂质体进行 PEG 化，增强与单核 – 巨噬细胞的亲和力。盐酸多柔比星脂质体以 PEG – DSPE 为膜结合的脂质体属于
   A. 前脂质体   B. pH 敏感脂质体
   C. 免疫脂质体   D. 热敏脂质体
   E. 长循环脂质体

[9~11题共用题干]

紫杉醇是从美国西海岸的短叶红豆杉的树枝中提取得到的具有紫杉烯环结构的二萜类化合物，属有丝分裂抑制剂或纺锤体毒素。多西他赛是由 10 – 去乙酰基浆果赤霉素进行半合成得到的紫杉烷类抗肿瘤药物，结构上与紫杉醇有两点不同，一是第 10 位碳上的取代基，二是 13 位上的侧链。多西他赛的水溶性比紫杉醇好，毒性较小，抗肿瘤谱更广。

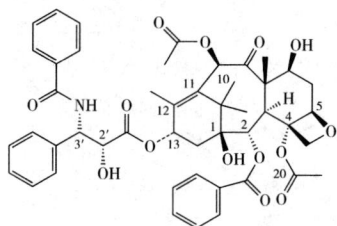

紫杉醇

9. 按药物来源分类，多西他赛属于

    A. 天然药物

    B. 半合成天然药物

    C. 合成药物

    D. 生物药物

    E. 半合成抗生素

10. 紫杉醇注射液中通常含有聚氧乙烯蓖麻油，其作用是

    A. 助悬剂   B. 稳定剂

    C. 等渗调节剂   D. 增溶剂

    E. 金属螯合剂

11. 根据构效关系判断，属于多西他赛结构的是

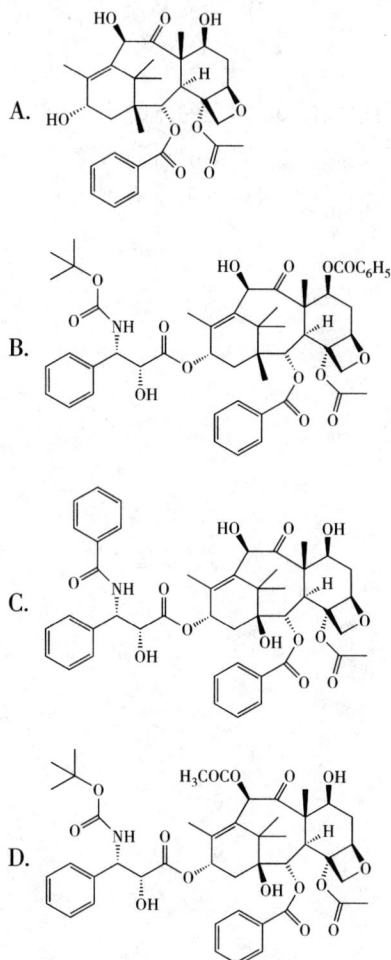

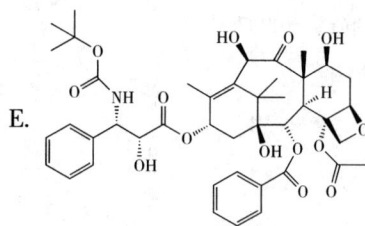

    A. （结构式）

    B. （结构式）

    C. （结构式）

    D. （结构式）

四、多项选择题

1. 环磷酰胺进入人体后，代谢为哪些物质发挥抗肿瘤作用

    A. 4-羟基环磷酰胺   B. 4-酮基环磷酰胺

    C. 磷酰氮芥   D. 去甲氮芥

    E. 丙烯醛

2. 环磷酰胺（结构式 ·H_2O）为前体药物，需经体内活化才能发挥作用，经过氧化生成4-羟基环磷酰胺，进一步氧化生成无毒的4-酮基环磷酰胺，经过互变异构生成开环的醛基化合物。在肝脏进一步氧化生成无毒的羧酸化合物，而肿瘤组织中缺乏正常组织所具有的酶不能代谢。非酶促反应β-消除生成丙烯醛和磷酰氮芥，磷酰氮芥及其他代谢产物都可经非水酶水解生成去甲氮芥，环磷酰胺在体内代谢的产物有

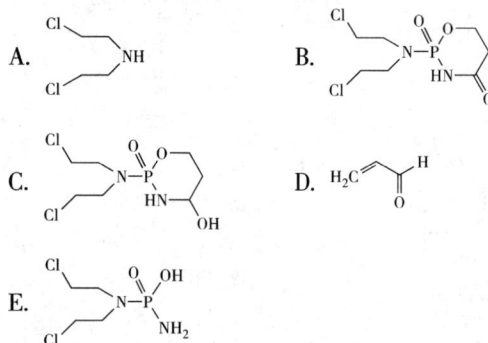

    A. （结构式）   B. （结构式）

    C. （结构式）   D. （结构式）

    E. （结构式）

3. 环磷酰胺在肿瘤细胞中代谢产生的活性代谢物有

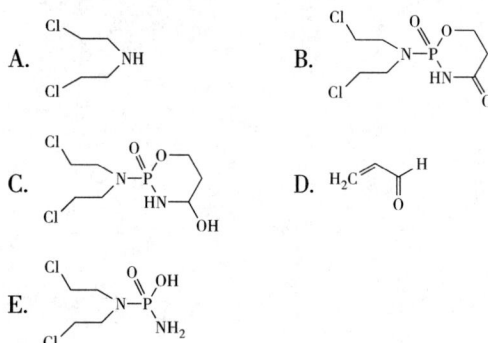

    A. （结构式）   B. （结构式）

    C. （结构式）   D. （结构式）

    E. （结构式）

4. 属于嘧啶类抗肿瘤药物的是

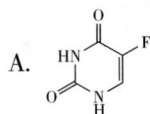

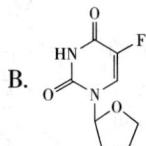

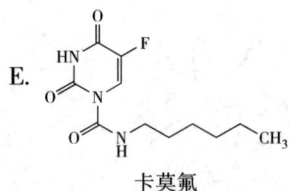

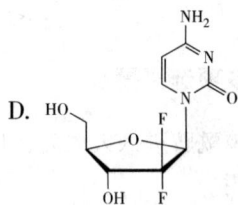

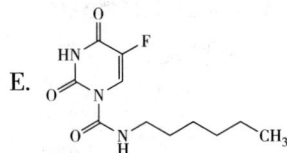

A.　　　　　　B.

E.　卡莫氟

C.　　　　　　D.

E.

5. 氟尿嘧啶　　　干扰肿瘤细胞 DNA 合成，是治疗实体肿瘤的首选药物。下列药物中，属于前药，在体内代谢为氟尿嘧啶发挥药效的有

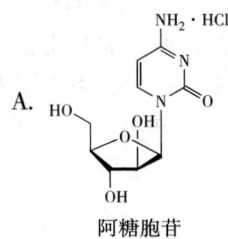

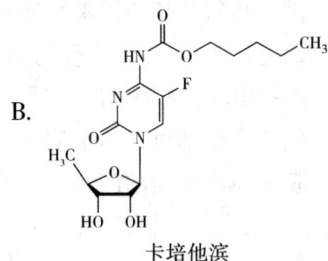

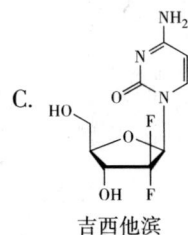

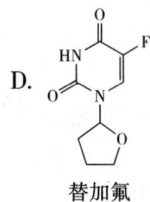

A.　阿糖胞苷　　　　B.　卡培他滨

C.　吉西他滨　　　　D.　替加氟

6. 关于紫杉醇及其制剂的叙述，正确的有
   A. 具有二萜结构
   B. 水溶性小
   C. 具有变态反应
   D. 直接抑制肿瘤细胞 DNA 功能
   E. 结构改造后的多西他赛，水溶性提高

7. 靶向抑制肿瘤细胞酪氨酸激酶，具有高选择性、毒性低的抗肿瘤药物有
   A. 吉非替尼　　　　B. 伊马替尼
   C. 达沙替尼　　　　D. 索拉菲尼
   E. 紫杉醇

8. 属于前药的抗肿瘤药有
   A. 依托泊苷磷酸酯　　B. 环磷酰胺
   C. 替尼泊苷　　　　　D. 伊立替康
   E. 拓扑替康

9. 通过拮抗 5 - 羟色胺的 5 - HT_3 受体的止吐药有
   A. 盐酸帕洛诺司琼　　B. 盐酸阿扎司琼
   C. 格拉司琼　　　　　D. 甲氧氯普胺
   E. 多潘立酮

第四章 口服制剂与临床应用

一、最佳选择题

1. 下列表面活性剂中，毒性最大的是
   - A. 十二烷基硫酸钠
   - B. 卵磷脂
   - C. 吐温 80
   - D. 苯扎氯铵
   - E. 泊洛沙姆

2. 近些年兴起的 60 秒内快速崩解的新型片剂，口感香甜，吸收迅速，且服药后无须喝水，非常适合一些特殊病人（精神病、老年痴呆症、癫痫病人等）和老人、孩子服用。这种片剂是
   - A. 肠溶片
   - B. 多层片
   - C. 口崩片
   - D. 咀嚼片
   - E. 可溶片

3. 下列起效最快的片剂是
   - A. 咀嚼片
   - B. 舌下片
   - C. 口含片
   - D. 肠溶片
   - E. 缓释片

4. 通常直接包封液态药物的剂型是
   - A. 硬胶囊
   - B. 可溶片
   - C. 软胶囊
   - D. 肠溶片
   - E. 散剂

5. 下列哪种片剂用药后可缓慢释药，维持疗效几周、几个月甚至几年
   - A. 多层片
   - B. 植入片
   - C. 包衣片
   - D. 肠溶衣片
   - E. 缓释片

6. 吐温 80 在混悬剂和溶液剂中的用途分别是
   - A. 增溶剂和潜溶剂
   - B. 均为助溶剂
   - C. 润湿剂和助悬剂
   - D. 增溶剂和润湿剂
   - E. 润湿剂和增溶剂

7. 下列哪种片剂要求在 20℃的水中 3 分钟即可崩解分散
   - A. 泡腾片
   - B. 分散片
   - C. 舌下片
   - D. 普通片
   - E. 糖衣片

8. 片剂辅料中既可以作填充剂又可作黏合剂与崩解剂的物质是
   - A. 糊精
   - B. 微晶纤维素
   - C. 羧甲基纤维素钠
   - D. 微粉硅胶
   - E. 甘露醇

9. 以产气作用为崩解机制的片剂崩解剂为
   - A. 淀粉及其衍生物
   - B. 纤维素类衍生物
   - C. 羧甲基淀粉钠
   - D. 枸橼酸＋碳酸氢钠
   - E. 交联聚维酮

10. 复方乙酰水杨酸片中不适合添加的辅料为
    - A. 淀粉浆
    - B. 滑石粉
    - C. 淀粉
    - D. 液状石蜡
    - E. 硬脂酸镁

11. 包糖衣时包隔离层的目的是
    - A. 形成一层不透水的屏障，防止糖浆中的水分浸入片芯
    - B. 尽快消除片剂的棱角
    - C. 使其表面光滑平整、细腻坚实
    - D. 使片剂的美观和便于识别
    - E. 增加片剂的光泽和表面的疏水性

12. 包糖衣时包隔离层的主要材料是
    - A. 糖浆和滑石粉
    - B. 稀糖浆
    - C. 食用色素
    - D. 川蜡
    - E. 10% 玉米朊醇溶液

13. 下列可作为肠溶衣材料的是
    - A. 羟丙基甲基纤维素酞酸酯、羧甲基纤维素
    - B. 醋酸纤维素酞酸酯、丙烯酸树脂Ⅱ号
    - C. 聚维酮、羟丙基甲基纤维素
    - D. 聚乙二醇、醋酸纤维素酞酸酯
    - E. 聚维酮、醋酸纤维素酞酸酯

14. 下列材料包衣后，片剂可以在胃中崩解的是
    - A. 羟丙基甲基纤维素
    - B. 虫胶
    - C. 邻苯二甲酸羟丙基纤维素
    - D. 丙烯酸树脂Ⅱ号
    - E. 邻苯二甲酸醋酸纤维素

15. 薄膜衣中加入增塑剂的作用是
    A. 提高衣层的柔韧性，增加其抗撞击的强度
    B. 降低膜材的晶型转变温度
    C. 降低膜材的流动性
    D. 增加膜材的表观黏度
    E. 使膜材具有挥发性

16. 下列辅料中可作为片剂黏合剂使用的是
    A. 低取代羟丙基纤维素（L－HPC）和干淀粉
    B. 羧甲基纤维素钠（CMC－Na）和聚维酮（PVP）
    C. 淀粉和微晶纤维素（MCC）
    D. 硬脂酸镁和滑石粉
    E. 交联聚维酮（PVPP）和甲基淀粉钠（CMS－Na）

17. 关于散剂的临床应用说法错误的是
    A. 服用散剂后应多饮水
    B. 服用后0.5小时内不可进食
    C. 服用剂量过大时应分次服用以免引起呛咳
    D. 服用不便的中药散剂可加蜂蜜调和送服或装入胶囊吞服
    E. 温胃止痛的散剂直接吞服以延长药物在胃内的滞留时间

18. 下列制剂中含有高浓度乙醇，且内服外用均可的制剂是
    A. 薄荷水　　　　B. 薄荷醑
    C. 金银花露　　　D. 地高辛酊剂
    E. 橙皮酊

19. 泡腾颗粒剂的溶化时限为
    A. 15分钟　　　　B. 10分钟
    C. 8分钟　　　　D. 5分钟
    E. 3分钟

20. 以下关于颗粒剂的临床应用与注意事项说法不正确的是
    A. 适宜于老年人和儿童用药以及有吞咽困难的患者使用
    B. 普通颗粒剂冲服时应使药物完全溶解
    C. 可溶型、泡腾型颗粒剂应加温开水冲服
    D. 混悬型颗粒剂冲服如有部分药物不溶解可直接丢弃
    E. 中药颗粒剂不宜用铁质或铝制容器冲服

21. 《中国药典》规定薄膜衣片的崩解时限为
    A. 5分钟内崩解
    B. 15分钟内崩解
    C. 30分钟内崩解
    D. 60分钟内崩解
    E. 120分钟内崩解

22. 《中国药典》规定崩解时限为5分钟的剂型是
    A. 薄膜衣片　　　B. 分散片
    C. 舌下片　　　　D. 普通片
    E. 肠溶片

23. 下列关于片剂质量要求的叙述中正确的是
    A. 脆碎度小于2%为合格品
    B. 平均片重为0.2g的片剂，重量差异限度是±5%
    C. 普通片剂的崩解时限是5分钟
    D. 舌下片、泡腾片崩解时限为3分钟
    E. 小剂量的药物或作用比较剧烈的药物，应符合含量均匀度的要求

24. 下列哪项不是造成裂片和顶裂的原因
    A. 压力分布的不均匀　　B. 颗粒中细粉太多
    C. 颗粒过干　　　　　　D. 弹性复原率大
    E. 硬度不够

25. 片剂中加入过量的哪种辅料，很可能会造成片剂的崩解迟缓
    A. 硬脂酸镁　　　　B. 聚乙二醇
    C. 乳糖　　　　　　D. 微晶纤维素
    E. 十二烷基硫酸钠

26. 压片力过大，黏合剂过量，疏水性润滑剂用量过多可能造成下列哪种片剂质量问题
    A. 裂片　　　　　　B. 松片
    C. 崩解迟缓　　　　D. 黏冲
    E. 硬度过小

27. 有关片剂质量检查，说法不正确的是
    A. 糖衣片应在包衣前检查片芯的重量差异，包衣后不再检查片重差异
    B. 已规定检查含量均匀度的片剂，不必进行片重差异检查
    C. 混合不均匀和可溶性成分的迁移是片剂含量均匀度不合格的主要原因
    D. 片剂的硬度就是脆碎度
    E. 咀嚼片不进行崩解度检查

28. 关于口服片剂的注意事项，正确的是

A. 片剂的服用方法与剂型无关

B. 普罗帕酮片可嚼服

C. 服药溶液最好是果汁

D. 服药姿势最好采用坐位或站位服药

E. 舌下片应置于舌下，使之缓慢溶解于唾液，可掰开

29. 片剂的临床应用中可以掰开服用的是

A. 分散片　　　　　　B. 缓释片

C. 控释片　　　　　　D. 肠溶片

E. 双层糖衣片

30. 关于将药物制成胶囊剂的目的和优点，下列说法错误的是

A. 液体药物固体化

B. 掩盖药物的不良嗅味

C. 增加药物的吸湿性

D. 控制药物的释放

E. 提高药物的稳定性

31. 适合制成胶囊剂的药物是

A. 药物的水溶液

B. 易风化药物

C. 吸湿性很强的药物

D. 性质相对稳定的药物

E. 药物的稀乙醇溶液

32. 软胶囊壁的组成可以为

A. 明胶、甘油、水

B. 淀粉、甘油、水

C. 可压性淀粉、丙二醇、水

D. 明胶、甘油、乙醇

E. PEG、水

33. 胶囊剂不检查的项目是

A. 装量差异　　　　　B. 崩解时限

C. 硬度　　　　　　　D. 水分

E. 外观

34. 关于胶囊剂的说法中不正确的是

A. 中药硬胶囊水分含量不得过 9.0%

B. 硬胶囊内容物为液体或半固体者不检查水分

C. 每粒装量与平均装量相比较，超出装量差异限度的不得多于 2 粒，且不得有 1 粒超出限度 1 倍

D. 硬胶囊崩解时限为 1 小时

E. 肠溶胶囊在人工肠液中进行检查，1 小时内应全部崩解

35. 关于胶囊剂的贮存，以下说法错误的是

A. 胶囊剂应密封贮存

B. 存放温度不高于 30℃

C. 肠溶胶囊应密闭保存

D. 肠溶胶囊存放温度 10℃~25℃

E. 肠溶胶囊存放相对湿度 55%~85%

36. 胶囊服用方法不当的是

A. 最佳姿势为站着服用

B. 抬头吞咽

C. 须整粒吞服

D. 温开水吞服

E. 水量在 100ml 左右

37. 滴丸剂的特点不正确的是

A. 设备简单、操作方便，工艺周期短、生产率高

B. 工艺条件不易控制

C. 基质容纳液态药物量大，故可使液态药物固化

D. 用固体分散技术制备的滴丸具有吸收迅速、生物利用度高的特点

E. 发展了耳科、眼科用药新剂型

38. 滴丸的水溶性基质是

A. PEG6000　　　　　B. 虫蜡

C. 液状石蜡　　　　　D. 硬脂酸

E. 石油醚

39. 关于滴丸的服用方法，错误的是

A. 舌下含服起效快　　B. 一般含服 5~15 分钟

C. 需要时，也可口含　D. 可少量温开水送服

E. 可冲泡服用

40. 适合制备难溶性药物灰黄霉素滴丸的基质是

A. MCC　　　　　　　B. EC

C. HPMCP　　　　　　D. CAP

E. PEG

41. 下列关于膜剂特点的错误叙述是

A. 含量准确

B. 仅适用于剂量小的药物

C. 成膜材料用量少

D. 起效快且又可控速释药

E. 重量差异小

42. 对成膜材料的要求不应包括

A. 成膜、脱膜性能好

B. 成膜后有足够的强度和韧性

C. 性质稳定，不降低药物的活性

D. 无毒、无刺激性

E. 应具有很好的水溶性

43. 由小分子化合物以分子或离子分散在分散介质中形成的均相液体制剂是

A. 混悬剂　　　　　　B. 溶胶剂

C. 乳剂　　　　　　　D. 低分子溶液剂

E. 高分子溶液剂

44. 由难溶性固体药物以微粒状态分散在液体分散介质中形成的非均相分散体系是

A. 混悬剂　　　　　　B. 溶胶剂

C. 乳剂　　　　　　　D. 低分子溶液剂

E. 高分子溶液剂

45. 以下关于液体制剂的叙述错误者为

A. 溶液分散相粒径一般小于1nm

B. 溶胶为非均相体系

C. 热力学稳定体系

D. 乳浊液为动力学不稳定体系

E. 混悬剂属粗分散体系，热力学不稳定体系

46. 关于液体制剂的特点叙述错误的是

A. 服用方便，特别适用于儿童与老年患者

B. 固体制剂制成液体制剂后，生物利用度降低

C. 液体制剂携带、运输、贮存不方便

D. 若使用非水溶剂具有一定药理作用，成本高

E. 给药途径广泛，可内服，也可外用

47. 对液体制剂质量要求的说法，错误的是

A. 溶液型制剂应澄明

B. 分散媒最好用有机分散媒

C. 有效成分稳定

D. 乳浊液型制剂应保证其分散相粒径小而均匀

E. 制剂应有一定的防腐能力

48. 下列属于非极性溶剂的是

A. 水　　　　　　　　B. 丙二醇

C. 甘油　　　　　　　D. 乙酸乙酯

E. DMSO

49. 下列溶剂属于极性溶剂的是

A. 丙二醇　　　　　　B. 聚乙二醇

C. 二甲基亚砜　　　　D. 液状石蜡

E. 乙醇

50. 下列哪种方法不能增加药物溶解度

A. 加入助溶剂

B. 加入非离子型表面活性剂

C. 制成盐类

D. 加入潜溶剂

E. 加入助悬剂

51. 为提高难溶性药物的溶解度常需要使用潜溶剂，不能与水形成潜溶剂的物质是

A. 乙醇　　　　　　　B. 丙乙醇

C. 胆固醇　　　　　　D. 聚乙二醇

E. 甘油

52. 下列关于防腐剂的错误表述为

A. 尼泊金类防腐剂的化学名为羟苯酯类

B. 尼泊金类防腐剂在碱性条件下抑菌作用强

C. 苯甲酸未解离的分子抑菌作用强

D. 苯扎溴铵属于阳离子型表面活性剂类防腐剂

E. 山梨酸在 pH 4 的酸性水溶液中效果较好

53. 下列物质中不具有防腐作用的物质是

A. 尼泊金甲酯　　　　B. 苯甲酸

C. 山梨酸　　　　　　D. 苯扎溴铵

E. 吐温 80

54. 下列防腐剂中与尼泊金类合用，特别适用于中药液体制剂的是

A. 苯酚　　　　　　　B. 苯甲酸

C. 山梨酸　　　　　　D. 苯扎溴铵

E. 乙醇

55. 不适宜用作矫味剂的物质是

A. 糖精钠　　　　　　B. 单糖浆

C. 薄荷水　　　　　　D. 山梨酸

E. 泡腾剂

56. 下列属于阴离子型表面活性剂的是

A. 司盘80　　　　　　B. 卵磷脂

C. 吐温80　　　　　　D. 十二烷基磺酸钠

E. 单硬脂酸甘油酯

57. 属于非离子型表面活性剂的是

A. 肥皂类　　　　　　B. 高级脂肪醇硫酸酯类

C. 脂肪族磺酸化物　　D. 聚山梨酯类

E. 卵磷脂

58. 主要用作消毒剂或杀菌剂的表面活性剂是

A. 十二烷基硫酸钠　　B. 聚山梨酯

C. 卵磷脂　　　　　　D. 泊洛沙姆

E. 苯扎溴铵

59. 在表面活性剂中，一般毒性最小的是

A. 阴离子型表面活性剂

B. 阳离子型表面活性剂

C. 非离子型表面活性剂

D. 氨基酸型两性离子型表面活性剂

E. 甜菜碱型两性离子型表面活性剂

60. 表面活性剂具有溶血作用，下列说法或溶血性排序正确的是

A. 非离子型表面活性剂溶血性最强

B. 聚氧乙烯芳基醚＞聚氧乙烯脂肪酸酯＞吐温类

C. 阴离子型表面活性剂溶血性比较弱

D. 阳离子型表面活性剂溶血性比较弱

E. 聚氧乙烯脂肪酸酯＞吐温40＞聚氧乙烯芳基醚

61. 有关表面活性剂生物学性质的错误表述是

A. 离子型表面活性剂与蛋白质可发生相互作用

B. 有些表面活性剂对药物吸收有影响

C. 表面活性剂中，非离子型表面活性剂毒性最大

D. 表面活性剂长期应用或高浓度使用可能出现皮肤或黏膜损伤

E. 表面活性剂静脉注射的毒性大于口服

62. 关于表面活性剂作用的说法，错误的是

A. 具有增溶作用　　B. 具有乳化作用

C. 具有润湿作用　　D. 具有氧化作用

E. 具有去污作用

63. 关于芳香水剂的叙述错误的是

A. 芳香水剂系指芳香挥发性药物的饱和或近饱和的水溶液

B. 芳香挥发性药物多数为挥发油

C. 芳香水剂应澄明

D. 芳香水剂制备方法有溶解法、稀释法和蒸馏法

E. 芳香水剂宜大量配制和久贮

64. 醑剂中乙醇的浓度一般为

A. 60%～90%　　B. 50%～80%

C. 40%～60%　　D. 30%～70%

E. 20%～50%

65. 关于糖浆剂的说法错误的是

A. 可作矫味剂、助悬剂

B. 蔗糖浓度高时渗透压大，微生物的繁殖受到抑制

C. 糖浆剂为高分子溶液

D. 糖浆剂系指含药物或芳香物质的浓蔗糖水溶液

E. 单纯蔗糖的近饱和水溶液为单糖浆

66. 制备复方碘溶液时，加入的碘化钾的作用是

A. 助溶剂　　B. 增溶剂

C. 极性溶剂　　D. 潜溶剂

E. 消毒剂

67. 属于均相液体制剂的是

A. 纳米银溶胶　　B. 复方硫黄洗剂

C. 鱼肝油乳剂　　D. 胃蛋白酶合剂

E. 石灰搽剂

68. 有关高分子溶液叙述不正确的是

A. 高分子溶液是热力学稳定系统

B. 以水为溶剂的高分子溶液也称胶浆剂

C. 制备高分子溶液首先要经过溶胀过程

D. 高分子溶液是黏稠性流动液体

E. 高分子水溶液不带电荷

69. 关于溶胶剂表述正确的是

A. 溶胶剂中固体微粒双电层 ζ － 电位越大，溶胶稳定性越差

B. 溶胶的丁达尔现象是由于光的折射引起的

C. 溶胶剂的 ζ － 电位越高，电泳的速度越快

D. 溶胶剂属于热力学稳定体系

E. 黏度与渗透压较大

70. 关于药物制成混悬剂的条件的不正确表述是

A. 难溶性药物需制成液体制剂供临床应用时

B. 药物的剂量超过溶解度而不能以溶液剂形式应用时

C. 两种溶液混合时药物的溶解度降低而析出固体药物时

D. 毒剧药或剂量小的药物应制成混悬剂使用

E. 需要产生缓释作用时

71. 混悬剂的质量评价不包括下列哪项

A. 絮凝度的测定

B. 崩解度的测定

C. 重新分散试验

D. 沉降容积比的测定

E. 粒子大小的测定

72. 有关助悬剂的作用错误的有

A. 能增加分散介质的黏度

B. 可增加分散微粒的亲水性

C. 高分子物质常用作助悬剂

D. 电解质常用作助悬剂

E. 助悬剂可降低微粒和分散介质的密度差

73. 下列哪种物质不能作混悬剂的助悬剂
    A. 西黄蓍胶　　　　B. 海藻酸钠
    C. 硬脂酸钠　　　　D. 羧甲基纤维素
    E. 硅藻土

74. 在口服混悬剂中加入适量的电解质，其作用为
    A. 使渗透压适当增加，起到等渗调节剂的作用
    B. 使 ζ - 电位适当降低，起到絮凝剂的作用
    C. 使黏度适当增加，起到助悬剂的作用
    D. 使 pH 适当增加，起到 pH 调节剂的作用
    E. 可络合金属离子，起到金属离子络合剂的作用

75. 植物油为溶剂的溶液中溶解 2% 单硬脂酸铝的作用是
    A. 助悬剂　　　　B. 助溶剂
    C. 增溶剂　　　　D. 反絮凝剂
    E. 乳化剂

76. 混悬剂临床应用与注意事项不包括
    A. 所用分散介质大多数为水
    B. 搽剂、洗剂和栓剂等都有混悬剂存在
    C. 使用前需要摇匀后才可使用
    D. 混悬剂应放在低温避光的环境中保存
    E. 静脉注射可制备成混悬剂

77. 有关乳剂的特点错误的表述是
    A. 乳剂中药物吸收较油性制剂快
    B. 乳剂液滴的分散度较油性制剂大
    C. 一般 W/O 型乳剂专供静脉注射用
    D. 乳剂的生物利用度较油性制剂的高
    E. 静脉注射用乳剂注射后分布较快，有靶向性

78. 在制备乳剂的乳化剂中，属于 W/O 型乳化剂的是
    A. 阿拉伯胶　　　　B. 脂肪酸山梨坦
    C. 聚山梨酯　　　　D. 西黄蓍胶
    E. 卵磷脂

79. 乳剂分散相和连续相密度不同而造成的分散相粒子上浮或下沉的现象称为
    A. 絮凝　　　　B. 乳析
    C. 转相　　　　D. 合并
    E. 破坏

80. 乳剂合并后进一步发展使乳剂分为油、水两相称为乳剂的
    A. 分层　　　　B. 絮凝
    C. 转相　　　　D. 合并
    E. 破裂

二、配伍选择题

[1~4 题共用备选答案]
    A. 轻质液状石蜡
    B. 淀粉浆（15%~17%）
    C. 滑石粉
    D. 干淀粉
    E. 酒石酸

1. 在复方乙酰水杨酸片中，可作为稳定剂的辅料是
2. 在复方乙酰水杨酸片中，可作为黏合剂的辅料是
3. 在复方乙酰水杨酸片中，可作为崩解剂的辅料是
4. 在复方乙酰水杨酸片中，可作为润滑剂的辅料是

[5~8 题共用备选答案]
    A. 聚乙二醇　　　　B. 蔗糖
    C. 碳酸氢钠　　　　D. 甘露醇
    E. 羟丙基甲基纤维素

5. 片剂的泡腾崩解剂可选用
6. 薄膜衣片剂的成膜材料可选用
7. 可作为片剂润滑剂的是
8. 制备咀嚼片的最佳辅料为

[9~11 题共用备选答案]
    A. 表面活性剂　　　　B. 金属离子络合剂
    C. 崩解剂　　　　D. 稀释剂
    E. 黏合剂

9. 能够使片剂在胃肠液中迅速破裂成细小颗粒的制剂辅料是
10. 能够影响生物膜通透性的制剂辅料是
11. 若使用过量，可能导致片剂崩解迟缓的制剂辅料是

[12~15 题共用备选答案]
    A. 糖衣片　　　　B. 咀嚼片
    C. 薄膜衣片　　　　D. 泡腾片
    E. 口含片

12. 以丙烯酸树脂、羟丙基甲基纤维素包衣制成的片剂是
13. 以糖浆、滑石粉包衣制成的片剂是
14. 以碳酸氢钠和枸橼酸为崩解剂的片剂是
15. 以甘露醇、山梨醇为填充剂的片剂是

[16~19 题共用备选答案]
    A. 醋酸纤维素酞酸酯（CAP）
    B. 乙基纤维素（EC）
    C. 卡波姆（Carbomer）

D. 聚乙烯醇（PVA）

E. 聚乙二醇（PEG）

16. 常用于包衣的水不溶型材料是

17. 常用于包衣的肠溶型材料是

18. 常用于滴丸剂的水溶性基质是

19. 常用于膜剂的成膜材料是

[20~23题共用备选答案]

A. 丙二醇   B. 醋酸纤维素酞酸酯

C. 二氧化钛   D. 吐温80

E. 乙基纤维素

20. 在包衣液的处方中，可作为致孔剂的是

21. 在包衣液的处方中，可作为增塑剂的是

22. 在包衣液的处方中，可作为遮光剂的是

23. 在包衣液的处方中，可作为肠溶衣材料的是

[24~27题共用备选答案]

A. Poloxamer   B. Eudragit L

C. Carbomer   D. EC

E. HPMC

24. 属于肠溶衣材料的是

25. 属于凝胶剂基质的是

26. 属于缓释衣材料的是

27. 属于胃溶衣材料的是

[28~31题共用备选答案]

A. 玉米朊   B. 滑石粉

C. 氯化钠   D. 丙二醇

E. 醋酸纤维素酞酸酯

28. 可用作增塑剂的是

29. 可用作释放调节剂的是

30. 可用作隔离层材料的是

31. 可用作粉衣层材料的是

[32~35题共用备选答案]

A. 泡腾颗粒   B. 可溶颗粒

C. 混悬颗粒   D. 控释颗粒

E. 肠溶颗粒

32. 在酸性条件下基本不释放药物的颗粒是

33. 含碳酸氢钠和有机酸的颗粒是

34. 难溶性固体药物宜制成

35. 能够恒速释放药物的颗粒剂是

[36~38题共用备选答案]

A. 溶解度   B. 崩解度

C. 溶化性   D. 融变时限

E. 微生物限度

36. 颗粒剂需检查，散剂不用检查的项目是

37. 颗粒剂、散剂均需检查的项目是

38. 颗粒剂、散剂均不需检查的项目是

[39~43题共用备选答案]

A. 咀嚼片   B. 舌下片

C. 多层片   D. 泡腾片

E. 控释片

39. 可避免肝脏首关效应的是

40. 一般选择甘露醇、山梨醇等水溶性辅料作填充剂和黏合剂

41. 可避免复方制剂中不同药物之间的配伍变化的是

42. 可使药物恒速释放或近似恒速释放的片剂是

43. 以碳酸氢钠和枸橼酸作崩解剂的片剂是

[44~48题共用备选答案]

A. 裂片

B. 黏冲

C. 片重差异超限

D. 含量均匀度不符合要求

E. 崩解迟缓

44. 黏合剂用量过多可导致

45. 混合不均匀或可溶性成分的迁移可导致

46. 片剂的弹性复原及压力分布不均匀可导致

47. 疏水性润滑剂使用量大可导致

48. 颗粒流动性不好可导致

[49~53题共用备选答案]

A. 3分钟   B. 5分钟

C. 15分钟   D. 30分钟

E. 60分钟

49. 普通片的崩解时限是

50. 泡腾片的崩解时限是

51. 薄膜衣片的崩解时限是

52. 分散片的崩解时限是

53. 肠衣片的崩解时限是

[54~55题共用备选答案]

A. 片重差异检查   B. 硬度检查

C. 崩解度检查   D. 含量检查

E. 脆碎度检查

54. 凡已规定检查含量均匀度的片剂，不必进行

55. 凡已规定检查溶出度的片剂，不必进行

[56~58题共用备选答案]

A. 分散均匀性和溶出度检查

B. 崩解时限检查

C. 释放度检查

D. 融变时限检查

E. 发泡量检查

56. 分散片需进行

57. 缓释片需进行

58. 阴道片需进行

[59～63 题共用备选答案]

A. 润滑剂　　　　　　B. 黏合剂

C. 崩解剂　　　　　　D. 填充剂

E. 矫味剂

盐酸西替利嗪咀嚼片处方中各成分的作用

59. 乳糖的作用为

60. 预胶化淀粉的作用为

61. 聚维酮乙醇溶液的作用为

62. 阿司帕坦的作用为

63. 硬脂酸镁的作用为

[64～66 题共用备选答案]

A. 5 分钟　　　　　　B. 15 分钟

C. 30 分钟　　　　　D. 1 小时

E. 2 小时

64. 硬胶囊的崩解时限为

65. 软胶囊的崩解时限为

66. 肠溶胶囊在人工肠液中的崩解时限为

[67～71 题共用备选答案]

A. 溶液剂　　　　　　B. 溶胶剂

C. 胶浆剂　　　　　　D. 乳剂

E. 混悬剂

67. 分散相以小分子或离子状态分散的是

68. 分散相以固体微粒分散（粒径大于 0.5μm），热力学不稳定的是

69. 分散相以液滴形式分散，热力学不稳定的是

70. 亲水性胶体溶液是

71. 疏水性胶体溶液是

[72～75 题共用备选答案]

A. 非极性溶剂　　　　B. 半极性溶剂

C. 矫味剂　　　　　　D. 防腐剂

E. 极性溶剂

72. 二甲基亚砜可作为

73. 乙醇可作为

74. 油酸乙酯可作为

75. 苯甲酸钠可作为

[76～79 题共用备选答案]

A. 潜溶剂　　　　　　B. 增溶剂

C. 絮凝剂　　　　　　D. 防腐剂

E. 助溶剂

76. 制备甾体激素类药物溶液时，加入的表面活性剂是作为

77. 苯甲酸钠的存在下咖啡因溶解度显著增加，加入苯甲酸钠是作为

78. 苯巴比妥在 90% 的乙醇溶液中溶解度最大，90% 的乙醇溶液是作为

79. 制备中药口服液时，加入的苯甲酸和尼泊金是作为

[80～83 题共用备选答案]

A. 在复方碘溶液中加入碘化钾

B. 维生素 B_2 分子中引入—PO_3HNa 形成维生素 B_2 磷酸酯钠而溶解度增加

C. 用 90% 的乙醇作为混合溶剂增加苯巴比妥的溶解度

D. 加入表面活性剂增加难溶性药物的溶解度

E. 将普鲁卡因制成盐酸普鲁卡因增加其在水中溶解度

80. 引入亲水性基团的是

81. 加入助溶剂的是

82. 加入潜溶剂的是

83. 加入增溶剂的是

[84～87 题共用备选答案]

A. 普朗尼克　　　　　B. 洁尔灭

C. 卵磷脂　　　　　　D. 肥皂类

E. 乙醇

84. 属于非离子型表面活性剂的是

85. 属于阴离子型表面活性剂的是

86. 属于阳离子型表面活性剂的是

87. 属于两性离子型表面活性剂的是

[88～92 题共用备选答案]

A. 司盘　　　　　　　B. 吐温

C. 苄泽　　　　　　　D. 卖泽

E. 普朗尼克

88. 脱水山梨醇硬脂酸酯商品名为

89. 聚氧乙烯脂肪酸酯商品名为

90. 聚氧乙烯脂肪醇醚商品名为

91. 聚氧乙烯失水山梨醇脂肪酸酯商品名为

92. 聚氧乙烯－聚氧丙烯共聚物商品名为

[93～97 题共用备选答案]

A. 吐温类　　　　　　B. 司盘类

C. 卵磷脂　　　　　　D. 季铵化物

E. 肥皂类

93. 可作为油包水型乳剂的乳化剂的非离子型表面活性剂是

94. 可作为水包油型乳剂的乳化剂的非离子型表面活性剂是

95. 主要用于杀菌和防腐的阳离子型表面活性剂是

96. 一般只用于皮肤用制剂的阴离子型表面活性剂是

97. 可用于制备注射用乳剂的主要乳化剂是

[98~102题共用备选答案]

A. 胃蛋白酶合剂　　B. 单糖浆

C. 炉甘石洗剂　　　D. 纳米银溶胶

E. 石灰搽剂

98. 属于低分子溶液剂的是

99. 属于高分子溶液剂的是

100. 属于溶胶剂的是

101. 属于混悬剂的是

102. 属于乳剂的是

[103~105题共用备选答案]

A. 搽剂　　　　　　B. 甘油剂

C. 露剂　　　　　　D. 涂膜剂

E. 醑剂

103. 涂搽患处后形成薄膜的液体制剂是

104. 供无破损皮肤揉擦的液体制剂是

105. 挥发性药物的浓乙醇溶液指

[106~110题共用备选答案]

A. 助悬剂　　　　　B. 稳定剂

C. 润湿剂　　　　　D. 反絮凝剂

E. 絮凝剂

106. 在混悬剂中起润湿、助悬、絮凝或反絮凝作用的附加剂是

107. 使微粒 ζ-电位增加的电解质是

108. 增加分散介质黏度的附加剂是

109. 使微粒 ζ-电位降低的电解质是

110. 提高疏水性药物的亲水性的附加剂是

[111~115题共用备选答案]

A. ζ-电位降低

B. 油水两相密度差不同造成

C. 光、热、空气及微生物等的作用

D. 乳化剂类型改变

E. 乳化剂失去作用

111. 引起乳剂分层的是

112. 引起乳剂转相的是

113. 引起乳剂絮凝的是

114. 引起乳剂破裂的是

115. 引起乳剂酸败的是

[116~120题共用备选答案]

A. 乳剂　　　　　　B. 低分子溶液剂

C. 高分子溶液剂　　D. 溶胶剂

E. 混悬剂

116. 复方硫黄洗剂属于

117. 磷酸可待因糖浆剂属于

118. 鱼肝油乳属于

119. 胃蛋白酶合剂属于

120. 纳米银溶胶属于

三、综合分析选择题

[1~3题共用题干]

患儿男，3岁，因普通感冒引起高热，哭闹不止。医师处方给予布洛芬口服混悬剂，每制1000ml的处方如下：布洛芬20g、羟丙基甲基纤维素20g、山梨醇250g、甘油30ml、枸橼酸适量，加水至1000ml。

1. 枸橼酸在该处方中的作用是

A. 润湿剂　　　　　B. 增溶剂

C. 助悬剂　　　　　D. 等渗调节剂

E. pH 调节剂

2. 关于该处方说法错误的是

A. 甘油为润湿剂

B. 水为溶剂

C. 羟丙基甲基纤维素为助悬剂

D. 山梨醇为矫味剂

E. 该制剂口服易吸收，但受饮食影响较大

3. 关于絮凝度的错误表述为

A. 絮凝度是比较混悬剂絮凝程度的重要参数，以 β 表示

B. β 值越小，絮凝效果越好

C. β 值越大，絮凝效果越好

D. 用絮凝度可评价絮凝剂的絮凝效果

E. 用絮凝度预测混悬剂的稳定性

[4~6题共用题干]

患者女，58岁，因患高血压病长期口服硝苯地平控释片（规格为30mg）每日1次，每次1片，血压控制良好。近两日因气温骤降，感觉血压明显升高，于16时自查血压达170/110mmHg，决定加服1片药，

担心起效慢，将其碾碎后吞服，于 17 时再次自测血压降至 110/70mmHg，后续又出现头晕、恶心、心悸、胸闷，随后就医。

4. 关于导致患者出现血压明显下降及心悸等症状的原因的说法，正确的是
　　A. 由于控释片破碎使较大量的硝苯地平突释
　　B. 药品质量缺陷所致
　　C. 由于控释片破碎使硝苯地平剂量损失，血药浓度未达有效范围
　　D. 药品正常使用情况下发生的不良反应
　　E. 患者未在时辰药理学范畴正确使用药物

5. 关于口服缓释、控释制剂的临床应用与注意事项的说法，错误的是
　　A. 缓释制剂用药次数过多或增加给药剂量可导致血药浓度增高
　　B. 部分缓释制剂的药物释放速度由制剂表面的包衣膜决定
　　C. 控释制剂的服药间隔时间通常为 12 小时或 24 小时
　　D. 控释制剂的药物释放速度恒定，偶尔过量服用不会影响血药浓度
　　E. 缓释制剂用药次数不够会导致药物的血药浓度过低，达不到应有的疗效

6. 硝苯地平控释片的包衣材料是
　　A. 卡波姆
　　B. 聚维酮
　　C. 醋酸纤维素
　　D. 羟丙基甲基纤维素
　　E. 醋酸纤维素酞酸酯

四、多项选择题

1. 可作片剂的水溶性润滑剂的是
　　A. 滑石粉　　　　B. 聚乙二醇
　　C. 硬脂酸镁　　　D. 微粉硅胶
　　E. 月桂醇硫酸钠

2. 下列哪组中全部为片剂中常用的崩解剂
　　A. 淀粉、L‑HPC、HPC
　　B. HPMC、PVP、L‑HPC
　　C. PVPP、HPC、CMS‑Na
　　D. CCNa、PVPP、CMS‑Na
　　E. 干淀粉、L‑HPC、CMS‑Na

3. 主要用作片剂的黏合剂是

　　A. 甲基纤维素　　　B. 羧甲基纤维素钠
　　C. 干淀粉　　　　　D. 乙基纤维素
　　E. 交联聚维酮

4. 关于空胶囊壳制备的正确叙述是
　　A. 明胶是空胶囊的主要成囊材料
　　B. 一般加入增塑剂如甘油、山梨醇、CMC‑Na、HPC、油酸酰胺磺酸钠
　　C. 为减小流动性、增加胶冻力，可加入增稠剂琼脂等
　　D. 对光敏感药物，可加遮光剂二氧化钛
　　E. 空胶囊共有 8 种规格，但常用的为 0～5 号，随着号数由小到大，容积由小到大

5. 关于片剂包衣的目的，叙述正确的是
　　A. 防潮、遮光，增加药物稳定性
　　B. 防止药物的配伍变化
　　C. 避免药物的首关效应
　　D. 控制药物在胃肠道的释放部位
　　E. 改善片剂的外观

6. 属于胃溶型片剂包衣材料的是
　　A. HPMC　　　　B. CAP
　　C. PVP　　　　　D. Eudragit E
　　E. 丙烯酸树脂 IV 号

7. 肠溶型的薄膜衣材料是
　　A. 丙烯酸树脂 II 号　　B. 丙烯酸树脂 III 号
　　C. Eudragit L　　　　　D. HPMCP
　　E. HPMC

8. 薄膜衣材料中通常包括以下哪些组分
　　A. 高分子材料
　　B. 增塑剂
　　C. 释放调节剂
　　D. 着色剂
　　E. 遮光剂

9. 《中国药典》中规定散剂检查的项目是
　　A. 粒度　　　　B. 外观均匀度
　　C. 干燥失重　　D. 装量差异
　　E. 微生物限度

10. 以下属于局部用散剂的是
　　A. 五白散　　　B. 乌贝散
　　C. 冰花散　　　D. 蒙脱石散
　　E. 布拉酵母菌散

11. 关于泡腾片叙述正确的是

A. 含有碳酸氢钠和有机酸，遇水可放出大量二氧
化碳而呈泡腾状

B. 泡腾片中的药物应是易溶性的

C. 泡腾片按需要可加入矫味剂、芳香剂和着色剂

D. 适用于儿童服用，同时也比较适用于那些吞服
药片有困难的病人

E. 检查崩解时限，崩解时限为 5 分钟

12. 以下关于咀嚼片的叙述，正确的是

A. 硬度宜小于普通片

B. 不进行崩解时限检查

C. 一般在胃肠道中发挥局部作用

D. 口感良好，较适用于小儿服用

E. 对于崩解困难的药物，做成咀嚼片后可提高
药效

13. 片剂的质量要求包括

A. 含量准确重量差异小

B. 压制片中药物很稳定，故无保存期规定

C. 崩解时限或溶出度符合规定

D. 色泽均匀，完整光洁，硬度符合标准

E. 片剂大部分经口服，不进行细菌学检查

14. 下列药物崩解时限为 5 分钟的是

A. 普通片　　　　　B. 糖衣片

C. 舌下片　　　　　D. 可溶片

E. 泡腾片

15. 可不做崩解时限检查的片剂剂型为

A. 控释片　　　　　B. 植入片

C. 咀嚼片　　　　　D. 肠溶衣片

E. 舌下片

16. 解决裂片问题可从以下哪些方法入手

A. 换用弹性小、塑性大的辅料

B. 颗粒充分干燥

C. 减少颗粒中细粉

D. 加入黏性较强的黏合剂

E. 延长加压时间

17. 造成片剂崩解时限不合格的因素有

A. 片剂压力大导致片剂硬度过大

B. 疏水性润滑剂加入量过多

C. 黏合剂用量过多或黏合剂使用黏度过大

D. 药物制粒后，颗粒流动性差

E. 颗粒（或物料）的硬度较小时

18. 片剂中的药物含量不均匀的主要原因是

A. 对小剂量的药物来说，混合不均匀

B. 原辅料的可压性

C. 颗粒干燥过程中可溶性成分的迁移

D. 颗粒不够干燥

E. 润滑剂用量不足

19. 胶囊剂具有的特点是

A. 能掩盖药物不良嗅味、提高稳定性

B. 药物的生物利用度较高

C. 生产成本较片剂低

D. 可弥补其他固体剂型的不足

E. 可延缓药物的释放和定位释药

20. 下列不适合制成软胶囊的药物或物质是

A. 维生素 E 和维生素 D

B. 含有 5% 水的中药提取物

C. 乙醇、乙酸乙酯、醋酸

D. pH 为 8.0 的液态药物

E. 药物的稀乙醇溶液

21. 适合于制备成胶囊剂的药物是

A. 氯化钾　　　　　B. 硫酸镁

C. 亚油酸　　　　　D. 维生素 E

E. 复方樟脑酊

22. 胶囊剂的质量要求有

A. 外观　　　　　　B. 水分

C. 装量差异　　　　D. 硬度

E. 崩解时限

23. 下列关于膜剂的叙述中正确的是

A. 膜剂系指药物与适宜成膜材料经加工制成的薄
膜制剂

B. 根据膜剂的结构类型分类，有单层膜、多层膜
（复合）与夹心膜

C. 膜剂成膜材料用量小，含量准确

D. 吸收起效快

E. 载药量大，适合于大剂量的药物

24. 按分散系统分类，属于非均相制剂的有

A. 低分子溶液　　　B. 混悬剂

C. 乳剂　　　　　　D. 高分子溶液剂

E. 溶胶剂

25. 下列液体中属于极性溶剂的有

A. 水　　　　　　　B. 聚乙二醇 600

C. 乙醇　　　　　　D. 甘油

E. 二甲基亚砜

26. 下列属于常用防腐剂的是
    A. 山梨酸　　　　　B. 亚硫酸钠
    C. 对羟基苯甲酸酯类　D. 苯甲酸钠
    E. 丙二醇

27. 具有防腐作用的附加剂有
    A. 桉油　　　　　　B. 乙醇
    C. 甘露醇　　　　　D. 聚乙二醇
    E. 薄荷油

28. 有关表面活性剂的正确表述是
    A. 表面活性剂的浓度要在临界胶束浓度（CMC）以下，才有增溶作用
    B. 表面活性剂分子具有两亲性
    C. 非离子型表面活性剂的 HLB 值越小，亲水性越大
    D. 表面活性剂均有很大毒性
    E. 阳离子型表面活性剂具有很强杀菌作用，故常用作防腐剂

29. 以下属于低分子溶液剂的是
    A. 碘甘油
    B. 复方薄荷脑醑
    C. 布洛芬混悬滴剂
    D. 复方磷酸可待因糖浆
    E. 对乙酰氨基酚口服溶液

30. 关于芳香水剂的表述正确的是
    A. 芳香水剂系指芳香挥发性药物的饱和或近饱和水溶液
    B. 芳香水剂系指芳香挥发性药物的稀水溶液
    C. 芳香水剂系指芳香挥发性药物的稀乙醇溶液
    D. 芳香水剂不宜大量配制和久贮
    E. 芳香水剂应澄明

31. 滑石粉在薄荷水制备过程中的作用为
    A. 增溶剂　　　　　B. 助溶剂
    C. 助滤剂　　　　　D. 分散剂
    E. 吸附剂

32. 单糖浆在制剂中可作为
    A. 矫味剂　　　　　B. 黏合剂
    C. 助悬剂　　　　　D. 片剂的包糖衣材料
    E. 乳化剂

33. 下列关于溶胶剂的正确表述是
    A. 溶胶剂属于热力学不稳定体系
    B. 溶胶剂中加入电解质会产生盐析作用

C. 溶胶粒子具有双电层结构
D. ζ-电位越大，溶胶剂的稳定性越差
E. 溶胶粒子越小，布朗运动越激烈，因而沉降速度越小

34. 有关两性离子型表面活性剂的正确表述是
    A. 卵磷脂外观为透明或半透明黄色或褐色油脂状物质
    B. 毒性大于阳离子型表面活性剂
    C. 在不同 pH 介质中可表现出阳离子型或阴离子型表面活性剂的性质
    D. 豆磷脂属于两性离子型表面活性剂
    E. 两性离子型表面活性剂分子结构中有强酸性和强碱性基团

35. 关于混悬剂的说法正确的有
    A. 制备成混悬剂后可产生一定的长效作用
    B. 毒性或剂量小的药物应制成混悬剂
    C. 沉降容积比小说明混悬剂稳定
    D. 干混悬剂有利于解决混悬剂在保存过程中的稳定性问题
    E. 混悬剂中可加入一些高分子物质抑制结晶生长

36. 混悬剂稳定剂的作用有
    A. 增加介质的黏度
    B. 在被分散的粒子周围形成机械性或电性膜
    C. 增加粒子的亲水性
    D. 使混悬剂具有触变性
    E. 防止晶型转变

37. 下列关于絮凝剂与反絮凝剂的叙述正确的是
    A. 在混悬剂中加入适量电解质可使 ζ-电位适当降低，称为絮凝剂
    B. ζ-电位在 20~25mV 时混悬剂恰好产生絮凝作用
    C. 同一电解质因用量不同在混悬剂中可以起絮凝作用或反絮凝作用
    D. 絮凝剂离子的化合价与浓度对混悬剂的絮凝无影响
    E. 枸橼酸盐、酒石酸盐可做絮凝剂使用

38. 以下可用于制备 O/W 型乳剂的是
    A. 阿拉伯胶　　　　B. 西黄蓍胶
    C. 氢氧化铝　　　　D. 白陶土
    E. 氢氧化钙

39. 关于乳化剂的说法正确的有

A. 注射用乳剂应选用硬脂酸钠、磷脂、泊洛沙姆等乳化剂

B. 乳化剂混合使用可增加乳化膜的牢固性

C. 选用非离子型表面活性剂作乳化剂，其 HLB 值具有加和性

D. 亲水性高分子作乳化剂是形成多分子乳化膜

E. 乳剂类型主要由乳化剂的性质和 HLB 值决定

40. 乳剂属于热力学不稳定的非均相分散体系，制成后在放置过程中常出现下列不稳定的现象，以下不影响乳剂质量的是

A. 分层　　　　　　　B. 合并

C. 转相　　　　　　　D. 絮凝

E. 酸败

第五章　注射剂与临床应用

一、最佳选择题

1. 2000 年前后，生物技术药物单克隆抗体异军突起，成为制药领域新星，但由于单克隆抗体属于大分子蛋白类，其给药的剂型多数为
   A. 片剂
   B. 喷雾剂
   C. 气雾剂
   D. 注射剂
   E. 滴眼剂

2. 对于脂质体、纳米乳、微囊、微球、亚微乳这些微粒制剂（微米级或纳米级）一般不需要检查的质量要求是
   A. 粒径与粒径分布
   B. 载药量
   C. 包封率
   D. 释放度或渗漏率
   E. 沉降体积比

3. 有关 O/W 型静脉用乳状液型注射液与肌内混悬型注射剂，对粒径和微粒的控制叙述正确的是
   A. 静脉用乳状液型注射液中 90% 的乳滴粒径应在 1μm 以下，不得有大于 10μm 的乳滴
   B. 混悬型注射液中原料药物粒径应控制在 15μm 以下，含 15~20μm，不应超过 20%
   C. 混悬型注射液中 90% 药物粒径应在 15μm 以下，含 15~20μm（间有个别 20~50μm）者，不应超过 10%
   D. 肌内混悬型注射液不得有明显可见沉淀
   E. 静脉用乳状液型注射液中 90% 的乳滴粒径应在 2μm 以下，不得有大于 5μm 的乳滴

4. 青霉素 G、胰蛋白酶、辅酶 A 或血浆等生物制品制成粉针剂的目的是
   A. 免除微生物污染
   B. 防止水解
   C. 防止氧化分解
   D. 携带方便
   E. 易于保存

5. 静脉脂肪乳注射液中含有甘油 2.5%（g/ml），它的作用是
   A. 等渗调节剂
   B. 乳化剂
   C. 溶剂
   D. 保湿剂
   E. 增稠剂

6. 前列地尔制剂的处方如下，该制剂是

【处方】　前列地尔　　　　　0.5mg
　　　　注射用大豆油　　　3.0g
　　　　泊洛沙姆 188　　　1.0g
　　　　注射用卵磷脂　　　1.0g
　　　　注射用水　　　加至 100g
   A. 混悬型注射剂
   B. 溶液型注射剂
   C. 外用乳剂
   D. 静脉注射乳剂
   E. 脂质体注射液

7. 微囊是将药物（囊心物）包裹在天然的或合成的高分子材料（囊材）中形成的微小囊状物。其作用与薄膜包衣有类似之处，微囊不同于包衣的特点是
   A. 提高药物稳定性
   B. 掩盖药物苦味或不良气味
   C. 实现缓控释
   D. 使药物浓集于靶区
   E. 提高药物胃肠道稳定性，减少刺激性

8. 羧甲基纤维素钠（CMC‐Na）在片剂中作为黏合剂使用，在注射液中通常用作
   A. 包衣材
   B. 分散剂
   C. 黏合剂
   D. 助悬剂
   E. 稳定剂

9. 地西泮注射液与 5% 葡萄糖、0.9% 氯化钠或 0.167mol/L 乳酸钠注射液配伍时，易析出沉淀，是由于
   A. 溶剂组成改变
   B. pH 的改变
   C. 直接反应
   D. 盐析作用
   E. 成分的纯度

10. 两性霉素 B 注射液，可加入 5% 葡萄糖注射液中静脉滴注。若与电解质输液联合使用，易析出沉淀，是由于
    A. 溶剂组成改变
    B. pH 的改变
    C. 直接反应
    D. 盐析作用
    E. 成分的纯度

11. 水溶液中不稳定的药物，如胰蛋白酶、辅酶 A 等一般药剂学稳定化技术较难得到满意的注射剂产品，可考虑制成

A. 乳剂型注射液　　　　B. 注射用无菌粉末
C. 气雾剂　　　　　　　D. 混悬型注射液
E. 注射油溶液

12. 静脉注射药效最快，常用作急救、补充体液和供营养之用，一般能作为静脉注射溶液的是
A. 乙醇溶液　　　　　　B. 混悬型注射液
C. O/W 型乳剂　　　　 D. W/O 型乳剂
E. 油溶液

13. 供静脉滴注用的大容量注射液除另有规定外，生物制品一般不小于
A. 75ml　　　　　　　 B. 50ml
C. 25ml　　　　　　　 D. 10ml
E. 5ml

14. 诺氟沙星注射剂与氨苄西林注射剂配伍会发生沉淀，是由于
A. 溶剂组成改变　　　　B. pH 的改变
C. 直接反应　　　　　　D. 反应时间
E. 成分的纯度

15. 下列关于血浆代用液叙述错误的是
A. 血浆代用液在机体内有代替全血的作用
B. 血浆代用液应不妨碍血型试验
C. 血浆代用液不妨碍红细胞的携氧功能
D. 血浆代用液在血液循环系统内，可保留较长时间，易被机体吸收
E. 血浆代用液不得在脏器组织中蓄积

16. 关于固体药物溶解度表述正确的是
A. 溶解度系指在一定压力下，在一定量溶剂中达到饱和时溶解药物的最大量
B. 溶解度系指在一定温度下，在一定量溶剂中达到饱和时溶解药物的最大量
C. 溶解度系指在一定温度下，在水中溶解药物的量
D. 溶解度系指在一定温度下，在溶剂中溶解药物的量
E. 溶解度系指在一定压力下，在溶剂中溶解药物的量

17. 下列等式成立的是
A. 蛋白质 = 热原 = 磷脂
B. 内毒素 = 热原 = 脂多糖
C. 内毒素 = 磷脂 = 脂多糖
D. 内毒素 = 热原 = 蛋白质
E. 蛋白质 = 热原 = 脂多糖

18. 紫杉醇为治疗卵巢癌、乳腺癌、肺癌、鼻咽癌等实体肿瘤的一线用药，疗效确切，其难溶于水，最初上市的注射剂使用增溶剂聚氧乙烯蓖麻油，毒性较大，后使用紫杉醇纳米粒制剂，能够保护药物免受环境影响的载体成分是
A. 橄榄油　　　　　　　B. 甘露醇
C. 亚硫酸钠　　　　　　D. 无水乙醇
E. 人血清白蛋白

19. 热原的耐热性较强，一般经 60℃ 加热 1 小时不受影响，下列哪一条件可使热原彻底破坏
A. 100℃ 加热 15 分钟
B. 120℃ 加热 15 分钟
C. 180℃ ~200℃ 加热 15 分钟
D. 250℃ 加热 15 分钟
E. 650℃ 加热 1 分钟

20. 关于输液（静脉注射用大容量注射液）的说法，错误的是
A. 静脉注射用脂肪乳剂中，90% 微粒的直径应小于 $1\mu m$
B. 为避免输液贮存过程中滋生微生物，输液中应该添加适宜的抑菌剂
C. 渗透压应为等渗或偏高渗
D. 不溶性微粒检查结果应符合规定
E. pH 应尽可能与血液的 pH 相近

21. 磺胺嘧啶钠注射液中应通入哪一气体作为保护气体，防止氧化
A. CO_2　　　　　　　B. N_2
C. 空气　　　　　　　　D. 氟利昂
E. 甲烷

22. 在 90% 的乙醇溶液中苯巴比妥溶解度最大，则 90% 的乙醇溶液作为
A. 极性溶剂　　　　　　B. 助溶剂
C. 潜溶剂　　　　　　　D. 增溶剂
E. 消毒剂

23. 用于 O/W 型静脉注射用乳剂的乳化剂有
A. 聚山梨酯 80　　　　 B. 普朗尼克
C. 脂肪酸甘油酯　　　　D. 三乙醇胺皂
E. 脂肪酸山梨坦

24. 注射剂在灌封后都需要进行灭菌，对于稳定性较好的药物，最常采用方法是
A. 干热灭菌法　　　　　B. 湿热灭菌法

C. 流通蒸汽灭菌法　　D. 辐射灭菌法

E. 过滤除菌法

25. 湿热灭菌法，常用的灭菌条件为
    A. 100℃ 15min　　　B. 100℃ 30min
    C. 121℃ 15min　　　D. 116℃ 15min
    E. 121℃ 30min

26. 下列关于输液的临床应用与注意事项叙述不正确的是
    A. 静脉滴注氧氟沙星注射液速度宜慢，50～60滴/分
    B. 静脉输液速度随临床需求而改变
    C. 一般提倡临用前配制
    D. 渗透压可为等渗或偏高渗
    E. 避免使用超过使用期的输液器

27. 下列注射剂的临床应用与注意事项不正确的是
    A. 患者存在吞咽困难或明显的吸收障碍情况需使用注射剂
    B. 氨基酸类或胰岛素制剂需使用注射剂
    C. 一般提倡临用前配制
    D. 应尽可能减少注射次数
    E. 在不同注射途径的选择上，能够静脉注射的就不肌内注射

28. 下列处方中苯甲酸钠的作用是
    【处方】苯甲酸钠　　　　1300g
    　　　　咖啡因　　　　　1301g
    　　　　EDTA－2Na　　　2g
    　　　　注射用水　　　　加至10000ml
    A. 止痛剂　　　　　　B. 抑菌剂
    C. 助悬剂　　　　　　D. 增溶剂
    E. 助溶剂

29. 硫酸阿托品注射液中氯化钠的作用是
    【处方】硫酸阿托品　　　5g
    　　　　氯化钠　　　　　85g
    　　　　0.1mol/L 盐酸溶液　适量
    　　　　注射用水　　　　加至10000ml
    A. 等渗调节剂　　　　B. 乳化剂
    C. pH 调节剂　　　　 D. 保湿剂
    E. 增稠剂

30. 制备复方碘溶液时，加入碘化钾是作为
    A. 助溶剂　　　　　　B. 增溶剂
    C. 消毒剂　　　　　　D. 极性溶剂

E. 潜溶剂

31. 制备难溶性药物溶液时，加入吐温是作为
    A. 助溶剂　　　　　　B. 增溶剂
    C. 乳化剂　　　　　　D. 增效剂
    E. 潜溶剂

32. 氟比洛芬酯注射用乳剂中甘氨酸作用是
    【处方】氟比洛芬酯　　　　　　10g
    　　　　精制大豆油　　　　　　100g
    　　　　蛋黄卵磷脂　　　　　　10g
    　　　　二油酰基磷脂酰丝氨酸　0.1g
    　　　　甘氨酸　　　　　　　　25g
    　　　　pH 调节剂　　　　　　 适量
    　　　　注射用水　　　　　　　加至1000ml
    A. 等渗调节剂　　　　B. 乳化剂
    C. pH 调节剂　　　　 D. 保湿剂
    E. 稳定剂

33. 最好选择哪种气体驱赶维生素 C 注射液中的氧气
    A. 环氧乙烷气　　　　B. 氮气
    C. 二氧化碳　　　　　D. 氢气
    E. 氯气

34. 对于易溶于水，在水溶液中不稳定的药物，可制成的注射剂是
    A. 注射用无菌粉末　　B. 溶胶型注射剂
    C. 混悬型注射剂　　　D. 乳剂型注射剂
    E. 溶液型注射剂

35. 注射剂同一品种的 pH 允许差异范围不超过
    A. ±0.2　　　　　　 B. ±0.5
    C. ±1.0　　　　　　 D. ±1.2
    E. ±2.0

36. 不属于脂质体作用特点的是
    A. 具有靶向性和淋巴定向性
    B. 药物相容性差，只适宜脂溶性药物
    C. 具有缓释作用，可延长药物作用时间
    D. 可降低药物毒性，适宜毒性较大的抗肿瘤药
    E. 结构中的双层膜有利于提高药物稳定性

37. 热原不具备的性质是
    A. 水溶性　　　　　　B. 耐热性
    C. 挥发性　　　　　　D. 可被活性炭吸附
    E. 可滤性

38. 下列有关助溶剂的说法错误的是
    A. 助溶剂可溶于水，多为低分子化合物

B. 助溶剂可与药物形成络合物、复盐或缔合物

C. 表面活性剂能增加药物溶解度，可作为助溶剂使用

D. 苯甲酸钠作为助溶剂可以增加氢化可的松在水中的溶解度

E. 助溶剂亦可以被吸收，也可以在体液中释放出药物

39. 下列哪项试剂不作为难溶药物助溶剂
    A. 苯甲酸钠　　　　　　B. 对氨基苯甲酸
    C. 乌拉坦　　　　　　　D. 卵磷脂
    E. 乙酰胺

40. 注射剂一般控制 pH 范围
    A. 2～7　　　　　　　　B. 5～8
    C. 6～8　　　　　　　　D. 4～9
    E. 6～11

41. 作为配制注射剂用溶剂的是
    A. 灭菌蒸馏水　　　　　B. 注射用水
    C. 纯化水　　　　　　　D. 灭菌注射用水
    E. 制药用水

42. 注射用无菌粉针的溶剂或注射液的稀释剂是
    A. 灭菌蒸馏水　　　　　B. 注射用水
    C. 纯化水　　　　　　　D. 灭菌注射用水
    E. 制药用水

43. 注射用针筒及不耐酸碱玻璃器皿除去热原的方法一般可采用
    A. 高温法　　　　　　　B. 酸碱法
    C. 吸附法　　　　　　　D. 反渗透法
    E. 离子交换法

44. 下列哪种附加剂是抗氧剂
    A. 碳酸氢钠　　　　　　B. 氯化钠
    C. 焦亚硫酸钠　　　　　D. 枸橼酸钠
    E. 依地酸钠

45. 制备注射剂时，等渗调节剂是
    A. 碳酸氢钠　　　　　　B. 氯化钠
    C. 焦亚硫酸钠　　　　　D. 枸橼酸钠
    E. 依地酸钠

46. 下列哪种抗氧剂可在偏酸性的溶液中使用
    A. 维生素 E　　　　　　B. 亚硫酸氢钠
    C. 硫代硫酸钠　　　　　D. 半胱氨酸
    E. 亚硫酸钠

47. 在注射剂中具有局麻和抑菌双重作用的附加剂是
    A. 盐酸普鲁卡因　　　　B. 盐酸利多卡因
    C. 苯酚　　　　　　　　D. 苯甲醇
    E. 硫柳汞

48. 乳剂型注射剂质量要求不包括
    A. 90% 微粒直径＜1μm
    B. 微粒大小均匀；不得有大于 2μm 的微粒
    C. 成品耐受高压灭菌
    D. 无抗原性
    E. 无降压作用

49. 为延长脂质体在体内循环时间，通常使用修饰的磷脂制备长循环脂质体，常用的修饰材料是
    A. 甘露醇　　　　　　　B. 聚山梨酯
    C. 聚乙二醇　　　　　　D. 山梨醇
    E. 聚乙烯醇

50. 以下不具有靶向性的制剂是
    A. 药物－抗体结合物　　B. 纳米囊
    C. 微球　　　　　　　　D. 环糊精包合物
    E. 脂质体

51. Noyes－Whitney 方程表示
    A. 溶解度与药物粒子大小的关系
    B. 温度对溶解度影响
    C. 溶出速度方程
    D. 非线性方程
    E. pH 分配假说

52. 脂质体不具有哪个特性
    A. 靶向性　　　　　　　B. 缓释性
    C. 降低药物毒性　　　　D. 放置稳定性
    E. 提高药物稳定性

53. 微球和微囊主要区分依据是
    A. 粒径大小不同
    B. 微球系微小囊状实体，微囊不属于
    C. 微囊系膜控型微粒制剂，微球不属于
    D. 微囊系微小球状实体
    E. 所使用的稳定剂不同

54. 普通注射乳剂与亚微乳的主要划分依据是
    A. 油相　　　　　　　　B. 水相
    C. 粒径　　　　　　　　D. 乳化剂
    E. 稳定剂

55. 下列哪种制剂不具有靶向性
    A. 脂质体　　　　　　　B. 微囊

C. 口服乳　　　　D. 毫微球

E. 纳米粒

56. 微球具有靶向性和缓释性特点，但载药量较小，下列药物不宜制成微球的是

A. 阿霉素　　　　B. 亮丙瑞林

C. 乙型肝炎疫苗　D. 生长抑素

E. 二甲双胍

57. 以下处方所制备的制剂是

【处方】紫杉醇　　　6.0g
　　　　卵磷脂　　　72g
　　　　胆固醇　　　10.8g
　　　　赖氨酸　　　1.4g
　　　　5%葡萄糖　　适量

A. 乳剂　　　　　B. 乳膏剂

C. 脂质体　　　　D. 注射剂

E. 凝胶剂

58. 下列处方所制备的制剂是

【处方】两性霉素 B　　　　　　　　50mg
　　　　氢化大豆卵磷脂（HSPC）　 213mg
　　　　胆固醇（Chol）　　　　　　 52mg
　　　　二硬脂酰磷脂酰甘油（DSPG）84mg
　　　　α-维生素 E　　　　　　　　640mg
　　　　蔗糖　　　　　　　　　　　1000mg
　　　　六水琥珀酸二钠　　　　　　30mg

A. 脂质体冻干制品　B. 溶液型注射剂

C. 脂质微球　　　　D. 糖浆剂

E. 混悬型注射剂

59. 用于治疗急性和慢性精神分裂症的利培酮 PLGA 微球采用的给药方式是

A. 静脉注射　　　B. 口服给药

C. 肌内注射　　　D. 皮内注射

E. 皮下注射

60. 有关生物技术药物的特点正确的是

A. 分子量大，约 1000D

B. 口服较易透过胃肠道屏障

C. 透皮或黏膜吸收的生物利用度较高

D. 易作用于中枢神经系统

E. 主要采用注射给药方式

61. 利妥昔单抗注射液属于

A. 乳剂型注射剂

B. 混悬型注射剂

C. 生物技术药物注射剂

D. 白蛋白纳米注射剂

E. 亚微乳注射剂

62. 复方柴胡注射液吐温 80 的作用是

【处方】北柴胡　　　2500g
　　　　细辛　　　　250g
　　　　氯化钠　　　8g
　　　　吐温 80　　　40ml
　　　　注射用水　　加至 1000ml

A. 乳化剂　　　　B. 等渗调节剂

C. 抑菌剂　　　　D. 助悬剂

E. 增溶剂

63. 中药注射剂一般不宜制成

A. 溶液注射剂

B. 乳状液注射剂

C. 无菌粉末

D. 临用前配成溶液的浓缩液的无菌制剂

E. 混悬型注射液

64. 下列药物制剂中属于无菌制剂的是

A. 乳膏剂　　　　B. 气雾剂

C. 软膏剂　　　　D. 吸入粉雾剂

E. 滴眼液

65. 由于输液本身是过饱和溶液，加入氯化钾、氯化钠等溶液，会引起结晶析出的是

A. 20% 的甘露醇　B. 0.9% 氯化钠

C. 5% 葡萄糖　　 D. 0.167mol/L 乳酸钠

E. 25% 枸橼酸钠注射液

66. 由于成分复杂，不透明发生浑浊和沉淀时不易观察而不易与其他药物注射液配伍的是

A. 20% 的甘露醇　B. 血液

C. 林格液　　　　D. 0.167mol/L 乳酸钠

E. 25% 枸橼酸钠注射液

67. 注射用辅酶 A 临床用于白细胞减少症，免疫性血小板减少性紫癜等，由于其不稳定、效价易下降，通常制备成无菌冻干制剂，该制剂使用的稳定剂通常是

A. 明胶　　　　　B. 甘露醇

C. 葡萄糖酸钙　　D. 半胱氨酸

E. 焦亚硫酸钠

二、配伍选择题

[1~4 题共用备选答案]

维生素 C 注射液用于防治坏血病，也可用于各种

急慢性传染性疾病及紫癜等辅助治疗，其处方包含以下成分

  A. 亚硫酸氢钠　　　　B. 二氧化碳

  C. 碳酸氢钠　　　　　D. 依地酸二钠

  E. 注射用水

1. 能起抗氧作用的是

2. 用于溶解原辅料的是

3. 对金属离子有络合作用的是

4. 与维生素 C 部分成盐，减轻局部刺激作用的是

[5~8 题共用备选答案]

  A. 淀粉　　　　　　　B. 吐温 80

  C. 羧甲基纤维素钠　　D. 苯甲醇

  E. 羟苯乙酯

5. 注射剂中可以用作止痛剂和防腐剂的是

6. 注射剂中用作增溶剂的是

7. 混悬型注射剂的助悬剂是

8. 属于尼泊金类防腐剂的是

[9~11 题共用备选答案]

  A. 载药量　　　　　　B. 渗漏率

  C. 磷脂氧化指数　　　D. 释放度

  E. 包封率

9. 在脂质体的质量要求中表示微粒（靶向）制剂中所含药物量项目的是

10. 在脂质体的质量要求中，表示脂质体化学稳定性的项目是

11. 在脂质体的质量要求中，表示脂质体物理稳定性的项目是

[12~14 题共用备选答案]

  A. 乙醇　　　　　　　B. 丙二醇

  C. 聚乙二醇　　　　　D. 甘油

  E. 注射用油

12. 苯妥英钠注射液中含

13. 塞替派注射液中含

14. 氢化可的松注射液、乙酰毛花苷 C 注射液中均含有

[15~17 题共用备选答案]

  A. 复方氯化钠注射液

  B. 葡萄糖注射液

  C. 氨基酸注射液

  D. 静脉脂肪乳注射液

  E. 羟乙基淀粉注射液

15. 属于代血浆输液的是

16. 属于糖类输液的是

17. 属于电解质类输液的是

[18~19 题共用备选答案]

  A. 硝苯地平渗透泵片

  B. 利培酮口崩片

  C. 利巴韦林胶囊

  D. 注射用紫杉醇脂质体

  E. 水杨酸乳膏

18. 具有靶向性的制剂是

19. 属于缓释、控释制剂的是

[20~21 题共用备选答案]

  A. 常规脂质体　　　　B. 微球

  C. 纳米囊　　　　　　D. pH 敏感脂质体

  E. 免疫脂质体

20. 常用作栓塞治疗给药的制剂是

21. 基于病变组织与正常组织间酸碱性差异的靶向制剂是

[22~25 题共用备选答案]

  A. 高温可以破坏　　　B. 能溶于水中

  C. 不具挥发性　　　　D. 易被吸附

  E. 能被强氧化剂氧化

  下列处理和操作利用了热原的什么性质

22. 蒸馏法制备注射用水

23. 用活性炭处理

24. 加入高锰酸钾

25. 玻璃容器 180℃ 3~4h 热处理

[26~29 题共用备选答案]

  A. 单克隆抗体

  B. 二棕榈酸磷脂（DPPC）和二硬脂酸磷脂（DSPC）一定比例混合

  C. 磷脂与胆固醇

  D. 聚乙二醇

  E. 十七烷酸磷脂

26. 制备普通脂质体的材料是

27. 用于长循环脂质体表面修饰的材料是

28. 用于免疫脂质体表面修饰的材料是

29. 用于热敏脂质体表面修饰的材料是

[30~33 题共用备选答案]

  A. 混悬型注射剂　　　B. 溶液型注射剂

  C. 溶胶型注射剂　　　D. 乳剂型注射剂

  E. 注射用无菌粉末

30. 葡萄糖注射液可制成

31. 对于易溶于水，在水溶液中不稳定的药物，可制成

32. 要求注射后延长药效作用的难溶性固体药物，可制成

33. 对于在水溶液中稳定且易溶于水的药物，可制成

[34～37题共用备选答案]

    A. 纯化水   B. 灭菌蒸馏水

    C. 注射用水   D. 灭菌注射用水

    E. 制药用水

34. 用于配制普通药物制剂的溶剂或试验用水为

35. 常用作注射剂和滴眼剂溶剂，经蒸馏所得的无热原水为

36. 在临床使用中，用于注射用灭菌粉末的溶剂或注射液的稀释剂为

37. 包括纯化水、注射用水与灭菌注射用水的是

[38～41题共用备选答案]

    A. 助溶剂   B. 增溶剂

    C. 乳化剂   D. 极性溶剂

    E. 潜溶剂

38. 加入乙醇能增加苯巴比妥在水中的溶解度，则乙醇是

39. 制备复方碘溶液时，加入碘化钾是作为

40. 制备难溶性药物溶液时，加入吐温是作为

41. 乳剂中加入吐温是作为

[42～45题共用备选答案]

    A. 酸碱法   B. 反渗透法

    C. 吸附法   D. 离子交换法

    E. 凝胶滤过法

42. 注射用的针筒或其他玻璃器皿除热原可采用

43. 葡萄糖注射液中除去热原采用

44. 通过三醋酸纤维膜除去热原属于

45. 用二乙胺基乙基葡聚糖和交联葡聚糖100除去热原属于

[46～48题共用备选答案]

    A. 等渗调节剂   B. 增溶剂

    C. 抑菌剂   D. 抗氧剂

    E. 止痛剂

46. 注射剂的处方中，亚硫酸钠的作用是

47. 注射剂的处方中，氯化钠的作用是

48. 注射剂的处方中，泊洛沙姆188的作用是

[49～51题共用备选答案]

    A. 环糊精   B. 聚氰基丙烯酸异丁酯

    C. PLGA   D. 磷脂

    E. 醋酸纤维素

49. 制备微球可生物降解的材料为

50. 靶向乳剂的乳化剂为

51. 脂质体的膜材之一为

[52～54题共用备选答案]

    A. 聚乙二醇   B. 乙基纤维素

    C. 阿拉伯胶   D. 聚碳酯

    E. 聚乳酸

52. 属于天然高分子囊材是

53. 属于半合成高分子囊材是

54. 不作为微囊囊材使用的是

[55～57题共用备选答案]

    A. 碘化钾   B. 苯甲酸钠

    C. 二乙胺   D. 精氨酸

    E. 维生素C

55. 作为碘助溶剂的是

56. 作为咖啡因助溶剂的是

57. 作为新霉素助溶剂的是

[58～62题共用备选答案]

    A. 溶剂组成改变   B. pH的改变

    C. 直接反应   D. 缓冲容量

    E. 离子作用

58. 诺氟沙星与氨苄西林配伍会发生沉淀是由于

59. 地西泮注射液与0.9%氯化钠注射液配伍时，析出沉淀是由于

60. 磺胺嘧啶钠可使肾上腺素变色是由于

61. 5%硫喷妥钠10ml加入含乳酸盐的葡萄糖注射液会析出沉淀是由于

62. 四环素能与含Fe^{3+}盐的输液形成红色是由于

[63～66题共用备选答案]

罗拉匹坦静脉注射乳剂处方如下：

【处方】 罗拉匹坦   0.5g

        精制大豆油   50g

        卵磷脂   45g

        泊洛沙姆   4.0g

        油酸钠   0.25g

        甘油   22.5g

        注射用水   加至1000ml

    A. 精制大豆油   B. 卵磷脂

    C. 泊洛沙姆   D. 油酸钠

    E. 甘油

63. 乳化剂是

64. 油相溶剂是

65. 等渗调节剂是

66. 电位调节剂是

[67~70 题共用备选答案]

　　罗替戈汀长效混悬型注射剂处方如下：

【处方】罗替戈汀　　　　10g

　　　　吐温 20　　　　　7.5g

　　　　PEG4000　　　　60g

　　　　磷酸二氢钠　　　0.4g

　　　　甘露醇　　　　　2g

　　　　柠檬酸　　　　　1g

　　　　注射用水　　　　加至 1000ml

　　A. 吐温 20　　　　　　B. PEG4000

　　C. 磷酸二氢钠　　　　D. 甘露醇

　　E. 柠檬酸

67. 助悬剂是

68. 螯合剂是

69. 等渗调节剂是

70. 润湿剂是

[71~75 题共用备选答案]

　　阿霉素脂质体处方如下：

【处方】阿霉素　　　　　　　20g

　　　　胆固醇　　　　　　　31.9g

　　　　HSPC　　　　　　　95.8g

　　　　MPEG2000 - DSPE　31.9g

　　　　硫酸铵　　　　　　　20g

　　　　蔗糖　　　　　　　　适量

　　　　注射用水　　　　　　定容至 1000ml

　　A. HSPC

　　B. MPEG2000 - DSPE

　　C. 硫酸铵

　　D. 蔗糖适量

　　E. 注射用水

71. 使脂质体具有长循环作用的材料是

72. 脂质体的主要组成材料是

73. 主动载药中产生浓度梯度的材料是

74. 该制剂的溶剂是

75. 硫酸铵水化后透析介质是

[76~78 题共用备选答案]

　　两性霉素 B 脂质体冻干制品处方如下：

【处方】两性霉素 B　　　　　　　　　50mg

　　　　氢化大豆卵磷脂（HSPC）　　213mg

　　　　胆固醇（Chol）　　　　　　　52mg

　　　　二硬脂酰磷脂酰甘油（DSPG）　84mg

　　　　α - 维生素 E　　　　　　　640mg

　　　　蔗糖　　　　　　　　　　　1000mg

　　　　六水琥珀酸二钠　　　　　　30mg

　　A. 胆固醇　　　　　　B. 二硬脂酰磷脂酰甘油

　　C. α - 维生素 E　　　D. 蔗糖

　　E. 六水琥珀酸二钠

76. 抗氧化剂是

77. 缓冲剂是

78. 冻干保护剂是

[79~82 题共用备选答案]

　　A. 普通注射微球　　　B. 栓塞性微球

　　C. 磁性微球　　　　　D. 疏水性微球

　　E. 生物靶向性微球

79. 微球经表面修饰后，带正、负电荷而具有一定靶向性的是

80. 在制备过程中将磁性微粒包入其中的微球属于

81. 注射于癌变部位的动脉血管内，随血流可以阻滞在瘤体周围的毛细血管内，甚至可使小动脉暂时栓塞，既可切断肿瘤的营养供给的微球属于

82. 直径 1~15μm，静脉或腹腔注射后，可被网状内皮系统巨噬细胞所吞噬的微球是

[83~87 题共用备选答案]

　　A. 小于 0.1μm　　　　B. 小于 1.4μm

　　C. 3μm 以下　　　　　D. 7~14μm 的微球

　　E. 30~800μm

83. 可以透过血管细胞间隙离开体循环的微球，其粒径

84. 栓塞性微球，其粒径

85. 被网状内皮系统的巨噬细胞清除的微球，其粒径

86. 主要停留在肺部的微球，其粒径

87. 大部分在肝、脾部停留的微球，其粒径

[88~92 题共用备选答案]

　　胰岛素注射液处方如下：

【处方】中性胰岛素　　40IU/ml

　　　　氯化锌　　　　46μg/ml

　　　　甘油　　　　　17mg/ml

　　　　间甲酚　　　　2.7mg/ml

　　　　氢氧化钠　　　适量

　　　　盐酸　　　　　适量

　　　　注射用水　　　1000ml

　　A. 氯化锌　　　　　　B. 甘油

　　C. 间甲酚　　　　　　D. 氢氧化钠

E. 注射用水

88. 抑菌剂是

89. 等渗调节剂是

90. pH 调节剂是

91. 络合剂是

92. 制剂溶剂是

[93～94 题共用备选答案]

复方柴胡注射液处方如下:

【处方】 北柴胡   2500g

          细辛   250g

          氯化钠   8g

          吐温 80   40ml

          注射用水   加至 1000ml

A. 北柴胡   B. 细辛

C. 氯化钠   D. 吐温 80

E. 注射用水

93. 增溶剂是

94. 等渗调节剂是

[95～99 题共用备选答案]

A. 混悬型注射剂   B. 溶液型注射剂

C. 溶胶型注射剂   D. 乳剂型注射剂

E. 注射用无菌粉末

95. 维生素 C 注射液属于

96. 静脉注射脂肪乳属于

97. 罗替戈汀长效水性注射剂属于

98. 氢氧化铝凝胶属于

99. 注射用辅酶 A 属于

[100～102 题共用备选答案]

A. 羟丙基甲基纤维素   B. 单硬脂酸甘油酯

C. 大豆磷脂   D. 蜂蜡

E. 乙基纤维素

100. 可用于制备脂质体的材料是

101. 可用于制备不溶性骨架片的材料是

102. 可用于制备亲水凝胶型骨架片的材料是

[103～106 题共用备选答案]

A. 乙醇   B. 丙二醇

C. 聚乙二醇 400   D. 甘油

E. 聚乙二醇 4000

103. 由于黏度和刺激性较大,不单独作注射剂溶剂的是

104. 可作为软胶囊内容物的溶剂或分散介质的是

105. 常温下为固体可作为栓剂基质的是

106. 复合注射用溶剂中常用的含量为 10%～60%,供静脉注射或肌内注射的是

[107～111 题共用备选答案]

A. 硝酸苯汞、硫柳汞   B. 聚氧乙烯蓖麻油

C. 焦亚硫酸钠   D. 甘油

E. 甘露醇

107. 常用作注射用无菌粉末填充剂的是

108. 常用作滴眼剂抑菌剂的是

109. 常用作注射剂等渗调节剂的是

110. 常用作注射剂抗氧剂的是

111. 可用作注射剂增溶剂的是

三、综合分析选择题

[1～2 题共用题干]

注射用两性霉素 B 脂质体适用于系统性真菌感染者;病情呈进行性发展或其他抗真菌药治疗无效者,如败血症、心内膜炎、脑膜炎(隐球菌及其他真菌)、腹腔感染等患者。其处方如下。

两性毒素 B	50mg
氢化大豆卵磷脂(HSPC)	213mg
胆固醇(Chol)	52mg
二硬脂酰磷脂酰甘油(DSPG)	84mg
α-维生素 E	640mg
蔗糖	1000mg
六水琥珀酸二钠	30mg

1. 有关两性霉素 B 脂质体的叙述错误的是

A. 两性霉素 B 脂质体属于靶向制剂

B. 两性霉素 B 脂质体属于长循环脂质体

C. 脂质体减少了两性霉素 B 肾排泄和代谢,延长了药效

D. 降低药物毒性

E. 能增加与肿瘤细胞的亲和力

2. 二硬脂酰磷脂酰甘油在两性霉素 B 脂质体中的作用是

A. 骨架材料   B. 稳定剂

C. 抗氧剂   D. pH 调节剂

E. 分散剂

[3～4 题共用题干]

盐酸多柔比星,又称阿霉素,是蒽醌类抗肿瘤药物。临床上,使用盐酸多柔比星注射液时,常发生骨

髓抑制和心脏毒性等严重不良反应，解决方法之一是将其制成脂质体制剂。盐酸多柔比星脂质体注射液的辅料有 PEG - DSPE、氢化大豆卵磷脂、胆固醇、硫酸铵、蔗糖、组氨酸等。

3. 脂质体是一种具有多种功能的药物载体，其特点不包括
    A. 具有靶向性
    B. 降低药物毒性
    C. 提高药物的稳定性
    D. 组织不相容性
    E. 具有长效性

4. PEG - DSPE 是一种 PEG 化脂质材料，常用于对脂质体进行 PEG 化，降低与单核 - 巨噬细胞的亲和力。盐酸多柔比星脂质体以 PEG - DSPE 为脂质体属于
    A. 前体脂质体   B. pH 敏感脂质体
    C. 免疫脂质体   D. 栓塞脂质体
    E. 长循环脂质体

[5~7 题共用题干]
　　注射用美洛西林/舒巴坦，规格 1.25g（美洛西林 1.0g，舒巴坦 0.25g）。成人静脉给药符合单室模型。美洛西林表观分布容积 $V = 0.5L/kg$。

5. 某患者，体重 60kg，用此药进行呼吸系统感染治疗，希望美洛西林/舒巴坦可达到 0.1g/L，需给美洛西林/舒巴坦的静脉滴注负荷剂量为
    A. 1.25g（1 瓶）   B. 2.5g（2 瓶）
    C. 3.75g（3 瓶）   D. 5.0g（4 瓶）
    E. 6.25g（5 瓶）

6. 关于复方制剂美洛西林/舒巴坦的说法，正确的是
    A. 美洛西林为"自杀性"β - 内酰胺酶抑制剂
    B. 舒巴坦是氨苄西林经改造而来，抗菌作用强
    C. 舒巴坦可增强美洛西林对 β - 内酰胺酶稳定性
    D. 美洛西林具有甲氧肟基，对 β - 内酰胺酶具有高稳定作用
    E. 舒巴坦属于碳青霉烯类抗生素

7. 注射用美洛西林/舒巴坦的质量要求不包括
    A. 无异物
    B. 无菌
    C. 无热原或细菌内毒素
    D. 粉末致密适宜
    E. 等渗或略偏高渗

四、多项选择题

1. 冻干粉针的优点为
    A. 可以避免药物因高热分解
    B. 制剂含水量低、有利于保存
    C. 产品致密，加水易溶
    D. 剂量准确，外观优良
    E. 产品中的异物比其他方法生产的少

2. 下列属于血浆代用液的是
    A. 复方氨基酸输液
    B. 静脉注射用脂肪乳剂
    C. 碳水化合物的输液
    D. 羟乙基淀粉注射液
    E. 右旋糖酐注射液

3. 下列注射液中属于营养输液的是
    A. 复方氨基酸输液
    B. 静脉注射用脂肪乳剂
    C. 碳水化合物的输液
    D. 羟乙基淀粉注射液
    E. 右旋糖酐注射液

4. 下列是增加溶解度的方法有
    A. 制成可溶性盐   B. 引入极性亲水基团
    C. 升高温度   D. 加入助溶剂
    E. 搅拌

5. 防止输液微粒污染的方法是
    A. 严格控制原料药的质量
    B. 严格控制辅料的质量
    C. 合理安排工序，加强生产过程管理
    D. 严格灭菌条件，严密包装
    E. 在输液器中安置孔径不大于 $0.8\mu m$ 的终端滤膜过滤器

6. 注射剂系指药物制成的供注入体内的
    A. 溶液   B. 油溶液
    C. 混悬液   D. 无菌粉末
    E. 乳状液

7. 生产注射液时常加入活性炭，其作用是
    A. 吸附热原   B. 能增加药物的稳定性
    C. 脱色   D. 脱盐
    E. 提高澄明度

8. 注射剂按分散系统分类可分为

A. 溶液型注射剂　　　　　B. 混悬液型注射剂

C. 乳浊液型注射液　　　　D. 注射用无菌粉末

E. 高分子型注射液

9. 下列属于血浆等渗溶液的有

　　A. 5% 葡萄糖溶液

　　B. 10% 葡萄糖溶液

　　C. 0.9% 氯化钠溶液

　　D. 20% 甘露醇溶液

　　E. 2.25% 甘油溶液

10. 下列属于微型胶囊的特点的有

　　A. 药物的溶出速率随分散度的增加而增加

　　B. 微囊能掩盖药物的不良嗅味

　　C. 制成肠溶微囊能防止药物在胃内失活或减少对胃的刺激性

　　D. 注射用微囊制剂能使药物浓集于靶区

　　E. 可发挥局部定位作用

11. 下列属于天然高分子材料的囊材有

　　A. 聚维酮　　　　　　　B. 乙基纤维素

　　C. 阿拉伯胶　　　　　　D. 明胶

　　E. 聚乳酸

12. 下列属于半合成高分子材料的囊材是

　　A. 聚乳酸

　　B. 壳聚糖

　　C. 乙基纤维素（EC）

　　D. 甲基纤维素（MC）

　　E. 羧甲基纤维素钠（CMC - Na）

13. 影响微囊药物释放速率的因素有

　　A. 微囊的粒径及粒径分布

　　B. 搅拌速度

　　C. 囊壁的厚度

　　D. 囊壁的物理化学性质

　　E. 药物的性质

14. 属于靶向制剂的是

　　A. 微丸　　　　　　　　B. 纳米囊

　　C. 微囊　　　　　　　　D. 微球

　　E. 固体分散体

15. 甘油可作为

　　A. 片剂润滑剂　　　　　B. 透皮促进剂

　　C. 固体分散体载体　　　D. 注射剂溶剂

　　E. 胶囊增塑剂

16. 丙二醇可作为

　　A. 增塑剂　　　　　　　B. 气雾剂中的抛射剂

　　C. 透皮促进剂　　　　　D. 气雾剂中的潜溶剂

　　E. 软膏中的保湿剂

17. 脂质体用于抗癌药物载体具有哪些特点

　　A. 靶向性

　　B. 对正常组织的亲和性

　　C. 在靶部位、器官具有滞留性

　　D. 药物包封于脂质体后在体内延缓释放，延长作用时间

　　E. 具有对癌细胞的排斥性

18. 不具有靶向性的制剂是

　　A. 静脉乳剂　　　　　　B. 毫微粒注射液

　　C. 混悬型注射液　　　　D. 脂质体注射液

　　E. 缓释颗粒剂

19. 下列哪些属于靶向制剂

　　A. 渗透泵　　　　　　　B. 毫微颗粒

　　C. 脂质体　　　　　　　D. 胃内漂浮制剂

　　E. 微球

20. 注射剂的质量要求包括

　　A. 渗透压　　　　　　　B. 安全性

　　C. 澄明　　　　　　　　D. 无菌

　　E. 无热原

21. 目前国内药厂常用的安瓿洗涤方法有

　　A. 减压洗涤法

　　B. 甩水洗涤法

　　C. 加压喷射气水洗涤法

　　D. 离心洗涤法

　　E. 洗涤法

22. 能与水互溶的注射用溶剂有

　　A. 乙醇　　　　　　　　B. 丙二醇

　　C. 聚乙二醇　　　　　　D. 甘油

　　E. PEG4000

23. 两种药物溶液，若 pH 相差较大，发生配伍变化的可能性也大。pH 的变化可引起沉淀析出与变色，下列由于 pH 的改变导致注射剂配伍变化的是

　　A. 新生霉素注射液与 5% 葡萄糖

　　B. 谷氨酸钠（钾）注射液与肾上腺素注射液

　　C. 氨茶碱注射液与肾上腺素注射液

　　D. 磺胺嘧啶钠注射液与肾上腺素注射液

E. 乳酸根离子会加速氨苄西林钠和青霉素 G 的水解

24. 脂质体作为药物载体可应用于
   A. 抗肿瘤药物　　　　B. 抗寄生虫药物
   C. 抗生素类药物　　　D. 抗结核药物
   E. 免疫增强剂

25. 根据靶向性原理，微球包括
   A. 脂质微球　　　　　B. 普通注射微球
   C. 栓塞性微球　　　　D. 磁性微球
   E. 生物靶向性微球

26. 埋植型或注射型缓释微球制剂的可生物降解的合成聚合物包括
   A. 聚乳酸　　　　　　B. 聚丙交酯
   C. 聚乳酸－羟乙酸　　D. 聚丙交酯－乙交酯
   E. 聚氯乙烯

27. 下列有关生物技术药物注射剂的稳定性和稳定技术说法中正确的是
   A. 处方中可加入小分子稳定剂蔗糖
   B. 稳定性易受离子强度及酶的影响
   C. 稳定性易受温度和 pH 的影响
   D. 处方中一般不得添加螯合剂 EDTA
   E. 处方中可加入吐温 80 防止蛋白变性

28. 中药注射剂质量应符合以下规定
   A. 同一批号成品的色泽必须保持一致
   B. 不同批号的成品之间的色泽必须保持一致
   C. 注射剂中所含成分应基本清楚
   D. 处方中全部药味均应作主要成分的鉴别
   E. 应控制工艺过程可能引入的其他杂质

29. 中药注射剂可以包括
   A. 溶液注射剂

   B. 乳状液注射剂
   C. 无菌粉末
   D. 临用前配成溶液的浓缩液的无菌制剂
   E. 浸膏提取物

30. 注射液中发现热原可采用哪种方法除去
   A. 高温法　　　　　　B. 酸碱法
   C. 吸附法　　　　　　D. 反渗透法
   E. 离子交换法

31. 微囊药物释药机制包括
   A. 药物透过囊壁扩散
   B. 囊壁的消化降解
   C. 囊壁的破裂
   D. 囊壁的溶解
   E. 囊壁和药物的作用

32. 药物制剂中的规定无菌制剂包括
   A. 注射剂　　　　　　B. 气雾剂
   C. 用于重度烧伤软膏　D. 吸入喷雾剂
   E. 滴眼液

33. 注射剂容器安瓿质量要求包括
   A. 无色透明，或光敏药物使用琥珀色玻璃安瓿
   B. 优良的耐热性和高的膨胀系数
   C. 熔点低，易于熔封
   D. 不得有气泡、麻点及砂粒
   E. 应能耐受热压灭菌时产生的较高压力差

34. 磺胺嘧啶钠注射液（pH 10～10.5）适用的安瓿的玻璃材质包括
   A. 中性玻璃　　　　　B. 含钡玻璃
   C. 低硼酸硅盐玻璃　　D. 含锆玻璃
   E. 含氟玻璃

第六章　皮肤和黏膜给药途径制剂与临床应用

一、最佳选择题

1. 多剂量眼用制剂一般应加入适宜的抑菌剂，保证在使用过程中始终保持无菌，但是在启用后最多可用
   - A. 2周
   - B. 4周
   - C. 8周
   - D. 6周
   - E. 14周

2. 下列制剂中，常用甘油作为溶剂的是
   - A. 舌下片
   - B. 滴眼液
   - C. 漱口液
   - D. 滴耳液
   - E. 栓剂

3. 氯霉素滴眼液本身有一定的苦味，滴入眼睛时，药物从泪道会进入鼻腔后再进去咽喉位置，出现喉咙苦的情况，为了减缓滴眼后苦味可以
   - A. 降低氯霉素原料药的苦味
   - B. 降低滴眼液杂质
   - C. 滴眼液酌情添加增溶剂
   - D. 滴眼液添加高分子材料，增加药液黏度
   - E. 滴眼液加入矫味剂

4. 无需无菌检查的吸入制剂是
   - A. 吸入气雾剂
   - B. 吸入喷雾剂
   - C. 吸入用溶液
   - D. 吸入用粉末
   - E. 吸入混悬液

5. 临床上用于缓解组胺所致的过敏反应，用于过敏性皮炎，皮肤瘙痒症的治疗制剂是
   - A. 水杨酸乳膏
   - B. 复方苯海拉明搽剂
   - C. 地塞米松涂剂
   - D. 吲哚美辛软膏
   - E. 氧化锌糊

6. 在耳用制剂中，可液化分泌物，促进药物分散的是
   - A. 硫柳汞
   - B. 亚硫酸氢钠
   - C. 甘油
   - D. 聚乙烯醇
   - E. 溶菌酶

7. 关于贴剂处方材料中的压敏胶，其不具有的作用是
   - A. 粘贴同时又容易剥离

   - B. 药物的贮库
   - C. 载体材料
   - D. 防黏材料
   - E. 调节药物的释放速率

8. 处方中不含有凡士林产品的是
   - A. 吲哚美辛凝胶
   - B. 冻疮软膏
   - C. 伤湿止痛膏
   - D. 氧化锌糊
   - E. 水杨酸乳膏

9. 油脂性基质软膏剂忌用于
   - A. 糜烂渗出性及分泌物较多的皮损
   - B. 滋润皮肤
   - C. 分泌物不多的浅表性溃疡
   - D. 防腐杀菌
   - E. 软化痂皮

10. 氧氟沙星滴耳液中甘油的作用是

    【处方】　氧氟沙星　　　　3g
    　　　　　甘油　　　　　　200ml
    　　　　　醋酸　　　　　　适量
    　　　　　70%乙醇　　　　适量
    - A. 溶剂
    - B. pH调节剂
    - C. 主药
    - D. 等渗调节剂
    - E. 潜溶剂

11. 下列属于水性凝胶剂基质的是
    - A. 液状石蜡
    - B. 聚乙烯
    - C. 胶体硅
    - D. 脂肪油与胶体硅
    - E. 卡波姆

12. 下列处方的制剂类型属于

    【处方】　吲哚美辛　　　　　　　　　　　10.0g
    　　　　　交联型聚丙烯酸钠（SDB－L400）　10.0g
    　　　　　PEG4000　　　　　　　　　　　80.0g
    　　　　　甘油　　　　　　　　　　　　　100.0g
    　　　　　苯扎溴铵　　　　　　　　　　　10.0ml
    　　　　　蒸馏水　　　　　　　　　　　　加至1000g
    - A. 油脂性基质软膏剂
    - B. O/W型乳膏剂
    - C. W/O型乳膏剂

D. 水性凝胶剂

E. 微乳基质软膏剂

13. 在耳用制剂中，可作为溶剂的是

    A. 硫柳汞   B. 亚硫酸氢钠

    C. 甘油   D. 聚乙烯醇

    E. 溶菌酶

14. 由橡胶、松香、羊毛脂、凡士林、液状石蜡等制成的基质属于

    A. 橡胶膏剂   B. 贴剂

    C. 软膏剂   D. 油凝胶剂

    E. 油混悬剂

15. 下列处方的制剂类型属于

【处方】沉降硫	3.0g
硫酸锌	3.0g
氯霉素	2.0g
樟脑醑	25ml
甘油	10.0g
PVA（05-88）	2.0g
乙醇	适量
蒸馏水	加至100ml

    A. 膜剂   B. 洗剂

    C. 涂剂   D. 搽剂

    E. 涂膜剂

16. 下列处方的制剂类型属于

【处方】沉降硫	30g
硫酸锌	30g
樟脑醑	250ml
羧甲基纤维素钠	5g
甘油	100ml
纯化水	加至1000ml

    A. 膜剂   B. 洗剂

    C. 涂剂   D. 搽剂

    E. 涂膜剂

17. 下列软膏剂处方中分别作用保湿剂和防腐剂的是

【处方】硬脂醇	220g
十二烷基硫酸钠	15g
白凡士林	250g
羟苯丙酯	0.15g
丙二醇	120g
蒸馏水	加至1000g

    A. 蒸馏水和硬脂醇

B. 蒸馏水和羟苯丙酯

C. 丙二醇和羟苯丙酯

D. 白凡士林和羟苯丙酯

E. 十二烷基硫酸钠和丙二醇

18. 下列处方的制剂类型属于

【处方】樟脑	30g
薄荷脑	20g
硼酸	50g
羊毛脂	20g
液状石蜡	10ml
凡士林	适量

    A. 油脂性基质软膏剂

    B. O/W型乳膏剂

    C. W/O型乳膏剂

    D. 水溶性基质软膏剂

    E. 微乳基质软膏剂

19. 下列处方的制剂类型属于

【处方】氧化锌	250g
淀粉	250g
羊毛脂	250g
凡士林	250g

    A. 油脂性基质软膏剂

    B. O/W型乳膏剂

    C. W/O型乳膏剂

    D. 水溶性基质软膏剂

    E. 糊剂

20. 下列处方的制剂类型属于

【处方】	
贮库层：可乐定	2.9%
聚异丁烯 MML-100	5.2%
聚异丁烯 LM-MS	6.5%
液状石蜡	10.4%
庚烷	75%
液态二氧化硅	适量
胶黏层：可乐定	0.9%
聚异丁烯 MML-100	5.7%
聚异丁烯 LM-MS	7%
液状石蜡	11.4%
庚烷	75%
液态二氧化硅	适量

    A. 软膏剂   B. 凝胶剂

    C. 贴剂   D. 乳膏剂

E. 糊剂

A. 抛射剂　　　　　　　B. 潜溶剂

C. 润湿剂　　　　　　　D. 表面活性剂

E. 稳定剂

21. 溶液型滴眼剂中一般不宜加入

A. 增黏剂　　　　　　　B. 抗氧剂

C. 抑菌剂　　　　　　　D. 表面活性剂

E. 渗透压调节剂

22. 关于气雾剂质量要求和贮藏条件的说法，错误的是

A. 附加剂应无刺激性、无毒性

B. 容器应能耐受气雾剂

C. 抛射剂应为适宜的低沸点的液体

D. 贮藏条件要求是室温

E. 严重创伤用气雾剂应无菌

28. 下述处方亦称朵贝尔溶液，采用化学反应法制备。硼砂与甘油反应生成硼酸甘油（酸性）；硼酸甘油再与碳酸氢钠反应生成甘油硼酸钠。该制剂为

【处方】硼砂　　　　　　　　15g

　　　　碳酸氢钠　　　　　　15g

　　　　液化苯酚　　　　　　3ml

　　　　甘油　　　　　　　　35ml

　　　　蒸馏水　　　　　　加至1000ml

A. 漱口液　　　　　　　B. 口腔用喷雾剂

C. 搽剂　　　　　　　　D. 洗剂

E. 滴鼻液

23. 关于制剂质量要求和使用特点的说法，正确的是

A. 注射剂应进行微生物限度检查

B. 眼用液体制剂不允许添加抑菌剂

C. 生物制品一般不宜制成注射用浓溶液

D. 若需同时使用眼膏剂和滴眼剂，应先使用眼膏剂

E. 冲洗剂开启使用后，可小心存放，供下次使用

29. 氯霉素眼药水中加入硼酸的最主要作用是

A. 潜溶　　　　　　　　B. 调节 pH

C. 防腐　　　　　　　　D. 防刺激

E. 助溶

24. 以 PEG 为基质的对乙酰氨基酚栓表面的鲸蜡醇层的作用是

A. 减轻用药刺激　　　　B. 促进药物释放

C. 保持栓剂硬度　　　　D. 增加栓剂的稳定性

E. 软化基质

30. 滴眼剂的质量要求与注射剂不完全相同，下列哪项不是滴眼剂的质量要求

A. 有一定 pH　　　　　B. 无热原

C. 无菌　　　　　　　　D. 与泪液等渗

E. 澄明度符合要求

25. 下列属于二相气雾剂的是

A. O/W 型泡沫气雾剂　B. W/O 型乳剂

C. O/W 型乳剂　　　　D. 混悬型气雾剂

E. 溶液型气雾剂

31. 眼药水中加入甲基纤维素的主要作用是

A. 潜溶　　　　　　　　B. 增溶

C. 防腐　　　　　　　　D. 增黏

E. 助溶

26. 丙酸倍氯米松气雾剂处方中四氟乙烷的作用是

【处方】丙酸倍氯米松　　　0.068g

　　　　四氟乙烷　　　　　18.2g

　　　　乙醇　　　　　　　0.182g

A. 抛射剂　　　　　　　B. 潜溶剂

C. 润湿剂　　　　　　　D. 表面活性剂

E. 稳定剂

32. 下列有关滴眼剂的叙述中不正确的是

A. 正常眼可耐受的 pH 为 5.0～9.0，pH 6～8 时无不舒适感觉

B. 滴眼剂为低渗溶液时，应该用合适的药物调成等渗

C. 尽量单独使用一种滴眼剂，若有需要需间隔 10 分钟以上再使用两种不同的滴眼剂

D. 滴眼剂不能加入抑菌剂

E. 滴眼剂的黏度适当增大后可减少刺激作用

27. 异丙托溴铵气雾剂中无水乙醇的作用是

【处方】异丙托溴铵　　　　0.374g

　　　　无水乙醇　　　　　150g

　　　　HFA - 134a　　　　844.6g

　　　　枸橼酸　　　　　　0.04g

　　　　蒸馏水　　　　　　5.0g

33. 滴眼剂的抑菌剂不宜选用下列哪个品种

A. 尼泊金类　　　　　　B. 三氯叔丁醇

C. 三碘甲烷　　　　　　D. 山梨酸

E. 苯氧乙醇

34. 有关滴眼剂的正确表述是
    A. 滴眼剂不得含有铜绿假单胞菌和金黄色葡萄球菌
    B. 滴眼剂通常要求进行热原检查
    C. 滴眼剂不得加尼泊金、三氯叔丁醇等抑菌剂
    D. 黏度可适当减小，使药物在眼内停留时间延长
    E. 药物只能通过角膜吸收

35. 含有奥磺酸钠的眼用膜剂中，聚乙烯醇的作用是
    【处方】奥磺酸钠　　　　0.1g
    　　　　聚乙烯醇　　　　30g
    　　　　甘油　　　　　　5ml
    　　　　液状石蜡　　　　2g
    　　　　灭菌水　　　　　1000ml
    A. 渗透压调节剂　　　B. pH 调节剂
    C. 保湿剂　　　　　　D. 成膜剂
    E. 防腐剂

36. 下列属于栓剂油脂性基质的有
    A. 半合成棕榈油酯　　B. 甘油明胶
    C. Poloxamer　　　　D. S－40
    E. 聚乙二醇类

37. 不作为栓剂质量检查的项目是
    A. 熔点范围测定　　　B. 融变时限测定
    C. 重量差异测定　　　D. 稠度检查
    E. 药物溶出速度与吸收实验

38. 以下哪项检测最能反映栓剂的生物利用度
    A. 体外溶出实验　　　B. 融变时限
    C. 重量差异　　　　　D. 体内吸收实验
    E. 硬度测定

39. 栓剂使用中，把栓剂的尖端向肛门插入，并用手指缓缓推进，深度距肛门口，幼儿约 2cm，成人约为
    A. 2cm　　　　　　　B. 3cm
    C. 4cm　　　　　　　D. 5cm
    E. 6cm

40. 栓剂临床应用不正确的是
    A. 阴道栓用来治疗妇科炎症
    B. 阴道栓使用时患者仰卧床上，双膝屈起并分开
    C. 直肠栓使用时患者仰卧位，小腿伸直，大腿向前屈曲
    D. 阴道栓用药后 1~2 小时内尽量不排尿
    E. 栓剂的顶端蘸少许凡士林、植物油或润滑油

41. 用作栓剂水溶性基质的是
    A. 可可豆脂　　　　　B. 甘油明胶
    C. 椰油酯　　　　　　D. 棕榈酸酯
    E. 混和脂肪酸酯

42. 属于 W/O 型乳化剂的是
    A. 司盘类　　　　　　B. 吐温类
    C. 月桂醇硫酸钠　　　D. 月桂醇硫酸钾
    E. 泊洛沙姆

43. 下列处方中碳酸氢钠和磷酸二氢钠为
    【处方】甲硝唑细粉　　　4.5g
    　　　　磷酸二氢钠　　　1.6g
    　　　　碳酸氢钠　　　　1.4g
    　　　　香果脂　　　　　适量
    　　　　共制成阴道栓 10 枚
    A. 主药　　　　　　　B. 基质
    C. 泡腾剂　　　　　　D. pH 调节剂
    E. 保湿剂

44. 眼用制剂控制在相当于多少氯化钠浓度的范围内
    A. 0.2%~1.4%　　　　B. 0.4%~1.8%
    C. 0.8%~1.2%　　　　D. 1.2%~1.5%
    E. 1.5%~1.8%

45. 关于眼用制剂的说法，错误的是
    A. 滴眼液应与泪液等渗
    B. 混悬滴眼液用前需充分混匀
    C. 增大滴眼液的黏度，有利于提高药效
    D. 用于手术后的眼用制剂必须保证无菌，应加入适量抑菌剂
    E. 为减小刺激性，滴眼液应使用缓冲液调节溶液的 pH，使其在生理耐受范围

46. 不要求进行无菌检查的剂型是
    A. 注射剂　　　　　　B. 吸入粉雾剂
    C. 植入剂　　　　　　D. 吸入喷雾剂
    E. 眼部手术用软膏剂

47. 有关气雾剂的叙述中错误的是
    A. 气雾剂可发挥全身治疗或某些局部治疗的作用
    B. 药物呈微粒状，在肺部吸收完全
    C. 常用的抛射剂氟利昂对环境有害
    D. 使用剂量小，药物的副作用也小
    E. 可避免药物在胃肠道中降解，无首关效应

48. 在气雾剂中不需要使用的附加剂是

A. 抛射剂   B. 遮光剂

C. 抗氧剂   D. 润湿剂

E. 潜溶剂

49. 下列给药途径中，产生效应最快的是

    A. 口服给药   B. 经皮给药

    C. 吸入给药   D. 肌内注射

    E. 皮下注射

50. 关于皮肤给药制剂特点错误的是

    A. 皮肤给药制剂能避免口服给药的首关效应

    B. 皮肤给药制剂起效快，特别适宜要求起效快的药物

    C. 皮肤给药制剂作用时间长，有利于改善患者用药顺应性

    D. 皮肤给药制剂有利于维持平稳的血药浓度

    E. 大面积给药可能会对皮肤产生刺激作用和变态反应

51. 既可以局部使用，也可以发挥全身疗效，且能避免肝脏首关效应的剂型是

    A. 口服溶液剂   B. 颗粒剂

    C. 贴剂   D. 片剂

    E. 泡腾片剂

52. 为了减少对眼部的刺激性，需要调整滴眼剂的 pH 在一定范围内，可用作滴眼剂 pH 调节剂的辅料是

    A. 羟苯乙酯   B. 聚山梨酯 80

    C. 依地酸二钠   D. 硼砂

    E. 羧甲基纤维素钠

53. 有关鼻用制剂的质量要求错误的是

    A. 多剂量水性介质鼻用制剂应当添加适宜浓度的抑菌剂。制剂本身如有足够的抑菌性能，可不加抑菌剂

    B. 鼻用制剂多剂量包装容器应配有完整的滴管或适宜的给药装置

    C. 鼻用制剂多剂量，除另有规定外，装量应不超过 20ml 或 10g

    D. 鼻用粉雾剂中药物及所用附加剂的粉末粒径大多应在 30～150μm 之间

    E. 鼻用气雾剂和鼻用喷雾剂喷出后的雾滴粒子绝大多数应不大于 10μm

54. 富马酸酮替芬喷鼻剂中三氯叔丁醇的作用是

    【处方】富马酸酮替芬   0.11g

    亚硫酸氢钠   0.50g

    三氯叔丁醇   0.10g

    蒸馏水   加至 100ml

    A. 抗氧剂   B. 防腐剂

    C. 潜溶剂   D. 助溶剂

    E. 抛射剂

55. 多剂量包装的耳用制剂在启用后，使用时间最多不超过

    A. 2 周   B. 4 周

    C. 2 个月   D. 3 个月

    E. 6 个月

二、配伍选择题

[1～4 题共用备选答案]

    A. 洗剂   B. 涂膜剂

    C. 酊剂   D. 搽剂

    E. 贴剂

1. 供无破损皮肤揉擦用的液体制剂是

2. 能保护滋润皮肤，还能软化附着物，使药物渗透到皮肤深部而起作用的是

3. 用于完整皮肤表面，将药物输送透过皮肤进入血液，起全身作用的是

4. 用于无渗出液的损害性皮肤病，涂搽后形成薄膜的外用液体制剂是

[5～8 题共用备选答案]

    A. 喷雾剂   B. 吸入粉雾剂

    C. 非吸入粉雾剂   D. 气雾剂

    E. 外用粉雾剂

5. 借助手动泵的压力或其他方法将内容物呈雾状物释出，用于肺部吸入或直接喷至腔道黏膜及皮肤等的制剂是

6. 采用特制的干粉吸入装置，由患者主动吸入雾化药物至肺部的制剂是

7. 采用特制的干粉给药装置，将雾化药物喷至腔道黏膜的制剂的是

8. 原料药和附加剂与适宜的抛射剂共同装封于具有特制阀门系统的耐压容器中，使用时借助抛射剂的压力将内容物呈雾状物喷出的是

[9～12 题共用备选答案]

    【处方】水杨酸   50g

    硬脂酸甘油酯   70g

    硬脂酸   100g

液状石蜡   100g

白凡士林   120g

甘油   120g

十二烷基硫酸钠   10g

羟苯乙酯   1g

蒸馏水   480ml

  A. 白凡士林   B. 甘油

  C. 十二烷基硫酸钠   D. 羟苯乙酯

  E. 蒸馏水

9. 属于油相成分，有利于角质层的水合而有润滑作用的是

10. 作为防腐剂的是

11. 作为保湿剂的是

12. 作为乳化剂的是

[13～17 题共用备选答案]

【处方】氧氟沙星   0.3g

氢化硬化蓖麻油   1.0g

卡波姆   0.6g

氯化钠   0.5g

硼酸   1.0g

羟苯乙酯   0.025g

丙二醇   1.0g

透明质酸钠   0.05g

蒸馏水   加至100g

  A. 卡波姆   B. 氯化钠

  C. 硼酸   D. 羟苯乙酯

  E. 丙二醇

13. 作为凝胶基质的是

14. 作为渗透压调节剂的是

15. 作为 pH 调节剂的是

16. 作为保湿剂的是

17. 作为防腐剂的是

[18～22 题共用备选答案]

  A. 倍氯米松滴鼻液

  B. 麻黄素滴鼻液

  C. 复方薄荷滴鼻剂、复方硼酸软膏

  D. 舒马曲坦鼻腔喷雾剂

  E. 布托啡诺鼻腔给药制剂

18. 主要用于鼻腔急、慢性鼻炎和鼻窦炎的是

19. 主要用于过敏性鼻炎的是

20. 缩性鼻炎、干性鼻炎的是

21. 用于镇痛与解热镇痛药、心血管病、激素代谢紊乱等疾病的治疗的是

22. 以用于无征兆局部刺激的止痛的是

[23～26 题共用备选答案]

  A. 聚苯乙烯

  B. 微晶纤维素

  C. 乙烯－醋酸乙烯共聚物

  D. 硅橡胶

  E. 羟丙基甲基纤维素（HPMC）

23. 在皮肤给药制剂中，可用作控释膜材料的是

24. 在皮肤给药制剂中，可用作背衬层材料的是

25. 在皮肤给药制剂中，可用作贮库层材料的是

26. 在皮肤给药制剂中，可用作压敏性胶黏材料的是

[27～28 题共用备选答案]

  A. 输液   B. 滴眼液

  C. 片剂   D. 口服液

  E. 注射剂

27. 黏度适当增大有利于提高药物疗效的是

28. 渗透压要求等渗或偏高渗的是

[29～31 题共用备选答案]

  A. 黏附力

  B. 装量差异

  C. 递送均一性

  D. 微细粒子剂量

  E. 沉降体积比

29. 单剂量包装的鼻用固体或半固体制剂应检查的是

30. 定量鼻用气雾剂应检查的是

31. 混悬型滴鼻剂应检查的是

[32～34 题共用备选答案]

  A. 背衬材料   B. 防黏层

  C. 油酸   D. 丙烯酸酯压敏胶

  E. 醋酸

32. 用于支持药库或压敏胶等的薄膜为

33. 主要用于保护黏胶层的是

34. 起到把装置黏附到皮肤上的作用的是

[35～37 题共用备选答案]

  A. 羧甲基纤维素   B. 聚山梨酯80

  C. 硝酸苯汞   D. 蒸馏水

  E. 硼酸

醋酸可的松滴眼剂（混悬液）的处方中

35. 作为渗透压调节剂的是

36. 作为助悬剂的是

37. 作为抑菌剂的是

[38～41题共用备选答案]

A. 调节渗透压　　　B. 调节pH
C. 调节黏度　　　　D. 抑菌
E. 增溶

38. 滴眼剂中加入磷酸盐缓冲溶液的作用是
39. 滴眼剂中加入氯化钠的作用是
40. 滴眼剂中加入山梨酸的作用是
41. 滴眼剂中加入卡波姆的作用是

[42～45题共用备选答案]

A. 澄明度　　　　　B. 絮凝度、沉降容积比
C. 融变时限　　　　D. 浊度
E. 溶出度、崩解时限

42. 注射剂的检查项目是
43. 栓剂的检查项目是
44. 混悬剂的质量评价项目是
45. 片剂的质量评价项目是

[46～47题共用备选答案]

A. 半合成脂肪酸甘油酯
B. 泊洛沙姆
C. 聚氧乙烯（40）单硬脂酸酯
D. 聚乙二醇
E. 甘油明胶

46. 属于油溶性栓剂基质的是
47. 既可作栓剂基质，又可用作静脉注射剂乳化剂的是

[48～49题共用备选答案]

A. 蜂蜡　　　　　B. 普朗尼克
C. 羊毛脂　　　　D. 凡士林
E. 可可豆脂

48. 属于栓剂油脂性基质的是
49. 属于栓剂水溶性基质的是

[50～54题共用备选答案]

A. 硬脂酸镁　　　B. 丙二醇
C. 可可豆脂　　　D. 二氯二氟甲烷
E. 司盘80

50. 可用作栓剂基质的是
51. 可用作W/O型乳剂中的乳化剂的是
52. 可用作气雾剂中潜溶剂的是
53. 可用作气雾剂中抛射剂的是
54. 可用作片剂中润滑剂的是

[55～59题共用备选答案]

A. 成膜材料　　　B. 脱膜剂
C. 表面活性剂　　D. 填充剂

E. 增塑剂

55. 膜剂处方中，EVA的作用是
56. 膜剂处方中，甘油的作用是
57. 膜剂处方中，聚山梨酯80的作用是
58. 膜剂处方中，淀粉的作用是
59. 膜剂处方中，液状石蜡的作用是

[60～63题共用备选答案]

A. 单硬脂酸甘油酯　　B. 甘油
C. 白凡士林　　　　　D. 十二烷基硫酸钠
E. 对羟基苯甲酸乙酯

60. 软膏剂中，作为辅助乳化剂的是
61. 软膏剂中，作为保湿剂的是
62. 软膏剂中，作为油性基质的是
63. 软膏剂中，作为乳化剂的是

[64～68题共用备选答案]

【处方】

吲哚美辛	10g
交联型聚丙烯酸钠（SDB－L400）	10g
PEG4000	10g
甘油	100.0g
苯扎溴铵	10.0g
蒸馏水	加至1000g

A. 吲哚美辛
B. 交联型聚丙烯酸钠（SDB－L400）
C. PEG4000
D. 甘油
E. 苯扎溴铵

64. 作为水性凝胶基质的是
65. 作为防腐剂的是
66. 作为保湿剂的是
67. 作为透皮吸收促进剂的是
68. 作为主药的是

[69～71题共用备选答案]

A. 液状石蜡
B. 交联聚维酮（PVPP）
C. 四氟乙烷（HFA－134a）
D. 乙基纤维素（EC）
E. 聚山梨酯80

69. 抛射剂是气雾剂喷射药物的动力，常用作抛射剂的是
70. 口服片剂的崩解是影响其体内吸收的重要过程，常用作片剂崩解剂的是

71. 发挥全身治疗作用的栓剂处方中往往需要加入吸收促进剂以增加药物的吸收，常用作栓剂吸收促进剂的是

三、综合分析选择题

[1~3题共用题干]

为了治疗手足癣，患者使用水杨酸乳膏。水杨酸乳膏的处方如下：

【处方】水杨酸　　　　　　　50g
　　　　硬脂酸甘油酯　　　　70g
　　　　硬脂酸　　　　　　　100g
　　　　白凡士林　　　　　　120g
　　　　液状石蜡　　　　　　100g
　　　　甘油　　　　　　　　120g
　　　　十二烷基硫酸钠　　　10g
　　　　羟苯乙酯　　　　　　1g
　　　　蒸馏水　　　　　　　480ml

1. 针对患者使用情况下列做法错误的是
   A. 清洗皮肤，擦干，按说明涂药
   B. 用于已经糜烂或继发感染部位
   C. 并轻轻按摩给药部位，使药物进入皮肤，直到乳剂消失
   D. 使用过程中，不可多种药物联合使用
   E. 药物用药部位如有烧灼感、红肿等情况应停药

2. 处方中十二烷基硫酸钠的作用是
   A. 乳化剂　　　　　B. 油相
   C. 保湿剂　　　　　D. 防腐剂
   E. 助溶剂

3. 处方中羟苯乙酯的作用是
   A. 乳化剂　　　　　B. 油相
   C. 保湿剂　　　　　D. 防腐剂
   E. 助溶剂

[4~6题共用题干]

某患者，为治疗支气管哮喘，使用盐酸异丙肾上腺素气雾剂，其处方如下。

【处方】盐酸异丙肾上腺素　2.5g
　　　　二氯二氟甲烷（F12）适量
　　　　维生素C　　　　　　1.0g
　　　　乙醇　　　　　　　　296.5ml
　　　　共制成1000g

4. 就盐酸异丙肾上腺素气雾剂的使用，下列说法错误的是

A. 使用前应充分摇匀储药罐
B. 首次使用前，直接按动气阀
C. 深而缓慢吸气并按动气阀，尽量使药物随气流方向进入支气管深部
D. 贮存时应注意避光、避热、避冷冻、避摔碰
E. 吸入结束后用清水漱口，以清除口腔残留的药物

5. 处方中二氯二氟甲烷的作用是
   A. 抛射剂　　　　　B. 乳化剂
   C. 潜溶剂　　　　　D. 抗氧剂
   E. 助溶剂

6. 有关盐酸异丙肾上腺素气雾剂，说法错误的是
   A. 气雾剂应无毒性、无刺激性
   B. 每压一次，必须喷出均匀的细雾状的雾滴或雾粒，并释放出准确的剂量
   C. 气溶胶形成与病人的吸入行为无关
   D. 加入乙醇作潜溶剂，可增加药物溶解性
   E. 无需控制颗粒的大小

[7~9题共用题干]

醋酸可的松滴眼液处方如下：

【处方】醋酸可的松（微晶）　5.0g
　　　　吐温80　　　　　　　0.8g
　　　　硝酸苯汞　　　　　　0.02g
　　　　硼酸　　　　　　　　20.0g
　　　　羧甲基纤维素钠　　　2.0g
　　　　蒸馏水　　　　　　　加至1000ml

7. 针对患者使用情况下列做法正确的是
   A. 眼用制剂贮存应密封避光，启用后最多可用8周
   B. 若与眼膏剂同时使用，需先使用眼膏剂
   C. 使用滴眼剂前后需要清洁双手，并将眼内分泌物和部分泪液用已消毒棉签拭去，从而避免减少药物浓度
   D. 眼用制剂两人同时使用时，需要间隔一定时间，以恢复抑菌效果
   E. 使用该溶液型滴眼剂前需充分混匀

8. 醋酸可的松微晶的粒径应是
   A. 越小越好　　　　B. 1~5μm
   C. 5~20μm　　　　　D. 20~100μm
   E. 均匀即可

9. 处方中吐温80的作用是
   A. 乳化剂　　　　　B. 油相

C. 润湿剂   D. 防腐剂

E. 助悬剂

[10~12题共用题干]

患者男，19岁，颜面、胸背痤疮。医师处方给予痤疮涂膜剂，处方如下：

【处方】

沉降硫	3.0g
硫酸锌	3.0g
氯霉素	2.0g
樟脑醑	25ml
PVA（05-88）	2.0g
甘油	10.0g
乙醇	适量
蒸馏水	加至100ml

10. 该处方中的成膜材料是

     A. 沉降硫   B. PVA

     C. 甘油   D. 乙醇

     E. 蒸馏水

11. 该处方中甘油的作用是

     A. 溶剂   B. 保湿剂

     C. 增塑剂   D. 助溶剂

     E. 稳定剂

12. 关于该制剂，以下说法错误的是

     A. 属于半固体制剂

     B. 沉降硫、硫酸锌、氯霉素、樟脑醑为主药

     C. 应遮光，密闭贮存

     D. 在启用后最多可使用4周

     E. 用于湿热蕴结、血热瘀滞型寻常痤疮的辅助治疗

四、多项选择题

1. 下列属于水性凝胶剂基质的有

     A. 纤维素衍生物   B. 卡波姆

     C. 海藻酸盐   D. 西黄蓍胶

     E. 明胶

2. 以下常用的成膜材料有

     A. 明胶   B. 聚乙烯醇（PVA）

     C. EVA   D. 硬脂醇

     E. 甘油

3. 可作为氯霉素滴眼剂pH调节剂的是

     A. 10% NaCl   B. 硼砂

     C. 尼泊金甲酯   D. 硼酸

     E. 硫柳汞

4. 贴剂中压敏胶即可实现粘贴同时又容易剥离的胶黏材料，以下材料中属于压敏胶的有

     A. 聚异丁烯类   B. 聚丙烯酸类

     C. 硅橡胶类   D. 聚碳酸酯

     E. 高密度聚乙烯

5. 贴膏剂临床应禁用于

     A. 急性、亚急性炎症

     B. 糜烂渗出性皮肤病

     C. 水疱、结痂

     D. 溃疡性病变

     E. 跌打损伤、风湿痹痛

6. 氯氟烷烃（俗称氟利昂）已不用做气雾剂的抛射剂，适合替代氟利昂的抛射剂其性质要求包括

     A. 常温下的蒸气压力大于大气压

     B. 无毒、无致变态反应和刺激性

     C. 惰性，不与药物发生反应

     D. 价廉易得

     E. 无色、无臭、无味

7. 下列可用作抛射剂的气体包括

     A. HFA-134a（四氟乙烷）

     B. HFA-227（七氟丙烷）

     C. 压缩二氧化碳

     D. 压缩氮气

     E. 乙醇

8. 眼用液体制剂的抑菌剂有

     A. 三氯叔丁醇   B. 氯化苯甲羟胺

     C. 硝酸苯汞   D. 硫柳汞

     E. 对羟基苯甲酸甲酯与丙酯

9. 糖尿病患者不宜选用的剂型是

     A. 注射剂   B. 糖浆剂

     C. 一般含糖口服液   D. 软膏剂

     E. 栓剂

10. 有吸收过程的给药途径包括

     A. 皮内注射   B. 皮下注射

     C. 肌内注射   D. 植入剂

     E. 静脉注射

11. 吸入粉雾剂的特点有

     A. 药物吸收迅速

     B. 药物吸收后直接进入体循环

     C. 无肝脏首关效应

     D. 比胃肠给药的半衰期长

E. 比注射给药的顺应性好

12. 下列关于气雾剂的叙述中错误的是
    A. 脂水分配系数小的药物，吸收速度也快
    B. 气雾剂主要通过肺部吸收，吸收的速度很快，不亚于静脉注射
    C. 吸入的药物最好能溶解于呼吸道的分泌液中
    D. 肺部吸入气雾剂的粒径越小越好
    E. 小分子化合物易通过肺泡囊表面细胞壁的小孔，因而吸收快

13. 肛门栓具有的特点包括
    A. 可通过直肠给药并吸收进入血液而起到全身作用
    B. 药物可不受胃肠酸碱度和酶的影响
    C. 栓剂塞入直肠较深处（6cm），药物吸收可避免首关效应
    D. 在体温下可软化或融化
    E. 药物只能发挥局部治疗作用

14. 栓剂的质量要求为
    A. 常温下为固体，有适宜的硬度
    B. 塞入人体腔道后能迅速软化、熔融或溶解
    C. 逐渐释放药物而产生局部或全身作用
    D. 崩解时限应符合要求
    E. 应进行重量差异、融变时限的检查

15. 不能与栓剂水溶性基质 PEG 配伍的药物是
    A. 银盐   B. 奎宁
    C. 水杨酸   D. 氯碘喹啉
    E. 磺胺嘧啶

16. 单剂量大于 0.5g 的药物一般不宜制备
    A. 气雾剂   B. 注射剂
    C. 胶囊剂   D. 皮肤给药制剂
    E. 片剂

17. 有关耳用制剂的质量要求、临床应用与注意事项

正确的包括
    A. 溶液型滴耳剂，应澄明、不浑浊、不沉淀、无颗粒和异物
    B. 混悬型滴耳剂，颗粒应细腻、分布均匀，振摇后半小时内不应分层
    C. 滴耳剂不应产生灼烧感或刺痛感
    D. 用于手术、耳部伤口或耳膜穿孔的滴耳剂与洗耳剂，须为灭菌制剂
    E. 新霉素的滴耳剂，应禁止长时间使用

18. 吸入气雾剂起效快的理由是
    A. 吸收面积大
    B. 给药剂量大
    C. 吸收部位血流丰富
    D. 吸收屏障弱
    E. 药物以亚稳定态及无定形态分散在介质中

19. 经皮吸收制剂的基本组成中包括
    A. 吸水层   B. 背衬层
    C. 控释膜   D. 黏附层
    E. 药物贮库

20. TDDS 系统的特点包括
    A. 血药浓度平稳持久，无峰-谷现象
    B. 能避免肝的首关效应
    C. 改善病人的顺应性，不必频繁给药
    D. 适合于不能口服给药的患者
    E. 提高安全性，如有副作用，容易移去，减少了口服或注射给药的危险性

21. 下列有关冲洗剂的特点中正确的有
    A. 冲洗剂开启后应立即使用，未用完的应弃去
    B. 冲洗剂应为无菌制剂
    C. 冲洗剂应调节至等渗
    D. 冲洗剂通常可以是溶液、乳状液或混悬液
    E. 冲洗剂原辅料应该无毒性和局部刺激性

第七章　生物药剂学与药代动力学

一、最佳选择题

1. 通常体重为 60kg 的病人，其血液体积为 2.5 ~ 3.5L，如果给予某药物后，该药物表观分布容积为 4.6L。则该药物在体内主要分布于
   A. 组织中，因为血浆蛋白结合率很低
   B. 红细胞中
   C. 血浆中
   D. 细胞内液中
   E. 细胞外液中

2. 当仿制药处方辅料不影响药物吸收时，可以豁免人体生物等效性试验的剂型是
   A. 常释片剂　　　　B. 口服混悬剂
   C. 口服糖浆剂　　　D. 延迟释放制剂
   E. 咀嚼片

3. 下列多功能酶系中，种类繁多，参与约60%普通处方药代谢，可催化体内多种反应的重要酶系是
   A. CYP450 酶　　　B. 过氧化酶
   C. 磺酰基转移酶　　D. 黄素单加氧酶
   E. 酰胺酶

4. 由于药理效应影响因素众多，个体差异大，在临床工作中，需要根据药物动力学参数制定和调整个体化给药方案，下列哪一参数不是调整用药剂量的参数
   A. 半衰期
   B. 肌酐清除率
   C. 分布速率常数
   D. 患者体重、体表面积及年龄
   E. 平均稳态血药浓度

5. 体内生物功能大分子中属于 I 相代谢酶的是
   A. 乙基转移酶
   B. 葡萄糖醛酸转移酶
   C. N – 乙酰基转移酶
   D. 单胺氧化酶
   E. 甲基转移酶

6. 表示单室模型血管外给药的血药浓度 – 时间曲线的是

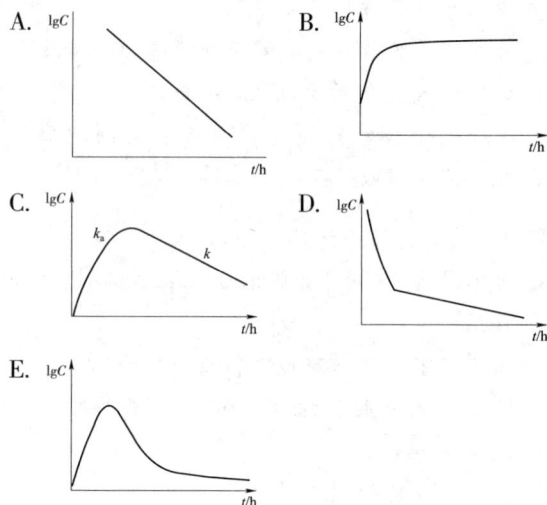

7. 利福平（或苯巴比妥、苯妥英钠）等药物与某些药物合用时，可使后者药效减弱的原因通常是
   A. 酶诱导作用　　　B. 肾小球滤过
   C. 酶抑制作用　　　D. 首关效应
   E. 肠 – 肝循环

8. 静脉注射某药，剂量 $X_0 = 60mg$，即刻采集血样，得到初始血药浓度 C_0 为 $15\mu g/ml$，其表观分布容积 V 为
   A. 20L　　　　　　B. 4ml
   C. 30L　　　　　　D. 4L
   E. 15L

9. 某药物的常规剂量是 50mg，生物半衰期为 1.386h，其消除速率常数为
   A. $0.5h^{-1}$　　　　B. $1h^{-1}$
   C. $0.5h$　　　　　 D. $1h$
   E. $0.693h^{-1}$

10. 不存在吸收过程的给药途径是
    A. 静脉注射　　　　B. 腹腔注射
    C. 肌内注射　　　　D. 口服给药
    E. 肺部给药

11. 细胞外的 K^+ 及细胞内的 Na^+ 可通过 Na^+, K^+ – ATP 酶逆浓度差跨膜转运，这种过程称为
    A. 膜动转运　　　　B. 简单扩散
    C. 主动转运　　　　D. 滤过
    E. 易化扩散

12. 具有低溶解度、高渗透性，可通过增加溶解度和溶出速度的方法来改善吸收的药物是
    A. 其他类药物
    B. 生物药剂学分类系统（BCS）Ⅰ类药物
    C. 生物药剂学分类系统（BCS）Ⅳ类药物
    D. 生物药剂学分类系统（BCS）Ⅱ类药物
    E. 生物药剂学分类系统（BCS）Ⅲ类药物

13. 关于药物主动转运特点的说法，正确的是
    A. 无部位特异性　　　B. 顺浓度梯度转运
    C. 消耗机体能量　　　D. 不需要载体参与
    E. 无结构特异性

14. 通常在生物等效性评价中，检验两种制剂 AUC 或 C_{max} 间是否存在显著性差异，采用双向单侧 t 检验与 90% 置信区间，数值应在 80.0% ~ 125.0% 范围内，对于 T_{max} 与药物的临床疗效密切相关的药物，用于评价两种制剂 T_{max} 间是否存在差异的方法是
    A. 双向单侧 t 检验与 90% 置信区间
    B. 系统适用性试验
    C. 非参数检验法
    D. 限量检查法
    E. 方差分析

15. 可能引起肠－肝循环的排泄过程是
    A. 肾小管分泌　　　B. 肾小球滤过
    C. 乳汁排泄　　　　D. 胆汁排泄
    E. 肾小管重吸收

16. 下列过程中一般不存在竞争性抑制的是
    A. 肾小球滤过　　　B. 胆汁排泄
    C. 肾小管分泌　　　D. 肾小管重吸收
    E. 胎盘转运

17. 止痛药使胃排空延迟，一般会影响药效的及时发挥，但会使下列哪项药物的吸收增加
    A. 阿司匹林　　　　B. 核黄素（维生素 B_2）
    C. 左旋多巴　　　　D. 红霉素
    E. 地西泮

18. 胃排空速率加快时，药效减弱的药物是
    A. 阿司匹林肠溶片　　B. 地西泮片
    C. 硫糖铝胶囊　　　　D. 红霉素肠溶胶囊
    E. 左旋多巴片

19. 影响药物吸收的生理因素中，能增加难溶性药物的溶解，可提高药物的吸收速率和程度的是
    A. 肠液中含有胆盐　　B. 胃液
    C. 胰腺分泌的胰液　　D. 胃排空
    E. 胃肠道蠕动

20. 根据里宾斯基五规则，药物具有什么性质容易吸收
    A. 脂水分配系数的对数值应为正数，而且小于 5
    B. 离子型药物
    C. 分子量大于 500
    D. 氢键数量大于 5
    E. 脂水分配系数的对数值小于 −5

21. 与片剂中药物的吸收最密切相关的参数是
    A. 硬度　　　　　　　B. 脆碎度
    C. 崩解度　　　　　　D. 溶出度
    E. 厚度

22. 下列叙述正确的是
    A. 胃内容物增加，胃排空速率减慢
    B. 脂肪类食物使胃排空速率增加
    C. 抗胆碱药使胃排空速率减慢
    D. 肾上腺素受体激动药，使胃排空速率增加
    E. β 受体拮抗药能使胃排空速率减慢

23. 下列哪项不是影响胃排空速率的因素
    A. 肠液中胆盐　　　　B. 食物的类型
    C. 胃内容物的体积　　D. 药物
    E. 胃内容物的黏度

24. 口服剂型在胃肠道中吸收快慢的顺序一般认为是
    A. 混悬剂 > 溶液剂 > 胶囊剂 > 片剂 > 包衣片
    B. 胶囊剂 > 混悬剂 > 溶液剂 > 片剂 > 包衣片
    C. 片剂 > 包衣片 > 胶囊剂 > 混悬剂 > 溶液剂
    D. 溶液剂 > 混悬剂 > 胶囊剂 > 片剂 > 包衣片
    E. 包衣片 > 片剂 > 胶囊剂 > 混悬剂 > 溶液剂

25. Noyes – Whitney 扩散方程可以评价
    A. 药物溶出速度
    B. 体内游离血浆药物浓度和结合型血浆药物浓度的比例
    C. 药物半衰期和血浆药物浓度的关系
    D. 药物解离度与 pH 的关系
    E. 脂水分配系数与吸收的关系

26. 服用弱酸性药物时，碱化尿液，将会使药物的排泄
    A. 增加　　　　　　　B. 减少

C. 不变　　　　　　D. 不确定

E. 先减少后增加

27. 关于药物物理化学性质的说法，错误的是
    A. 弱酸性药物在酸性胃液中解离度低，易在胃中吸收
    B. 药物的脂溶性越高，药物在体内的吸收越好
    C. 药物的脂水分配系数值（lgP）用于衡量药物的脂溶性
    D. 由于肠道比胃的 pH 高，所以弱碱性药物在肠道中比胃中容易吸收
    E. 由于体内不同部位 pH 不同，所以同一药物在体内不同部位的解离度不同

28. 不属于制备片剂时制备工艺对药物吸收的影响的是
    A. 混合方法　　　　　B. 包衣
    C. 制粒操作和颗粒　　D. 压片时的压力
    E. 原料药粒径

29. 适于制成经皮吸收制剂的药物是
    A. 离子型药物
    B. 熔点高的药物
    C. 每日剂量大于 10mg 的药物
    D. 相对分子质量大于 600 的药物
    E. 脂溶性药物

30. 治疗糖尿病的胰岛素除了静脉注射外临床最常用的给药途径是
    A. 皮下注射　　　　　B. 植入剂
    C. 口服　　　　　　　D. 肌内注射
    E. 肺黏膜给药

31. 关于生物等效性研究的说法，错误的是
    A. 生物等效性研究方法的优先顺序为药代动力学研究、药效动力学研究、临床研究和体外研究
    B. 用于评价生物等效性的药动学指标包括 C_{max} 和 AUC
    C. 仿制药生物等效性试验应尽可能选择原研产品作为参比制剂
    D. 对于口服常释制剂，通常需进行空腹和餐后生物等效性研究
    E. 筛选受试者时的排除标准应主要考虑药效

32. 用于肿瘤治疗，直接输入靶组织或器官，可提高疗效和降低毒性注射途径是
    A. 肌内注射　　　　　B. 皮下注射

C. 皮内注射　　　　　D. 静脉注射

E. 动脉注射

33. 注射给药中一般注射量最少的是
    A. 肌内注射　　　　　B. 皮下注射
    C. 皮内注射　　　　　D. 静脉注射
    E. 动脉注射

34. 生物等效性研究中药物检测常用的生物样品是
    A. 全血　　　　　　　B. 血浆
    C. 唾液　　　　　　　D. 尿液
    E. 粪便

35. 地高辛表观分布容积 V 通常达 500L 左右，远大于人体液的总体积，可能原因是
    A. 药物全部分布在血液中
    B. 药物与组织大量结合，而与血浆蛋白结合较少
    C. 药物大部分与血浆蛋白结合，与组织蛋白结合少
    D. 药物与组织几乎不发生任何结合
    E. 药物全部与血浆蛋白结合

36. 血浆蛋白结合率不影响药物的下列哪一生物药剂学过程
    A. 吸收　　　　　　　B. 分布
    C. 代谢　　　　　　　D. 排泄
    E. 消除

37. 影响血 - 脑屏障药物转运因素的叙述正确的是
    A. 弱酸性药物较弱碱性药物容易向脑脊液转运
    B. 血浆蛋白结合率高，则透过量大
    C. 药物的亲脂性是药物透过血 - 脑屏障的决定因素
    D. 水溶性高易向脑转运
    E. 葡萄糖通过被动转运进入脑内

38. 下列关于体内药物与血浆蛋白质结合特点的叙述，不正确的是
    A. 此种结合是可逆的
    B. 能增加药物消除速度
    C. 是药物在血浆中的一种贮存形式
    D. 减少药物的毒副作用
    E. 减少药物表观分布容积

39. 下列剂型向淋巴液转运最少的是
    A. 脂质体　　　　　　B. 微球
    C. 毫微粒　　　　　　D. 溶液剂
    E. 复合乳剂

40. 下列药物容易通过血-脑屏障的是
    A. 氯丙嗪　　　　　　　B. 戊巴比妥钠
    C. 青霉素　　　　　　　D. 头孢噻吩钠
    E. 氨苄西林

41. 药物的脂溶性是影响下列哪一步骤的最重要因素
    A. 肾小球滤过　　　　　B. 肾小管分泌
    C. 肾小管重吸收　　　　D. 尿量
    E. 尿液酸碱性

42. 酸化尿液可能对下列药物中的哪一种肾排泄不利
    A. 水杨酸　　　　　　　B. 葡萄糖
    C. 四环素　　　　　　　D. 庆大霉素
    E. 麻黄碱

43. 肾清除率的正常值为
    A. 80ml/min　　　　　　B. 100ml/min
    C. 120ml/min　　　　　 D. 140ml/min
    E. 160ml/min

44. 药物的剂型对药物的吸收有很大影响，下列剂型中，药物吸收最慢的是
    A. 溶液剂　　　　　　　B. 散剂
    C. 胶囊剂　　　　　　　D. 包衣片
    E. 混悬液

45. 高血浆蛋白结合率药物的特点是
    A. 吸收快
    B. 代谢快
    C. 排泄快
    D. 组织内药物浓度高
    E. 对于毒副作用较强的药物，易出现安全问题

46. 药物代谢的主要部位是
    A. 胃　　　　　　　　　B. 肠
    C. 脾　　　　　　　　　D. 肝
    E. 肾

47. 不同企业生产的同一种药物的不同制剂，处方和生产工艺可能不同，评价不同制剂间的吸收速度和程度是否一致，可采取的评价方式是
    A. 生物等效性试验
    B. 微生物限度检查法
    C. 血浆蛋白结合率测定法
    D. 平均停留时间比较法
    E. 稳定性试验

48. 大部分口服药物在胃肠道中最主要的吸收部位是
    A. 胃　　　　　　　　　B. 小肠
    C. 直肠　　　　　　　　D. 结肠
    E. 盲肠

49. 人体胃液pH约为0.9~1.5，下面最易吸收的药物是
    A. 奎宁（弱碱 pK_a 值8.0）
    B. 卡那霉素（弱碱 pK_a 值7.2）
    C. 地西泮（弱碱 pK_a 值3.4）
    D. 苯巴比妥（弱酸 pK_a 值7.4）
    E. 阿司匹林（弱酸 pK_a 值3.5）

50. 属于药物代谢第Ⅱ相反应的是
    A. 氧化　　　　　　　　B. 羟基化
    C. 水解　　　　　　　　D. 还原
    E. 乙酰化

51. 药物经皮渗透速率与其理化性质相关。下列药物中，透皮速率相对较大的是
    A. 熔点高的药物　　　　B. 离子型的药物
    C. 脂溶性大的药物　　　D. 分子极性大的药物
    E. 分子体积大的药物

52. 已知某药物口服给药存在显著的肝首关效应，改用肌内注射，药动学特征变化是
    A. $t_{1/2}$ 减少，生物利用度不变
    B. $t_{1/2}$ 不变，生物利用度减少
    C. $t_{1/2}$ 不变，生物利用度增加
    D. $t_{1/2}$ 增加，生物利用度不变
    E. $t_{1/2}$ 和生物利用度均增加

53. 一定时间内肾脏能使多少容积血浆中的药物被清除的能力被称为
    A. 肾排泄速度　　　　　B. 肾清除率
    C. 肾清除力　　　　　　D. 肾小管分泌
    E. 肾小球滤过速度

54. 具有肠-肝循环特征的某药物血管外给药，其血药浓度-时间曲线表现为

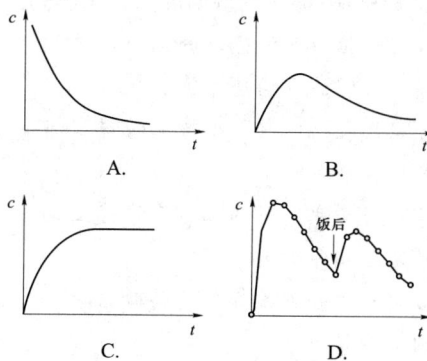

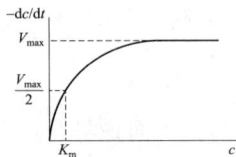

E.

55. 随胆汁排出的药物或代谢物、在肠道转运期间重吸收而返回门静脉的现象是

　　A. 零级代谢　　　　　　B. 首关效应

　　C. 肠－肝循环　　　　　D. 肾小管重吸收

　　E. 被动扩散

56. 头孢克洛生物半衰期约为 1 小时，口服其胶囊后，体内基本清除干净的时间约是

　　A. 2 小时　　　　　　　B. 5 小时

　　C. 7 小时　　　　　　　D. 14 小时

　　E. 28 小时

57. 某药物体内过程符合药代动力学单室模型，药物消除按一级速率过程进行，静脉注射给药后进行血药浓度监测，1 小时和 4 小时的血药浓度分别为 100mg/L 和 12.5mg/L，则该药静脉注射给药后 3 小时的血药浓度是

　　A. 75mg/L　　　　　　　B. 50mg/L

　　C. 25mg/L　　　　　　　D. 20mg/L

　　E. 15mg/L

58. 同种药物的 A、B 两种制剂，口服相同剂量，具有相同的 AUC。其中制剂 A 达峰时间平均为 0.5 小时，峰浓度平均值为 116μg/ml，制剂 B 达峰时间为 3 小时，峰浓度平均值 73μg/ml，关于 A、B 两种制剂的说法，正确的是

　　A. 两种制剂吸收速度和程度都相同

　　B. A 制剂相对 B 制剂的相对生物利用度为 100%

　　C. B 制剂相对 A 制剂的绝对生物利用度为 100%

　　D. 两种制剂具有生物等效性

　　E. 两种制剂具有治疗等效性

59. 关于药代动力学中房室模型的说法，正确的是

　　A. 单室模型是指进入体循环的药物能很快在血液与各部位之间达到动态平衡

　　B. 一个房室代表机体内一个特定的解剖部位（组织脏器）

　　C. 药物在同一房室不同部位与血液建立动态平衡的速率完全相等

　　D. 给药后同一房室中各部位的药物浓度和变化速率均相等

　　E. 双室模型包括分布速率较慢的中央室和分布较快的周边室

60. 苯妥英钠的消除速率与血药浓度有关。在低浓度（低于 10μg/ml）时，消除属于一级过程；高浓度时，由于肝微粒体代谢酶饱和，按零级动力学消除，此时剂量增加，可使血药浓度显著升高，易出现中毒症状。苯妥英钠在临床上的有效血药浓度范围是 10～20μg/ml。关于静脉注射苯妥英钠血药浓度－时间曲线描述正确的是

　　A. 高浓度下，表现为非线性药代动力学特征：AUC 与剂量不成正比

　　B. 低浓度下，表现为线性药代动力学特征：剂量增加，消除半衰期延长

　　C. 低浓度下，表现为非线性药代动力学特征：不同剂量的血液浓度－时间曲线相互平行

　　D. 高浓度下，表现为线性药代动力学特征：剂量增加，半衰期不变

　　E. 高浓度下，表现为非线性药代动力学特征：血药浓度与剂量成正比

61. 具有双室模型特征的某药物静脉注射给药，其血药浓度－时间曲线表现为

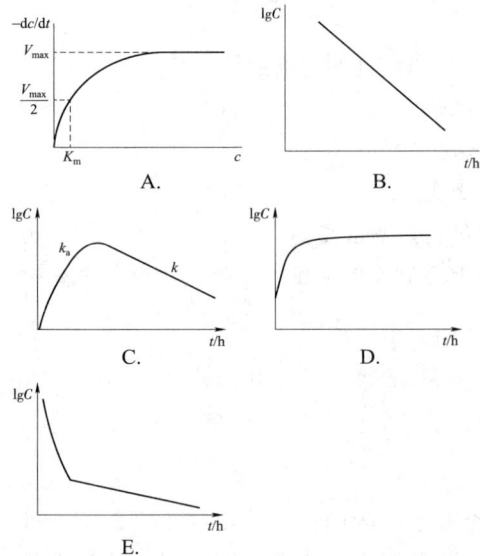

62. 单室静脉滴注给药，达稳态时稳态血药浓度为

　　A. $C_{ss} = X/Ck$　　　　　B. $C_{ss} = X/kvt$

　　C. $C_{ss} = k_0/kV$　　　　　D. $C_{ss} = k_0/kV\tau$

　　E. $\dfrac{FX_0}{kV}$

63. 某单室模型药物，生物半衰期为 6h，静脉滴注达稳态血药浓度的 95% 需要多少时间

　　A. 12.5h　　　　　　　　B. 25.9h

C. 36.5h　　　　D. 51.8h

E. 5.3h

A. 100mg　　　　B. 150mg

C. 200mg　　　　D. 300mg

E. 400mg

64. 口服茶碱缓释片，已知茶碱半衰期约为8h，临床治疗浓度范围为5～20μg/ml，当血药浓度超过20μg/ml时，会产生不良反应。关于该药物给药方案设计依据的说法，正确的是

　　A. 根据药物半衰期进行给药

　　B. 根据最小稳态血药浓度不小于5μg/ml，且最大稳态血药浓度小于20μg/ml给药

　　C. 根据平均稳态浓度15μg/ml给药

　　D. 根据最小稳态血药浓度不小于5μg/ml给药

　　E. 根据最大稳态血药浓度小于20μg/ml给药

65. 肝素 $t_{1/2}=0.83$h，$C_{ss}=0.3$μg/ml，$V=4.5$L。恒速输注 k_0 的值是

　　A. 0.015mg/h　　　　B. 0.068mg/h

　　C. 0.86mg/h　　　　D. 1.13mg/h

　　E. 2.28mg/h

66. 用血药法来测定生物等效性时，采血时间至少为

　　A. 3 个末端消除半衰期

　　B. 5 个末端消除半衰期

　　C. 7 个末端消除半衰期

　　D. 9 个末端消除半衰期

　　E. 11 末端消除半衰期

67. 某药静脉注射后经过 3 个半衰期，此时体内药量为原来的

　　A. 1/2　　　　B. 1/4

　　C. 1/8　　　　D. 1/16

　　E. 2 倍

68. 双室模型静脉注射 $C=Ae^{-\alpha t}+Be^{-\beta t}$，末端浓度对数－时间直线的斜率求得的是

　　A. α（分布速度常数）B. β（消除速度常数）

　　C. A　　　　D. B

　　E. $\alpha+\beta$

69. 某药一级速率过程消除，消除速度常数 $k=0.095$h^{-1}，则该药半衰期为

　　A. 8.0h　　　　B. 7.3h

　　C. 5.5h　　　　D. 4.0h

　　E. 3.7h

70. 某药物的常规剂量是100mg，半衰期为12h，为了给药后立即达到最低有效血药浓度，采取12h给药一次的方式，其首剂量为

71. AUC 表示

　　A. 血药浓度－时间曲线一阶矩

　　B. 血药浓度－时间曲线下面积

　　C. 最大血药浓度

　　D. 平均稳态血药浓度

　　E. 血药浓度－给药次数曲线下面积

72. 与药物吸收快慢有关的参数为

　　A. $t_{1/2}$　　　　B. C_{min}

　　C. AUC　　　　D. C_{ss}

　　E. T_{max}

73. $F=AUC_{po}/AUC_{iv}\times100\%$ 是下列哪项的计算公式

　　A. 绝对生物利用度　　B. 相对生物利用度

　　C. 一般生物利用度　　D. 相对清除率

　　E. 绝对清除率

74. 非线性动力学中两个基本的参数是

　　A. K_m 和 V_m　　　　B. k 和 V

　　C. $t_{1/2}$ 和 Cl　　　　D. T_{max} 和 C_{max}

　　E. k_a 和 X_0

75. 关于生物等效性研究的实施与样品采集的说法，正确的是

　　A. 通常采用受试制剂和参比制剂的单个最低规格制剂进行试验

　　B. $AUC_{0\to t}$（t 为最后样品采集时间）与 $AUC_{0\to\infty}$ 之比通常应当达到70%

　　C. 整个采样时间不少于3个末端消除半衰期

　　D. 受试制剂与参比制剂药物含量的差值应小于2%

　　E. 一般情况下，受试者试验前至少空腹8小时

76. 仿制药质量一致性评价中，在相同试验条件下，仿制药品与参比药品生物等效是指

　　A. 两种药品在吸收速度上无著性差异

　　B. 两种药品在吸收程度上无显著差异

　　C. 两种药品在动物体内药效相同

　　D. 两种药品吸收速度与程度无显著性差异

　　E. 两种药品在体内分布、消除的速度与程度一致

77. 给某患者静脉注射某药，已知剂量 $X_0=500$mg，$V=10$L，$k=0.1$h^{-1}，$\tau=10$h。该患者给药达稳态后的平均稳态血药浓度是

A. 0.05mg/L   B. 0.5mg/L

C. 5mg/L   D. 50mg/L

E. 500mg/L

78. 关于非线性药代动力学特点的说法，正确的是

  A. 消除呈现一级动力学特征

  B. AUC 与剂量成正比

  C. 剂量增加，消除半衰期延长

  D. 平均稳态血药浓度与剂量成正比

  E. 剂量增加、消除速率常数恒定不变

79. 药物被吸收进入血液循环的速度与程度，称为

  A. 生物转化   B. 生物利用度

  C. 生物半衰期   D. 肠 – 肝循环

  E. 表观分布容积

80. 关于单室模型单剂量血管外给药的表述，错误的是

  A. $C-t$ 公式为双指数方程

  B. 达峰时间与给药剂量 X_0 成正比

  C. 峰浓度与给药剂量 X_0 成正比

  D. 曲线下面积与给药剂量 X_0 成正比

  E. 由残数法可求药物的吸收速度常数 k_a

81. 大多数药物的最佳吸收部位是小肠，药物在小肠的转运时间约

  A. 30~40min   B. 1~2h

  C. 3~5h   D. 6~8h

  E. 10~12h

82. 患者女，25 岁，临床诊断为急性胃肠炎。处方：蒙脱石散 3.0g，tid，大量水冲服；盐酸左氧氟沙星片，0.2g，bid，口服；口服补液盐 I 散剂 14.75g，qd。有关蒙脱石散说法错误的是

  A. 蒙脱石散有巨大的表面积，不均匀的电荷分布，导致强大的吸附能力

  B. 口服蒙脱石散，应该大量饮水

  C. 蒙脱石散与抗菌药物联用时，中间至少间隔 1 小时

  D. 蒙脱石散空腹口服，且服药后 2~3 小时不应进食

  E. 腹泻得到抑制就应该停用蒙脱石散

83. 治疗骨质疏松药物利塞膦酸钠水中易溶，由于不能跨过胃肠壁膜，口服生物利用度极低，则该药物属于生物药剂学分类系统（BCS）的

  A. BCS I 类   B. BCS II 类

C. BCS III 类   D. BCS IV 类

E. BCS II 类和 III 类

84. 患者男，68 岁，因"间断性胸痛 1 年余，加重 1 周"入院。临床诊断：冠状动脉性心脏病、不稳定型心绞痛、2 型糖尿病。用药方案：格列本脲片 5mg，一日 1 次；盐酸二甲双胍片 250mg，一日 3 次；单硝酸异山梨酯缓释片 20mg，一日 2 次；阿司匹林肠溶片 100mg，一日 1 次。患者用药 7 日后出现恶心、头晕、无力、出冷汗、心悸。立即测指尖血糖结果为 3.0mmol/L↓ （3.89 ~ 6.11mmol/L）。该患者出现低血糖的原因是

  A. 阿司匹林及其代谢产物抑制肠道酶活性使格列本脲吸收增加

  B. 阿司匹林及其代谢产物抑制肠道 P – gp 活性使格列本脲吸收增加

  C. 阿司匹林及其代谢产物竞争血浆蛋白使格列本脲游离浓度升高

  D. 阿司匹林及其代谢产物抑制肝脏酶活性使格列本脲吸收增加

  E. 阿司匹林及其代谢产物竞争肾小管分泌蛋白使格列本脲吸收增加

85. 空气中悬浮的颗粒、人们所谓的"霾"易于沉积在肺部是由于其粒径为

  A. 大于 50μm   B. 10~50μm

  C. 2~10μm   D. 2~3μm

  E. 0.1~1μm

86. 直肠癌晚期患者，因癌痛控制不佳，使用芬太尼透皮贴剂，效果良好，其原因是

  A. 经皮吸收迅速，5 分钟即可产生疗效

  B. 经皮吸收蓄积于皮下组织

  C. 主要经皮肤附属器如汗腺等迅速吸收

  D. 经皮吸收后可发挥全身治疗作用

  E. 贴于疼痛部位直接发挥作用

87. 在三个给药剂量下，两种药物 A、B 的半衰期数据如下表所示。下列说法正确的是

剂量（mg）	药 A 的 $t_{1/2}$（h）	药 B 的 $t_{1/2}$（h）
20	10.71	5.45
40	16.23	5.35
60	21.63	5.49

  A. 药 A 的消除过程为一级过程

  B. 药 A 以非线性药代动力学过程消除

  C. 药 B 以零级动力学过程消除

D. 两种药物均以零级动力学过程消除

E. 两种药物的消除过程均为一级过程

88. 大多数药物通过生物膜的方式是

   A. 膜动转运   B. 被动转运

   C. 主动转运   D. 易化扩散

   E. 吞噬

89. 新生儿使用氯霉素易发生蓄积性中毒，其主要原因是

   A. 新生儿胃肠壁屏障功能不完全，氯霉素吸收较多

   B. 新生儿氯霉素血浆蛋白结合率低，易向组织分布

   C. 新生儿的药酶系统发育不完全

   D. 新生儿的排泄系统发育不完全

   E. 新生儿的药物代谢酶活性强

90. 眼用制剂角膜前流失是影响其生物利用度的重要因素。人眼正常泪液容量约 $7\mu l$，滴眼剂大部分溢出。普通液体剂型滴入结膜囊中保留时间为 $4 \sim 10$ 分钟。下列哪一措施不能降低药物流失

   A. 应用甲基纤维素或聚乙烯醇增加水溶液黏度

   B. 制成含有聚乙烯醇（PVA）的膜剂

   C. 制成含有卡波姆眼用凝胶

   D. 制成低浓度滴眼液

   E. 减少给药体积

二、配伍选择题

[1 ~ 5 题共用备选答案]

   A. 给药途径的影响   B. 酶诱导的影响

   C. 年龄的影响   D. 基因多态性

   E. 性别的影响

1. 硝酸甘油口服无效是由于

2. 雌性动物要比雄性动物对药物的反应强是由于

3. 老年人服药剂量降低是由于

4. 白种人服用异烟肼后，易发生多发性神经炎是由于

5. 苯巴比妥长期服用后药效降低是由于

[6 ~ 9 题共用备选答案]

   A. 药物从用药部位进入体循环的过程

   B. 影响药物是否能到达与疾病相关的组织和器官的过程

   C. 药物在吸收过程或者进入体循环后，受肠道菌丛或体内酶系统的作用，结构发生转变的过程

   D. 药物或其代谢产物排出体外的过程

   E. 影响药物在体内滞留时间的全部过程

6. 分布是

7. 排泄是

8. 吸收是

9. 代谢是

[10 ~ 13 题共用备选答案]

   A. 滤过   B. 简单扩散

   C. 主动转运   D. 易化扩散

   E. 膜动转运

10. 胆酸与维生素 B_2 相同，在小肠上段的吸收方式属于

11. 微粒给药系统通过吞噬作用进入细胞的过程属于

12. 大多数有机弱酸或有机弱碱在消化道内转运的机制是

13. 蛋白质和多肽类药物的转运机制是

[14 ~ 15 题共用备选答案]

   A. 胃   B. 小肠

   C. 结肠   D. 直肠

   E. 十二指肠

14. 血管相当丰富，是栓剂的良好吸收部位

15. 降解酶较少，有可能是蛋白质多肽类药物吸收较理想的部位

[16 ~ 19 题共用备选答案]

   A. 途径和剂型的影响

   B. 剂量的影响

   C. 立体选择性

   D. 酶诱导作用和抑制作用

   E. 基因多态性

16. 结核病患者对异烟肼的反应不一样属于

17. 代谢反应会出现饱和现象属于

18. R – 华法林竞争性地抑制 S – 华法林的羟化代谢属于

19. 苯巴比妥、苯妥英钠能加速药物的消除而使药效减弱属于

[20 ~ 22 题共用备选答案]

   A. 药物的脂溶性和解离度，分子量和粒子大小，吸收促进剂的选择

   B. 局部血流量，溶媒的选择，分子量及脂溶性

   C. 药物的脂溶性和解离度，食物种类，不同剂型

   D. 基质的选择，药物在基质中释放的快慢；水溶性药物采用脂溶性基质

   E. 制剂的黏度，pH 与渗透压及渗透促进剂的选择

20. 影响直肠给药的因素有

21. 影响肌内注射给药的因素有

22. 影响眼部给药的因素有

[23～27题共用备选答案]

 A. 动脉注射   B. 皮下注射

 C. 皮内注射   D. 鞘内注射

 E. 关节腔内注射

23. 可克服血-脑屏障，使药物向脑内分布的是

24. 注射给药产生局部作用的是

25. 只适用于诊断与过敏试验的是

26. 需延长作用时间的药物可采用的注射途径是

27. 栓塞性微球的注射给药途径是

[28～30题共用备选答案]

 A. 静脉注射给药   B. 肺部给药

 C. 阴道黏膜给药   D. 口腔黏膜给药

 E. 肌内注射给药

28. 多以气雾剂给药，吸收面积大，吸收迅速且可避免首关效应的是

29. 不存在吸收过程，可以认为药物全部被机体利用的是

30. 药物先经结缔组织扩散，再经毛细血管和淋巴进入血液循环，一般吸收程度与静脉注射相当的是

[31～33题共用备选答案]

 A. 静脉滴注   B. 皮下注射

 C. 肌内注射   D. 皮内注射

 E. 脊椎腔注射

31. 一次注射体积在0.2ml以下的是

32. 一次注射体积一般为1～2ml，不适于刺激性大的药物的是

33. 常用于急救、补充体液和营养，一次给药体积可多至数千毫升的是

[34～36题共用备选答案]

 A. 乙醚   B. 氯化钠

 C. 核黄素   D. 葡萄糖

 E. 肌酐

34. 主要从肺部排泄的是

35. 以较大量从汗腺排泄的是

36. 存在着肾小管主动重吸收的是

[37～39题共用备选答案]

 A. 首关效应   B. 肠-肝循环

 C. 血-脑屏障   D. 胎盘屏障

 E. 血-眼屏障

37. 降低口服药物生物利用度的因素是

38. 影响药物进入中枢神经系统发挥作用的因素是

39. 影响药物排泄，延长药物体内滞留时间的因素是

[40～43题共用备选答案]

 A. 肝脏   B. 肾脏

 C. 肺   D. 胆

 E. 心脏

40. 药物排泄的主要器官是

41. 吸入气雾剂的给药部位是

42. 进入肠-肝循环的药物的来源部位是

43. 药物代谢的主要器官是

[44～45题共用备选答案]

 A. 吸收   B. 分布

 C. 消除   D. 代谢

 E. 排泄

44. 血浆蛋白结合率不影响药物的

45. 无跨膜转运过程的是

[46～48题共用备选答案]

 A. 主动转运   B. 简单扩散

 C. 易化扩散   D. 膜动转运

 E. 滤过

46. 药物借助载体或酶促系统，消耗机体能量，从膜的低浓度侧向高浓度侧转运的药物转运方式是

47. 在细胞膜载体的帮助下，由膜的高浓度侧向低浓度侧转运，不消耗能量的药物转运方式是

48. 脂溶性药物依靠药物分子在膜两侧的浓度差，从膜的高浓度侧向低浓度侧转运药物的方式是

[49～50题共用备选答案]

 A. 皮内注射   B. 皮下注射

 C. 肌内注射   D. 静脉注射

 E. 静脉滴注

49. 青霉素过敏试验的给药途径是

50. 短效胰岛素的常用给药途径是

[51～52题共用备选答案]

 A. 直肠给药   B. 舌下给药

 C. 呼吸道给药   D. 经皮给药

 E. 口服给药

51. 给药部位液体容量小，药物吸收限速过程是基质中药物释放到体液的速度的给药途径是

52. 气体、易挥发的药物或气雾剂的适宜给药途径是

[53～54题共用备选答案]

　　A. 给药途径　　　　B. 年龄因素

　　C. 疾病因素　　　　D. 基因多态性

　　E. 性别因素

53. CYP2C19弱代谢型患者服用奥美拉唑不良反应发生率高，产生这种现象的原因属于

54. 肾功能不全患者使用阿米卡星须减量慎用，这种影响药物作用的因素属于

[55～57题共用备选答案]

　　A. 解离多，重吸收少，排泄快

　　B. 解离少，重吸收多，排泄慢

　　C. 解离多，重吸收少，排泄慢

　　D. 解离少，重吸收少，排泄快

　　E. 解离多，重吸收多，排泄快

55. 肾小管中，弱酸在酸性尿液中是

56. 肾小管中，弱酸在碱性尿液中是

57. 肾小管中，弱碱在酸性尿液中是

[58～60题共用备选答案]

　　A. 滤过　　　　　　B. 简单扩散

　　C. 易化扩散　　　　D. 主动转运

　　E. 膜动转运

58. 核苷类药物转运方式是

59. 氨基酸、水溶性维生素类药物转运方式是

60. 水溶性的小分子药物转运方式是

[61～62题共用备选答案]

　　A. 药物的吸收　　　B. 药物的分布

　　C. 药物的代谢　　　D. 药物的排泄

　　E. 药物的消除

61. 药物从给药部位进入体循环的过程是

62. 药物从体内向组织转运的过程是

[63～64题共用备选答案]

　　A. $t_{1/2}$缩短，作用增强

　　B. $t_{1/2}$延长，作用减弱

　　C. $t_{1/2}$延长，作用增强

　　D. $t_{1/2}$缩短，作用减弱

　　E. 游离药物浓度下降

63. 肝功能不全时，使用经肝脏代谢或活化的药物（如可的松），可出现

64. 营养不良时，患者血浆蛋白含量减少，使用蛋白结合率高的药物，可出现

[65～68题共用备选答案]

　　A. 血浆蛋白结合率　　B. 血-脑屏障

　　C. 肠-肝循环　　　　D. 淋巴循环

　　E. 胎盘屏障

65. 对外来物质有选择摄取的能力，以致许多中枢神经系统疾病都得不到良好的治疗，是由于

66. 决定药物游离型和结合型浓度比例，可影响药物分布也能影响药物代谢和排泄的因素是

67. 影响脂肪、蛋白质等大分子物质转运，使药物避免肝脏首关效应而影响药物分布因素是

68. 母体与胎儿间的体内物质和药物交换起着十分重要的作用是

[69～71题共用备选答案]

　　A. pK_a　　　　　　B. pH

　　C. LD_{50}　　　　　D. lgP

　　E. HLB

69. 用于评价药物急性毒性的参数是

70. 用于评价药物脂溶性的参数是

71. 用于评价表面活性剂性质的参数是

[72～73题共用备选答案]

　　A. 59.0%　　　　　B. 103.2%

　　C. 236.0%　　　　　D. 42.4%

　　E. 44.6%

　　某临床试验机构进行某仿制药片剂的生物利用度评价试验，分别以原研片剂和注射剂为参比制剂。该药物符合线性动力学特征，单剂量给药，给药剂量分别为口服片剂100mg，静脉注射剂25mg，测得24名健康志愿者平均药-时曲线下面积（$AUC_{0\rightarrow t}$）数据如下表所示。

药品	剂量（mg）	AUC（μg·h/L）
仿制药片剂	100	44.6±18.9
原研片剂	100	43.2±19.4
原研注射剂	25	18.9±5.3

72. 该仿制药片剂的绝对生物利用度是

73. 该仿制药片剂的相对生物利用度是

[74～77题共用备选答案]

　　A. 平均吸收时间

　　B. 一阶矩（AUMC）

　　C. 零阶矩（AUC）

　　D. 平均滞留时间（MRT）

　　E. 平均稳态血药浓度

74. 该参数非一个单一数值，而是在每个给药间隔内随时间变化的函数。该参数为

75. 用于计算生物利用度的是

76. 静脉注射时，能反映药物在体内消除快慢的是

77. 以 $t \cdot C$ 对 t 作图，所得的曲线下面积

[78～81题共用备选答案]

    A. $V = X_0 / C_0$

    B. $t_{1/2} = 0.693 / k$

    C. $Cl = kV$

    D. $r = (1 - e^{-nk\tau}) / (1 - e^{-k\tau})$

    E. $AUC = X_0 / kV = C_0 / k$

78. 药－时曲线下面积（单室模型静脉注射）的计算公式为

79. 清除率的计算公式为

80. 表观分布容积的计算公式为

81. 多剂量函数的计算公式为

[82～86题共用备选答案]

    A. 单室模型单剂量血管外给药血药浓度－时间关系式

    B. 单室模型单剂量静脉滴注给药血药浓度－时间关系式

    C. 单室模型单剂量静脉注射给药血药浓度－时间关系式

    D. 单室模型多剂量静脉注射给药血药浓度－时间关系式

    E. 表示某口服制剂的绝对生物利用度

82. $C = C_0 \cdot e^{-kt}$ 是

83. $C = \dfrac{k_a F X_0}{V(k_a - k)}(e^{-kt} - e^{-k_a t})$ 是

84. $F = \dfrac{AUC_{(po)} / Dose_{(po)}}{AUC_{(iv)} / Dose_{(iv)}} \times 100\%$ 是

85. $C = \dfrac{k_0}{kV}(1 - e^{-kt})$ 是

86. $C = C_0 \dfrac{1 - e^{-nk\tau}}{1 - e^{-k\tau}} e^{-kt}$ 是

[87～90题共用备选答案]

    A. $\lg C = -\dfrac{k}{2.303} t + \lg C_0$

    B. $C = \dfrac{k_0}{Vk}(1 - e^{-kt})$

    C. $C = \dfrac{k_a F X_0}{V(k_a - k)}(e^{-kt} - e^{-k_a t})$

    D. $C = A \cdot e^{-at} + B \cdot e^{-\beta t}$

    E. $C = N \cdot e^{-k_a t} + L \cdot e^{-\alpha t} + M \cdot e^{-\beta t}$

87. 单室模型静脉滴注给药血药浓度－时间关系式为

88. 双室模型静脉注射给药血药浓度－时间关系式为

89. 双室模型血管外给药血药浓度－时间关系式为

90. 单室模型血管外给药血药浓度－时间关系式为

[91～93题共用备选答案]

    A. DF   B. k_a

    C. T_{max} D. AUC

    E. AUMC

91. 表示药物在体内波动程度的参数是

92. 通常速释制剂单隔室血管外给药，残数法计算的参数是

93. 能反映药物在体内吸收程度的参数是

[94～97题共用备选答案]

    A. $C_{av} = \dfrac{X_0}{kV\tau}$ B. $C_{max}^{ss} = \dfrac{X_0}{V}\left(\dfrac{1}{1 - e^{-k\tau}}\right)$

    C. $AUC = \dfrac{F X_0}{Vk}$ D. $X_0^* = \dfrac{X_0}{1 - e^{-k\tau}}$

    E. $V = \dfrac{X}{C}$

94. 单模型多剂量静脉注射给药首剂量与维持剂量的关系式为

95. 单室模型多剂量静脉注射给药平均稳态血药浓度公式为

96. 单室模型多剂量静脉注射给药稳态最大血药浓度公式为

97. 单室模型血管外给药的药－时曲线下面积公式为

[98～99题共用备选答案]

    A. $MRT = \dfrac{AUMC}{AUC}$ B. $C_{ss} = \dfrac{k_0}{kV}$

    C. $f_{ss} = 1 - e^{-kt}$ D. $C = \dfrac{k_0}{kV}(1 - e^{-kt})$

    E. $\dfrac{dX_u}{dt} = k_e \cdot X_0 e^{-kt}$

98. 单模静脉滴注给药过程中，稳态血药浓度的计算公式是

99. 药物在体内的平均滞留时间的计算公式是

[100～101题共用备选答案]

    A. 清除率

    B. 速率常数

    C. 生物半衰期

    D. 绝对生物利用度

    E. 相对生物利用度

100. 同一药物相同剂量的试验制剂 AUC 与参比制剂 AUC 的比值称为

101. 单位用"体积/时间"表示的药动学参数是

[102～104 题共用备选答案]

    A. 0.2303   B. 0.3465

    C. 2.0   D. 3.072

    E. 8.42

给某患者静脉注射一单室模型药物，剂量为 100.0mg，测得不同时刻血药浓度数据如下表。给药初浓度为 11.88μg/ml。

t（h）	1.0	2.0	3.0	4.0	5.0	6.0
C（μg/ml）	8.40	5.94	4.20	2.97	2.10	1.48

102. 该药物的半衰期（单位 h）是

103. 该药物的消除速率常数（单位 h^{-1}）是

104. 该药物的表现分布容积（单位 L）是

[105～109 题共用备选答案]

    A. h^{-1} B. h

    C. L/h   D. μg·h/ml

    E. L

105. 生物半衰期的单位是

106. 消除速率常数的单位是

107. MRT 的单位是

108. 清除率的单位是

109. AUC 的单位是

[110～114 题共用备选答案]

    A. 无定型较稳定型溶解度高

    B. 以水合物＜无水物＜有机溶剂化物的顺序溶解度增加

    C. 制成盐可增加药物的溶解度

    D. 固体分散体增加药物的溶解度

    E. 微粉化使溶解度增加

110. 螺内酯为难溶性药物，气流粉碎后，螺内酯的吸收量增加 10～12 倍是因为

111. 降压药尼群地平有 3 种晶型，晶型Ⅲ的生物利用度最高是因为

112. 降血糖药甲苯磺丁脲的钠盐有较大的溶解度，因此显效快

113. 灰黄霉素与聚乙烯吡咯烷酮采用溶剂法制备的制剂溶出速度为灰黄霉素微晶 7～11 倍

114. 氨苄西林体内无水物的血药浓度比水合物高

[115～117 题共用备选答案]

    A. 静脉   B. 肌内

    C. 皮下   D. 皮内

    E. 动脉

115. 植入剂常植入部位是

116. 输液的注射的部位是

117. 长效注射剂常用的油溶液或混悬剂注射的部位

[118～121 题共用备选答案]

    A. 肾清除率   B. 肾小球滤过

    C. 肾小管分泌   D. 肾小管重吸收

    E. 肠－肝循环

118. 卡马西平口服后，血药浓度－时间曲线上产生双峰现象是由于

119. 对氨基马尿酸和氨基水杨酸竞争性排出体外是由于

120. 葡萄糖被肾小球大量滤过后，又重新回到血液中是由于

121. 游离药物可以膜孔扩散方式通过肾小球是由于

三、综合分析选择题

[1～3 题共用题干]

患者女，78 岁，因高血压长期口服硝苯地平缓释片（10mg/片），每日 2 次、每次 1 片，血压控制良好。近期因气温骤降，感觉血压明显升高，晚 7 点自查血压达 170/110mmHg，考虑加服 1 片药。因担心缓释药物起效慢，自行将硝苯地平缓释片碾碎后吞服，8 点自测血压降至 140/90mmHg。9 点钟，患者发现血压又升至 160/100mmHg，担心血压没控制住，又碾碎 1 片硝苯地平缓释片吞服。在第 2 次服药后 30 分钟，出现头晕恶心、心悸胸闷，继而意识模糊，被家人送往急诊抢救，诊断为心源性休克。

1. 基于上述情况，下列做法中正确的是

    A. 剂型虽对药物吸收有影响，但均属口服，所以可以粉碎后冲服

    B. 自查血压达 170/110mmHg，可以加服 1 片

    C. 不粉碎，放入温水中溶解后服用

    D. 向医师申请变更处方

    E. 患者发现血压再次升高时，应服用硝苯地平缓释片吞服

2. 硝苯地平缓释片多为薄膜衣片，可使用的包衣材料为

    A. 淀粉   B. 羧甲基纤维素钠

    C. 滑石粉   D. PEG6000

    E. 醋酸纤维素

3. 硝苯地平缓释片与普通片相比的优势是

    A. 改善肠道内溶解性   B. 避免肝脏首关效应

    C. 改善用药顺应性   D. 促进细胞的摄取

    E. 防止胃内分解

[4~6题共用题干]

患者在使用盐酸异丙肾上腺素气雾剂时，对气雾剂阀门揿压与吸入协调性不足，阀门的揿压与吸气不同步，结果药物大部分停留在咽喉部。

4. 基于上述情况，下列说法中不正确的是
   A. 药物粒子到达的部位不影响疗效
   B. 使用喷雾给药时，患者的呼吸量、给药频率和药物类型与气雾剂粒子到达呼吸道的部位相关
   C. 一般快而短的吸气使药物粒子停留在气管部位
   D. 细而长的吸气可使药物到达深部，如肺泡等
   E. 支气管扩张剂和皮质激素类药物治疗哮喘的药物，要求到达下呼吸道

5. 有关气雾剂的叙述，正确的是
   A. 借助抛射剂的压力将内容物呈雾状物喷出
   B. 抛射剂仅使用氯氟烷烃类
   C. 借助手动泵的压力或其他方法将内容物呈雾状物释出
   D. 用于呼吸系统局部性疾病
   E. 患者主动吸入雾化药物至肺部的制剂

6. 盐酸异丙肾上腺素气雾剂，其粒径应该控制在
   A. 2~10μm　　　　　B. 1~3μm
   C. 10~20μm　　　　D. 20~50μm
   E. 无需控制

[7~9题共用题干]

结核病患者对治疗结核病的药物异烟肼的反应不一样，有些个体较普通，有些个体代谢缓慢，使药物分子在体内停留的时间延长。

7. 造成上述情况的原因是
   A. 基因多态性
   B. 生理因素
   C. 酶诱导作用
   D. 代谢反应的立体选择性
   E. 给药剂量的影响

8. 药物分子在体内停留的时间延长，产生的不良反应不包括
   A. 步态不稳或麻木针刺感
   B. 烧灼感或手指疼痛（周围神经炎）
   C. 食欲不佳、异常乏力或软弱
   D. 恶心或呕吐（肝毒性的前驱症状）
   E. 心功能不全

9. 有关异烟肼片的说法不正确的是
   A. 异烟肼与其他抗结核药联合，适用于各型结核病的治疗
   B. 一般为普通片
   C. 用药期间注意检查肝功能
   D. 癫痫病史者慎用
   E. 一般为棕红色片

[10~13题共用题干]

已知普鲁卡因胺胶囊剂的 F 为 0.85，$t_{1/2}$ 为 3.5h，V 为 2.0L/kg。若保持 C_{av} 为 6μg/ml，每 4h 口服一次。

10. 则给药剂量 X_0 应该为
    A. 11.2mg/kg　　　　B. 14.6mg/kg
    C. 5.1mg/kg　　　　D. 22.2mg/kg
    E. 9.8mg/kg

11. 该给药方案设计是根据下列哪项药动学参数制定的给药方案
    A. 平均稳态血药浓度　　B. 半衰期
    C. 治疗指数　　　　　　D. 血药浓度
    E. 给药剂量

12. 若体重为 70kg 的患者，口服剂量为 500mg，要维持 C 为 4μg/ml，则给药间隔 τ 为
    A. 4h　　　　　　　　B. 6h
    C. 8h　　　　　　　　D. 10h
    E. 12h

13. 普鲁卡因胺需进行血药浓度监测的原因是
    A. 个体差异很大
    B. 具非线性动力学特征
    C. 治疗指数小、毒性反应强
    D. 特殊人群用药有较大差异
    E. 毒性反应不易识别

[14~16题共用题干]

患者男，65岁，体重55kg，甲状腺功能亢进，进行治疗。由于心房颤动导致频繁接受地高辛治疗。

14. 已知地高辛散剂给药 BA 为 80%，地高辛总清除率为 100ml·h^{-1}·kg^{-1}。要维持地高辛平均稳态血药浓度 1ng/ml，维持量应为
    A. 0.05mg/d　　　　B. 0.10mg/d
    C. 0.17mg/d　　　　D. 1.0mg/d
    E. 1.7mg/d

15. 地高辛需进行血药浓度监测的原因是
    A. 个体差异很大
    B. 具非线性动力学特征
    C. 治疗指数小、毒性反应强

D. 特殊人群用药有较大差异

E. 毒性反应不易识别

16. 有关地高辛治疗，错误的是

A. 对于甲状腺功能亢进患者，排泄加强，地高辛血药浓度减少，作用减弱

B. 地高辛主要经肝脏排泄，肝功能障碍患者需要减量

C. 应该注意恶心、呕吐和心律失常等中毒症状

D. 地高辛属于治疗窗窄的药物

E. 地高辛用量不当或用量不足的临床反应难以识别

[17~18 题共用题干]

对洛美沙星进行人体生物利用度研究，采用静脉注射与口服给药方式，给药剂量均为 400mg，静脉给药和口服给药的 AUC 分别为 40μg·h/ml 和 36μg·h/ml。

17. 基于上述信息分析，洛美沙星生物利用度计算正确的是

A. 相对生物利用度为 55%

B. 绝对生物利用度为 55%

C. 相对生物利用度为 90%

D. 绝对生物利用度为 90%

E. 绝对生物利用度为 50%

18. 洛美沙星是喹诺酮母核 8 位引入氟，某作用是使洛美沙星

A. 与靶 DNA 聚合酶作用强，抗菌活性减弱

B. 药物光毒性减少

C. 口服生物利用度增加

D. 减少副作用

E. 水溶性增加，更易制成注射液

[19~21 题共用题干]

某药物的生物半衰期是 6.93h，表观分布容积是 100L，该药物有较强的首关效应，其体内消除包括肝代谢和肾排泄，其中肾排泄占总消除的 20%。静脉注射该药 200mg 的 AUC 是 20μg·h/ml，将其制备成片剂用于口服，给药 1000mg 后的 AUC 为 10μg·h/ml。

19. 该药物的肝清除率为

A. 2L/h   B. 6.93L/h

C. 8L/h   D. 10L/h

E. 55.4L/h

20. 该药物片剂的绝对生物利用度是

A. 10%   B. 20%

C. 40%   D. 50%

E. 80%

21. 为避免该药的首关效应，不考虑其理化性质的情况下，可以考虑将其制成

A. 胶囊剂   B. 口服缓释片剂

C. 栓剂   D. 口服乳剂

E. 颗粒剂

[22~25 题共用题干]

阿司匹林（ ）是常用的解热镇痛药，分子呈弱酸性，pK_a = 3.49。血浆蛋白结合率低；水解后的水杨酸盐蛋白结合率为 65%~90%，血药浓度高时，血浆蛋白结合率相应降低。

临床选药与药物剂量有关，小剂量阿司匹林具有抗血小板聚集、抑制血栓形成的作用，较大剂量发挥解热镇痛作用，大剂量则具有抗炎抗风湿作用。

不同剂量阿司匹林（0.25g、1.0g 和 1.5g）的消除曲线如下图所示。

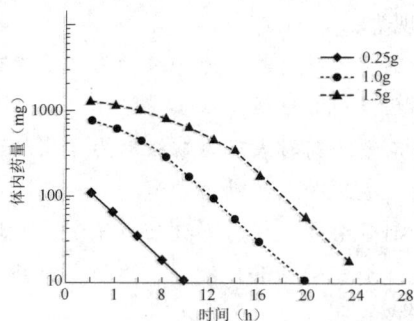

22. 根据上述信息，关于阿司匹林结构特点的说法，正确的是

A. 分子中的羟基和乙酰氧基处于对位时，可使抗炎活性增强

B. 其水解产物的分子中含有酚羟基，在空气中久置，易被氧化，能形成有色物质而使阿司匹林变色

C. 分子中的羧基与抗炎活性大小无关

D. 分子中的羧基可与三价铁离子反应显色

E. 分子中的羧基易与谷胱甘肽结合，可耗竭肝内谷胱甘肽，引起肝坏死

23. 药物的解离常数可以影响药物在胃和肠道中的吸收。根据上述信息，在 pH 为 1.49 的胃液中的阿司匹林吸收情况是

A. 在胃液中几乎不解离，分子型和离子型的比例

约为100∶1，在胃中易吸收

  B. 在胃液中不易解离，分子型和离子型的比例约为1∶16，在胃中不易吸收

  C. 在胃液中易解离，分子型和离子型的比例约为10∶1，在胃中不易吸收

  D. 在胃液中几乎全部呈解离型，分子型和离子型的比例约为1∶100，在胃中不易吸收

  E. 在胃液中几乎全部不易解离，分子型和离子型的比例约为10∶1，在胃中不易吸收

24. 临床上阿司匹林多选用肠溶片，根据上述信息分析，其原因主要是

  A. 阿司匹林在胃中几乎不吸收，主要在肠道吸收

  B. 阿司匹林在胃中吸收差，需要包肠溶衣控制药物在小肠上部崩解和释放

  C. 阿司匹林在肠液中几乎全部呈分子型，需要包肠溶衣以防止药物在胃内分解失效

  D. 阿司匹林易发生胃肠道反应，制成肠溶片以减少对胃的刺激

  E. 阿司匹林主要在小肠下部吸收

25. 根据上述信息，阿司匹林在体内代谢的动力学过程表现为

  A. 小剂量给药时表现为一级动力学消除，动力学过程呈现非线性特征

  B. 小剂量给药时表现为零级动力学消除，增加药量，表现为一级动力学消除

  C. 小剂量给药表现为一级动力学消除，增加剂量呈现典型酶饱和现象，平均稳态血药浓度与剂量成正比

  D. 大剂量给药初期表现为零级动力学消除，当体内药量降到一定程度后，又表现为一级动力学消除

  E. 大剂量、小剂量给药均表现为零级动力学消除，其动力学过程通常用米氏方程来表征

[26~28题共用题干]

某临床试验机构进行罗红霉素片仿制药的生物等效性评价试验，单剂量（50mg）给药。经24名健康志愿者试验，测得主要药动学参数如下表所示。

药动学参数	供试制剂	参比制剂
C_{max}（mg/L）	7.15±0.18	7.34±0.42
T_{max}（h）	1.10±0.44	1.20±0.26
$t_{1/2}$（h）	8.11±2.92	8.00±2.46
$AUC_{0\to\infty}$（mg·h/L）	66.62±17.89	62.93±14.62

经统计学处理，供试制剂的相对生物利用度为105.9%；供试制剂与参比制剂的 C_{max} 和 $AUC_{0\to\infty}$ 几何均值比的90%置信区间分别在82%~124%和93%~115%范围内。

26. 根据上述信息，关于罗红霉素片仿制药生物等效性评价的说法，正确的是

  A. 供试制剂的相对生物利用度为105.9%，超过100%，可判定供试制剂与参比制剂生物不等效

  B. 根据 $AUC_{0\to\infty}$ 和 C_{max} 的试验结果，可判定供试制剂与参比制剂生物等效

  C. 根据 T_{max} 和 $t_{1/2}$ 的试验结果，可判定供试制剂与参比制剂生物等效

  D. 供试制剂与参比制剂的 C_{max} 均值比为97.0%，可判定供试制剂与参比制剂生物不等效

  E. 供试制剂与参比制剂的 T_{max} 均值比为91.7%，可判定供试制剂与参比制剂生物不等效

27. 根据上述信息，如果某患者连续口服参比制剂罗红霉素片，每天3次（每8h一次），每次250mg，用药多天达到稳态后每个时间间隔（8h）的 $AUC_{0\to\infty}$ 为64.8mg·h/L，该药的平均稳态血药浓度为

  A. 2.7mg/L   B. 8.1mg/L

  C. 3.86mg/L   D. 11.6mg/L

  E. 44.9mg/L

28. 根据上题信息，如果该患者的肝肾功能出现障碍，其药物清除率为正常人的1/2，为达到相同稳态血药浓度，每天给药3次，则每次给药剂量应调整为

  A. 500mg   B. 250mg

  C. 125mg   D. 200mg

  E. 75mg

[29~31题共用题干]

口服药物的三种不同粒径 0.20μm、2.5μm 和 15μm，其血药浓度－时间曲线图如下所示。

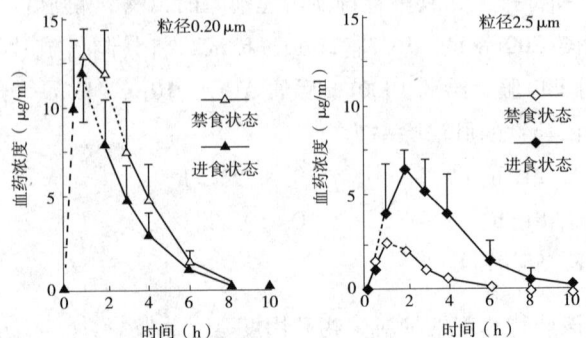

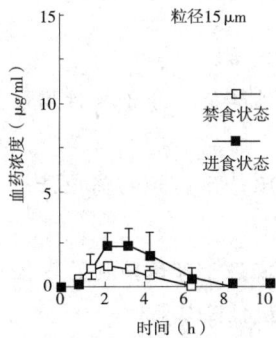

29. 有上述信息判断该药物属于
    A. 其他类药物
    B. 生物药剂学分类系统（BCS）Ⅰ类药物
    C. 生物药剂学分类系统（BCS）Ⅱ类药物
    D. 生物药剂学分类系统（BCS）Ⅲ类药物
    E. 生物药剂学分类系统（BCS）Ⅳ类药物

30. 当原料药粒径较大时，进食时比空腹的 C_{max}、AUC 都大，说明
    A. 进食比空腹的胃排空更快
    B. 进食能够有效增加药物在胃内的滞留时间
    C. 食物能够保证药物连续不断地进入肠道，增加了吸收量
    D. 食物刺激胆汁分泌，增加了药物的溶解度
    E. 食物增加了药物透过肠道上皮细胞的能力

31. 经计算，该药的体内血药浓度 - 时间曲线符合双室模型，其 $t_{1/2(\alpha)}$ 为 2.2 小时，$t_{1/2(\beta)}$ 为 18.0 小时，说明
    A. 该药在体内清除一半需要 18.0 小时
    B. 该药在体内清除一半需要 20.2 小时
    C. 该药在体内快速分布和缓慢清除
    D. 该药在体内基本不代谢
    E. 该药一天服用 1 次即可

[32~34 题共用题干]

　　某药物光不稳定、易氧化；其体内过程符合线性药动学特征，主要以代谢物（尿中原型小于 0.2%）从尿中排泄，代谢物的活性仅为该药物的 1/20。临床上片剂常用剂量为 50~200mg，每天一次。肝肾功能正常患者服用该药后达峰时间约为 5h，消除半衰期约为 24h，血浆蛋白结合率为 98%。

32. 若患者的肝功能减半，则下面说法正确的是
    A. 此时药物的消除速率常数约为 $0.029h^{-1}$
    B. 临床使用时应增加剂量
    C. 此时药物的达峰时间为 10h
    D. 此时药物的达峰浓度减小为原来的 1/2 左右

    E. 此时药物的半衰期约为 48h

33. 药物与华法林（血浆蛋白结合率为 98%~99%，半衰期为 36~42h）合用时可能引起出血，其主要原因是
    A. 药物抑制了肝脏中代谢华法林的主要药物代谢酶
    B. 药物与华法林竞争结合血浆蛋白
    C. 药物诱导了肝脏中代谢华法林的主要药物代谢酶
    D. 药物对华法林的药效有协同作用
    E. 药物对华法林有增敏作用

34. 药物优选的口服剂型是
    A. 普通薄膜衣片　　　　B. 缓释片
    C. 控释片　　　　　　　D. 肠溶片
    E. 舌下片

四、多项选择题

1. 药动学模型主要包括
   A. 房室模型
   B. 统计矩模型
   C. 非线性药代动力学模型
   D. 生理药代动力学模型
   E. 药动学/药效学模型

2. 生物药剂学中广义的剂型因素研究包括
   A. 药物的物理性质　　B. 药物的化学性质
   C. 制剂的处方组成　　D. 药物的剂型
   E. 制剂的制备工艺过程

3. 某药物有明显的首关效应，宜制成的剂型有
   A. 肠溶片　　　　　　B. 舌下片
   C. 气雾剂　　　　　　D. 经皮制剂
   E. 注射剂

4. 影响药物胃肠道吸收的因素有
   A. 胃肠液成分与性质　B. 首关效应
   C. 药物的 pK_a　　　D. 药物的脂水分配系数
   E. 药物溶出速率

5. 影响药物溶出度的因素有
   A. 药物的旋光度　　　B. 晶型
   C. 无定型　　　　　　D. 药物粒径
   E. 成盐与否

6. 增加某些难溶性药物的溶出速度和吸收的方法有
   A. 药物微粉化技术　　B. 制成固体分散体

C. 制成环糊精包合物　　D. 制成盐

E. 制成无定型物

7. 关于核黄素的吸收，说法正确的是

A. 胃排空加快，有利于药物吸收

B. 饭后服用，胃排空减慢，药物吸收的总量增加

C. 药物具有特定的吸收部位

D. 核黄素的吸收机制为被动扩散，无特定的吸收部位

E. 核黄素主要的吸收部位在结肠

8. 药物的晶型对其溶出和吸收有较大影响，可以引起晶型改变的是

A. 药物的熔融　　B. 药物的粉碎

C. 结晶条件的变化　　D. 加热

E. 长期混悬于分散介质中

9. 下列影响药物作用的因素中，属于遗传因素的有

A. 种属差异　　B. 种族差异

C. 遗传多态性　　D. 特异质反应

E. 交叉耐受性

10. 属于第Ⅱ相生物转化的反应有

A. 对乙酰氨基酚和葡萄糖醛酸的结合反应

B. 沙丁胺醇和硫酸的结合反应

C. 白消安和谷胱甘肽的结合反应

D. 对氨基水杨酸的乙酰化结合反应

E. 肾上腺素的甲基化结合反应

11. 关于注射剂的正确表述有

A. 肌内注射的吸收程度一般与静脉注射相当

B. 药物混悬液局部注射后，可发挥长效作用

C. 皮下注射药物的吸收比肌内注射快

D. 皮内注射只适用于某些疾病的诊断和药物的过敏试验

E. 鞘内注射可透过血 – 脑屏障，使药物向脑内分布

12. 下列药物中的体内转运最有可能以淋巴转运为主的是

A. 乙醇　　　　B. 对乙酰氨基酚

C. 阿司匹林　　D. 蛇毒

E. 铁 – 多糖类复合物（分子量 10000D）

13. 影响药物从肾小管重吸收的因素包括

A. 药物的脂溶性　　B. 弱酸及弱碱的 pK_a 值

C. 尿量　　D. 尿液 pH

E. 肾小球滤过速度

14. 药物代谢产物的特点有

A. 药理活性减弱以致完全失活

B. 与母体药物相比其脂溶性降低，分子极性增强和水溶性增加

C. 少数药物的代谢产物要比母体药物的药理活性更强

D. 某些药物的代谢产物具有强于母体药物的毒性

E. 少量药物的代谢产物的极性降低

15. 药物在药物代谢酶作用下的体内代谢有下述哪些特点

A. 饱和性　　B. 部位特异性

C. 结构特异性　　D. 竞争性

E. 线性

16. 三种制剂的血药浓度 – 时间曲线如下图，对 A、B、C 三种制剂的临床应用和生物利用度分析，正确的是

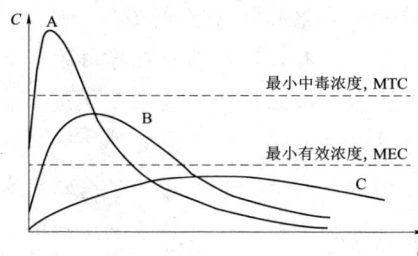

A. 制剂 A 的吸收速度最慢

B. 制剂 A 的达峰时间最短

C. 制剂 A 可能引起中毒

D. 制剂 C 可能无治疗作用

E. 制剂 B 为较理想的药品

17. 影响注射给药吸收的因素有

A. 血浆蛋白结合率

B. 注射部位的血流状态

C. 药物分子量大小

D. 不同剂型

E. 混悬液中助悬剂的黏度

18. 存在一级吸收过程的给药途径是

A. 肌内注射　　B. 静脉滴注

C. 静脉注射　　D. 口服给药

E. 舌下给药

19. 单室模型静脉注射给药的药代动力学方程为

A. $C = C_0 e^{-kt}$　　B. $X = X_0 e^{-kt}$

C. $C = k_0 / kV (1 - e^{-kt})$　　D. $X = k_0 / k (1 - e^{-kt})$

E. $\ln C = \ln C_0 - kt$

20. 治疗药物监测的目的是保证药物治疗的有效性和安全性，在血药浓度－效应关系已经确立的前提下，需要进行血药浓度监测的有

A. 治疗指数小、毒性反应大的药物

B. 具有线性动力学特征的药物

C. 在体内容易蓄积而发生毒性反应的药物

D. 合并用药易出现异常反应的药物

E. 个体差异很大的药物

21. 下列是 AUC 计算公式的有

A. $AUC = \dfrac{FX_0}{Vk}$

B. $AUC = \displaystyle\int_0^\infty C\mathrm{d}t$

C. $AUC = \dfrac{X_0}{kV}$

D. $AUC = X_0 / Cl$

E. $AUC = \displaystyle\int_0^\infty tC\mathrm{d}t$

22. 下列有关生物利用度参数的叙述中，正确的是

A. AUC 可代表药物被吸收的程度

B. 对于线性过程的药物来说，AUC 与药物吸收总量成正比

C. 吸收速度可用到达峰浓度时间 T_{max} 来表示

D. C_{max} 是与治疗效果及毒性水平有关的重要参数，药物吸收的数量

E. 评价生物利用度的参数只有 AUC

23. 有关平均滞留时间正确的叙述是

A. $MRT = \dfrac{\displaystyle\int_0^\infty tC\mathrm{d}t}{\displaystyle\int_0^\infty C\mathrm{d}t}$

B. 平均滞留时间代表了所应用剂量消除 63.2% 所需的时间

C. 平均滞留时间通常大于药物的生物半衰期

D. MRT = AUC/AUMC

E. 平均滞留时间的单位与药物的生物半衰期单位一样

24. 可以采用注射给药的有

A. 口服不吸收

B. 胃肠道降解、首关效应大

C. 胃肠道刺激性大

D. 急救用药

E. 不能吞咽的患者

25. 可进行肌内注射的剂型有

A. 溶液剂　　　　　　B. 混悬剂

C. 乳剂　　　　　　　D. 油溶液

E. 油混悬剂

26. 硝酸甘油可以制成多种剂型，进而产生不同的吸收速度、起效时间、达峰时间和持续时间，相关参数如下。

剂型	常用剂量	起效时间	达峰时间	持续时间
舌下片	0.3 ~ 0.8	2 ~ 5	4 ~ 8	0.16 ~ 0.5
缓释片	6 ~ 20	20.45	45 ~ 120	2 ~ 6
软膏	0.5 ~ 2	15 ~ 60	30 ~ 120	3 ~ 8
贴片	5 ~ 10	30 ~ 60	60 ~ 180	24

关于该药物不同剂型特点与用药注意事项的说法，正确的有

A. 舌下片用于舌下含服，不可吞服

B. 舌下给药血药浓度平稳，适用于缓解心绞痛急性发作

C. 缓释片口服后释药速度慢，能够避免肝脏的首关代谢

D. 贴片药效持续时间长，适用于稳定型心绞痛的长期治疗

E. 舌下片和贴片均可避免肝脏的首关代谢

27. 影响混悬剂生物利用度的因素有

A. 药物颗粒大小　　　B. 药物晶型

C. 分散溶剂种类　　　D. 混悬剂黏度

E. 混悬剂色泽

28. 口服溶液型制剂药物的吸收比口服其他制剂快而完全，影响溶液中药物吸收的因素有

A. 分散溶剂种类　　　B. 络合物的形成

C. 黏度　　　　　　　D. 胶团的增溶作用

E. 渗透压

29. 治疗骨质疏松药物利塞膦酸钠水中易溶，口服生物利用度极低，属于 BCS Ⅲ类，则增加其体内吸收可采用

A. 增加药物的脂溶性

B. 处方中选用渗透促进剂

C. 使用 W/O 微粒给药系统

D. 制备固体分散体

E. 原料药微粉化

第八章 药物对机体的作用

一、最佳选择题

1. 使用抗生素杀灭病原微生物属于
   - A. 补充疗法
   - B. 对因治疗
   - C. 对症治疗
   - D. 替代疗法
   - E. 标本兼治

2. 二重感染属于
   - A. 副作用
   - B. 首剂效应
   - C. 后遗效应
   - D. 特异质反应
   - E. 继发反应

3. 有关药物作用的选择性，描述正确的是
   - A. 药物作用的选择性有高低之分
   - B. 药物的特异性与效应的选择性一定平行
   - C. 选择性低的药物一般副作用较少
   - D. 在复杂病因或诊断未明时要使用选择性高的药物
   - E. 选择性一般是相对的，与药物剂量无关

4. 使用解热镇痛药降低高热患者的体温属于
   - A. 补充疗法
   - B. 对因治疗
   - C. 对症治疗
   - D. 替代疗法
   - E. 标本兼治

5. 下列属于对因治疗的是
   - A. 对乙酰氨基酚治疗感冒引起的发热
   - B. 硝酸甘油缓解心绞痛
   - C. 吗啡治疗癌性疼痛
   - D. 青霉素治疗敏感金黄色葡萄球菌引发的感染
   - E. 硝苯地平治疗高血压

6. 药物产生副作用的药理学基础是
   - A. 药物作用靶点特异性高
   - B. 药物作用部位选择性低
   - C. 药物剂量过大
   - B. 血药浓度过高
   - E. 药物分布范围窄

7. 长期应用肾上腺皮质激素，可引起肾上腺皮质萎缩，一旦停药出现肾上腺皮质功能低下，停药数月难以恢复。这种现象称为

   - A. 变态反应
   - B. 药物依赖性
   - C. 后遗效应
   - D. 毒性反应
   - E. 继发反应

8. 患者使用呼吸中枢兴奋药时由于剂量过大而引发了惊厥。产生该现象的原因是
   - A. 药物毒性反应
   - C. 药物后遗效应
   - B. 药物特异质反应
   - D. 药物变态反应
   - E. 药物副作用

9. 由药物固有的药理学作用所产生，随用药目的变化而变化，一般反应较轻微并可预料，多数可以恢复的不良反应是
   - A. 副作用
   - B. 毒性反应
   - C. 后遗效应
   - D. 首剂效应
   - E. 继发反应

10. 下列属于因发生变态反应而引起的现象的是
    - A. 华法林引起出血
    - B. 服用巴比妥类催眠药后，次晨出现的乏力、困倦
    - C. 可乐定治疗高血压时突然停药，次日血压明显升高
    - D. 青霉素引发过敏性休克
    - E. 沙利度胺引起的海豹肢畸形儿

11. 服用阿托品解除胃肠痉挛时，引起的口干的不良反应属于
    - A. 后遗效应
    - B. 首剂效应
    - C. 副作用
    - D. 继发性反应
    - E. 变态反应

12. 下列关于药物剂量与效应关系的叙述，错误的有
    - A. 以药理效应强度为纵坐标，药物剂量或浓度为横坐标作图，得到直方双曲线
    - B. 将药物浓度或剂量用对数值作图，则呈现 S 形曲线
    - C. 量–效曲线的斜率小，表示药量微小的变化即可引起效应的明显变化
    - D. 质反应用累加阳性率与对数剂量（浓度）作图，也呈现出 S 形量–效曲线
    - E. 最小有效量指引起药理效应的最小药物剂量，

也称阈剂量

13. 关于药物效价强度的说法，错误的是
    A. 药物效价强度用于药物内在活性强弱的比较
    B. 比较效价强度时所指的等效反应一般采用 50% 效应量
    C. 药物效价强度用于作用性质相同的药物之间的等效剂量的比较
    D. 引起等效反应的相对剂量越小，效价强度越大
    E. 临床选择药物及确定剂量时须区别效价强度和效能

14. 下列属于质反应的有
    A. 转氨酶水平升高或降低
    B. 白细胞数量增多或减少
    C. 睡眠时间长短
    D. 存活与死亡
    E. 惊厥潜伏期延长或缩短

15. 下列属于量反应的有
    A. 体温升高或降低　　B. 惊厥与否
    C. 睡眠与否　　　　　D. 存活与死亡
    E. 正确与错误

16. 能反映药物的内在活性的是
    A. 效能　　　　　　　B. 阈剂量
    C. 效价　　　　　　　D. 半数有效量
    E. 治疗指数

17. 阿片类镇痛药能解除剧痛，而阿司匹林类解热镇痛药只能用于一般轻、中度疼痛，说明
    A. 阿片类镇痛药效能高于阿司匹林类解热镇痛药
    B. 阿司匹林类解热镇痛药阈剂量小
    C. 阿片类的脂溶性好于阿司匹林类解热镇痛药
    D. 阿司匹林类解热镇痛药的内在活性高于阿片类镇痛药
    E. 阿片类镇痛药与受体亲和力强于阿司匹林类解热镇痛药

18. 下列哪个实验的检测指标属于质反应
    A. 利尿实验中对尿量多少的测定
    B. 抗惊厥实验中惊厥发生与否的检测
    C. 解热实验中体温变化的测定
    D. 镇痛实验中痛觉潜伏期检测
    E. 降压实验中血压变化的测定

19. 以每日尿中排钠量为效应指标，当利尿药 A 剂量为 3mg，B 为 10mg，C 为 30mg 时，三药能引起等

效反应（50% 的最大每日尿排钠量），三药效价强度描述正确的是
    A. 效价强度最大的是 A
    B. 效价强度最大的是 B
    C. 效价强度最大的是 C
    D. 三个药物的效价强度一样大
    E. 无法判断出三个药物的效价强度

20. 药物产生等效反应的相对剂量或浓度称为
    A. 阈剂量　　　　　　B. 极量
    C. 效价强度　　　　　D. 常用量
    E. 最小有效量

21. 下列关于效能与效价强度的说法，错误的是
    A. 效能和效价强度常用于评价同类不同品种药物的作用特点
    B. 效能表示药物的内在活性
    C. 效能表示药物的最大效应
    D. 效价强度表示可引起等效反应时对应的剂量或浓度
    E. 效能值越大效价强度就越大

22. 下列关于药物安全性的描述，正确的是
    A. 药物的安全性一般与其 LD_{50} 的大小成反比，与 ED_{50} 成正比
    B. 治疗指数越小药物相对越安全
    C. 治疗指数是药物 ED_{50} 与 LD_{50} 的比值
    D. 治疗指数考虑到了药物在最大有效量时的毒性，所以以治疗指数评价药物安全性，完全可靠
    E. 药物安全范围指的是 ED_{95} 和 LD_{5} 之间的距离

23. 药物安全范围指的是
    A. ED_{50} 与 LD_{50} 的比值
    B. LD_{50} 与 ED_{50} 的比值
    C. LD_{5} 与 ED_{95} 的比值
    D. ED_{95} 与 LD_{5} 的比值
    E. ED_{95} 和 LD_{5} 之间的距离

24. A、B、C 三种药物的 LD_{50} 分别为 300、400、500mg/kg，ED_{50} 分别为 10、10、10mg/kg，三种药物治疗指数大小顺序应为
    A. A > C > B　　　　B. B > A > C
    C. C > B > A　　　　D. A > B > C
    E. C > A > B

25. 某药的 LD_{50} 为 600mg/kg，ED_{50} 为 20mg/kg，该药

的治疗指数为

A. 600

B. 20

C. 30

D. 60

E. 10

26. 肾上腺素治疗心脏骤停是通过

A. 作用于受体

B. 影响酶的活性

C. 影响细胞膜离子通道

D. 干扰核酸代谢

E. 补充体内物质

27. 碘解磷定解救有机磷酸酯类中毒是通过

A. 作用于受体

B. 影响酶的活性

C. 影响细胞膜离子通道

D. 干扰核酸代谢

E. 补充体内物质

28. 利多卡因产生局麻作用是通过

A. 作用于受体

B. 影响酶的活性

C. 影响细胞膜离子通道

D. 干扰核酸代谢

E. 补充体内物质

29. 氟尿嘧啶产生抗肿瘤作用是通过

A. 作用于受体

B. 影响酶的活性

C. 影响细胞膜离子通道

D. 干扰核酸代谢

E. 补充体内物质

30. 给 1 型糖尿病患者皮下注射胰岛素控制血糖的机制属于

A. 补充体内活性物质

B. 改变离子通道的通透性

C. 影响酶的活性

D. 改变细胞周围环境的理化性质

E. 影响机体免疫功能

31. 用于器官移植排斥反应的左旋咪唑是通过

A. 影响免疫功能

B. 影响生理活性物质及其转运体

C. 改变细胞周围环境的理化性质

D. 影响酶的活性

E. 影响细胞膜离子通道

32. 丙磺舒治疗痛风是通过

A. 影响免疫功能

B. 影响转运体

C. 改变细胞周围环境的理化性质

D. 影响酶的活性

E. 影响细胞膜离子通道

33. 甘露醇预防急性肾功能衰竭是通过

A. 影响免疫功能

B. 影响生理活性物质及其转运体

C. 改变细胞周围环境的理化性质

D. 影响酶的活性

E. 影响细胞膜离子通道

34. 阿司匹林解热作用是通过

A. 影响免疫功能

B. 影响生理活性物质及其转运体

C. 改变细胞周围环境的理化性质

D. 影响酶的活性

E. 影响细胞膜离子通道

35. 阿米洛利利尿作用是通过

A. 影响免疫功能

B. 影响生理活性物质及其转运体

C. 改变细胞周围环境的理化性质

D. 影响酶的活性

E. 影响细胞膜离子通道

36. 受体与配体结合形成的复合物可以被另一种配体置换，体现的受体性质是

A. 可逆性

B. 选择性

C. 特异性

D. 饱和性

E. 灵敏性

37. 阿托品拮抗 M 胆碱受体而不拮抗 N 受体，体现了受体的

A. 饱和性

B. 特异性

C. 可逆性

D. 灵敏性

E. 多样性

38. 下列属于内源性配体的是

A. 5 - 羟色胺

B. 阿托品

C. 阿司匹林

D. 依托普利

E. 利多卡因

39. 下列不属于内源性配体的是

A. 5 - 羟色胺

B. 乙酰胆碱

C. 多巴胺

D. 生长激素

E. 普萘洛尔

40. 下列有关配体的描述，错误的是
    A. 能与受体特异性结合的物质
    B. 包括内源性配体和外源性配体
    C. 配体为第一信使
    D. 可与细胞表面的特异性受体结合，通过改变受体构型而激活细胞内的信号转导系统
    E. 所有的配体都不能进入细胞内

41. 关于受体可逆性描述错误的是
    A. 受体与配体所形成的复合物可以解离
    B. 受体与配体所形成的复合物可被另一种特异性配体所置换
    C. 绝大多数配体与受体结合是通过分子间的吸引力，是可逆的
    D. 少数配体与受体结合是通过共价键形成的结合，难以逆转
    E. 受体与配体复合物解离后得到代谢产物

42. 下列关于受体的性质描述错误的是
    A. 饱和性　　　　B. 特异性
    C. 可逆性　　　　D. 灵敏性
    E. 单一性

43. 下列不属于 G - 蛋白偶联受体的是
    A. M 型乙酰胆碱受体
    B. N 型乙酰胆碱受体
    C. 阿片受体
    D. β 肾上腺素受体
    E. 多巴胺受体

44. 属于配体门控的离子通道受体的是
    A. 5 - HT 受体　　　B. 胰岛素受体
    C. 糖皮质激素受体　　D. GABA 受体
    E. 甲状腺激素受体

45. 胰岛素受体属于
    A. G - 蛋白偶联受体
    B. 酪氨酸激酶受体
    C. 配体门控离子通道受体
    D. 细胞内受体
    E. 电压门控离子通道受体

46. 属于细胞核激素受体的是
    A. M 胆碱受体
    B. 胰岛素受体
    C. 前列腺素受体受体

D. γ - 氨基丁酸受体
E. 甲状腺激素受体

47. 作为第二信使的离子是
    A. 钠离子　　　　B. 钾离子
    C. 氯离子　　　　D. 钙离子
    E. 镁离子

48. 既具有第一信使特征又具有第二信使特征的是
    A. γ - 氨基丁酸　　B. 钙离子
    C. 5 - 羟色胺　　　D. 乙酰胆碱
    E. 一氧化氮

49. 同一受体的完全激动药和部分激动药合用时，产生的药理效应是
    A. 两者均在低浓度时，部分激动药拮抗完全激动药的药理效应
    B. 两者均在高浓度时，部分激动药增强完全激动药的药理效应
    C. 两者用量在临界点时，部分激动药可发挥最大激动效应
    D. 无论何种浓度，部分激动药均拮抗完全激动药的药理效应
    E. 无论何种浓度，部分激动药均增强完全激动药的药理效应

50. 部分激动药的特点是
    A. 与受体亲和力高，但无内在活性
    B. 与受体亲和力弱，但内在活性较强
    C. 与受体亲和力和内在活性均较弱
    D. 与受体亲和力高，但内在活性较弱
    E. 对失活态的受体亲和力大于活化态

51. 下列关于完全激动药描述正确的是
    A. 对受体有很高的亲和力
    B. 对受体的内在活性 $\alpha = 0$
    C. 随着加入的竞争性拮抗药剂量的增加，完全激动药量 - 效曲线的最大效应降低
    D. 随着加入的竞争性拮抗药剂量的增加，完全激动药量 - 效曲线平行左移
    E. 喷他佐辛是完全激动药

52. 下列关于部分激动药描述正确的是
    A. 对受体的亲和力很低
    B. 对受体的内在活性 $\alpha = 0$
    C. 对受体的内在活性 $\alpha = 1$
    D. 部分激动药与完全激动药合用，部分激动药加

大剂量可因为占据受体而出现拮抗完全激动药的效应

E. 吗啡是部分激动药

53. 下图为拮抗药的量－效关系曲线图。虚线代表单用激动药的量－效曲线，实线代表拮抗药存在时激动药的量－效曲线图。E 代表效应强度，C 代表药物浓度。下列描述正确的是

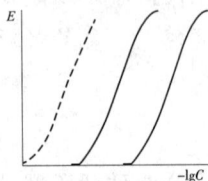

A. 该拮抗药因使激动药量－效曲线平行右移，最大效应不变，所以为竞争性拮抗药

B. 该拮抗药因使激动药量－效曲线平行右移，最大效应不变，所以为非竞争性拮抗药

C. 该拮抗药继续增加剂量，激动药量－效曲线继续右移，最大效应降低

D. 该拮抗药继续增加剂量，激动药量－效曲线左移，最大效应不变

E. 该拮抗药的拮抗参数不能用 pA_2 表示

54. 下图为拮抗药的量－效关系曲线图。虚线代表单用激动药的量－效曲线，实线代表拮抗药存在时激动药的量－效曲线图。E 代表效应强度，C 代表药物浓度。下列描述正确的是

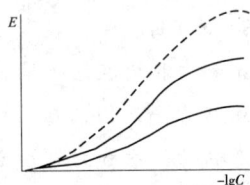

A. 该拮抗药因使激动药量－效曲线最大效应下降，所以为竞争性拮抗药

B. 该拮抗药因使激动药量－效曲线最大效应下降，所以为非竞争性拮抗药

C. 该拮抗药继续增加剂量，激动药量－效曲线最大效应会增加

D. 该拮抗药继续增加剂量，激动药量－效曲线最大效应不变

E. 该拮抗药的拮抗参数用 pA_2 表示

55. 下图为 A 和 B 两拮抗药的量－效关系曲线图。虚线代表单用激动药的量－效曲线，实线代表拮抗药存在时激动药的量－效曲线图。E 代表效应强度，C 代表药物浓度。下列描述正确的是

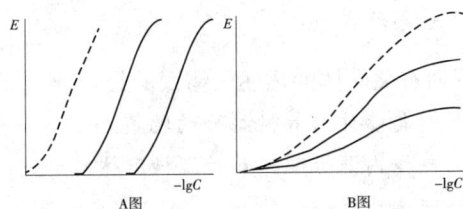

A. A 为非竞争性拮抗药，B 为竞争性拮抗药

B. A 为竞争性拮抗药，B 为非竞争性拮抗药

C. A 和 B 皆为竞争性拮抗药

D. A 和 B 皆为非竞争性拮抗药

E. 无法判断 A 和 B 为何种拮抗药

56. 下列关于竞争性拮抗药的描述错误的是

A. 阿托品是乙酰胆碱的竞争性拮抗药

B. 可通过增加激动药浓度使其效应恢复到原先单用激动药时的水平

C. 可使激动药量－效曲线平行右移

D. 可使激动药量－效曲线最大效应下降

E. 竞争性拮抗药与受体的亲和力可用拮抗参数 pA_2 表示

57. 加入竞争性拮抗药后，可使相应激动药的量－效曲线

A. 平行左移，最大效应不变

B. 平行右移，最大效应不变

C. 平行左移，最大效应降低

D. 平行右移，最大效应降低

E. 平行右移，最大效应升高

58. 关于非竞争性拮抗药的说法，错误的是

A. 小剂量产生激动作用，大剂量产生拮抗作用

B. 可与激动药竞争同一受体

C. 与受体的亲和力较强，无内在活性

D. 增加激动药的剂量也不能使其量－效曲线的最大强度达到原来水平

E. 与受体结合比较牢固，解离速度慢，或者与受体形成不可逆的结合而引起受体构型的改变，阻止激动药与受体正常结合

59. pA_2 是

A. 拮抗参数 B. 亲和力指数

C. 效应强度 D. 内在活性

E. 最大效应

60. 下列关于 pA_2 的描述，正确的是

A. 在拮抗药存在时，若 2 倍浓度的激动药所产生的效应恰好等于未加入拮抗药时激动药的效应，则所加入的拮抗药的摩尔浓度的对数称为

pA_2 值

B. pA_2 为亲和力指数

C. 拮抗药的 pA_2 值越大, 其拮抗作用越弱

D. pA_2 值的大小反映竞争性拮抗药对其激动药的拮抗强度

E. 非竞争性拮抗药与受体的亲和力可用拮抗参数 pA_2 表示

61. 主要通过药酶抑制作用引起药物相互作用的联合用药是

    A. 氯霉素 + 甲苯磺丁脲

    B. 阿司匹林 + 格列本脲

    C. 保泰松 + 洋地黄毒苷

    D. 苯巴比妥 + 布洛芬

    E. 丙磺舒 + 青霉素

62. 受体对一种类型激动药脱敏, 而对其他类型受体的激动药也不敏感的现象称为

    A. 异源脱敏   B. 同源脱敏

    C. 特异性脱敏   D. 受体增敏

    E. 受体上调

63. 高血压患者长期应用 β 受体拮抗药普萘洛尔时, 突然停药引起 "反跳" 现象, 导致血药浓度升高, 此现象为

    A. 异源脱敏   B. 同源脱敏

    C. 受体增敏   D. 受体下调

    E. 特异性脱敏

64. 当两药合用时的作用体现为两药单用时的作用之和。下列药物同时使用时, 会发生这种相互作用的是

    A. 解热镇痛药阿司匹林与对乙酰氨基酚

    B. 抗菌药磺胺甲噁唑与甲氧苄啶

    C. 普鲁卡因注射液中加入少量肾上腺素

    D. 组胺和肾上腺素

    E. 抗癫痫药苯巴比妥与避孕药

65. 钙增敏药作用于心肌收缩蛋白, 增加肌钙蛋白对 Ca^{2+} 亲和力, 增强心肌收缩力, 属于

    A. 增敏作用   B. 相加作用

    C. 抵消作用   D. 相减作用

    E. 增强作用

66. 两药同时使用时, 一个药物通过诱导化学反应形成合用药物的无活性复合物而使另外一个药物的药效降低。下列药物同时使用时, 会发生这种相

互作用的是

    A. β 受体拮抗药阿替洛尔与利尿药氢氯噻嗪

    B. 抗凝血药肝素与鱼精蛋白注射液

    C. 解热镇痛药阿司匹林与对乙酰氨基酚

    D. 抗菌药磺胺甲噁唑与甲氧苄啶

    E. 抗癫痫药苯巴比妥与避孕药

67. 苯巴比妥可诱导肝微粒体酶活性, 同时服用避孕药, 会使避孕失败。两药的相互作用属于

    A. 抵消作用   B. 生化性拮抗

    C. 生理性拮抗   D. 化学性拮抗

    E. 相减作用

68. 一种药物与特异性受体结合后, 阻止激动药与其结合, 从而降低药效。下列药物同时使用时, 会发生这种相互作用的是

    A. 组胺和肾上腺素

    B. 抗凝血药肝素与鱼精蛋白注射液

    C. 苯海拉明和组胺

    D. 阿替洛尔与利尿药氢氯噻嗪

    E. 抗癫痫药苯巴比妥与避孕药

69. 下列属于遗传因素影响药效学的是

    A. 受体和药物载体在不同人存在基因多型性

    B. 药物代谢在不同人存在广泛代谢者和弱代谢者

    C. 不同人对特定药物的生物转化能力不同

    D. N – 乙酰转移酶在不同人存在基因多型性

    E. 药物的氧化作用在不同人存在多态性

70. 异烟肼慢代谢者服用相同剂量异烟肼, 易引起多发性神经炎, 机制为

    A. 异烟肼导致维生素 B_6 缺乏所致

    B. 异烟肼导致维生素 B_2 缺乏所致

    C. 异烟肼导致维生素 B_1 缺乏所致

    D. 异烟肼导致维生素 B_{12} 缺乏所致

    E. 异烟肼导致维生素 E 缺乏所致

71. 对于乙酰化代谢者, 下列说法中, 错误的是

    A. 应用肼苯哒嗪后, 快代谢者易发生肝脏毒性

    B. 应用普鲁卡因胺后, 快代谢者可引起红斑狼疮

    C. 应用异烟肼后, 慢代谢者可引起多发性神经炎

    D. 应用苯乙肼后, 慢代谢者可引起镇静和恶心

    E. 应用肼苯哒嗪后, 慢代谢者可引起红斑狼疮

72. 某些患者服用伯氨喹啉类药物后可出现溶血性贫血, 可能是下列哪种酶缺乏所致

    A. CYP2C19

B. *N* - 乙酰基转移酶

C. 葡萄糖 - 6 - 磷酸脱氢酶

D. 药物代谢酶

E. 假性胆碱酯酶

73. 生活中某些人饮少量酒，就会出现面部潮红、心率增快、出汗、肌无力等情况，可能是下列哪种酶缺乏

A. 谷草转氨酶

B. 葡萄糖 - 6 - 磷酸脱氢酶

C. 假性胆碱酯酶

D. 乙醛脱氢酶

E. *N* - 乙酰基转移酶

74. 某些患者在应用治疗量的华法林抗凝时，会出现药效很不明显的情况，其用药剂量常需高达正常量的 20 倍方可见抗凝作用。下列描述正确的是

A. 这些患者对华法林的代谢过快

B. 这些患者对华法林的吸收过慢

C. 这些患者是乙醛脱氢酶缺乏者

D. 这些患者对华法林的生物转化异常

E. 这些患者体内华法林与其靶点结合的能力低

75. 血浆假性胆碱酯酶缺乏的人对琥珀胆碱水解灭活能力减弱，常规剂量应用时可以引起

A. 低血钾

B. 心动过速

C. 呼吸肌麻痹时间延长

D. 眼压降低

E. 血尿

76. 少数患者服用异烟肼后可发生肝炎，甚至肝坏死，发生肝损害者86%是快代谢者，其原因是

A. 乙酰化异烟肼生成多，在肝中水解生成的乙酰肼多所致

B. 乙酰化异烟肼生成多，在肝中水解生成的异烟酸多所致

C. 乙酰化异烟肼生成多，其具有肝毒性所致

D. 乙酰化异烟肼生成多，在肝中水解生成的乙酰肼和异烟酸协同所致

E. 异烟肼本身具有肝毒性所致

77. 异喹胍慢代谢者服用该药治疗高血压时，容易出现的不良反应是

A. 高血脂   B. 直立性低血压

C. 低血糖   D. 恶心

E. 腹泻

78. 在用硫鸟嘌呤为癌症患者进行化疗时，一些患者出现了严重的毒性反应，甚至死亡，机制可能是

A. 红细胞中转甲基酶活性降低

B. G - 6 - PD 活性降低

C. *N* - 乙酰基转移酶活性降低

D. 假性胆碱酯酶活性降低

E. 氨基转移酶活性降低

79. 可通过抑制骨髓细胞线粒体蛋白合成引起药源性再生障碍性贫血的药物是

A. 氯霉素   B. 苯妥英钠

C. 硝酸甘油   D. 青霉素

E. 红霉素

80. 关于药物的时辰性叙述，错误的是

A. 铁剂于晚上 7 点服药可获得较好的效果

B. 吗啡 15：00 时给药的镇痛作用最弱

C. 吗啡 21：00 时给药的镇痛作用最强

D. 硝苯地平对血压及心率的昼夜波动影响均较强

E. 维拉帕米能抑制心率的昼夜节律

81. 关于降脂药辛伐他汀的具体服用时间最合适的是

A. 临睡前   B. 早餐前

C. 午饭后   D. 晚饭前

E. 晚饭后

82. 日平均剂量80mg 的硝苯地平对下列哪个时间点的心肌缺血有明显的改善作用

A. 凌晨 2～4 时   B. 上午 6～12 时

C. 下午 14～16 时   D. 晚上 21～23 时

E. 凌晨 0～2 时

83. 关于糖皮质激素，叙述正确的是

A. 午夜为分泌高峰期

B. 凌晨时分泌最少

C. 上午 8 时为分泌峰值

D. 适合在分泌高峰期分几次给药

E. 任意时间给药均可

84. 在控制哮喘发作时，β_2 受体激动药推荐的给药方法是

A. 每 8 小时一次   B. 晨高夜低

C. 晨低夜高   D. 每 6 小时一次

E. 白天和晚上剂量一样

85. 对于慢性阻塞性肺疾病患者，氨茶碱可采取的给药方法是

A. 夜低日高　　　B. 白天和晚上剂量一样
C. 日低夜高　　　D. 早晨一次服用
E. 临睡前一次服用

86. 需长期使用糖皮质激素的慢性疾病，最适宜的给药方案是
A. 早晨 1 次　　　B. 晚饭前 1 次
C. 每日 3 次　　　D. 午饭后 1 次
E. 睡前 1 次

87. 应用皮质激素治疗肾上腺性征异常症时，建议的给药方式是
A. 早晨 8：00 一次服用
B. 早晨不给药，中午给予小剂量，下午给予 1 次大剂量，夜间给予最大剂量
C. 1 天 2 次
D. 晚上 8：00 一次服用
E. 1 天三次

88. 隔日口服阿司匹林 325mg 可明显抑制心肌梗死的发作率，该时段是
A. 上午 6～9 时　　B. 凌晨 0～3 时
C. 上午 10～11 时　D. 下午 14～16 时
E. 晚上 21～23 时

89. 下列分子中，通常不属于药物毒性作用靶标的是
A. DNA　　　　B. RNA
C. 受体　　　　D. ATP
E. 酶

90. 关于呋塞米肝毒性的作用机制，下列叙述正确的是
A. 通过作用于靶点分子
B. 通过引起细胞功能紊乱
C. 通过损伤细胞结构
D. 通过影响免疫功能
E. 通过抑制氧的吸收、运输和利用

91. 下列可引起高铁血红蛋白血症的药物是
A. 伯氨喹　　　　B. 对乙酰氨基酚
C. 呋塞米　　　　D. 环孢素
E. 氢氯噻嗪

92. 氧是机体正常生命活动的必需物质，有些药物可干扰需氧过程从而产生毒性。下列叙述正确的是
A. 磺胺类药物可致红细胞溶血，使血红蛋白失去运氧能力
B. 表面活性剂可使红细胞破坏，使血红蛋白失去运氧能力
C. 伯氨喹类可诱发红细胞溶血，使血红蛋白失去运氧能力
D. 肼类可使血红蛋白变为高铁血红蛋白，使其失去运氧能力
E. 刺激性气体可使血红蛋白转变为高铁血红蛋白，使其失去运氧能力

93. 关于药物的毒性作用，下列叙述错误的是
A. 影响药物毒性的因素既涉及药物方面又涉及机体方面
B. 当剂量过高、用药时间过长时易致毒性作用
C. 有些药物在制备成酯化物时常常可使毒性变小
D. 依托红霉素比乳糖酸红霉素毒性大
E. 药物结构中增加卤素常常可使毒性增加

94. 碘甲烷可致癌，但甲烷却无此作用，以下哪项解释最为恰当
A. 卤素本身带有毒性
B. 卤素本身可致癌
C. 在药物结构中增加卤素改变了极化程度，导致毒性增强
D. 在药物结构中增加卤素可使溶解度增加，导致毒性增强
E. 在药物结构中增加卤素可使解离度减小，导致毒性增强

95. 关于药物毒性作用，以下说法正确的是
A. 药物致毒性作用多以被动方式暴露于人体
B. 毒物致毒性作用多以主动方式暴露于人体
C. 用药剂量过大，可导致毒性反应
D. 药物的结构，与毒性反应无关
E. 用药时间长短，与毒性反应无关

96. 关于用药与药物毒性，以下说法错误的是
A. 药物的安全范围越小，越容易出现毒性作用
B. 药物的毒性与剂量大小无关
C. 治疗量与中毒量接近的药物，更易出现毒性作用
D. 生物利用度高的药物相比于低的药物，更易出现毒性作用
E. 同一药物注射给药相比于口服，更易出现毒性作用

97. 婴儿对吗啡敏感，易引起呼吸抑制，以下哪项解释最为恰当
A. 吗啡毒性作用大

B. 婴儿体液占体重比例大

C. 婴儿呼吸系统尚未发育健全

D. 婴儿血 - 脑屏障功能较差

E. 婴儿血浆蛋白总量少

98. 以下哪个时期用药不会对胎儿产生影响

    A. 胎儿期   B. 妊娠期

    C. 临产前   D. 哺乳期

    E. 胚胎期

99. 下列有关机体方面对药物毒性作用的影响，叙述正确的是

    A. 脂肪酸缺乏会使环己巴比妥代谢增加，毒性降低

    B. 巴比妥类中毒导致中枢抑制时，若用中枢兴奋药，不易导致惊厥

    C. 巴比妥类中毒导致中枢抑制时，若用中枢兴奋药，易导致惊厥

    D. 婴幼儿机体各器官功能尚未发育完全，对药物反应敏感性差

    E. 营养不良的条件下应用巴比妥类药物，可致催眠作用减弱

100. 下列属于上消化道药物毒性作用的是

    A. 呕吐   B. 腹痛

    C. 消化性溃疡   D. 便秘

    E. 腹泻

101. 关于上消化道毒性作用，下列说法正确的是

    A. 液体药物比固体药物对食道损害更广泛

    B. 食管损伤后愈合较快，因为上消化道供血丰富

    C. 强酸和强碱药物不会直接刺激上消化道

    D. 吲哚美辛对胃黏膜结构性蛋白 COX - 2 有抑制作用

    E. 阿司匹林引起的溃疡比消化道出血更常见

102. 长期服用阿司匹林最常见的不良反应是

    A. 呕血、黑便

    B. 腹痛

    C. 变态反应

    D. 胃溃疡

    E. 十二指肠溃疡

103. 关于药物的胃毒性作用，下列说法错误的是

    A. 呕吐物的性状可提示药物中毒的性质

    B. 亮绿色呕吐物提示含有从小肠反流的胆汁

C. 黄色呕吐物提示含有经过消化的药物或其他毒物

D. 咖啡色呕吐物提示含有在胃部潴留的血液

E. 异味可协助判断中毒药物的种类

104. 关于药物的肠毒性作用，下列说法错误的是

    A. 麻痹性肠梗阻和假膜性肠炎均属于药物的肠毒性作用

    B. 肠道黏膜细胞具有高度生长功能

    C. 肠道黏膜细胞对细胞周期特异性抗肿瘤药物敏感

    D. 药物可通过影响肠液分泌和改变肠腔 pH 等引起毒性反应

    E. 四环素可引起肠道内菌群生态平衡失调从而导致肠出血

105. 无明显肾毒性的药物是

    A. 青霉素   B. 环孢素

    C. 头孢噻吩   D. 庆大霉素

    E. 两性霉素 B

106. 下列有关肾脏的说法，错误的是

    A. 肾脏是人体最主要的排泄器官

    B. 与其他脏器相比，肾脏不容易受到外源性化合物的损害

    C. 经肾小球滤过的化合物，在肾小管管腔中被浓缩

    D. 肾小管经常会暴露于较高浓度的毒物里

    E. 肾脏对外源化合物也有一定生物转化能力

107. 下列有关肝脏的说法，错误的是

    A. 首先接触到毒物的是中央区肝细胞

    B. 缺氧时对中央区的肝细胞影响最大

    C. 肝脏是胆汁代谢的主要器官

    D. 肝肠循环可适当延长药物半衰期

    E. 肝肠循环可适当延长药物的作用维持时间

108. 下列引起慢性间质性肾炎的药物不包括

    A. 非甾体类抗炎药   B. 环孢素

    C. 关木通   D. 卡托普利

    E. 马兜铃

109. 下列不属于导致肝细胞脂肪变性原因的是

    A. 游离脂肪酸供应过多

    B. 三酰甘油合成增加

    C. 脂蛋白合成障碍

    D. 脂肪酸氧化能力下降

E. 脂肪酸氧化能力过强

110. 以下属于肝细胞坏死早期病理特征的是
    A. 线粒体进行性肿胀
    B. 胞体肿胀
    C. 脂滴沉着
    D. 细胞器消失
    E. 质膜破裂

111. 下列有关胆汁淤积的说法，正确的是
    A. 与脂肪肝和肝坏死相比，胆汁淤积较为常见
    B. 次级胆汁酸不会引起胆汁淤积
    C. 胆汁淤积后，血清胆红素、碱性磷酸酶等显著降低
    D. 红霉素可引起胆汁淤积
    E. 慢性胆汁淤积性肝炎最终不会发展成为胆汁性肝硬化

112. 以下哪种药物相对不易引起肝硬化
    A. 异烟肼
    B. 对乙酰氨基酚
    C. 乙醇
    D. 氯丙嗪
    E. 甲氨蝶呤

113. 以下不是通过引起轴突损害而产生神经毒性的药物是
    A. 有机磷酸酯类
    B. 长春新碱
    C. 秋水仙碱
    D. 紫杉醇
    E. 可卡因

114. 下列关于药物干扰神经冲动传递的叙述中，错误的是
    A. 麻黄碱通过促进单胺类神经递质释放而引起神经毒性
    B. 利血平可耗竭去甲肾上腺素和多巴胺等递质而致精神抑郁
    C. 氯丙嗪拮抗黑质纹状体的多巴胺受体从而产生锥体外系功能障碍
    D. 孕期吸烟者所生的孩子出现注意力缺陷和认知障碍系烟碱对神经系统的毒性所致
    E. 异烟肼对外周神经系统有毒性作用而较少影响中枢神经系统

115. 下列关于药物对心血管的毒性作用，叙述错误的是
    A. 许多用于心血管疾病治疗的药物，本身就具有心血管毒性
    B. 钙通道阻滞药的过度负性频率作用会恶化心力衰竭
    C. 钙通道阻滞药的过度负性传导作用会导致心脏停搏
    D. 治疗心律失常的药物可以引起新的更严重的心律失常
    E. 三环类抗抑郁症药对 K^+ 通道有阻滞作用，对心脏也会产生毒性作用

116. 下列具有心脏毒性的抗肿瘤药是
    A. 柔红霉素
    B. 长春新碱
    C. 紫杉醇
    D. 博来霉素
    E. 顺铂

117. 下列关于外周血象检查判断药物血液系统毒性不体现在
    A. 淋巴细胞
    B. 红细胞
    C. 白细胞
    D. 血小板
    E. 骨髓抑制

118. 下列关于药物对红细胞的毒性作用，叙述错误的是
    A. 高铁血红蛋白血症是药物对红细胞的直接毒性作用
    B. 药源性贫血是药物对红细胞的直接毒性作用所致
    C. 药物血液毒性中，溶血性贫血所占比例较大
    D. 非那西丁被淘汰的原因之一是其代谢产物可致高铁血红蛋白血症
    E. 氯霉素可引起骨髓抑制

119. 下列可诱发药源性白血病的药物不包括
    A. 烷化剂
    B. 氯丙嗪
    C. 三氧化二砷
    D. 两性霉素
    E. 免疫抑制剂

120. 下列可导致血小板减少性紫癜的药物不包括
    A. 吲哚美辛
    B. 卡马西平
    C. 青霉素
    D. 氯霉素
    E. 烷化剂

121. 关于药物对免疫系统的毒性，叙述错误的是
    A. 药物可直接损伤免疫系统的结构与功能
    B. 硫唑嘌呤可抑制 T 细胞、B 细胞、NK 细胞和吞噬细胞功能
    C. 糖皮质激素类对免疫反应各期和各环节均产生抑制作用
    D. 环孢素 A 治疗剂量可选择性抑制 T 细胞活化

E. 烷化剂可杀伤增殖期淋巴细胞和某些静止期细胞

122. 关于药物引起Ⅱ型变态反应的说法，错误的是
    A. Ⅱ型变态反应需要活化补体、诱导粒细胞浸润及吞噬作用
    B. Ⅱ型变态反应主要导致血液系统疾病和自身免疫性疾病
    C. Ⅱ型变态反应只由IgM介导
    D. Ⅱ型变态反应可由"氧化性"药导致免疫性溶血性贫血
    E. Ⅱ型变态反应可致靶细胞溶解，又称为溶细胞型反应

123. 关于变态反应，叙述错误的是
    A. 共有Ⅰ、Ⅱ、Ⅲ、Ⅳ四种类型
    B. Ⅰ型主要是IgE介导的速发性变态反应
    C. 青霉素引起的过敏性休克属于Ⅱ型变态反应
    D. Ⅲ型变态反应涉及的疾病有血清病、结缔组织病等
    E. Ⅳ型变态反应属于细胞免疫介导的炎症反应

124. 下列关于药物对内分泌系统的毒性，叙述错误的是
    A. 肾上腺的损害较少发生在髓质
    B. 药物对内分泌器官的损害最常发生在肾上腺
    C. 克罗米酚可引起性腺毒性
    D. 胺碘酮可引起甲状腺毒性
    E. 氯丙嗪可引起胰腺毒性

125. 下列关于药物对呼吸系统的毒性，叙述错误的是
    A. 吗啡可引起呼吸抑制
    B. 利多卡因可引起哮喘
    C. 甲氨蝶呤可引起肺纤维化
    D. 可待因可引起间质性肺炎
    E. 美沙酮可引起肺水肿

126. 下列关于药物对皮肤的毒性作用，叙述错误的是
    A. 变态反应性皮炎均因Ⅰ型变态反应所致
    B. 变态反应性皮炎包括变态反应性接触性皮炎、湿疹、药疹和过敏性荨麻疹等
    C. 最常见引起变态反应性皮炎的药物有解热镇痛抗炎药、巴比妥类镇静催眠药以及青霉素、链霉素等抗生素
    D. 光毒性反应是一种非免疫性反应
    E. 光敏性皮炎包括光毒性反应与光变态反应

127. 患者应用左氧氟沙星抗感染治疗，医师嘱患者不要在太阳下暴晒，可能的原因是
    A. 太阳光影响左氧氟沙星的疗效
    B. 容易晒黑
    C. 输注左氧氟沙星后，太阳光的照射可能会出现变态反应
    D. 太阳光影响左氧氟沙星的代谢
    E. 太阳光影响左氧氟沙星的分布

128. 在美芬妥英慢代谢者，S-美芬妥英的羟化反应明显减弱，而R-构型的去甲基反应不受影响。与S-美芬妥英羟化代谢多态性相关的药物，都是经过下列哪项氧化代谢的药物
    A. CYP2D6　　　　B. CYP3A4
    C. CYP2C19　　　　D. CYP2C9
    E. CYP1A2

129. 引起急性肾小管损伤甚至急性肾小管坏死的最常见的药物是
    A. 头孢菌素类　　B. 氨基糖苷类
    C. 喹诺酮类　　　D. 非甾体抗炎药
    E. 磺胺类

130. 下列既可诱导心肌细胞凋亡亦可促使氧自由基生成，从而产生心脏毒性的药物是
    A. 胺碘酮　　　　B. 长春新碱
    C. 普罗帕酮　　　D. 多柔比星
    E. 阿米卡星

二、配伍选择题

[1~2题共用备选答案]
    A. 补充疗法　　　B. 对因治疗
    C. 对症治疗　　　D. 替代疗法
    E. 标本兼治

1. 使用抗生素杀灭病原微生物属于
2. 硝酸甘油缓解心绞痛属于

[3~5题共用备选答案]
    A. 继发反应　　　B. 毒性反应
    C. 后遗效应　　　D. 特异质反应
    E. 依赖性

3. 继发于药物治疗作用后的不良反应，治疗剂量下治疗作用本身带来的间接结果，称为
4. 在剂量过大或药物在体内蓄积过多时发生的危害性反应，称为
5. 长期应用某种药物后所造成的一种强迫要求连续或

定期使用该药的行为或其他反应，称为

[6~8 题共用备选答案]

  A. 变态反应   B. 继发反应

  C. 特异质反应   D. 停药反应

  E. 毒性反应

6. 长期应用广谱抗菌药物导致的"二重感染"属于

7. 少数病人用药后发生与遗传因素相关（但与药物本身药理作用无关）的有害反应属于

8. 长期服用中枢性降压药可乐定，停药后出现血压反弹现象属于

[9~11 题共用备选答案]

  A. 变态反应   B. 特异质反应

  C. 毒性反应   D. 依赖性

  E. 后遗效应

9. 对乙酰氨基酚引起的肝脏损害属于

10. 微量青霉素可引起过敏性休克属于

11. 服用巴比妥类催眠药后，次晨出现的乏力、困倦等宿醉现象属于

[12~14 题共用备选答案]

  A. 效价   B. 治疗量

  C. 治疗指数   D. 阈剂量

  E. 效能

12. 产生药理效应的最小药量是

13. 反映药物安全性的指标是

14. 反映药物最大效应的指标是

[15~18 题共用备选答案]

  A. E_{max} B. ED_{50}

  C. LD_{50} D. TI

  E. pA_2

15. 效能的表示方式为

16. 半数有效量的表示方式为

17. 半数致死量的表示方式为

18. 治疗指数的表示方式为

[19~22 题共用备选答案]

  A. 效能   B. 半数有效量

  C. 半数致死量   D. 治疗指数

  E. 安全范围

19. 引起 50% 动物死亡的剂量为

20. 引起 50% 阳性反应（质反应）或 50% 最大效应（量反应）的剂量为

21. LD_{50} 与 ED_{50} 的比值为

22. ED_{95} 和 LD_5 之间的距离为

[23~27 题共用备选答案]

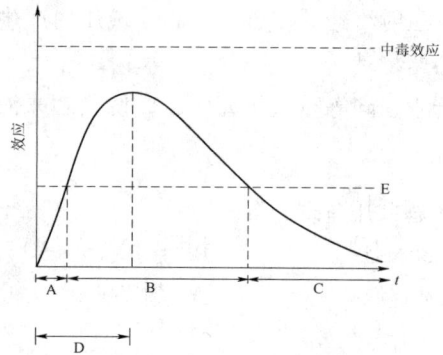

图为单次用药的时-效曲线

23. 起效时间为

24. 疗效维持时间

25. 作用残留时间

26. 最大效应时间

27. 有效效应线

[28~31 题共用备选答案]

  A. 作用于受体

  B. 影响酶的活性

  C. 影响细胞膜离子通道

  D. 干扰核酸代谢

  E. 补充体内物质

28. 阿托品缓解胃肠痉挛的作用机制为

29. 地高辛治疗充血性心力衰竭的作用机制为

30. 硝苯地平降压的作用机制为

31. 补充铁剂治疗缺铁性贫血

[32~36 题共用备选答案]

  A. 影响免疫功能

  B. 影响转运体

  C. 改变细胞周围环境的理化性质

  D. 补充体内物质

  E. 干扰核酸代谢

32. 磺胺类抗菌的作用机制为

33. 胰岛素治疗糖尿病的作用机制为

34. 二巯基丁二酸钠解毒的作用机制为

35. 氢氯噻嗪利尿的作用机制为

36. 环孢素抑制器官移植的排斥反应的作用机制为

[37~39 题共用备选答案]

  A. 右旋糖酐   B. 氢氧化铝

  C. 甘露醇   D. 硫酸镁

  E. 二巯基丁二酸钠

37. 口服给药后，通过自身的弱碱性中和胃酸而治疗

胃溃疡的药物是

38. 静脉注射给药后，通过提高渗透压而产生利尿作用的药物是

39. 络合汞、砷等重金属离子，促使其随尿液排出以解毒

[40~43题共用备选答案]
    A. 饱和性   B. 特异性
    C. 可逆性   D. 灵敏性
    E. 多样性

40. 作用于同一受体的配体之间存在竞争现象，体现受体的

41. 特定的受体只能与其特定的配体结合，产生特定的生物学效应，体现受体的

42. 只需很低浓度的配体就能与受体结合而产生显著的效应，体现受体的

43. 同一受体可广泛分布于不同组织或同一组织不同区域，体现受体的

[44~46题共用备选答案]
    A. G-蛋白偶联受体
    B. 配体门控的离子通道受体
    C. 酪氨酸激酶受体
    D. 鸟苷酸环化酶受体
    E. 细胞核激素受体

44. M胆碱受体属于

45. 胰岛素受体属于

46. γ-氨基丁酸受体

[47~49题共用备选答案]
    A. 多巴胺受体   B. GABA受体
    C. 前列腺素受体   D. 胰岛素受体
    E. 甲状腺激素受体

47. 属于细胞核激素受体的是

48. 属于酪氨酸激酶受体的是

49. 属于配体门控的离子通道受体的是

[50~51题共用备选答案]
    A. cAMP   B. cGMP
    C. IP_3 D. DAG
    E. GTP

50. 三磷酸肌醇为

51. 环磷酸鸟苷为

[52~53题共用备选答案]
    A. 环磷酸腺苷   B. 钙离子

C. 三磷酸肌醇   D. 转化因子
E. 肾上腺素

52. 属于第一信使的是

53. 属于第三信使的是

[54~55题共用备选答案]
    A. TI   B. α
    C. E_{max} D. ED_{50}
    E. pD_2

54. 内在活性的表示方式为

55. 亲和力指数的表示方式为

[56~58题共用备选答案]
    A. 完全激动药   B. 部分激动药
    C. 反向激动药   D. 竞争性拮抗药
    E. 非竞争性拮抗药

56. 吗啡属于

57. 喷他佐辛属于

58. 苯二氮䓬类属于

[59~63题共用备选答案]
    A. 完全激动药   B. 部分激动药
    C. 反向激动药   D. 竞争性拮抗药
    E. 非竞争性拮抗药

59. 对受体有较强的亲和力，但内在活性$\alpha=0$，增加激动药的剂量也不能使量-效曲线的最大强度达到原来水平，使E_{max}下降的是

60. 对受体有较强的亲和力，但内在活性$\alpha=0$，使激动药的量-效曲线平行右移，最大效应不变的是

61. 对失活态的受体亲和力大于活化态，药物与受体结合后引起与激动药相反的效应的是

62. 对受体有很高的亲和力和内在活性（$\alpha=1$）的是

63. 虽与受体有较强的亲和力，但内在活性$\alpha<1$的是

[64~66题共用备选答案]
    A. 对受体亲和力强，无内在活性（$\alpha=0$）
    B. 对受体亲和力强，内在活性弱（$\alpha<1$）
    C. 对受体亲和力强，内在活性强（$\alpha=1$）
    D. 对无体亲和力，无内在活性（$\alpha=0$）
    E. 对受体亲和力弱，内在活性弱（$\alpha<1$）

64. 完全激动药的特点是

65. 部分激动药的特点是

66. 拮抗药的特点是

[67~69题共用备选答案]
    A. 相加作用   B. 增强作用

C. 化学性拮抗　　　D. 生理性拮抗

E. 药理性拮抗

67. β受体拮抗药阿替洛尔与利尿药氢氯噻嗪合用属于

68. 肝素过量用静注鱼精蛋白注射液解救属于

69. 磺胺甲噁唑与甲氧苄啶合用属于

[70～74题共用备选答案]

A. 两个激动药分别作用于生理作用相反的两个特异性受体

B. 一个药物通过诱导生化反应而使另外一个药物的药效降低

C. 一个药物通过诱导化学反应形成合用药物的无活性复合物而使另外一个药物的药效降低

D. 当一种药物与特异性受体结合后阻止激动药与其结合，使两药合用时的作用完全消失

E. 当一种药物与特异性受体结合后阻止激动药与其结合，使两药合用时的作用小于单用时的作用

70. 生理性拮抗指

71. 生化性拮抗指

72. 化学性拮抗指

73. 抵消作用指

74. 相减作用指

[75～76题共用备选答案]

A. 乙醛脱氢酶

B. 血浆假性胆碱酯酶

C. 葡萄糖 - 6 - 磷酸脱氢酶（G - 6 - PD）

D. 胃蛋白酶

E. 谷丙转氨酶

75. 某些人吃蚕豆或服用伯氨喹啉类药物后可出现血红蛋白尿、黄疸、贫血等急性溶血反应，可能是缺乏

76. 某些人常规剂量应用琥珀胆酸时可以引起呼吸肌麻痹时间延长，可能是缺乏

[77～81题共用备选答案]

A. 葡萄糖 - 6 - 磷酸脱氢酶缺陷

B. 红细胞生化异常

C. 性别

D. 年龄

E. 乙酰化代谢异常

77. 应用磺胺二甲嘧啶引起不良反应的原因是

78. 易引起药源性氧化性溶血性贫血的原因是

79. 易引起高铁血红蛋白血症的原因是

80. 变态反应的发生率女性为男性2倍的原因是

81. 儿童应用氨基糖苷类更易引起耳聋的原因是

[82～85题共用备选答案]

A. EGFR 突变　　　B. Ras 突变

C. HER - 2 扩增　　D. HER - 3 扩增

E. ALK 融合

82. 非小细胞肺癌患者，在应用吉非替尼靶向治疗前，需检测的基因突变类型为

83. 结直肠癌患者，在应用西妥昔单抗靶向治疗前，需检测的基因突变类型为

84. 神经内分泌肿瘤患者，在应用依维莫司靶向治疗前，需检测的基因突变类型为

85. 乳腺癌患者，在应用曲妥珠单抗靶向治疗前，需检测的基因突变类型为

[86～88题共用备选答案]

A. 限制性片段长度多态性

B. DNA 重复序列的多态性

C. 单核苷酸多态性

D. 外显子多态性

E. 碱基多态性

86. 由于单个碱基的缺失、重复和插入，导致 DNA 片段长度变化属于

87. 由单个核苷酸变异所引起的 DNA 序列多态性属于

88. 重复序列拷贝数的变异属于

[89～92题共用备选答案]

A. 受体亲和力降低　　B. 胰岛素 A 型受体病

C. B 型胰岛素耐受　　D. 相关基因型缺失

E. 胰岛素活性降低

89. 某些个体在应用治疗量的华法林后表现出非常低的抗凝血活性，原因是

90. 胰岛素受体缺陷又称为

91. 胰岛素自身抗体引起的胰岛素耐受性称为

92. 某些肾病患者在应用血管紧张素 I 转换酶抑制药后疗效降低，原因是

[93～96题共用备选答案]

A. 氨苯砜　　　　　B. 普鲁卡因胺

C. 苯乙肼　　　　　D. 异烟肼

E. 乙酰肼屈嗪

93. 大多数埃及人（慢代谢者）易产生多发性神经炎，可能服用了

94. 药物慢代谢者出现红斑狼疮，可能服用了

95. 药物慢代谢者出现镇静和恶心，可能服用了

96. 药物快代谢者服用肼苯哒嗪（肼屈嗪）后出现了肝毒性，可能是因为体内积聚了过多的

[97～99题共用备选答案]

A. 时辰药效学　　　　B. 时辰毒理学

C. 时辰药理学　　　　D. 时辰药动学

E. 时辰生物学

97. 研究机体对药物效应呈现的周期性节律变化规律的学科且以药效作为研究重点，属于

98. 研究机体对药物效应呈现的周期性节律变化规律的学科且以毒性作为研究重点，属于

99. 根据机体生物节律选择合理药物用药时间的药理学分支学科，属于

[100～104题共用备选答案]

A. 茶碱　　　　　　　B. 铁剂

C. 赛庚啶　　　　　　D. 糖皮质激素

E. 吗啡

100. 早晨08：00时1次予以全天剂量比1天多次给药效果好的药物是

101. 早晨05：00服用吸收更好的药物是

102. 晚上07：00服用吸收更好的药物是

103. 在07：00时给予疗效可持续15～17小时而19：00时给予只能维持6～8小时的药物是

104. 15：00时给药作用最弱，21：00时给予作用最强的药物是

[105～107题共用备选答案]

A. 06：00～12：00　　B. 21：00～24：00

C. 08：00　　　　　　D. 22：00

E. 00：00

105. 硝苯地平抗心肌缺血作用最强的时间是

106. 硝苯地平抗心肌缺血作用最弱的时间是

107. 卡马西平给药 C_{max} 明显升高的时间是

[108～109题共用备选答案]

A. 睡前服用

B. 饭后服用

C. 晨起08：00服用

D. 饭前服用

E. 任意时间服用

108. 羟甲基戊二酰辅酶A还原酶抑制剂可抑制胆固醇的合成，药物效应也体现出相应的昼夜节律，效果好的服药时间是

109. 肾上腺素皮质激素如泼尼松（强的松）、泼尼松龙（强的松龙）、地塞米松（氟美松）等，为避免药物对激素分泌的反射性抑制作用，减少不良反应，最佳使用时间是

[110～111题共用备选答案]

A. 右佐匹克隆　　　　B. 阿卡波糖

C. 左甲状腺素钠片　　D. 二甲双胍

E. 达格列净

110. 在治疗甲状腺功能减退症时，应在晨起早餐前半小时服用，疗效更佳的药物是

111. 为治疗失眠，在临睡前服用的药物是

[112～115题共用备选答案]

A. 近曲小管　　　　　B. 远曲小管

C. 肾小球　　　　　　D. 髓袢

E. 集合管

112. 解热镇痛抗炎药的主要靶部位是

113. 氨基糖苷类抗生素对肾脏损害的主要部位是

114. 甲氨蝶呤的主要靶部位是

115. 万古霉素的主要靶部位是

[116～120题共用备选答案]

A. 氨基糖苷类　　　　B. 非甾体类抗炎药

C. 磺胺类　　　　　　D. 环孢素

E. 苯妥英钠

116. 易引起急性间质性肾炎的常见药物为

117. 易导致狼疮样综合征的常见药物是

118. 易引起肾小管坏死或急性肾小管损伤的常见药物是

119. 易引起梗阻性急性肾功能衰竭的常见药物是

120. 易引起肾血管损害的常见药物是

[121～123题共用备选答案]

A. 对乙酰氨基酚　　　B. 利多卡因

C. 呋塞米　　　　　　D. 苯妥英钠

E. 硫酸亚铁

121. 可引起肝小叶中间区坏死的常见药物是

122. 可引起肝小叶中央区坏死的常见药物是

123. 可引起肝小叶周边区坏死的常见药物是

[124～128题共用备选答案]

A. 脂肪肝　　　　　　B. 肝细胞坏死

C. 胆汁淤积　　　　　D. 纤维化及肝硬化

E. 慢性坏死性肝炎

124. 丙戊酸钠易诱发的肝损害类型为

125. 维生素A易诱发的肝损害类型为

126. 苯妥英钠易诱发的肝损害类型为

127. 环孢素易诱发的肝损害类型为

128. 磺胺药易诱发的肝损害类型为

[129～131 题共用备选答案]

    A. 周围神经系统神经元
    B. 交感神经
    C. 轴突
    D. 前庭神经和耳蜗神经
    E. 髓鞘

129. 氨基糖苷类抗生素可损害

130. 多柔比星通过嵌入 DNA 和干扰转录，从而损伤

131. 多巴胺自身氧化后产生的氧化物质可以选择性地破坏

[132～136 题共用备选答案]

    A. 心脏   B. 动脉
    C. 静脉   D. 毛细血管
    E. 心肌细胞

132. 引导全身各器官的血液回到心脏

133. 血液循环的动力器官

134. 心脏舒缩活动和自律性活动的基础

135. 将心脏输出的血液运送到全身器官

136. 进行物质交换的场所

[137～139 题共用备选答案]

    A. 氯丙嗪   B. 普罗帕酮
    C. 胺碘酮   D. 左旋多巴
    E. 地尔硫䓬

137. 对 Ca^{2+} 通道具有阻滞作用的药物是

138. 对 Na^+ 通道具有阻滞作用的药物是

139. 对 K^+ 通道具有阻滞作用的药物是

[140～141 题共用备选答案]

    A. 抗霉素 A   B. 红霉素
    C. 罗红霉素   D. 鱼藤酮
    E. 胺碘酮

140. 可以阻断 NADH 和辅酶 Q 之间电子传递的是

141. 可以阻断细胞色素 b 向细胞色素 c1 之间电子传递的是

[142～144 题共用备选答案]

    A. 骨髓
    B. 脾脏
    C. 粒细胞集落刺激因子
    D. 红细胞生成素
    E. 血小板生成素

142. 促血小板生成的是

143. 能够识别、吞噬和清除异物以及破坏的血细胞的组织或器官是

144. 作用于红细胞系定向干细胞，并诱导合成血红蛋白的是

[145～146 题共用备选答案]

    A. 骨髓抑制
    B. 对红细胞的毒性作用
    C. 对白细胞的毒性作用
    D. 对血小板的毒性作用
    E. 对淋巴细胞的毒性作用

145. 嗜酸性粒细胞增多症属于

146. 溶血性贫血属于

[147～151 题共用备选答案]

    A. 糖皮质激素类   B. 环磷酰胺
    C. 硫唑嘌呤   D. 齐夫多定
    E. 氟烷

147. 可与 DNA 中的氨基、疏基、羟基和磷酸基发生烷化反应的是

148. 可导致自身免疫性肝炎的是

149. 可抑制 T 细胞、B 细胞和 NK 细胞效应但不抑制吞噬细胞功能的是

150. 可抑制细胞因子 IL－1、IL－2、IL－6、IFN－γ、TNF－α 的生成的是

151. 可剂量依赖性抑制骨髓造血功能的是

[152～156 题共用备选答案]

    A. 糖皮质激素   B. 胺碘酮
    C. 四氧嘧啶   D. 氯丙嗪
    E. 秋水仙碱

152. 常见引起垂体毒性作用的药物是

153. 常见引起胰腺毒性作用的药物是

154. 常见引起性腺毒性作用的药物是

155. 常见引起肾上腺毒性作用的药物是

156. 常见引起甲状腺毒性作用的药物是

[157～159 题共用备选答案]

    A. 深度呼吸抑制   B. 阿司匹林哮喘
    C. 肺纤维化   D. 肺水肿
    E. 肺脂质沉积

157. 胺碘酮具有阳离子双亲和性的化学结构，可引起

158. 急性中毒死亡的直接原因为

159. 少数患者在服用解热镇痛药后，可能会出现

[160~161题共用备选答案]

    A. 四环素   B. 青霉素

    C. 吲哚美辛   D. 类固醇激素

    E. 外用消毒制剂

160. 常见可引起过敏性休克的药物是

161. 常见可引起色素沉着的药物是

[162~163题共用备选答案]

    A. 多柔比星   B. 索他洛尔

    C. 普鲁卡因胺 D. 肾上腺素

    E. 强心苷

162. 因影响细胞内 Ca^{2+} 的稳态而导致心律失常不良反应的药物是

163. 因干扰 Na^+ 通道而对心脏产生不良反应的药物是

[164~168题共用备选答案]

    A. 异烟肼   B. 胺碘酮

    C. 长春新碱   D. 氯丙嗪

    E. 有机磷酸酯类

164. 使生物大分子磷酸化或烷基化而致迟发性神经毒性

165. 抑制微管形成而致周围神经病

166. 使施万细胞内充满脂质性溶酶体而致周围神经脱髓鞘

167. 竞争性抑制维生素 B_6 的神经维护作用而致周围神经炎

168. 拮抗突触后膜多巴胺受体而使受体上调,致迟发性运动障碍

三、综合分析选择题

[1~3题共用题干]

某患者,细菌感染出现高热现象,入院时已经因高热出现抽搐现象。医生给予解热药物降低该患者的体温,还给予了抗生素治疗。

1. 使用抗生素治疗属于

    A. 对症治疗   B. 对因治疗

    C. 补充疗法   D. 替代疗法

    E. 标本兼治

2. 使用解热药降低高热患者的体温属于

    A. 对症治疗   B. 对因治疗

    C. 补充疗法   D. 替代疗法

    E. 标本兼治

3. 对于该患者的治疗,下列描述正确的是

    A. 只给予解热药物即可

    B. 只给予抗生素即可

    C. 使用抗生素杀灭病原微生物比用解热、镇痛药降低高热患者的体温更重要

    D. 抗生素杀灭病原微生物属于治标,解热镇痛药降低高热患者的体温属于治本

    E. 医生对于该患者的治疗属于标本兼治

[4~7题共用题干]

某实验室对四种利尿药利尿作用进行了检测。以每日排钠量为效应指标进行比较,得到以下量-效曲线图。请根据图回答下列问题。

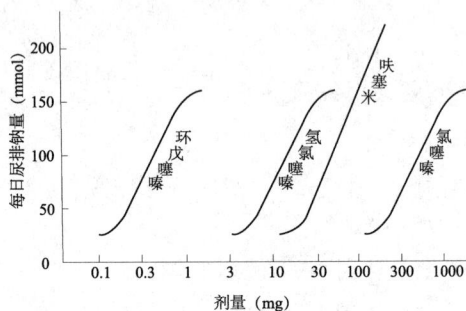

4. 四种利尿药中效价强度最大的是

    A. 环戊噻嗪   B. 氢氯噻嗪

    C. 呋塞米   D. 氯噻嗪

    E. 无法比较

5. 四种利尿药中效价强度最小的是

    A. 环戊噻嗪   B. 氢氯噻嗪

    C. 呋塞米   D. 氯噻嗪

    E. 无法比较

6. 四种利尿药中效能最大的是

    A. 环戊噻嗪   B. 氢氯噻嗪

    C. 呋塞米   D. 氯噻嗪

    E. 无法比较

7. 四种利尿药中效价强度按从大到小排序正确的为

    A. 环戊噻嗪>氢氯噻嗪>呋塞米>氯噻嗪

    B. 氢氯噻嗪>环戊噻嗪>呋塞米>氯噻嗪

    C. 呋塞米>环戊噻嗪>氢氯噻嗪>氯噻嗪

    D. 氯噻嗪>呋塞米>环戊噻嗪>氢氯噻嗪

    E. 环戊噻嗪>氯噻嗪>氢氯噻嗪>呋塞米

[8~11题共用题干]

某药物研究机构对三个新药进行了降压作用研究,得到以下数据,A 药 LD_{50} 为 1000mg/kg,ED_{50} 为 50mg/kg,B 药 LD_{50} 为 800mg/kg,ED_{50} 为 40mg/kg,C 药 LD_{50} 为 600mg/kg,ED_{50} 为 30mg/kg。

8. 三个药物的半数有效量

A. A 药最大
B. B 药最大
C. C 药最大
D. 三药一样大
E. 无法比较

9. 三个药物的效价强度
A. A 药最大
B. B 药最大
C. C 药最大
D. 三药一样大
E. 无法比较

10. 三个药物的治疗指数
A. A 药最大
B. B 药最大
C. C 药最大
D. 三药一样大
E. 无法比较

11. 三个药物的安全范围
A. A 药最大
B. B 药最大
C. C 药最大
D. 三药一样大
E. 无法比较

[12~14 题共用题干]
某高血压患者，长期应用普萘洛尔治疗高血压。近日患者自觉血压恢复正常，突然停止服药，导致出现血压升高的不良反应。

12. 普萘洛尔治疗高血压的作用机制为
A. 拮抗 β 受体
B. 拮抗 α 受体
C. 激动 β 受体
D. 激动 α 受体
E. 拮抗 M 受体

13. 患者出现的这种不良反应为
A. 毒性反应
B. 后遗效应
C. 停药反应
D. 继发反应
E. 副作用

14. 长期使用普萘洛尔因突然停药而导致血压升高的原因是受体出现了
A. 同源脱敏
B. 异源脱敏
C. 特异性脱敏
D. 非特异性脱敏
E. 受体增敏

[15~19 题共用题干]
关于乙酰胆碱的研究曾经先后产生了三个诺贝尔奖的研究成果，而且都对人类认识生命现象产生了非常重大的影响，乙酰胆碱的研究成果在药理学研究中占有重要的地位。

15. 乙酰胆碱为
A. 第一信使
B. 第二信使
C. 第三信使
D. 受体
E. 离子通道

16. 乙酰胆碱可激活 M 胆碱受体，M 胆碱受体为
A. G-蛋白偶联受体
B. 配体门控的离子通道受体
C. 酪氨酸激酶受体
D. 非酪氨酸激酶受体
E. 细胞核激素受体

17. 乙酰胆碱也可以激活 N 胆碱受体，N 受体为
A. G-蛋白偶联受体
B. 配体门控的离子通道受体
C. 酪氨酸激酶受体
D. 非酪氨酸激酶受体
E. 细胞核激素受体

18. 根据乙酰胆碱与受体作用情况，乙酰胆碱为
A. 完全激动药
B. 部分激动药
C. 反向激动药
D. 竞争性拮抗药
E. 非竞争性拮抗药

19. 在乙酰胆碱中加入了竞争性拮抗药 A 和 B，发现拮抗药 A 的 pA_2 值大于拮抗药 B 的 pA_2 值，则拮抗作用
A. A > B
B. A < B
C. A = B
D. A 不一定等于 B
E. 无法判断

[20~21 题共用题干]
某研究机构研发出一种具有降压作用的新药 X。并对 X 的作用机制进行了研究，发现 X 为 β 受体竞争性拮抗药。将 X 与另一 β 受体竞争性拮抗药 Y 进行对比，发现 X 药的 pA_2 大于 Y 药的 pA_2。

20. X 与 β 受体激动药合用，能使激动药量-效曲线
A. 平行左移，最大效应不变
B. 平行右移，最大效应不变
C. 平行左移，最大效应降低
D. 平行右移，最大效应降低
E. 曲线不移动，最大效应不变

21. 从 X 药的 pA_2 大于 Y 药的 pA_2 可以判断
A. X 药拮抗作用强于 Y 药
B. X 药拮抗作用弱于 Y 药
C. X 药拮抗作用等于 Y 药
D. X 药拮抗作用不一定等于 Y 药
E. 无法根据 pA_2 判断 X 药和 Y 药的拮抗强度

[22~24 题共用题干]
细胞色素 P450 参与内源性和外源性物质的生物

转化，与药物代谢有关的主要是CYP1A2、CYP2A6、CYP2B6、CYP2C8、CYP2C9、CYP2C19、CYP2D6、CYP2E1、CYP3A4和CYP3A5。该酶系统在药物间容易发生竞争性抑制。苯妥英钠、苯巴比妥、利福平等是肝药酶诱导剂，能加速药物的代谢。反之，异烟肼、氯霉素、西咪替丁等抑制肝药酶活性，可使其他药效增强。

22. 下列属于诱导剂而不是CYP3A4诱导剂的药物是
    A. 利福平
    B. 奥美拉唑
    C. 异烟肼
    D. 卡马西平
    E. 苯妥英钠

23. 下列属于CYP2C19抑制剂的药物是
    A. 苯巴比妥
    B. 孕酮
    C. 奥卡西平
    D. 西咪替丁
    E. 红霉素

24. 伏立康唑通过CYP2C19、CYP2C9和CYP3A4代谢，下列可以和伏立康唑联合应用的药物是
    A. 利福平
    B. 卡马西平
    C. 奎尼丁
    D. 苯巴比妥
    E. 西咪替丁

[25~27题共用题干]

患者女，45岁，因"排黏液脓血便12次伴发热"入院，既往溃疡性结肠炎病史3年，不规律应用美沙拉嗪治疗，此次入院后行肠镜检查提示：广泛型溃疡性结肠炎；诊断为：重度溃疡性结肠炎。入院后给予甲泼尼龙琥珀酸钠40mg静脉滴注一日1次抗炎治疗及补液等对症支持治疗，甲泼尼龙治疗5天后，患者每日排便约6次，含少量黏液，血便，无发热，考虑患者症状好转，故在第6天更换为泼尼松片35mg口服一日1次继续抗炎治疗，最终患者病情好转出院。

25. 甲泼尼龙和泼尼松之间的剂量换算比例为
    A. 4mg甲泼尼龙 =5mg泼尼松
    B. 5mg甲泼尼龙 =4mg泼尼松
    C. 0.75mg甲泼尼龙 =4mg泼尼松
    D. 0.75mg甲泼尼龙 =5mg泼尼松
    E. 1mg甲泼尼龙 =1mg泼尼松

26. 该患者第6天更换为泼尼松片35mg（共7片），口服一日1次，若您向患者做用药教育，则建议的服用方式是
    A. 总共7片临睡前顿服（一次性服用1天的量）
    B. 早上3片晚上4片

C. 总共7片晨起8：00顿服
D. 早上4片晚上3片
E. 中午12：00服用7片

27. 激素的减量原则是
    A. 先慢后快
    B. 先快后慢
    C. 无时间规律
    D. 突然停药
    E. 随意停药

[28~30题共用题干]

患者男，58岁，痛风病史10年，高血压病史5年。2日前，痛风急性发作就诊。处方：秋水仙碱片1mg tid po，双氯芬酸钠缓释片75mg qd po，碳酸氢钠片1g tid po。

28. 痛风急性发作的首选药物为
    A. 秋水仙碱
    B. 双氯芬酸钠
    C. 碳酸氢钠
    D. 别嘌醇
    E. 苯溴马隆

29. 根据题中的处方，下列选项中说法错误的是
    A. 患者可能在用药期间出现腹泻、腹痛等不良反应
    B. 患者在用药期间应同时服用噻嗪类药物避免血压升高
    C. 患有骨髓抑制的患者服用本处方后可能会加重骨髓抑制
    D. 患者在服药期间服用阿司匹林可能会加重其不良反应
    E. 双氯芬酸钠缓释片建议在晚餐时整片吞服，以利于夜间止痛

30. 若患者在用药期间同时服用氯霉素，易引起的不良反应和导致该不良反应的药物是
    A. 头痛，眩晕；秋水仙碱和碳酸氢钠
    B. 头痛，眩晕；碳酸氢钠和双氯芬酸钠
    C. 骨髓抑制；秋水仙碱和碳酸氢钠
    D. 骨髓抑制；秋水仙碱和双氯芬酸钠
    E. 骨髓抑制；碳酸氢钠和双氯芬酸钠

[31~33题共用题干]

患者女，75岁，近来因家庭变故出现焦虑相关的精神和躯体症状，入睡困难，多梦易惊醒，诊断为焦虑症。核查其用药记录，患者在服用氨氯地平、阿托伐他汀钙。

31. 若医生在诊断之后，让患者服用苯二氮䓬类药物以缓解焦虑，下列选项中说法错误的是
    A. 苯二氮䓬类药物安全范围大

B. 连续用药可出现头昏、嗜睡、乏力等反应

C. 患者在服药期间不可自行停药

D. 苯二氮䓬类药物抗焦虑效果和镇静效果都比较好

E. 苯二氮䓬类药物治疗量口服对心血管无抑制作用

32. 下列易引起依赖性的治疗焦虑症的药物是

    A. 帕罗西汀　　　　　B. 文拉法辛

    C. 奥沙西泮　　　　　D. 丁螺环酮

    E. 氯米帕明

33. 若患者同时患有关节炎，在目前用药的基础上使用吲哚美辛，最可能出现的药物相互作用为

    A. 增强阿托伐他汀钙的调血脂作用

    B. 减弱阿托伐他汀钙的调血脂作用

    C. 增强抗焦虑药物的抗焦虑作用

    D. 增强氨氯地平的降压作用

    E. 减弱氨氯地平的降压作用

[34～36 题共用题干]

    患者女，53 岁，冠心病史 2 年，目前服用硝酸异山梨酯、阿托伐他汀钙。近三个月因胃痛心境低落、有自杀倾向就诊。临床诊断为消化性溃疡、抑郁症。给予奥美拉唑肠溶片 40mg qd po，文拉法辛缓释片 150mg qd po，谷维素片 10mg tid po 治疗。

34. 上述药物中主要用于治疗抑郁症的是

    A. 硝酸异山梨酯　　　B. 阿托伐他汀钙

    C. 奥美拉唑肠溶片　　D. 文拉法辛缓释片

    E. 谷维素片

35. 若将处方中奥美拉唑肠溶片换为西咪替丁片剂，下列选项中最有可能发生的是

    A. 对处方没有影响

    B. 加重患者冠心病的症状

    C. 加重患者抑郁症的症状

    D. 硝酸异山梨酯代谢减慢

    E. 文拉法辛缓释片代谢减慢

36. 若患者在服药之后，出现面部潮红、直立性低血压、心动过速等，最有可能引起此反应的药物是

    A. 硝酸异山梨酯　　　B. 阿托伐他汀钙

    C. 奥美拉唑肠溶片　　D. 文拉法辛缓释片

    E. 谷维素片

[37～39 题共用题干]

    患者女，50 岁，患有失眠症，因心情不好过量服用安眠药，而后表现为嗜睡、头晕、言语含糊不清、意识模糊、共济失调等。

37. 根据患者的表现，推测其服用的安眠药可能是

    A. 苯巴比妥　　　　　B. 水合氯醛

    C. 艾司唑仑　　　　　D. 格鲁米特

    E. 佐匹克隆

38. 用于缓解使用苯二氮䓬类药物之后出现的不良反应，应服用

    A. 氟马西尼　　　　　B. 普萘洛尔

    C. 西咪替丁　　　　　D. 地尔硫䓬

    E. 苯妥英钠

39. 同时患有消化道溃疡的患者，不应服用

    A. 苯巴比妥　　　　　B. 水合氯醛

    C. 艾司唑仑　　　　　D. 地西泮

    E. 佐匹克隆

[40～42 题共用题干]

    患者女，39 岁，有哮喘病史、糖尿病史。1 天前因发热服用阿司匹林 250mg，用药后 30 分钟哮喘严重发作，大汗、发绀、强迫坐位。

40. 阿司匹林诱发哮喘的机制为

    A. 促进花生四烯酸代谢过程中环氧化酶途径，不促进脂氧酶途径

    B. 促进花生四烯酸代谢过程中脂氧酶途径，不促进环氧化酶途径

    C. 抑制花生四烯酸代谢过程中环氧化酶途径，不抑制脂氧酶途径

    D. 抑制花生四烯酸代谢过程中脂氧酶途径，不抑制环氧化酶途径

    E. 抑制花生四烯酸代谢过程中脂氧酶途径和环氧化酶途径

41. 若患者在服用阿司匹林之前，一直都有使用胰岛素，下列最可能发生的情况是

    A. 两种药物之间无任何影响

    B. 阿司匹林解热效果减弱

    C. 阿司匹林解热效果加强

    D. 胰岛素降血糖的效果减弱

    E. 胰岛素降血糖的效果加强

42. 若在患者就诊后，医生为其开治疗哮喘的药物，一段时间后，患者出现满月脸、水牛背等现象，那么该药物极有可能为

    A. 沙丁胺醇　　　　　B. 糖皮质激素

    C. 氨茶碱　　　　　　D. 特布他林

    E. 沙美特罗

四、多项选择题

1. 下列药物效应属于抑制的有
   A. 地西泮镇静
   B. 地西泮催眠
   C. 阿司匹林退热
   D. 肾上腺素引起血压升高
   E. 肾上腺素引起心率加快

2. 下列属于兴奋作用的有
   A. 苯二氮䓬类药物镇静催眠
   B. 解热镇痛药降低高热患者的体温、缓解疼痛
   C. 去甲肾上腺素引起血压上升
   D. 肾上腺素引起心肌收缩力强
   E. 肾上腺素引起心率加快

3. 机体影响药物作用的因素主要包括
   A. 生理及精神因素
   B. 疾病因素
   C. 遗传因素
   D. 时辰因素
   E. 生活习惯与环境

4. 药物作用的选择性特点描述正确的有
   A. 选择性无高低之分
   B. 对受体作用的特异性与药理效应的选择性一定平行
   C. 选择性低的药物一般副作用较多
   D. 选择性一般是相对的，与药物剂量无关
   E. 药物作用选择性是药物分类和临床应用的基础

5. 下列属于补充疗法的有
   A. 铁制剂治疗缺铁性贫血
   B. 硝酸甘油缓解心绞痛
   C. 胰岛素治疗糖尿病
   D. 抗生素治疗感染性疾病
   E. 抗高血压药降低患者过高的血压

6. 下列不良反应属于后遗效应的有
   A. 阿托品用于解除胃肠痉挛时引起口干
   B. 药物的致畸作用
   C. 服用巴比妥类催眠药后，次晨出现困倦
   D. 长期应用肾上腺皮质激素停药后出现肾上腺皮质功能减退，数月难以恢复
   E. 广谱抗生素引发的二重感染

7. 下列不良反应属于毒性反应的有
   A. 致癌
   B. 致畸胎
   C. 致突变
   D. 二重感染
   E. 变态反应

8. 下列属于量反应的有
   A. 血压升高或降低
   B. 心率加快或减慢
   C. 尿量增多或者减少
   D. 存活与死亡
   E. 惊厥与否

9. 下列属于质反应的有
   A. 血糖浓度升高或降低
   B. 心排血量增多或减少
   C. 睡眠与否
   D. 存活与死亡
   E. 惊厥与否

10. 下图为各种利尿药的效价强度和效能比较图，下列描述正确的有

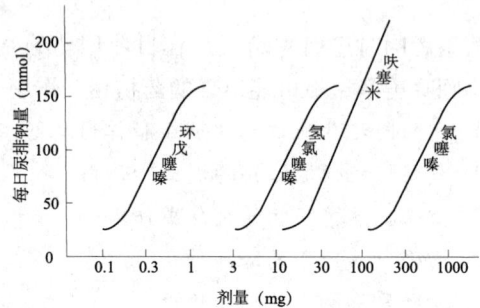

   A. 环戊噻嗪的效价强度大于呋塞米
   B. 氯噻嗪的效价强度大于呋塞米
   C. 呋塞米的效能最高
   D. 氢氯噻嗪增加剂量可以达到呋塞米的效能
   E. 环戊噻嗪、氢氯噻嗪和氯噻嗪的效能一样大

11. 下列关于治疗指数的描述正确的有
   A. 为 LD_{50} 与 ED_{50} 的比值
   B. 为 LD_5 与 ED_{95} 的比值
   C. 为 ED_{95} 与 LD_5 之间的距离
   D. 治疗指数因为没有考虑药物在最大有效量时的毒性，有时仅用治疗指数表示药物的安全性欠合理
   E. 治疗指数越小越安全

12. 请根据 A 药和 B 药的量－效曲线（ED 曲线）与毒－效曲线（TD 曲线）图（■为 A 药，□为 B 药）判断下列表述中正确的有

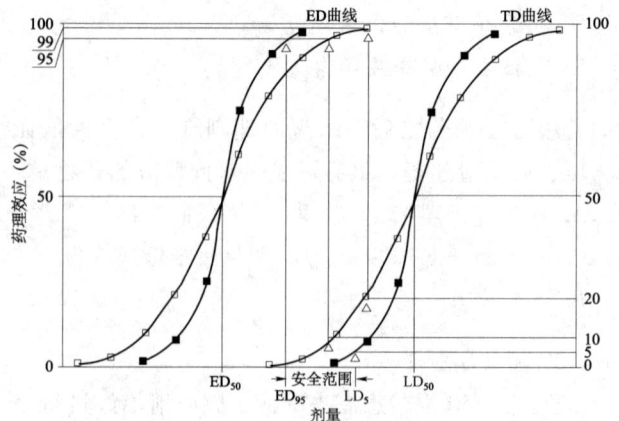

A. A 药和 B 药效能一致

B. A 药和 B 药效价强度一致

C. A 药和 B 药半数致死量一致

D. A 药和 B 药治疗指数一致

E. A 药和 B 药安全范围一致

13. 以下通过作用于受体而发挥药理作用的药物有

A. 阿托品
B. 阿司匹林

C. 多巴胺
D. 齐多夫定

E. 环丙沙星

14. 以下通过影响酶的活性而发挥药理作用的药物有

A. 阿米洛利
B. 阿司匹林

C. 依那普利
D. 地高辛

E. 氢氯噻嗪

15. 以下通过影响细胞膜离子通道而发挥药理作用的药物有

A. 利多卡因
B. 硝苯地平

C. 依那普利
D. 地高辛

E. 氢氯噻嗪

16. 以下通过干扰核酸代谢而发挥药理作用的药物有

A. 利多卡因
B. 硝苯地平

C. 依那普利
D. 磺胺嘧啶

E. 环丙沙星

17. 以下通过补充体内生命代谢物质而发挥药理作用的药物有

A. 铁剂
B. 硝苯地平

C. 胰岛素
D. 磺胺嘧啶

E. 环丙沙星

18. 以下通过改变细胞周围环境的理化性质而发挥药理作用的药物有

A. 氢氧化铝
B. 二巯基丁二酸钠

C. 甘露醇
D. 口服硫酸镁

E. 右旋糖酐

19. 以下通过影响转运体而发挥药理作用的药物有

A. 氢氧化铝
B. 二巯基丁二酸钠

C. 氢氯噻嗪
D. 左旋咪唑

E. 丙磺舒

20. 以下通过影响机体免疫功能而发挥药理作用的药物有

A. 氢氧化铝
B. 二巯基丁二酸钠

C. 环孢素
D. 左旋咪唑

E. 丙磺舒

21. 以下作用机制主要与理化性质有关的药物有

A. 消毒防腐药
B. 蛋白沉淀剂

C. 右旋糖酐
D. 维生素 A

E. 碘解磷定

22. 下列关于受体和配体的描述，正确的有

A. 神经递质为内源性配体

B. 药物为外源性配体

C. 少数亲脂性配体可直接进入细胞内

D. 受体可通过细胞内第二信使的放大、分化、整合，触发后续的药理效应或生理反应

E. 受体可由一个或者数个亚基组成

23. 下列关于受体的性质描述，正确的有

A. 饱和性
B. 特异性

C. 可逆性
D. 灵敏性

E. 多样性

24. 下图表示药物与受体的亲和力及内在活性对量 – 效曲线的影响。请根据下图所示选出描述正确的选项

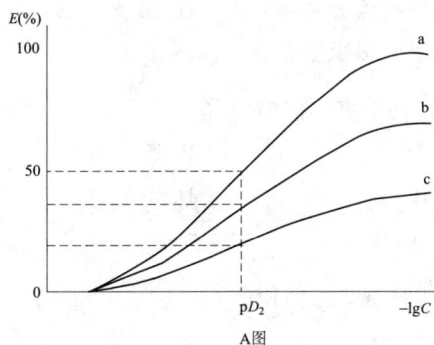

A图

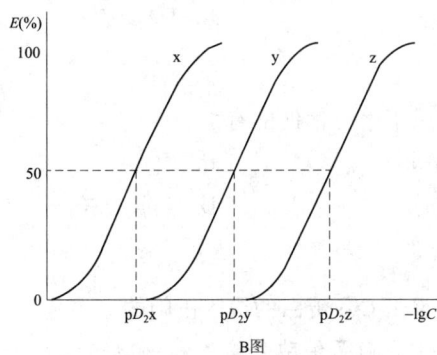

B图

A. a、b、c 三药与受体的亲和力指数（pD_2）相等，但内在活性（E_{max}）不等

B. a、b、c 三药与受体的亲和力指数（pD_2）不等，但内在活性（E_{max}）相等

C. x、y、z 三药与受体的亲和力指数（pD_2）不等，但内在活性（E_{max}）相等

D. x、y、z 三药与受体的亲和力指数（pD_2）相

等，但内在活性（E_{max}）不等

 E. a、b、c 三药和 x、y、z 三药与受体的亲和力（pD_2）和内在活性（E_{max}）皆相等

25. 可作为药物作用靶点的内源性生物大分子有

 A. 酶　　　　　　　　B. 核酸

 C. 受体　　　　　　　D. 离子通道

 E. 转运体

26. 属于 G - 蛋白偶联受体的有

 A. 5 - HT 受体　　　　B. M 胆碱受体

 C. 肾上腺素受体　　　D. 多巴胺受体

 E. 前列腺素受体

27. 属于配体门控的离子通道受体的是

 A. 前列腺素受体　　　B. 胰岛素受体

 C. GABA 受体　　　　D. N 胆碱受体

 E. 维生素 D 受体

28. 属于酪氨酸激酶受体的是

 A. 胰岛素受体　　　　B. 糖皮质激素受体

 C. 前列腺素受体　　　D. 表皮生长因子受体

 E. 甲状腺激素受体

29. 下列属于第一信使的有

 A. ACh　　　　　　　B. 5 - HT

 C. IP_3　　　　　　　D. DAG

 E. cGMP

30. 下列属于第二信使的有

 A. cAMP　　　　　　B. cGMP

 C. IP_3　　　　　　　D. DAG

 E. DA

31. 下列属于第三信使的有

 A. ACh　　　　　　　B. IP_3

 C. Ca^{2+}　　　　　　D. 生长因子

 E. 转化因子

32. 下列关于 G - 蛋白的描述正确的

 A. G - 蛋白是细胞外受体和细胞内效应分子的偶联体

 B. G - 蛋白是由 α、β、γ 三种亚单位组成的三聚体，静息状态时与 GDP 结合

 C. 兴奋型 G - 蛋白激活 AC 使 cAMP 增加

 D. 抑制型 G - 蛋白抑制 AC 使 cAMP 减少

 E. 一个受体可激活多个 G - 蛋白，一个 G - 蛋白可以转导多个信号给效应器，调节许多细胞的功能

33. 下列关于激动药的描述正确的有

 A. 完全激动药对受体有很高的亲和力和内在活性（$\alpha = 1$）

 B. 部分激动药虽与受体有较强的亲和力，但内在活性不强（$\alpha < 1$）

 C. 部分激动药即使增加剂量，也不能达到完全激动药的最大效应

 D. 部分激动药增加剂量，因它占领受体而拮抗激动药的部分生理效应

 E. 反向激动药对活化态受体的亲和力大于失活态的受体，药物与受体结合后引起与激动药相反的效应

34. 下列关于完全激动药的描述，正确的有

 A. 对受体有很高的亲和力

 B. 内在活性 $\alpha = 1$

 C. 增加剂量可因占领受体而拮抗激动药的部分生理效应

 D. 对失活态的受体亲和力大于活化态，药物与受体结合后引起与激动药相反的效应

 E. 吗啡为完全激动药

35. 下列关于部分激动药的描述，正确的有

 A. 虽与受体有较强的亲和力，但内在活性不强（$\alpha < 1$），量 - 效曲线高度（E_{max}）较低

 B. 即使增加剂量，也不能达到完全激动药的最大效应

 C. 增加剂量可因占领受体，而拮抗激动药的部分生理效应

 D. 对失活态的受体亲和力大于活化态，药物与受体结合后引起与激动药相反的效应

 E. 喷他佐辛为部分激动药

36. 下列关于反向激动药的描述，正确的有

 A. 与受体有较强的亲和力，内在活性 $\alpha = 0$

 B. 对受体小剂量激动，大剂量出现拮抗作用

 C. 对失活态的受体亲和力大于活化态

 D. 与受体结合后引起与激动药相反的效应

 E. 苯二氮䓬类属于反向激动药

37. 竞争性拮抗药的特点有

 A. 使激动药的量 - 效曲线平行右移

 B. 竞争性拮抗剂的 pA_2 值越大，其拮抗作用越强

 C. 与受体结合亲和力小

 D. 不影响激动药的效能

 E. 内在活性较大

38. 下列关于非竞争性拮抗药的描述，正确的有

A. 可与受体形成比较牢固地结合，因而解离速度慢

B. 增加激动药的剂量也不能使量－效曲线的最大强度达到原来水平

C. 和激动药合用，使激动药量－效曲线平行最大效应不变

D. 和激动药合用，使激动药量－效曲线平行右移

E. 对激动药的拮抗强度可用拮抗参数 pA_2 表示

39. 下列关于非竞争性拮抗药的描述，错误的是

A. 非竞争性拮抗药与受体形成比较牢固的结合

B. 非竞争性拮抗药与受体解离速度慢，或与受体形成不可逆结合而引起受体构型改变，阻止激动药与受体正常结合

C. 可使激动药量－效曲线平行右移，最大效应不变

D. 增加激动药的剂量也不能使量－效曲线的最大强度达到原来水平

E. 非竞争性拮抗药对激动药的拮抗强度可用拮抗参数 pA_2 表示

40. 竞争性拮抗药 A、B、C 三药的 pA_2 值大小为 A > B > C，则

A. A 药拮抗作用最强

B. A 药拮抗作用最弱

C. C 药拮抗作用最强

D. C 药拮抗作用最弱

E. 无法根据 pA_2 判断 A、B、C 三药的拮抗强度

41. 下列关于 pA_2 的描述，正确的有

A. 在拮抗药存在时，若 2 倍浓度的激动药所产生的效应恰好等于未加入拮抗药时激动药的效应，则所加入拮抗药的摩尔浓度的负对数值为 pA_2

B. pA_2 为亲和力指数

C. pA_2 值的大小反映非竞争性拮抗药对其激动药的拮抗强度

D. 药物的 pA_2 值越大，其拮抗作用越强

E. 药物的 pA_2 值越小，其拮抗作用越强

42. 下列关于受体脱敏的描述，正确的有

A. 长期使用一种激动药后，组织或细胞的受体对激动药的敏感性和反应性下降的现象

B. 受体脱敏分为同源脱敏和异源脱敏

C. 受体脱敏仅涉及受体数量或密度的变化，则称为受体下调

D. 受体脱敏是因长期应用拮抗药，造成受体数量

或敏感性提高

E. 磺酰脲类使胰岛素受体敏感性增强，属于受体脱敏

43. 下列关于受体增敏的描述，正确的有

A. 受体增敏是指长期应用拮抗药，造成受体数量或敏感性提高

B. 受体增敏仅涉及受体数量或密度的变化，称为受体上调

C. 维生素 A 可使胰岛素受体增敏

D. 长期应用普萘洛尔时，突然停药可以使 β 受体增敏

E. 磺酰脲类使胰岛素受体增敏

44. 两药合用的作用是两药单用时的作用之和，下列药物同时使用时，会发生这种相互作用的有

A. 肝素过量引起出血用静脉注射鱼精蛋白注射液解救

B. 阿司匹林与对乙酰氨基酚合用解热镇痛

C. 阿替洛尔与利尿药氢氯噻嗪合用

D. 氨基糖苷类抗生素间相互合用或先后应用使听神经和肾脏的毒性增加

E. 苯巴比妥使避孕药避孕失败

45. 两药合用时的作用大于单用时的作用之和，或一种药物虽无某种生物效应，却可增强另一种药物的作用，下列药物同时使用时，会发生这种相互作用的有

A. 钙增敏药作用于心肌收缩蛋白，增强心肌收缩力

B. 阿司匹林与对乙酰氨基酚合用

C. 阿替洛尔与利尿药氢氯噻嗪合用

D. 磺胺甲噁唑与甲氧苄啶合用

E. 普鲁卡因注射液中加入少量肾上腺素

46. 当一种药物与特异性受体结合后，阻止激动药与其结合，从而降低药效。下列药物同时使用时，会发生这种相互作用的有

A. 苯海拉明可拮抗组胺 H_1 受体激动药的作用

B. 普萘洛尔拮抗异丙肾上腺素的 β 受体激动作用

C. 肾上腺素抑制组胺作用治疗过敏性休克

D. 苯巴比妥使避孕药避孕失败

E. 肝素过量引起出血用静注鱼精蛋白注射液解救

47. 通过 N－乙酰基转移酶进行乙酰化代谢的药物包括

A. 磺胺二甲嘧啶　　　　B. 异烟肼

C. 普鲁卡因胺　　　　　D. 甲基硫氧嘧啶

E. 氨苯砜

48. 胰岛素耐受症患者胰岛素受体基因突变，导致
    A. 受体合成障碍
    B. 胰岛素结合亲和力降低
    C. 酪氨酸激酶活性降低
    D. 受体转运障碍
    E. 受体降解加速

49. 经 CYP2C9 代谢的药物有
    A. 华法林   B. 氯吡格雷
    C. 甲苯磺丁脲   D. 苯妥英钠
    E. 红霉素

50. 关于香豆素类抗凝作用耐受症，下列说法正确的是
    A. 香豆素类抗凝作用耐受症为常染色体显性遗传
    B. 香豆素类抗凝药华法林、双香豆素等为维生素 K 拮抗剂
    C. 香豆素类抗凝药的吸收减少、代谢或排泄增加或分布容积改变可能导致香豆素类抗凝作用耐受症
    D. 受体对维生素 K 或抗凝药的亲和力上升可能导致香豆素类抗凝作用耐受症
    E. 上述说法都正确

51. 某患者，被诊断为非小细胞肺癌，基因检测为 *EGFR* 突变类型，下列 FDA 和 CFDA 均批准可应用的靶向药物是
    A. 吉非替尼   B. 厄洛替尼
    C. 阿法替尼   D. 埃克替尼
    E. 克唑替尼

52. 某患者，体检发现血尿酸 580μM（参考值 <420μM），向药师咨询，药师告知可引起尿酸升高的药物有
    A. 阿司匹林   B. 维生素 C
    C. 氢氯噻嗪   D. 维生素 B_1
    E. 氯吡格雷

53. 人类基因组多态性通常分为
    A. 限制性片段长度多态性
    B. DNA 重复序列的多态性
    C. 单核苷酸多态性
    D. 碱基编码多态性
    E. RNA 重复系列的多态性

54. 基因多态性引起药动学差异，表现在
    A. 乙酰化作用的多态性
    B. 酶催化作用的多态性
    C. 氧化作用的多态性
    D. 水解作用的多态性
    E. 受体多态性

55. 临床上顺应机体的时辰性用药，其目的是
    A. 指导临床合理用药
    B. 增强药物疗效
    C. 缩短药物在体内的作用时间
    D. 降低药物的毒性及副作用
    E. 减少药物在体内蓄积

56. 下列他汀类降脂药中，建议临睡前服用的有
    A. 阿托伐他汀   B. 瑞舒伐他汀
    C. 普伐他汀   D. 氟伐他汀
    E. 匹伐他汀

57. 下列对时辰药理学的叙述正确的是
    A. 选择最佳的给药时间可以使药物达到最佳的疗效
    B. 选择最佳的给药时间可以使疗效最佳，但不能降低毒副作用
    C. 由于用药时间的不同，给予相同剂量的药物后，其作用强弱有很大差异
    D. 临床用药时不仅要考虑到剂量大小，还要考虑到时间因素
    E. 病理过程及机体对致病原或药物的反应也有节律性

58. 下列选项中属于药物直接与靶点分子作用的有
    A. 阿托品抑制 M 胆碱受体
    B. 非那西丁损伤肝细胞
    C. 吗啡激活阿片受体
    D. 长春碱与微管蛋白结合
    E. 阿霉素嵌入 DNA 分子双螺旋折叠间

59. 药物毒性作用受多种因素影响，下列选项中属于药物方面因素的有
    A. 脂水分配系数   B. 电离度
    C. 营养条件   D. 剂型
    E. 给药途径

60. 下列可诱发哮喘的药物有
    A. 阿司匹林   B. 硝苯地平
    C. 普萘洛尔   D. 毛果芸香碱
    E. 卡托普利

61. 非甾体类抗炎药对肾脏造成的损害包括
    A. 急性肾小管损伤或坏死
    B. 肾血管损坏

C. 急性间质性肾炎

D. 慢性间质性肾炎

E. 肾小球肾炎

62. 下列可引起肾小管坏死或急性肾小管损伤的药物有

    A. 庆大霉素   B. 万古霉素

    C. 顺铂   D. 造影剂

    E. 两性霉素 B

63. 药物引起脂肪肝的作用机制有

    A. 促进脂肪组织释放游离脂肪酸入肝过多

    B. 增加合成脂蛋白的原料如磷脂等

    C. 刺激肝内合成三酰甘油增加

    D. 破坏肝细胞内质网结构或抑制某些酶的合成导致脂蛋白合成障碍

    E. 损害线粒体脂肪酸氧化能力脂肪在肝细胞内沉积

64. 关于异烟肼对神经系统的毒性作用, 叙述正确的是

    A. 其毒性作用可以表现在中枢和外周

    B. 常见的反应为外周神经炎, 表现为手足麻木

    C. 可能会导致中毒性的精神病, 出现精神紊乱、不安、欣快、失眠等

    D. 其神经毒性作用可用维生素 B_6 防治

    E. 其神经毒性作用可用维生素 B_{12} 防治

65. 关于药物对心血管系统的毒性作用机制, 叙述正确的有

    A. 苯妥英钠主要通过阻滞心肌细胞膜 K^+ 通道发挥作用

    B. 利多卡因主要通过阻滞心肌细胞膜 K^+ 通道发挥作用

    C. 三环类抗抑郁症药主要对 Na^+ 通道有阻滞作用

    D. 胺碘酮主要阻滞与复极化过程有关的 K^+ 通道

    E. 维拉帕米主要通过阻滞 Ca^{2+} 通道发挥作用

66. 属于药物对红细胞毒性作用的有

    A. 高铁血红蛋白血症

    B. 药源性再生障碍性贫血

    C. 溶血性贫血

    D. 粒细胞缺乏症

    E. 嗜酸性粒细胞增多症

67. 下列易引起免疫抑制的药物有

    A. 甲基多巴   B. 氮芥

    C. 氟烷   D. 青霉素

E. 环孢素 A

68. 下列可引起免疫系统毒性作用的药物有

    A. 环磷酰胺   B. 糖皮质激素

    C. 异烟肼   D. 氟烷

    E. 环孢素 A

69. 下列可引起药源性狼疮综合征的药物有

    A. 肼屈嗪   B. 异烟肼

    C. 普鲁卡因胺   D. 甲基多巴

    E. 氟烷

70. 药物对呼吸系统的毒性作用主要表现为

    A. 呼吸抑制   B. 哮喘

    C. 肺纤维化   D. 肺水肿

    E. 肺脂质沉积

71. 下列在遗传性 $G-6-PD$ 酶缺陷人群使用, 有造成红细胞膜破裂溶血风险的药物是

    A. 磺胺类   B. 奎宁

    C. 利福平   D. 呋喃妥因

    E. 伯氨喹

72. 早产儿和新生儿禁用氯霉素是因为

    A. 该药可能会诱发他们出现严重的溶血性贫血

    B. 他们的肝肾功能尚未发育健全, 易致该药在体内蓄积

    C. 该药可能会引起他们出现循环衰竭而发绀

    D. 该药可能会引起他们出现灰婴综合征

    E. 该药可能会引起他们发生呼吸中枢抑制而死亡

73. 下列属于反映药物时 - 效关系参数的有

    A. 最大效应时间   B. 作用残留时间

    C. 疗效维持时间   D. 平均滞留时间

    E. 起效时间

74. 下列关于药物和受体的描述正确的有

    A. 氯化琥珀胆碱作用于配体门控离子通道受体, 产生药理作用

    B. 吉非替尼作用于酪氨酸激酶受体, 产生药理作用

    C. 肾上腺素作用于 G^- 蛋白偶联受体, 产生药理作用

    D. 甲状腺激素作用于细胞核内甲状腺激素受体, 产生药理作用

    E. 糖皮质激素作用于细胞质内糖皮质激素受体, 产生药理作用

下篇
试题答案与解析

第一章 药品与药品质量标准

一、最佳选择题

1. C 本题考查的是药物的名称。药物通常有三种名称来表达，分别为：**药品通用名、化学名和商品名**。药品的通用名也称为国际非专利药品名称，是世界卫生组织推荐使用的名称，通常是指有活性的药物物质，而不是最终的药品，一个药物只有一个药品通用名。布洛芬为药品的通用名。

2. D 本题考查的是药物**剂型的重要性**和制剂的**应用**。药物剂型的重要性包括可**改变药物的作用性质**（C选项正确），可调节药物的作用速度，可**降低或消除药物的不良反应**（A选项正确），可提高药物的稳定性，可产生靶向作用，可**影响疗效**（不是决定疗效）。药物在临床应用之前，一般都必须制成适合于医疗或预防应用的形式，这种适合于疾病的诊断、治疗或预防的需要而制备的**不同给药形式，称为药物剂型**，如片剂、胶囊剂等（B选项正确）。**注射剂一般对于加入抑菌剂无特殊规定**（D选项不正确），但是输液由于注射量大，直接注入血液循环，因而质量要求更严格，不得添加任何抑菌剂。吸入气雾剂、吸入喷雾剂、吸入粉雾剂的特点均具有**吸收迅速**或起效迅速的特点（E选项正确）。

3. C 本题考查的是**药品名称**。药品名称包括**通用名、化学名、商品名**。化学名是根据药物的**化学结构式**进行命名，**美国化学文摘**（CA）是药品化学命令的主要依据。

4. D 本题考查的是药品名称。药品的商品名又称为**品牌名**，是由新药开发者在申报药品上市时选定的。药品的商品名通常是针对药物的最终产品，即剂量和剂型已确定的含有一种或多种药物活性成分的药品。商品名是由厂家自己使用，**受专利保护**；不能暗示疗效和用途；**同一种成分的药物会有很多商品名**。

5. D 本题考查的是药品名称。药品的**通用名**是**新药开发者**在新药申请过程中向世界卫生组织提出的名称，这里所说的新药开发者是指第一个发现该药物并申请名称的企业，不同于商品名中所说的新药开发者。**通用名不受专利和行政保护**，也叫**国际非专利药品名称**，是所有文献、资料、教材以及药品说明书中标明有效成分的名称。药品通用名的确定应遵循世界卫生组织（WHO）的原则，且不能和已有的名称相同，也不能和商品名相似。国际非专利药品名称中对同一类药物常采用同一词干，药品的通用名也是药典中使用的名称。

6. E 本题考查的是药品名称。**商品名可以申请专利和行政保护**。**通用名是全世界通用的，不受专利和行政保护**，《中国药典》使用通用名（中文一般采用音译、意译或两者结合）。国际非专利药品名称指的是通用名，而非化学名。制剂一般采用通用名加剂型名。

7. C 本题考查的是**药物母核**。对于药物的母核，尤其是常用药物的母核，既要熟记，也要能通过结构式辨认。嘧啶环并咪唑环称为嘌呤环，鸟嘌呤环是在嘌呤环上连有氨基、羰基。

8. E 本题考查的是**药物母核**。地西泮属于苯二氮䓬类镇静催眠药，其结构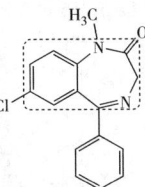中，虚线框内的部分就是苯二氮䓬环（䓬指的是七元环，䓬环内含有2个氮原子，为二氮䓬环）。

9. A 本题考查的是药物化学名。题干的化学名中含有"青霉烷酸"，说明是青霉素类药物，该类药物的母核是β-内酰胺环，故正确答案是A。涉及这种考法的题目，首先要求能**掌握母核名称**，并能**识别出母核结构**。

10. E 本题考查的是药物化学名。题干中含有"孕甾"字样，说明药物是孕激素或糖皮质激素类药物（这两类药物含有孕甾烷结构，在后面的章节会提及），故答案是氢化可的松。

11. D 本题考查的是药物化学名。化学名在药物化学中属于难度较高的知识点，故掌握解题技巧、抓住出题方式很重要，尤其是在无法记住完整化学名的时候，方法显得更加重要。化学名中含有药物的母核名称，所以掌握化学名的前提是掌握母核。**氯丙嗪**的母核是**吩噻嗪**，5个选项中只有D选项含有吩噻嗪，故选D。

12. A 本题考查的是药物化学名。化学名中含有药物的母核和取代基。首先判断药物的**母核**，选项中有1,4-苯并二氮杂䓬和1,5-苯并二氮杂䓬，其中1、4、5是描述N原子的位置，根据结构式，两个氮原子的位置应该是 1 位和 4 位，故 B 选项错误。然后辨认取代基，选项中首先涉及甲基、乙基的区别，根据题干的结构式，N 上连接的是甲基，故 C 选项错误。取代基涉及的还有氟原子、氯原子，根据结构式，药物含有 Cl（氯原子），故 E 选项错误。因此答案只剩下 A 和 D。A、D 选项的区别在于甲基位于 1 位还是 2 位，从母核来看已经确定是 1,4 - 苯并二氮杂䓬，说明 N 是 1 位，甲基连接在 N 上，应该是 1 - 甲基，故正确答案是 A。

13. B 本题考查的是药物剂型的分类。溶胶剂按分散系统分类，属于**胶体溶液类**，为液体剂型。

14. D 本题考查的是药物剂型的分类。药物剂型**按分散系统分类**，可分为**溶液型**、**胶体溶液型**、**乳浊型**、**混悬型**、**气体分散型**等。口腔给药剂型属于按给药途径分类。

15. C 本题考查的是剂型的分类和特点。**滴眼剂**等眼部给药制剂，通常治疗眼部局部疾病，发挥局部作用，不用做全身治疗给药；注射剂、颗粒剂、片剂经注射或口服途径发挥全身作用；**栓剂**经直肠给药既可发挥局部作用，也可起**全身作用**。

16. C 本题考查的是药物剂型的分类。药物剂型**按制法分类**包括**浸出制剂**（如流浸膏、酊剂）、**无菌制剂**（如注射剂、滴眼剂）。其余选项都属于按照形态分类。

17. A 本题考查的是药物辅料的质量要求。药用**辅料必须符合药用要求**；应**通过安全性评估**，对人体无毒害作用；**化学性质稳定**，不与主药及其他辅料发生作用，不影响制剂的质量检验；安全性以及影响制剂生产、质量、安全性和有效性的性质应符合要求；残留溶剂、微生物限度或无菌应符合要求。

18. E 本题考查的是药物制剂的稳定性及其变化。**化学不稳定性**是指药物由于**水解**、**氧化**等化学反应，使药物**含量**、**色泽**产生变化。其余选项均属于物理稳定性变化。

19. A 本题考查的是药物制剂的稳定性及其**降解途径**。含有**酯键药物的水溶液**，在 H^+ 或 OH^- 或广义酸碱的催化下水解反应加速。盐酸普鲁卡因的水解可作为酯类药物水解的代表。

20. A 本题考查的是药物制剂的稳定性及其降解途径。酚类药物分子中具有**酚羟基**，较易**氧化**，如肾上腺素、左旋多巴、吗啡、水杨酸钠等。维生素 A 含有**碳碳双键易氧化**。苯巴比妥钠是**酰胺类药物**，在碱性溶液中容易水解。维生素 B_2、叶酸含有**双键**，光敏感易降解。

21. E 本题考查的是药物制剂的稳定性及其降解

途径。**水解**是药物降解的主要途径之一，属于这类降解的药物主要有**酯类**（包括内酯）、**酰胺类**（包括内酰胺）等。其余选项易发生氧化降解。

22. B 本题考查的是药物制剂的稳定性及其降解途径。**烯醇类药物**由于分子中含有烯醇基，极易发生**氧化**反应，维生素 C 是这类药物的代表。

23. C 本题考查的是药物制剂的稳定性及其降解途径。**肾上腺素**中含有**酚羟基**易发生氧化反应；左旋肾上腺素在 pH 4 左右产生外消旋化作用，外消旋后只有 50% 的活性。

24. D 本题考查的是药物制剂的稳定性及其降解途径。含有**碳碳双键**的药物，如**维生素 A** 或**维生素 D** 的氧化是典型的游离基链式反应。易氧化药物要特别注意光、氧、金属离子对其的影响，以保证产品质量。

25. B 本题考查的是药物制剂稳定性的影响因素。**外界因素**包括温度、光线、空气（氧）、金属离子、湿度和水分、包装材料等。其余选项均为影响药物制剂稳定性的**处方因素**。

26. E 本题考查的是药物制剂稳定性的处方因素。常用**油溶性抗氧剂**包括有叔丁基对羟基茴香醚（BHA）、2,6 - 二叔丁基对甲酚（BHT）、生育酚（维生素 E）等，**水溶性抗氧剂**包括亚硫酸钠、硫代硫酸钠、焦亚硫酸钠、硫脲等。

27. A 本题考查的是药物制剂稳定性的处方因素。抗氧剂可分为水溶性抗氧剂与油溶性抗氧剂两大类。**水溶性抗氧剂**有焦亚硫酸钠、亚硫酸氢钠、亚硫酸钠和硫代硫酸钠等，其中焦亚硫酸钠和亚硫酸氢钠常用于偏酸性药液，亚硫酸钠和硫代硫酸钠常用于偏碱性溶液。**油溶性抗氧剂**有叔丁基对羟基茴香醚（BHA）、2,6 - 二叔丁基对甲酚（BHT）、生育酚（维生素 E）等。

28. D 本题考查的是**药物稳定性试验方法**。药物稳定性试验方法包括影响因素试验、加速试验和长期试验。**影响因素试验**是**一批样品**在高温、高湿、强光的剧烈条件下，考察影响药物稳定性的因素及可能的降解途径，为制剂工艺的筛选、**包装材料的选择**、贮存条件的确定等提供依据。**加速试验**是三批样品在**超常试验条件**下进行试验，以预测药品在常温条件下的稳定性。**长期试验**应在**实际贮存条件**下进行，目的是确定样品的有效期。

29. D 本题考查的是**药物制剂的稳定化方法**。通过改进剂型或生产工艺可以提高药物制剂的稳定性，如在**水溶液中不稳定的药物**制成无菌粉针等固体制剂；易受氧气、温度、水分、光线等环境因素影响的药物制成微囊或包合物；**遇湿热不稳定的药物压片时采用直接压片或包衣工艺。**

30. A　本题考查的是**药物的有效期**。药品的有效期是指药物**降解10%**所需的时间，称为十分之一衰期，记作 $t_{0.9}$。半衰期为药物降解50%所需的时间，记作 $t_{1/2}$。

31. D　本题考查的是药物的有效期。有效期 $t_{0.9}$ = 0.1054/k = 0.1054/0.0096（天$^{-1}$） = 11 天。

32. E　本题考查的是药品标准。我国药品标准体系由**四部分构成**：《中国药典》、药品标准（国家药品监督管理局颁布，简称局颁标准）、**药品注册标准和企业药品标准**。其中**《中国药典》、药品标准属于国家药品标准**，国家药品标准是我国**法定的药品标准**，具有**法律效力**；药品应当符合国家药品标准，没有国家药品标准的，应当符合经核准的药品质量标准。药品注册标准是指由国家药品监督管理局核准给申请人特定药品的质量标准（也称为**"核准标准"**），生产该药品的**药品生产企业**应当执行该注册标准，药品注册标准**不得低于国家药品标准**的相关规定。"企业药品标准"或"企业内控标准"，仅在本企业的药品生产质量管理中发挥作用，属于**非法定标准**。企业药品标准中的检验项目与检验方法常同于该药品的国家标准或注册标准，但指标限度的要求应当**等于或高于国家药品标准或药品注册标准**，故 E 选项错误。

33. E　本题考查的是《中国药典》。《中国药典》每 **5 年**颁布一次，现在使用的是 **2020 年版**，是第十一版。

34. C　本题考查的是《中国药典》凡例的定义及内容。凡例为正确使用《中国药典》进行**药品质量检定的基本原则**，是对《中国药典》正文、通则与药品质量检定有关的**共性问题的统一规定**，在《中国药典》各部中列于正文之前。

35. C　本题考查的是《中国药典》凡例的定义。**凡例是对《中国药典》正文、通则与药品质量检定有关的共性问题的统一规定，在《中国药典》各部中列于正文之前。**

36. D　本题考查的是《中国药典》通则的内容。通则、凡例、正文很容易分不清，归纳如下。

	定义	出处	内容
凡例	是对《中国药典》正文、通则与药品质量检定有关的共性问题的统一规定	在《中国药典》各部中列于正文之前	①总则；②正文；③通则；④名称与编排；⑤项目与要求；⑥检验方法和限度；⑦标准品与对照品；⑧计量；⑨精确度；⑩试药、试液、指示剂；⑪动物试验；⑫说明书、包装和标签

续表

	定义	出处	内容
正文	是《中国药典》标准的主体，是针对具体药物的各种信息	《中国药典》的第一、二、三部	①品名；②有机药物的结构式；③分子式；④分子量；⑤来源或有机药物的化学名称；⑥含量或效价限度；⑦处方；⑧制法；⑨性状；⑩鉴别；⑪检查；⑫含量测定；⑬类别；⑭规格；⑮贮藏；⑯杂质信息
通则	是对药品质量指标的检测方法或原则的统一规定	列于《中国药典》第四部	制剂通则与其他通则、通用分析与检测方法和指导原则

故收载剂型特点的是通则。

37. D　本题考查的是《中国药典》通则内容。**通则收载制剂通则与其他通则、通用分析与检测方法和指导原则。**

38. D　本题考查的是《中国药典》通则内容。**通则收载制剂通则与其他通则、通用分析与检测方法和指导原则。**

39. D　本题考查的是各国药典的基本信息。**《中国药典》二部分为两部分，第一部分收载化学药品、抗生素、生化药品及各类药物制剂**（列于原料药之后）；**第二部分收载放射性药物制剂，但不收载它们的用法和用量信息**。《美国药典》（USP）与《美国国家处方集》（NF）合并出版，缩写为 **USP - NF**。USP 收载有原料药和制剂的标准；NF 则收载药用辅料和食品补充剂。《欧洲药典》（Ph. Eur. 或 EP）第 1 卷收载凡例与通则，EP 不收载（化学药物）制剂，但收载有（化学药物）制剂通则。《日本药典》（JP）收载内容包括：凡例、原料药通则、制剂通则、通用试验法及其操作与设备、标准正文、红外光谱集、紫外 - 可见光谱集、一般信息（指导原则）、附录（原子量表），故选项 D 错误。

40. A　本题考查的是《中国药典》正文记载内容。《中国药典》性状项下记载药品的**外观、臭（味）、溶解度以及物理常数**等。

41. B　本题考查的是《中国药典》正文内容。药品性状一栏收载的内容包括外观、臭（味）、溶解度以及物理常数等。

42. B　本题考查的是溶解度的定义。**溶解**是指 **1g 药品可溶解于 10 ~ 不到 30ml** 的溶液中。阿司匹林在氢氧化钠溶液中的溶解度级别是"溶解"，故正确答案是 1g 阿司匹林可溶解于 10 ~ 不到 30ml 的氢氧化钠溶液。

43. B　本题考查的是**旋光度**的定义。当平面偏振光通过含有某些光学活性物质（如具有不对称碳原子的化合物）的液体或溶液时，能引起**旋光现象**，使偏振光的振动平面向左或向右旋转。偏振光旋转的度数称为**旋光度（α）**。

44. D　本题考查的是旋光度的定义。手性药物的旋光度不但与其化学结构有关，还与测定时供试品溶液的浓度、光路长度、测定时的温度、偏振光的波长有关。

45. A　本题考查的是药品杂质检查方法。**砷盐采用古蔡氏法和二乙基二硫代氨基甲酸银（Ag－DDC）法，水分常采用费休氏法测定**。

46. B　本题考查的是药品的**生物学检查**。生物学检查包括微生物限度检查、无菌检查、热原或细菌内毒素检查、异常毒性检查法、过敏反应检查法等。

47. C　本题考查的是药品的**崩解时限检查**。肠溶片不能在胃中溶解，故先采用盐酸溶液（9→1000）模拟胃酸，**2小时内不得出现软化**等变化。肠溶片进入肠道崩解释放药物、吸收，所以再用磷酸盐缓冲液（**pH 6.8**）模拟肠道环境，应在**1小时内崩解**。

48. E　本题考查的是**含量均匀度检查**。要求进行含量均匀度检查的有：含量过少的制剂（**含量少于25mg或主药含量低于25%的制剂**）；混粉工艺制成的注射用无菌粉末；内充非均相溶液的软胶囊；单剂量包装的口服混悬液、透皮贴剂和栓剂。复方制剂仅检查符合上述条件的组分，多种维生素或微量元素一般不检查含量均匀度。

49. D　本题考查的是《中国药典》的含量（效价）规定。**原料药含量限度**均用有效物质所占的百分数（%）表示，一般是指重量百分数。抗生素或生化药品，其含量限度用效价单位表示。制剂含量限度一般采用含量（化学药）或效价（抗生素、生化药品）占标示量的百分率表示。

50. B　本题考查的是《中国药典》的**含量（效价）规定**。阿司匹林原料药含量不得少于99.5%是指每100mg原料药中阿司匹林的含量不得低于99.5mg。含量是测定结果，不是真实含量，故测定出来的结果可能会超过100%，故当含量限度未规定上限时，系指不超过101.0%，有规定上限的按上限执行。炔诺酮含量限度97.0%～102.0%并不是说炔诺酮的真实含量能达到102.0%，而是指允许测定结果不超过102.0%。

51. B　本题考查的是标准品定义。**供抗生素、生化药品含量测定所用的标准物质称为标准品，测定结果用效价单位（U）或重量单位（μg）表示。供化学**

药品含量测试的标准物质称为**对照品**。

52. B　本题考查的是**药品规格**的定义。如果片剂规格标识0.1g，指的是每片含主药0.1g，**不是片重0.1g**。如果液体制剂标识1ml：10mg，指的是每支装量是1ml，1ml中含有主药10mg。如果液体制剂规格标识500ml，指的是每瓶装量500ml，未提及药物浓度及重量。如果液体制剂规格标识10%，指的是每100ml中含有主药10g，未提及装量。B选项"规格每10ml含钙元素110mg"是指钙元素有110mg，不是葡萄糖酸钙110mg（葡萄糖酸钙中钙元素约占11%），故B选项错误。

53. D　本题考查的是**药品贮存条件**。"密闭"系指可**防止尘土及异物进入**的容器包装，"密封"系指可**防止风化、吸潮、挥发**或异物进入的容器包装。阿司匹林遇湿气水解，贮存时应避开水分，故阿司匹林应选择密封、干燥处贮存。

54. C　本题考查的是药品贮存的条件。《中国药典》对某一药品**未明确规定贮存条件时，一般系指常温贮存，即10℃～30℃**。

55. B　本题考查的是药品贮存的条件。氨茶碱遇**二氧化碳不稳定，应密封**；氨茶碱属于**生物碱，遇光易被氧化，应遮光**，故B选项正确。

56. B　本题考查的是药物结构的确证方法。手性药物使用单一异构体时，应确认单一异构体的旋光性。测定旋光性的方法有**旋光度法、手性柱色谱法、单晶X射线衍射法、旋光色散法、圆二色谱法**。

57. C　本题考查的是**药物晶型检查方法**。《中国药典》规定检查棕榈氯霉素混悬液中A晶型含量采用IR法。

58. D　本题考查的是**药品安全性检查的方法和试剂**。溶血与凝聚检查系将一定量供试品与2%兔红细胞混悬液混合，温育一定时间后，观察其对红细胞的溶血与凝聚反应以判定供试品是否符合规定。

59. A　本题考查的是**稳定性试验的影响因素试验**。影响因素主要有**温度、湿度、光线**，故影响因素试验有**高温试验、高湿试验、强光照射试验**。高温试验的温度应高于该药品加速试验温度**10℃以上**，故A选项错误。

60. D　本题考查的是仿制药质量一致性评价。仿制药一致性评价包括晶型一致性、杂质模式评价、溶出度评价、人体生物等效性评价。①仿制药与已上市药品的晶型应一致；②仿制药的杂质模式最好与原研药一致，如果不一致，应制定新的质量标准和杂质检查方法；③仿制药与原研药的溶出度标准偏差应在合理范围内。**溶出度应至少在 4 种介质中测试，包括水、3 种不同 pH 的溶出介质**，其中肠溶制剂一般推荐选择 pH 1.2、4.5、6.0 和 6.8 的介质。④测试溶出度时，一般采用 3~4 个或更多取样点，其中第一个时间点溶出结果的相对标准偏差不得过 20%，自第二个时间点至最后时间点溶出结果的相对标准偏差**不得超过 10%**，这样才能保证试验制剂和参比制剂的吸收速度、吸收程度具有一致性，故 D 选项错误。

61. A 本题考查的是**仿制药人体生物等效性评价**。生物等效性试验程序一般是志愿者服用药物，然后在**规定的时间点抽取志愿者血液，测定血样中药物（即检测物质）的浓度**。检测物质一般**仅需测试原型药物**，不测代谢物。当药物药效受代谢物影响明显或代谢物毒性大，应同时检测代谢物。原型药物浓度过低不方便检测时，可以用代谢物代替。外消旋体无须测试单一异构体，除非其中一个异构体产生非线性药动学或异构体之间对药效影响差异太大。

62. B 本题考查的是**仿制药生物等效性评价**。**生物等效性研究**着重考察药物自制剂释放进入体循环的过程，通常将**受试制剂**在机体内的暴露情况与**参比制剂**进行比较，故采用**药代动力学**研究可直接测出药物血药浓度，从而分析出药物的**吸收速度、吸收程度**。

63. B 本题考查的是药品质量检验分类。**监督抽检**是指药品监督管理部门根据监管需要对质量**可疑药品**进行的抽查检验，**评价抽检**是指药品监督管理部门为评价某类或一定区域药品质量状况而开展的抽查检验。

64. A 本题考查的是**体内药物检测**。测定药物浓度时，因血液中药物浓度高于其他体液，所以**最常采用的生物样本是血样**。血样包括全血、血浆、血清。全血含有红细胞、白细胞等，不方便测试，故除特殊说明外，**一般的血样使用血浆、血清**。血浆含有抗凝剂，比血清分离快，一般采用**血浆**（除非抗凝剂对测定有影响）；**抗凝剂对测定有影响**的，则须采用**血清**测试药物浓度。

65. B 本题考查的是体内药物检测。血样通常使用血浆，如果抗凝剂对测试有影响，须采用血清。如果药物在血细胞中分布，才使用全血检测。故三个血样测试使用的广泛程度是**血浆 > 血清 > 全血**。

66. C 本题考查的是生物样品测定法。**免疫分析法是基于抗体与抗原或半抗原之间的高选择性反应而建立起来的一种生物化学分析法**。具有很高的选择性和很低的检出限，可以应用于测定各种抗原、半抗原或抗体。

67. E 本题考查的是熔点的定义。熔点是指药物初熔至全熔温度。

68. D 本题考查的是**药物稳定性试验**。加速试验应进行 6 个月，一般在 0、3 个月、6 个月取样检查。

69. C 本题考查的是药品质量标准。除另有规定外，片剂、硬胶囊剂、颗粒剂或散剂等，每一个单剂标示量小于 25mg 或主药含量小于每一个单剂重量 25% 者；药物间或药物与辅料间采用混粉工艺制成的注射用无菌粉末；内充非均相溶液的软胶囊；单剂量包装的口服混悬液、透皮贴剂和栓剂等品种项下规定含量均匀度应符合要求的制剂，均应检查含量均匀度。**凡检查含量均匀度的制剂，一般不再检查重（装）量差异**。

70. C 本题考查的是高效液相色谱法。用于鉴别药物的色谱法主要是高效液相色谱法（HPLC），以含量测定项下记录的色谱图中待测成分色谱峰的保留时间（t_R）作为鉴别依据。采用 HPLC 鉴别时，直接用含量测定项下记录的色谱图进行比较，**供试品溶液主峰的保留时间应与对照品溶液主峰的保留时间一致**。

71. A 本题考查的是**药物制剂**的稳定性及其变化。**物理稳定性**变化是指药物制剂的物理性质发生改变，如片剂的吸潮，混悬剂的**结晶生长和结块**，乳剂的**分层和破裂**（A 选项正确）。其余选项均属于化学稳定性变化，有新物质产生。

72. C 本题考查的是有关药品贮藏的相关名词术语表示的含义。避光：系指避免日光直射。遮光：系指用不透光的容器包装；密闭：系指用可防止尘土及异物进入的容器包装。密封：系指用可防止风化、吸潮、挥发或异物进入的容器包装。熔封或严封：系指用可防止空气、水分的侵入与微生物污染的容器或适宜的材料包装。阴凉处：系指贮藏处温度不超过 20℃。凉暗处：系指贮藏处避光并温度不超过 20℃。冷处：系指贮藏处温度为 2℃~10℃。常温：系指温度为 10℃~30℃。

二、配伍选择题

[1~3] BCA 本题考查的是药品名称。通用名也称国际非专利药品名称（INN），通常是指有活性的药物物质，而不是最终的药品，因此是药学研究人员和医务人员使用的共同名称，**一个药物只有一个药品通用名**。药品的商品名通常是针对药物的最终产品，即剂量和剂型已确定的含有一种或多种药物活性成分的药品，故含有相同药物活性成分的药品在**不同的国家不同的生产企业**可能以不同的商品名销售，即使在同一个国家由于生产厂商的不同也会出现不同的

商品名。美国化学文摘使用药品的化学名。

[4~6] BEA 本题考查的是药品名称。对乙酰氨基酚是药品的通用名，是所有厂家都可使用的名称。维生素 C 片是制剂名，制剂名 = 药物通用名 + 剂型名。9 - (2 - 羟乙氧甲基) 鸟嘌呤是药物的化学名，该药的通用名是阿昔洛韦。

[7~8] AB 本题考查的是药品名称。**通用名又称为国际非专利药品名称，是新药开发者向 WHO 提出的名称**，原料药一般采用通用名。**商品名又称为品牌名，是由新药开发者在申报药品上市时选定的名称**，是指批准上市后的药品名称，主要用于药品制剂。

[9~13] DEABC 本题考查的是药物母核。解释如下（虚线框内的结构为母核）：

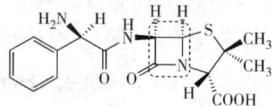

（N 和羰基—C＝O 相连，称为酰胺；酰胺通过第 2 个碳原子，即 β 位环合成四元环，称为 β - 内酰胺环）

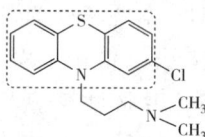

（六元环内含有 N、S 原子时称为噻嗪环；噻嗪环并合 2 个苯环时，称为吩噻嗪环）

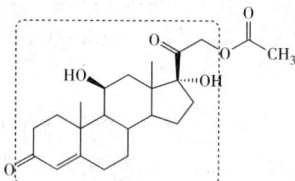

（三个六元环与 1 个五元环如图所示并合时，称为甾环；甾环连有 C_{18}、C_{19} 甲基和 C_{20-21} 基团时，称为孕甾烷）

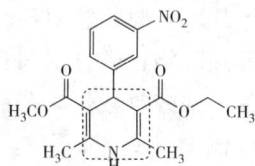

（六元环内含有一个 N 原子且有 3 条双键时，称为吡啶环，吡啶环内少一个双键称为二氢吡啶环）

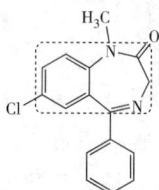

（䓬指的是七元环；䓬环含有 2 个 N 原子，称为

二氮䓬；二氮䓬并合苯环称为苯二氮䓬）

[14~17] ADCB 本题考查的是药物母核。虚线框内的结构为母核：

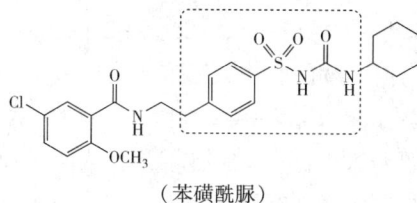

（苯磺酰脲）

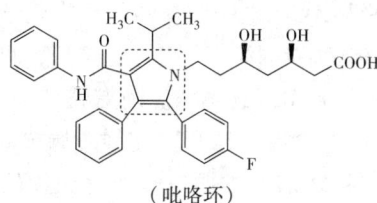

（吡咯环）

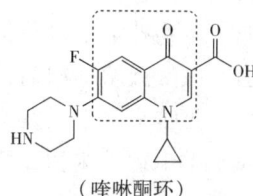

（喹啉酮环）

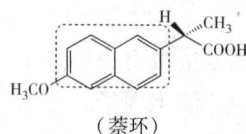

（萘环）

[18~20] CEA 本题考查的是**药物母核**。氨苄西林属于青霉素类药物，该类药物的母核是 **β - 内酰胺环**；醋酸氢化可的松属于肾上腺糖皮质激素类药物，该类药物的母核是**孕甾烷**；氯丙嗪是吩噻嗪类抗精神病药，其名称氯丙**嗪**的"嗪"就是取其结构"**吩噻嗪**"的"嗪"，很多药物的通用名具有这一特点，掌握这一规律有助于解题。

[21~24] DCEA 本题考查的是药物母核。尼群地平是**二氢吡啶**类钙通道阻滞药；阿昔洛韦是**核苷**类抗病毒药（核苷含有核酸，核酸是指嘌呤或嘧啶）。**萘普生**的名字中含有"萘"，便于掌握其母核是萘环。**格列本脲**名字中含有"脲"，易推测其母核是苯磺酰脲。萘普生、格列本脲这两个题目可以使用解题技巧。

[25~28] DEBC 本题考查的是药物化学名。当题目采用结构式和化学名匹配的时候，可以通过化学名中的比较突出、有特点的结构去选项中找出含有该结构的药物。"2,6 - 二甲基 - 4 - (3 - **硝基**苯基) - 1,4 - 二氢 - 3,5 - 吡啶二甲酸甲乙酯"名称中含有"**硝基（—NO₂）**"，只有 D 选项具有该结构，故选 D。也可以通过其他基团去找，如"吡啶"，但不能用其

他药物也有的基团去排除，例如"苯"，因为选项中5个药物均带有苯环，无法排除。"(+)-α-甲基-6-甲氧基-2-萘乙酸"含有萘，故选 E。"1-甲基-5-苯基-7-氯-1,3-二氢-2H-1,4-**苯并二氮䓬**-2-酮"含有苯并二氮䓬，故选 B。"1-环丙基-6-氟-1,4-二氢-4-氧代-7-(1-哌嗪基)-3-喹啉羧酸盐酸盐-水合物"含有盐酸（HCl）、水（H_2O），很容易判断答案是 C。

[29~30] **AC** 本题考查的是药物化学名。格列本脲含有**苯磺酰脲**结构，采用解题技巧，只有选项 A 中有"磺酰"字样，故选 A。阿昔洛韦母核为**鸟嘌呤**，只有选项 C 含有"嘌呤"字样，故选 C。

[31~33] **DEA** 本题考查的是**药物的来源与分类**。伊立替康为天然产物喜树碱衍生物，贝伐珠单抗为抗体类药物，属于生物技术手段获得的药物，伊马替尼是合成的蛋白酪氨酸激酶抑制剂，以上三个药物均具有抗肿瘤活性；吗啡来源于天然产物，具有镇痛活性；洛伐他汀属于微生物代谢物，具有降血脂的作用，不符合题干要求。

[34~36] **ACB** 本题考查的是**药物的来源与分类**。通过化学合成方法得到的小分子的有机或无机药物为化学合成药物。细胞因子、重组蛋白质药物、抗体、疫苗和寡核苷酸药物等都属于**生物技术药物**。通过发酵方法得到的抗生素以及半合成抗生素属于来源于天然产物的药物。

[37~38] **BA** 本题考查的是药物名称与药物命名。药物的名称包括药物的**通用名、化学名和商品名**。其中药品通用名也称为**国际非专利药品名称**，是**世界卫生组织（WHO）**推荐使用的名称。药品的商品名只能由该药品的拥有者和制造者使用，代表着制药企业的形象和产品的声誉。

[39~42] **DABC** 本题考查的是**药物剂型的分类**。混悬液属于**按分散体系分类**；**按作用时间分类**可分为速释、普通、缓控释制剂；腔道给药栓剂属于**按给药途径分类**中非经胃肠道给药剂型；无菌制剂是用灭菌方法或无菌技术制成的剂型（如注射剂、滴眼剂等）属于**按制法分类**。

[43~45] **BBA** 本题考查的是药物剂型的分类。舌下片剂和滴眼剂的给药途径均属于**黏膜给药**；栓剂的给药途径属于**腔道给药**。

[46~49] **EABC** 本题考查的是**药物辅料的功能**。口服液体制剂中加入**矫味剂**，可改善药物的不良口味，提高患者用药顺应性。**抗氧剂**可提高易氧化药物的化学稳定性等。将胰酶制成**肠溶衣片**，可使其免受胃酸破坏并保证其在肠中充分发挥作用从而提高疗效。以硬脂酸钠和虫蜡为基质制成的芸香草油肠溶滴丸，可避免对胃的刺激**降低毒副作用**。

[50~54] **ABDEC** 本题考查的是药物稳定性及其变化。①**异构化**：维生素 A 的活性形式是全反式，转化为 2,6-顺式异构体，其生理活性会降低。②**水解**：青霉素类分子中存在不稳定的 β-内酰胺环，在 H^+ 或 OH^- 影响下很易裂环失效。③**脱羧**：对氨基水杨酸钠在光、热、水分存在的条件下很易脱羧，生成间氨基酚。④**氧化**：肾上腺素氧化后先生成肾上腺素红，后变成棕红色聚合物或黑色素。⑤**聚合**：氨苄西林钠在贮存过程中可发生聚合反应形成高聚物，这种高聚物可诱发和导致变态反应。

[55~59] **CEBDA** 本题考查的是**药物稳定性**及其变化。维生素 C 降解的主要途径是氧化；乙酰水杨酸水解产物主要是水杨酸；毛果芸香碱在碱性条件下异构生成异毛果芸香碱；氨苄西林聚合产生过敏物质；对氨基水杨酸在光、热、水分存在的条件下很易脱羧。

[60~62] **EBC** 本题考查的是药物制剂稳定化影响因素与稳定化方法。常用的**水溶性抗氧剂**有亚硫酸钠、亚硫酸氢钠、焦亚硫酸钠、硫代硫酸钠、硫脲、维生素 C、半胱氨酸等。其中**焦亚硫酸钠、亚硫酸氢钠**适用于弱酸性溶液，硫代硫酸钠、亚硫酸钠适用于弱碱性溶液。常用的**油溶性抗氧剂**有叔丁基对羟基茴香醚（BHA）、2,6-二叔丁基对甲酚（BHT）、维生素 E 等。

[63~66] **CAED** 本题考查的是药典缩写。药典缩写都是采用国家名称的英文，美国药典是 **USP**，欧洲药典是 **EP** 或 **Ph. Eur**，中国药典是 **ChP**，日本药典是 **JP**。

[67~70] **CBAD** 本题考查的是《中国药典》的组成。《中国药典》**一部收载中药**，包括：药材和饮片；植物油脂和提取物；成方制剂和单味制剂；**二部分为两部分，第一部分收载化学药品、抗生素、生化药品及各类药物制剂**（列于原料药之后），**第二部分收载放射性药物制剂**；**三部收载生物制品**，包括：预防类、治疗类、体内诊断类和体外诊断类品种；**四部收载通则和药用辅料**。

[71~74] **CACC** 本题考查的是**凡例和通则的内容**。"片剂重量差异度及其检查方法与限度要求"是**制剂通则**，收载在通则里面。"高效液相色谱仪的一般要求和色谱条件"是**药品质量的通用分析和检测方法**，收载在通则里面。"药物制剂人体生利用度和

生物等效性试验指导原则"收载在通则的指导原则里面。"项目与要求"收载在凡例里面。

[75~77] **BCD**　本题考查的是凡例对**溶解度的定义**。"**易溶**"系指溶质1g（ml）能在溶剂1~不到10ml中溶解；"**溶解**"系指溶质1g（ml）能在溶剂10~不到30ml中溶解；"**微溶**"系指溶质1g（ml）能在溶剂100~不到1000ml中溶解；"**几乎不溶**"或"**不溶**"均系指溶质1g（ml）在溶剂10000ml中不能完全溶解。

[78~79] **BA**　本题考查的是《中国药典》收载内容。一般鉴别试验为通用方法，收载于《中国药典》通则0301；特殊鉴别试验为各品种特有的鉴别试验，收载于正文品种项下。

[80~84] **CAEDB**　本题考查的是**化学法鉴别药物**。盐酸麻黄碱在碱性条件下与硫酸铜形成蓝色配位化合物；吗啡与甲醛-硫酸试液反应显紫堇色；葡萄糖溶液遇碱性酒石酸铜试液，即生成红色氧化亚铜（Cu_2O）沉淀；维生素B_1碱性条件下与铁氰化钾反应生成具有蓝色荧光的硫色素；维生素C可使二氯靛酚钠褪色。

[85~88] **ABCD**　本题考查的是**药物的化学鉴别方法**。氢化可的松在乙醇溶液中与硫酸苯肼加热显黄色；四环素被硫酸氧化显深紫色，加入三氯化铁溶液后变为红棕色；肾上腺素与三氯化铁试液反应显翠绿色；尼可刹米与氢氧化钠试液加热，产生释放二乙胺臭气，能使湿润的红色石蕊试纸变蓝色。

[89~92] **ABCD**　本题考查的是各种鉴别法的鉴别依据。紫外-可见分光光度法主要测定供试品的**光谱图**、**最大吸收波长**（λ_{max}）、**最小吸收波长**（λ_{min}）、**特定波长处的吸光度**（A）、**特定波长处的吸收系数**来鉴别药物。化合物的红外吸收光谱具有人指纹一样的特征专属性，几乎没有两个化合物具有相同的红外光谱。高效液相色谱法（HPLC），以含量测定项下记录的色谱图中待测成分色谱峰的**保留时间**（t_R）作为鉴别依据，是分析**混合物**的**最有效鉴别方法**。**生物学方法**是利用微生物或实验动物进行鉴别，主要用于**抗生素和生化药品**的鉴别。

[93~94] **AD**　本题考查的是药品的检查。**药品检查**包括限量检查法、特性检查法、生物学检查法。限量检查法有一般杂质检查法、特殊杂质检查法。特性检查法主要有溶液颜色检查法、澄清度检查法、不溶性微粒检查法、可见异物检查法、崩解时限检查法、溶出度与释放度测定法、含量均匀度检查法、最低装量检查法、结晶性检查法、粒度和粒度分布测定

法。生物检查法主要有微生物限度检查、无菌检查法、热原或细菌内毒素检查法等。

[95~97] **CDA**　本题考查的是**杂质检查**。一般要求干燥失重限度为0.5%，炽灼残渣不超过0.1%，砷盐限量不超过1ppm（百万分之一），铅限量不超过10ppm（百万分之十）。

[98~102] **DBCAE**　本题考查的是**崩解时限检查**。各种药物剂型的崩解时限归纳如下：

剂型	口崩片	可溶片	舌下片	含片	普通片	薄膜衣片、硬胶囊、滴丸	糖衣片、软胶囊
崩解时限	1分钟	3分钟	5分钟	不少于10分钟	15分钟	30分钟	60分钟

[103~107] **CDCDC**　本题考查的是药物**崩解时限检查**。普通片崩解时限是**15分钟**，薄膜衣片和硬胶囊因有薄膜层和胶囊壳，其崩解时限延长为**30分钟**内；滴丸的崩解时限也为**30分钟**。糖衣片包衣层数多，崩解时限比薄膜片长，允许**不超过1小时**，软胶囊崩解时限同糖衣片。

[108~110] **ACD**　本题考查的是含量测定方法。**原料药**的含量测定通常强调测定结果的准确和重现，要求的测定方法具有更高的准确度和精密度，因为**滴定分析法**具有精密度高、准确性好的特点，是原料药含量测定的**首选方法**。药物制剂，尤其是复方制剂的含量测定**首选具有分离能力的色谱分析法**（主要采用高效液相色谱法，不用薄层色谱法，薄层色谱法主要用于鉴别）。用生物学方法或酶化学方法测定药品的活性，称为"效价测定"，测定结果一般用效价单位表示。

[111~112] **AB**　本题考查的是**标准物质**。供化学药物测定用的标准物质为**对照品**；供抗生素测定用的标准物质为**标准品**。

[113~116] **DBCA**　本题考查的是**药品贮存条件**。阴凉处是指不超过**20℃**；凉暗处不仅不超过**20℃**，且要避光；常温指**10℃~30℃**；冷处指**2℃~10℃**。

[117~120] **CDAE**　本题考查的是药品贮存条件。遮光系指用**不透光**的容器包装，例如棕色容器或黑纸包裹的无色透明、半透明容器；密闭系指用**可防止尘土及异物进入**的容器包装；密封系指用**可防止风化、吸潮、挥发或异物进入**的容器包装；熔封或严封系指用**可防止空气、水分的侵入与微生物污染**的容器或适宜的材料包装。

[121~125] **ABCDE**　本题考查的是药品贮藏条

件。无特殊要求时，药品一般**密闭**避光贮存；易水解、吸潮、风化的药品应**密封**；遇光不稳定药品通常要求**避光**保存。常见药物的贮存条件归纳如下：

药品	贮存条件	备注
二氢吡啶类药物、维生素A	遮光、密封	易氧化
盐酸异丙嗪、异烟肼	遮光、严封	遇光渐变色
盐酸四环素	遮光、密封或严封、在干燥处保存	有引湿性、遇光色渐变深
丙酸倍氯米松乳膏	密封、阴凉处	软膏剂吸潮、密封
丙酸倍氯米松吸入气雾剂	密闭、在凉暗处保存	气雾剂本身密封性好，仅需密闭贮存，凉暗处防止爆炸
阿法骨化醇软胶囊	密封、在凉暗干燥处	易氧化
阿法骨化醇（原料）	遮光、充氮、密封、冷处	易氧化、接触面大，比制剂贮存条件严格
门冬酰胺酶、生长抑素	遮光、密封、冷处	生物制品、易被氧化
重组人胰岛素（原料）	遮光、密闭、在-15℃以下	注射液2℃~8℃贮存，原料药-15℃
重组人生长激素	密闭、2℃~8℃	冻干粉2℃~8℃贮存，溶液-20℃保存
重组人生长激素溶液	密闭、-20℃保存	

[126~127] BA 本题考查的是药品贮存条件。阿法骨化醇原料药易氧化、应遮光、充氮、密封、冷处贮存。重组人生长激素冻干粉应密闭、2℃~8℃贮存，其溶液则须密闭、-20℃保存。

[128~132] BACED 本题考查的是**引湿性**的界定。①**潮解**：吸收足量水分形成液体；②**极具引湿性**：引湿增重不小于15%；③**有引湿性**：引湿增重小于15%但不小于2%；④**略有引湿性**：引湿增重小于2%但不小于0.2%；⑤**无或几乎无引湿性**：引湿增重小于0.2%。

[133~134] CB 本题考查的是**杂质的表示方法**。检查对象明确为某一物质应直接写明这一物质的具体名称或这一物质的结构特征（杂质名称过长时可用结构特征表示），如磷酸可待因中的"吗啡"、螺内酯项下的"巯基化合物"、肾上腺素中的"酮体"。检查对象不能明确为某一单一物质而又仅知为某一类物质可采用"其他甾体""其他生物碱""其他氨基酸"代表这类物质结构特征的简称。如果杂质未知，仅根据检测方法选用项目名称，如"杂质吸光度""易氧化物""易炭化物""不挥发物""挥发性杂质"等。

[135~136] AB 本题考查的是**注射剂安全性检查**。静脉用注射剂，均应设**细菌内毒素（或热原）**检

查项。其中，化学药品注射剂一般首选**细菌内毒素检查项**；中药注射剂一般首选**热原检查项**，若该药本身对家兔的药理作用或毒性反应影响热原检测结果，可选择细菌内毒素检查项。

[137~141] CDEBA 本题考查的是**安全性检查方法及试验对象选择**。家兔对发热敏感，热原试验选择给家兔静脉注射测试药品，然后观察家兔体温变化。细菌内毒素采用**体外鲎试剂法**，根据细菌内毒素与鲎试剂产生凝集反应的原理来定量内毒素，成本更低。**猫对降压物质更敏感**，故将猫麻醉后静脉注射测试药品，观察血压变化。**豚鼠对过敏反应、组胺敏感**，测试组胺采用体外试验，利用豚鼠回肠对组胺的敏感性定量组胺类物质含量；利用整体豚鼠，腹腔注射测试药品观察过敏反应。组胺类物质一方面引起过敏，一方面增加胃酸分泌，所以组胺类物质检测与过敏反应检测方法有所不同，虽然都是采用豚鼠，但前者选择体外试验（豚鼠回肠比其他肠道部位对组胺的敏感性更强），后者选择豚鼠整体试验。

[142~144] BAC 本题考查的是药物**稳定性试验条件**。长期试验采用的温度、湿度都是与贮存的自然环境基本一致，加速试验的温度、湿度则高于正常情况下的温度、湿度。预计需冷藏的药品，长期试验进行12个月，在5℃±3℃下进行；加速试验进行6个月，在25℃±2℃下进行。包装在半透性容器中的药品，其加速试验的温度高于常温，在40℃±2℃下进行，湿度选择25%±5%；长期试验则选择25℃±2℃、相对湿度40%±5%。

[145~146] AB 本题考查的是血浆、血清区别。**血浆含有抗凝剂**，制备方便，最为常用；抗凝剂如果对测试结果有影响时，则不能使用血浆作为样本；血浆**不易凝固**，故样本保留时间相对长，可重复测试。**血清不含抗凝剂**，但制备比血浆复杂，适用于抗凝剂对测试有影响的药品；**血清易凝固**，不方便反复测试，制备后**应尽快测试**。所有的血样都应该尽快测试，防止药物变质。

[147~148] DA 本题考查的是**药品标准体系**。国家药品标准是我国法定的药品标准，具有**法律效力**。它是国家为保证药品质量所制定的关于药品的规格、检验方法以及生产工艺的技术要求，也是药品的生产、经营、使用、检验和监督管理部门共同遵循的法定依据。《中华人民共和国药品管理法》规定：药品生产企业应当对药品进行质量检验。不符合国家药品标准的，不得出厂。药品生产企业应当建立药品出厂放行规程，明确出厂放行的标准、条件。即，药品

生产企业除应当按照国家药品标准或药品注册标准的规格与要求生产药品外，同时还应当制定有该药品的出厂放行规程。

[149～150] AD　本题考查的是《中国药典》检查项内容。检查项可分为**一般检查**与**特殊检查**。一般检查项目及其检查法主要有**限量检查法**、**特性检查法**、**生物学检查法**。限量检查是**药品纯度检查**的重要组成部分。纯度检查也称为**杂质检查**，药品中的杂质按来源可分为**一般杂质**和**特殊杂质**。一般杂质是指在自然界中分布广泛、在多种药品的生产过程中容易引入的杂质，如氯化物、重金属、砷盐、干燥失重或水分、炽灼残渣、残留溶剂等。**特性检查项**包括**理化特性检查和物理常数测定**。物理常数测定结果可以反映药品的纯度；而**理化特性检查**结果可反映药品的**安全性**、**有效性与均一性**，包括溶液颜色检查、澄清度检查、不溶性微粒检查、可见异物检查、崩解时限检查、溶出度与释放度测定、含量均匀度检查、最低装量检查、结晶性检查、粒度和粒度分布测定等18项检查或测定法。

[151～152] DB　本题考查的《中国药典》关于**质量标准及溶剂残留的有关要求**。质量标准规定，对于表观含量在 **0.1%** 及其以上的**杂质**以及表观含量在 **0.1%** 以下的具强烈生物作用的杂质或**毒性杂质**，**予以定性或确证其结构**。第 3 类为药品生产 GMP 限制使用，即可使用但需控制限量的溶剂，包括醋酸、丙酮、乙醇、正丁醇、乙醚、乙酸乙酯、三乙胺等 26 种，限量为 0.5%。

三、综合分析选择题

[1～4]

1. A　本题考查的是药品包装的分类。药品包装按其在流通领域中的作用可分为**内包装**和**外包装**两大类。

2. D　本题考查的是药品包装的作用。药品包装的作用包括保护功能、方便应用和商品宣传。保护功能包括阻隔作用和缓冲作用。

3. C　本题考查的是药品包装材料的分类。药品的包装材料按使用方式可分为Ⅰ、Ⅱ、Ⅲ三类，**Ⅰ类药包材**指直接接触药品且直接使用的药品包装用材料、容器；**Ⅱ类药包材**指直接接触药品，但便于清洗，在实际使用过程中，经清洗后需要并可以消毒灭菌的药品包装用材料、容器；**Ⅲ类药包材**指Ⅰ、Ⅱ类以外其他可能直接影响药品质量的药品包装用材料、容器。

4. E　本题考查的是药品包装材料的质量要求。药品包装材料的质量检查项目主要包含：材料的确认（鉴别）、材料的化学性能检查、材料的使用性能检查和材料的生物安全检查。

四、多项选择题

1. ADE　本题考查的是药物的分类。生物技术药物包括**细胞因子**、**重组蛋白质药物**、**抗体**、**疫苗**和**寡核苷酸药物**等。**抗生素和半合成抗生素**属于来源于**天然产物**的药物范畴。

2. ABC　本题考查的是**药物的分类**。来源于天然产物的药物是指从天然产物中提取得到的有效单体、通过**发酵方法得到的抗生素**以及半合成得到的天然药物和半合成抗生素。血清、抗体属于生物技术药物。

3. CE　本题考查的是药物名称与药物命名。每个企业生产的药品都有自己注册的药品商品名。**药品通用名**也称国际非专利药品名称（INN），是世界卫生组织推荐使用的名称。**一个药物只有一个药品通用名，该名称无专利保护**。我国药典委员会编写的《中国药品通用名称（CADN）》是中国药品命名的依据。每个化学药物都有特定的化学结构，为了准确的表述药物的化学结构，通常使用其化学命名。

4. ABC　本题考查的是药品名称。药物名称包括药物的**通用名**、**化学名**和**商品名**。

5. ABCDE　本题考查的是**药物辅料的功能**。药用辅料的作用包括**赋形**、**使制备过程顺利进行**、**提高药物稳定性**、**提高药物疗效**、**降低药物不良反应**、**调节药物作用**、**增加患者用药的顺应性**。

6. ABCDE　本题考查的是**药品包装的作用**。药品包装的作用包括阻隔作用、缓冲作用、标签作用、便于取用和分剂量及商品宣传。

7. DE　本题考查的是常用**药品包装材料**。药品的包装分为**内包装和外包装**，内包装系指直接与药品接触的包装（如安瓿、注射剂瓶、铝箔等）；外包装系指内包装以外的包装，外包装应根据药品的特性选用不易破损的包装，以保证药品在运输、贮存、使用过程中的质量。非处方药药品标签、使用说明书、内包装、外包装上必须印有非处方药专有标识。**药品的包装材料按使用方式可分为Ⅰ、Ⅱ、Ⅲ三类，Ⅰ类药包材**指直接接触药品且直接使用的药品包装用材料、容器；**Ⅱ类药包材**指直接接触药品，但便于清洗，在实际使用过程中，经清洗后需要并可以消毒灭菌的药品包装用材料、容器；**Ⅲ类药包材**指Ⅰ、Ⅱ类以外其他可能直接影响药品质量的药品包装用材料、容器。

8. ABCD 本题考查的是药物剂型与药物制剂的定义。为适应治疗或预防的需要而制成的药物应用形式，称为**药物剂型**，简称**剂型**。在各种剂型中都包含有许多不同的具体品种，我们将其称为药物制剂，亦即根据药典或药政管理部门批准的标准、为适应治疗或预防的需要而制成的药物应用形式的具体品种，称为**药物制剂**，简称**制剂**。

9. BCD 本题考查的是药物剂型的分类和作用。药物剂型按给药途径分为经胃肠道给药和非经胃肠道给药。胃溶片、泡腾片属于经胃肠道给药剂型，需经肝代谢；舌下片剂、气雾剂、注射剂为非经胃肠道给药剂型，可避免或减少肝脏首关效应。

10. ABD 本题考查的是药物剂型的分类。药物剂型的 5 种分类方法分别是**按给药途径分类**、**按分散系统分类**、**按制法分类**、**按形态分类**、**按作用时间分类**。

11. AB 本题考查的是**药物制剂稳定性**及其变化。化学不稳定性是指药物由于**水解**、**氧化**、**还原**、**光解**、**异构化**、**聚合**、**脱羧**，以及**药物相互作用**产生的化学反应，使药物含量（或效价）、色泽产生变化。混悬剂中药物结晶生长、乳剂的分层属于物理不稳定性变化，微生物污染属于生物不稳定性变化。

12. AE 本题考查的是药物制剂的稳定性及其降解途径。**水解**是药物降解的主要途径，属于这类降解的药物主要有酯类（包括内酯）、酰胺类（包括内酰胺）等。芳胺类、烯醇类、噻嗪类的降解途径主要是**氧化**。

13. ABCE 本题考查的是药物制剂的稳定性及其降解途径。药物的**氧化**过程与化学结构有关，如**酚类**、**烯醇类**、**芳胺类**、**吡唑酮类**、**噻嗪类**药物较易氧化。酯类的降解途径主要是水解。

14. ABD 本题考查的是影响药物制剂稳定性的因素。影响药物制剂降解的**处方因素**包括：pH、广义酸碱催化、溶剂、离子强度、表面活性剂、辅料。温度、光线属于影响药物制剂降解的环境因素。

15. BCE 本题考查的是影响药物制剂稳定性的因素。影响药物制剂降解的**环境因素**包括：温度、光线、空气（氧）、金属离子、湿度和水分、包装材料。pH 值、离子强度属于影响药物制剂降解的处方因素。

16. ABE 本题考查的是影响药物制剂稳定性的处方因素。**水溶性抗氧剂**有焦亚硫酸钠、亚硫酸氢钠、亚硫酸钠、硫代硫酸钠；**油溶性抗氧剂**常用叔丁基对羟基茴香醚（BHA）、2，6 - 二叔丁基对甲酚（BHT）、维生素 E 等。依地酸二钠为金属离子螯合剂。

17. BCDE 本题考查的是影响药物制剂稳定性的处方因素。许多酯类、酰胺类药物常受 H^+ 或 OH^- 催化水解，这种催化作用称为**专属酸碱催化或特殊酸碱催化**。

18. ACDE 本题考查的是**药物制剂稳定化方法**。包括：**控制温度**、**调节 pH**（pH 对药物水解影响较大）、**改变溶剂**（水中不稳定的药物，使用或加入适量非水溶剂）（C 选项正确）、**控制水分及湿度**（固体制剂应控制）（B 选项不正确）、**遮光**（光敏药物）、**驱逐氧气**、**加入抗氧剂或金属离子络合剂**（易氧化药物）。其他方法包括：（1）**改进剂型或生产工艺**：①制成固体制剂（水中不稳定的药物，制成固体剂型，片剂、胶囊剂、颗粒剂等，无菌粉针剂，膜剂等）（D 选项正确）；②制成微囊或包合物（如维生素 A 制成微囊后稳定性提高，维生素 C、硫酸亚铁制成微囊，可防止氧化）（A 选项正确）；③采用直接压片或包衣工艺。（2）**制备稳定的衍生物**。（3）**加入干燥剂及改善包装**（E 选项正确）。

19. ABCD 本题考查的是药物制剂的稳定化方法。凡水中不稳定的药物，**制成固体制剂**可显著改善其稳定性，如供口服的有片剂、颗粒剂、胶囊剂、干混悬剂等；**供注射的无菌粉针剂**；还可制成膜剂。水凝胶剂属于半固体制剂，不能改善水中不稳定的药物的稳定性。

20. AB 本题考查的是药物制剂的稳定化方法。一些易水解的药物加入表面活性剂可使稳定性提高，但有时表面活性剂也会加快药物的降解，如吐温 80 可使维生素 D 稳定性下降。电解质或盐主要改变溶液的离子强度，如药物离子带负电，并受 OH^- 催化，加入盐使溶液离子强度增加，则**水解反应速度增加**；如药物离子带负电，而受 H^+ 催化，则离子强度增加，**水解反应速度降低**。

21. ABC 本题考查的是《中国药典》的组成。《中国药典》标准体系由三部分组成，即凡例、通则、正文。

22. ABCD 本题考查的是**药品检查**。药品的特性检查法有溶液颜色检查法、澄清度检查法、不溶性微粒检查法、可见异物检查法、崩解时限检查法、溶出度与释放度测定法、含量均匀度检查法、最低装量检查法、结晶性检查法、粒度和粒度分布测定法。

23. ABC 本题考查的是《中国药典》正文内容。《中国药典》正文内容包括：①品名；②有机药物的结构式；③分子式；④分子量；⑤来源或有机药物的化学名称；⑥含量或效价限度；⑦处方；⑧制法；⑨性状；⑩鉴别；⑪检查；⑫含量测定；⑬类别；⑭规格；⑮贮藏；⑯杂质信息。

24. ABCDE　本题考查的是**药品性状内容**。《中国药典》性状项下记载药品的外观、臭（味）、溶解度以及物理常数（如熔点、沸点、旋光度等）等。

25. ABCDE　本题考查的是药品**含量测定方法**。测定方法包括**化学分析法**（如电位滴定法、永停滴定法、非水溶液滴定法、氧瓶燃烧法）、**仪器分析方法**（如紫外-可见分光光度法、荧光分光光度法、原子吸收分光光度法、高效液相色谱法、气相色谱法）、**生物活性测定法**（如抗生素微生物检定法、细胞色素C活力测定法、玻璃酸酶测定法）

26. ABCDE　本题考查的是标准物质的定义、用途、分类。**标准物质系指供药品检验（鉴别、检查、含量或效价测定）中使用的**，具有确定特性量值，用于校准设备、评价测量方法、给供试药品赋值或者鉴别用的**物质**。国家药品标准物质共有**五类**：标准品、对照品、对照药材、对照提取物、参考品；均应按其标签或使用说明书的规定使用和贮藏。其中，供化学药物与抗生素测定用的标准物质为**对照品与标准品**。对照品系指采用理化方法进行鉴别、检查或含量测定时所用的标准物质，其特性量值一般按纯度（%）计。

27. ABC　本题考查的是杂质。含量高、毒性大的杂质应**确定结构**，故对于表观含量在**0.1%及其以上的杂质**，表观含量在**0.1%以下的具强烈生物作用的杂质或毒性杂质**，在稳定性试验中出现的**降解产物**，予以**定性**或确证其结构。

28. ABCDE　本题考查的是药物安全性检查。注射剂安全性检查包括**异常毒性、细菌内毒素（或热原）、降压物质**（包括组胺类物质）、**过敏反应、溶血与凝聚**等项。

29. ABCD　本题考查的是药物稳定性试验。稳定性试验包括**影响因素试验、加速试验、长期试验**，归纳如下：

（1）加速试验：观察6个月

药品特点	试验温度	试验相对湿度
预计只需常温贮存药品	40℃±2℃	75%±5%
预计需冷藏（2℃~8℃）药品	25℃±2℃	60%±5%
预计需冷冻药品	5℃±3℃或25℃±2℃	

续表

药品特点	试验温度	试验相对湿度
乳剂、混悬剂、软膏剂、乳膏剂、糊剂、凝胶剂、眼膏剂、栓剂、气雾剂、泡腾片和泡腾颗粒	30℃±2℃	65%±5%
包装在半透性容器中的药物制剂	40℃±2℃	25%±5%

（2）长期试验：放置12个月，然后继续观察至36个月

药品特点	试验温度	试验相对湿度
预计只需常温贮存药品	北方：25℃±2℃ 南方：30℃±2℃	北方：60%±10% 南方：65%±5%
包装在半透性容器中的药物制剂	北方：25℃±2℃ 南方：30℃±2℃	北方：40%±5% 南方：35%±5%
预计需冷藏（2℃~8℃）药品	5℃±3℃	
预计需冷冻药品	-20℃±5℃	

长期试验至少放置12个月，故E选项错误。

30. ABE　本题考查的是**药品稳定性试验**。稳定性试验包括**影响因素试验、加速试验、长期试验**。

31. BD　本题考查的是**仿制药生物等效性**。仿制药生物等效性评价可采用**药动学方法、药效学方法、临床试验、体外方法**四种，多采用药动学方法。药动学方法测试药物进入循环系统的速度和程度，评价指标是C_{max}和AUC。题干中半衰期也是药动学参数，但半衰期与药品剂型、吸收速度、程度均无关，反映的是药物从体内消除的时间。亲和力和效能是药效学参数。

32. ABCD　本题考查的是**药品检验报告书内容**。检验后出具的检验报告书应记载的内容有：①品名、规格、批号、数量、包装、有效期、生产单位、检验依据；②取样/收检日期、报告日期；③检验项目、标准规定、检验结果；④检验结论。同时，检验报告上必须有检验者、复核者（或技术部门审核）和部门负责人（或管理部门）的签章及检验机构公章，签章应写全名，否则该检验报告无效。检查试验只写所采用的方法名称，不可能写具体步骤。

33. ABCDE　本题考查的是**体内药物检测**。生物样品包括人或实验动物的各种体液和脏器组织，如血液、尿液、胆汁、心脏、肝脏、肾脏、胃肠、脑、子宫、骨骼肌等。

34. ABCE　本题考查的是**体内药物检测**。最为常用的生物样本是**血液**，即血样，因为它能较为准确地反映药物在体内的状况，血样包括**全血、血浆、血清**。尿液因为含有丰富的药物代谢物及较高的药物浓度，也常用于药物代谢物研究或难以使用血样测定的

药动学研究。

35. ACDE 本题考查的是**生物样品检测法**。生物样品中的药物分析常用的方法有**免疫分析**和**色谱分析**。免疫分析法分为**放射免疫法**和**非放射免疫法**（荧光免疫法、发光免疫法、酶免疫法及电化学免疫法）；色谱分析法包括**气相色谱**（GC）、**高效液相色谱**（HPLC）和**色谱-质谱联用**（气相色谱-质谱联用技术 GC-MS、液相色谱-质谱联用技术 LC-MS）等。**薄层色谱只能用于定性检查**（即鉴别），**不能用于定量检查**（即含量测定）。

36. ABCDE 本题考查的是**药品质检的有关规定**。检验系药品检验机构根据药品标准对抽取的样品进行质量分析的过程。对于检验结果不合格或处于临界值边缘的项目，除规定以一次检验结果为准不宜复检的项目（如重量差异、装量差异、无菌、热原、细菌内毒素等）外，一般应予复检。

37. ACDE 本题考查的是含量或效价限度的规定。含量测定是指用规定的方法测定药物中有效成分的含量。《中国药典》收载的品种项下的含量或效价的规定又称为含量限度。含量限度是指按规定方法检测有效物质（API）含量的限度；**如采用其他方法，应将该方法与规定方法作比较试验，根据试验结果掌握使用，但在仲裁时仍以《中国药典》规定的方法为准**。因此选项 B 不正确。

第二章　药物的结构与作用

一、最佳选择题

1. D 本题考查的是药物的化学键合形式。药物与靶标产生**共价键键合**的药物主要有**烷化剂类抗肿瘤药**（如环磷酰胺、异环磷酰胺、卡莫司汀、洛莫司汀、司莫司汀）、**β-内酰胺类抗生素**（如青霉素类药物、头孢菌素类药物）、**拉唑类抗溃疡药**（如奥美拉唑、艾司奥美拉唑、泮托拉唑）等。

2. A 本题考查的是药物的化学键合形式。**卡莫司汀**属于亚硝基脲类烷化剂抗肿瘤药，与肿瘤细胞 DNA 之间通过**共价键**形成不可逆结合，产生强大的杀死肿瘤细胞的作用。

3. C 本题考查的是药物与靶标的化学作用力。药物与靶标之间通过化学键结合，产生药效。化学键包括**共价键**和非共价键。共价键结合能力强，是**不可逆结合**，所以通过共价键结合的药物药效较强，但不易从靶点上解离。非共价键结合属于**可逆结合**，药物发挥完药效后，从靶点上解离下来，药效随之结束。**非共价键有离子键、氢键、离子-偶极键、偶极-偶极键、范德华力、电荷转移复合物和疏水作用**等。

4. B 本题考查的是药物的化学骨架。A 选项具有**苯二氮䓬化学骨架**，是镇静催眠药**地西泮**的结构式。C 选项具有**吩噻嗪化学骨架**，是抗精神病药**氯丙嗪**的结构式。D 选项具有**二氢吡啶环化学骨架**，是钙通道阻滞药硝苯地平的结构式。E 选项具有**芳氧丙醇胺化学骨架**，是 β 受体拮抗药**美托洛尔**的结构式。B 选项的苯环即为芳基，

为丙酸，故选项 B 具有**芳**

基丙酸化学骨架，是非甾体抗炎药**布洛芬**的结构式。

5. C 本题考查的是药物化学骨架。—SO_2—是磺酰基，—NH—CO—NH—是脲基，两者结合起来的化学骨架称为**磺酰脲基**，即—$SO_2NHCONH$—，故选 C。本题容易错选 B，B 选项是磺胺类抗菌药的化学骨架。

6. D 本题考查的是药物化学骨架。题干所示的化学骨架为**芳氧丙醇胺**，是 β 受体拮抗药的化学骨架，如普萘洛尔、美托洛尔、阿替洛尔等药物均具有该化学骨架。

7. D 本题考查的是药物的**化学骨架**。吡啶环结构为 ，环内具有三条双键，当环内双键变成单键时，称为氢化，缺少一条双键称为二氢，缺少两条双键称为四氢，缺少三条双键称为六氢。根据题意，具有钙通道阻滞作用的药物含有二氢吡啶环骨架，即含有 ，故选 D。

8. C 本题考查的是**药物化学骨架**。苯乙醇胺的骨架为 ，选项 C 具有该结构，故选 C。本题的解题思路首先要抓住题干中提及的"**苯乙醇胺**"，若选项中只有唯一答案，题目就容易选择；假如选项中有 2 个选项都含有苯乙醇胺结构，那么再根据题干中其他信息进一步排除其他选项。

9. A 本题考查的是药物结构母核和药效团。骨架结构（又称母核）主要起到**连接作用**，将各种基团或结构片段组合在一起形成一个药物结构；药效团起到与**药物作用靶标相互识别和结合**的作用。他汀类药

物的结构中，**3,5－二羟基羧酸是产生酶抑制活性的必需结构（药效团）**，氟伐他汀、阿托伐他汀、瑞舒伐他汀结构中均含有 3,5－二羟基羧酸的结构片段，洛伐他汀和辛伐他汀的结构中含有的是 3－羟基－δ－内酯环的结构片段，该结构片段在体内会快速水解为 3,5－二羟基羧酸的药效团。

10. D 本题考查的是**结构特异性药物**与**结构非特异性药物**的性质。首先，任何药物的药效都与其结构、理化性质有关，只不过关系的密切程度不同，据此将药物可分为两类：结构特异性药物和结构非特异性药物。结构特异性药物进入体内**与靶标结合后产生活性**，与靶标的结合能力与其结构密切相关，结构变化，结合能力也会改变，药效随之发生改变，这种结构与药效之间的变化关系称为**构效关系**。除了与结构密切相关外，结构特异性药物的药效也与理化性质相关，理化性质可影响药物的吸收、分布、代谢、排泄等药动学性质，从而影响药效学性质，故 A 选项错误，D 选项正确。结构非特异性药物的**药效与理化性质关系密切，与结构关系不大**，结构改变对其药效并无大的影响，其药理作用也不是通过与靶标结合产生，故结构非特异性药物不存在构效关系一说，由此分析 B、C、E 选项错误。

11. B 本题考查的是结构非特异性药物的定义。结构非特异性药物的药效主要取决于**理化性质**，与结构关系不大。

12. C 本题考查的是影响结构非特异性药物的性质。结构非特异性药物的药效主要取决于**理化性质**，对于**吸入性全身麻醉药**（结构非特异性药物）而言，影响其药效的理化性质主要是**脂溶性**（或者说脂水分配系数）。

13. B 本题考查的是结构非特异性药物。**绝大多数的药物属于结构特异性药物**。只有**极少数药物属于结构非特异性药物**，如**全身麻醉药**。

14. A 本题考查的是化学键类型。烷化剂类抗肿瘤药，通过结构中碳原子与肿瘤 DNA 中鸟嘌呤碱基的 N 原子之间产生 C－N **共价结合键**。

15. B 本题考查的是化学键。金属络合物可用作金属中毒时的**解毒剂**，如**二巯基丙醇**可作为锑、砷、汞的螯合解毒剂，两者之间形成金属络合物，阻止金属离子的体内吸收。

16. A 本题考查的是化学键的定义。药物上缺电子基团（吸电基）与受体上的富含电子基团（供电基）之间产生相互吸引，然后电荷发生转移，形成作用力，称为**电荷转移复合物**。也可以是药物上的供电

子基与受体上的吸电子基之间的相互作用。

17. E 本题考查的是化学键的定义。药物的脂溶性基团与受体上的脂溶性结构之间形成的亲脂性作用力，称为**疏水性相互作用**。

18. E 本题考查的是理化性质对药效的影响。药物要转运扩散至血液或体液，需要溶解在水中，要求药物有一定的水溶性（又称为**亲水性**）。药物在通过各种生物膜包括细胞膜时，需要其具有一定的脂溶性（又称为**亲脂性**），故 A 和 B 选项错误。药物亲水性或亲脂性的过高或过低都对药效产生不利的影响，故 E 选项正确。在药学研究中，评价药物亲水性或亲脂性大小的标准是药物的**脂水分配系数**，用 P 来表示，其定义为：药物在生物非水相中物质的量浓度与在水相中物质的量浓度之比，故 P 或 $\lg P$ 值越大，药物的脂溶性越大，故 C、D 选项错误。

19. A 本题考查的是官能团对药物溶解性的影响。**亲水性基团**有羟基、羧基、氨基、磺酸基；**亲脂性基团**有烃基（如甲基、乙基、异丙基、叔丁基等）、脂环烃（如环戊基、环己基）、卤素（如氟原子、氯原子等）、烷氧基（如甲氧基、乙氧基等）、苯环、硫原子。

20. E 本题考查的是药物的生物药剂学分类。第 I 类代表药物有普萘洛尔、马来酸依那普利、盐酸地尔硫䓬等；第 II 类代表药物有双氯芬酸、卡马西平、吡罗昔康等；第 III 类代表药物有雷尼替丁、纳多洛尔、阿替洛尔等；第 IV 类代表药物有特非那定、酮洛芬、呋塞米等。

21. B 本题考查的是脂水分配系数。吸入性全身麻醉药的 $\lg P$ 值在 2 左右，药效最佳。

22. C 本题考查的是药物的酸碱性、解离度和 pK_a 对药效的影响。药物在体内的解离程度与药效的发挥有着必然的联系，通常药物以**非解离的形式（分子型）被吸收**，通过生物膜，进入细胞后，在膜内的水介质中解离成**离子形式（离子型）而起作用**。体内不同部位的 pH 情况不同，会影响药物的解离程度，使解离形式和未解离形式药物的比例发生变化，这种比例的变化与药物的解离常数（pK_a）和体液介质的 pH 有关。

根据**弱酸性药物**解离常数计算公式：

$$pK_a = pH + \lg [HA] / [A^-]$$

弱碱性药物解离常数计算公式：

$$pK_a = pH + \lg [HB^+] / [B]$$

可知对于弱酸性药物而言，体内环境 pH 较小，药物分子型比例越高，越有利于弱酸性药物的吸收，而对于弱碱性药物，体内环境 pH 越高，其药物分子型比

例越高，越有利于弱碱性药物的吸收，故 C 选项错误。

23. A　本题考查的是药物的解离度计算。**苯丙醇胺是弱碱性药物**，应采用公式：$pK_a = pH + lg [HB^+]/[B]$。套入数据：$9.4 = 7.4 + lg [HB^+]/[B]$，得到 $lg [HB^+]/[B] = 2$，即 $[HB^+]/[B] = 10^2$，$[HB^+]/[B] = 100$，可知 $[HB^+]$（离子型药物）约占 99%，$[B]$（分子型药物）约占 1%，故选项 A 正确。本题目解题前应先判断药物是酸性药物还是碱性药物，然后选择正确的计算公式。

24. E　本题考查的是解离度的计算。羧基、酚羟基呈酸性，按照**酸性药物的解离常数计算公式**计算，$pK_a = pH + lg [HA]/[A^-]$。其中羧酸基团 $pK_a - pH = -5$，$[HA]/[A^-] = 10^{-5} = 0.00001$，故几乎全部是离子型 $[A^-]$；酚羟基的 $pK_a - pH = 2.2$，$[HA]/[A^-] = 10^{2.2} > 100$，故 $[HA]$ 约占 99% 以上。伯氨基显弱碱性，套用**碱性药物公式** $pK_a = pH + lg [HB^+]/[B]$，$pK_a - pH = 0$，故分子型比例和离子型比例均为 50%。药物整体分子因为羧基呈离子型。故综合来讲，药物以离子状态存在。

25. C　本题考查的是解离度。巴比妥类药物是**弱酸性药物**，采用**公式** $pK_a = pH + lg [HA]/[A^-]$ 计算分子型药物比例。pK_a 越大，分子型药物比例越大，故脂溶性大小顺序（即对中枢作用强弱顺序）为海索比妥 > 戊巴比妥 ≈ 异戊巴比妥 > 苯巴比妥 > 巴比妥酸。取血液 pH 7.35 ~ 7.45 的中间值 7.40 计算如下：

药物	$pK_a - pH$	$[HA]/[A^-]$	$[HA]$（分子型药物）比例
巴比妥酸	-3.3	<0.001	不超过 0.1%（故不具有中枢作用）
苯巴比妥	0	0	50%
异戊巴比妥	0.5	≈3.16	70% ~80%
戊巴比妥	0.6	≈3.98	70% ~80%
海索比妥	1	10	约90%

26. D　本题考查的是解离度与药物吸收的关系。弱酸性药物容易在胃中吸收，故答案应从苯巴比妥和**阿司匹林**中选择。根据**弱酸性药物的计算公式** $pK_a = pH + lg [HA]/[A^-]$，$pK_a$ 越大的酸性药物，分子型药物比例越高，在胃中吸收越多，故选 D。本题易错选阿司匹林，原因是主观意识里认为阿司匹林酸性强、对胃肠道刺激大、易吸收。

27. B　本题考查的是**解离度与药物吸收**的关系。根据题干公式，$lg [B]/[BH^+] = -1$，那么 $[B]/[BH^+] = 0.1$，即 $[B]$（分子型药物）约占 10%。

28. C　本题考查的是解离度与药物吸收的关系。

根据**弱酸性药物**的计算公式 $pK_a = pH + lg [HA]/[A^-]$，得 $lg [HA]/[A^-] = 0$，即 $[HA]/[A^-] = 1$，故 $[HA]$ 和 $[A^-]$ 均占 50%。

29. C　本题考查的是解离度与药物吸收的关系。首先在碱性肠道中，弱碱性药物的吸收程度好于酸性药物，故排除 D 和 E 选项。**碱性药物公式** $pK_a = pH + lg [HB^+]/[B]$，$pK_a$ 越小，$pK_a - pH$ 的值越小，$lg [HB^+]/[B]$ 值也就越小，那么 $[HB^+]$ 就越少，分子型药物 $[B]$ 越多，故应选择 pK_a 小的药物，即地西泮。

30. A　本题考查的是药物解离度对口服吸收的影响。**弱酸性药物**如水杨酸和巴比妥类药物**在酸性的胃液**中几乎不解离，**呈分子型**，易在**胃中吸收**。碱性极弱的咖啡因和茶碱，**在酸性介质中解离也很少，在胃中易被吸收**。弱碱性药物如奎宁、麻黄碱、氨苯砜、地西泮**在胃中几乎全部呈解离形式，很难吸收**，但在**肠道中**，由于 pH 比较高，**容易被吸收**。强碱性药物如胍乙啶**在整个胃肠道中多是离子化**的，以及完全离子化的季铵盐类和磺酸类药物，消化道吸收很差。

31. E　本题考查的是药物理化性质对药效的影响。与药效有关的理化性质主要有溶解度、分配系数和解离度等。根据弱酸性药物、弱碱性药物的解离常数计算公式，**药物解离程度与药物的 pK_a 和体内环境的 pH 均有关**。对于弱酸性药物，pK_a 越大，分子形式药物比例越高，脂溶性越好。分子型药物脂溶性好，离子型药物水溶性好。药物脂溶性有利于药物的**跨膜转运**，当脂溶性较低时，随着脂溶性增加，口服吸收增强，但达到一定程度后，反而下降，故不能说脂溶性越高越有利于吸收。药物的溶解性与药物的结构相关，引入脂溶性基团会提高药物脂溶性，引入水溶性基团会提高药物水溶性。改变药物的结构，药物的理化性质如溶解性、解离常数也会相应改变，E 选项错误。

32. E　本题考查的是药物结构中的取代基对生物活性影响。巴比妥结构的氮原子上引入甲基后成为海索比妥，使其不易解离，解离度降低，分子形式比例提高，药物的脂溶性和脂水分配系数提高，对中枢的作用增强。

33. D　本题考查的是药物结构中的取代基对生物活性影响。**羧酸成酯的目的**主要有两个：一是**增大脂溶性**，通过生物膜的能力增强，易被吸收；二是**降低药物的酸性**，减少对胃肠道的刺激性，成为前药。

34. B　本题考查的是药物结构中的取代基对生物活性影响。**羧酸成酯的目的**通常有两种情形：一是降低药物的酸性，减少对胃肠道的刺激性；二是提高药物脂溶性，口服易吸收，提高口服吸收生物利用度，方便制备成口服制剂。成酯后的药物多数为前药，在体内水解后变成原药发挥药效。头孢呋辛脂溶性小，其钠盐只能注射给药，将其制备成酯类前药头孢呋辛酯后，口服吸收好，为口服头孢菌素类药物。此题易误选A，虽然成酯可降低头孢呋辛的酸性，但这并不是制备头孢呋辛酯的初衷。

35. B 本题考查的是**电荷分布对药效的影响**。喹诺酮类抗菌药的作用靶点是 DNA 螺旋酶，其中 4 位的酮基是重要的作用部位，当羰基的氧电荷密度增加时，有利于和 DNA 螺旋酶的电性相互结合。喹诺酮药物司帕沙星，其对金葡萄球菌的抑制活性比类似物环丙沙星强 16 倍。原因是 5 位氨基是给电子基团，通过共轭效应增加了 4 位羰基氧上的电荷密度，使司帕沙星与 DNA 回旋酶的结合作用增强而增加了对酶的抑制作用。

36. B 本题考查的是**电荷分布对药效的影响**。苯甲酸酯类局部麻醉药的苯环对位引入供电子基团氨基时，如普鲁卡因，氨基上的电子云通过共轭诱导效应，增加了酯羰基的极性，使药物与受体结合更牢，作用时间延长。若是对位引入吸电子基团硝基时，如对硝基苯甲酸乙酯，由于硝基的吸电子效应，导致羰基的电子云流向苯环，使极性降低，故对硝基苯甲酸酯与受体的结合能力比母体化合物弱、麻醉作用降低。

37. B 本题考查的是药物的立体结构对药物作用的影响。**几何异构是由双键或环的刚性或半刚性系统导致分子内旋转受到限制而产生的。**由于几何异构体的产生，导致药物结构中的某些官能团在空间排列上的差异，不仅影响药物的理化性质，而且也改变药物的生理活性。己烯雌酚反式异构体与雌二醇骨架不同，但两个酚羟基排列的空间距离和雌二醇的两个羟基的距离近似，表现出与雌二醇相同的生理活性。

38. D 本题考查的是手性异构体之间的差异。含有手性碳原子的药物，可产生对映异构体，对映异构体之间在生物活性、代谢、排泄、旋光性等多方面都可能存在差异。手性药物的对映体之间药物活性的差异、代表药物列表如下：

对映异构体之间的差异	药物举例
具有等同的药理活性和强度	普罗帕酮（在抗心律失常方面）、氟卡尼
产生相同的药理活性，但强弱不同	氧氟沙星（左旋体活性强）、氯苯那敏（右旋体活性强）、萘普生（右旋体活性强）

续表

对映异构体之间的差异	药物举例
一个有活性，一个没有活性	甲基多巴（L-异构体有活性）、氨己烯酸（S-异构体有活性）
产生相反的活性	哌西那多、扎考必利、依托唑林、异丙肾上腺素
产生不同类型的药理活性	右丙氧酚（镇痛药）与左丙氧酚（镇咳药）；麻黄碱（血管收缩药和平喘药）和伪麻黄碱（平喘药）；奎宁（抗疟药）与奎尼丁（抗心律失常药）
一种对映体具有药理活性，另一对映体具有毒性作用	氯胺酮、乙胺丁醇、丙胺卡因、青霉胺、四咪唑、米安色林、左旋多巴

39. A 本题考查的是手性异构体之间的差异。异构体之间**药理作用相反**的常见药物及其药理活性举例如下：

药物	对映体/药理作用	对映体/相反的作用
哌西那多	(+)/阿片受体激动药，镇痛作用	(-)/阿片受体拮抗作用
扎考必利	(R)/5-HT₃受体拮抗药，抗精神病	(S)/5-HT₃受体激动药
依托唑林	(-)/利尿	(+)/抗利尿
异丙肾上腺素	(R)/β受体激动作用	(S)/β受体拮抗作用

40. B 本题考查的是手性药物异构体药效差异的原因。如果异构体之间的药理作用和强度都一样，说明手性碳原子及其取代基没有参与靶标结合，未影响药物与靶标的亲和力。如果异构体之间的药理作用相同，只是强弱不同，说明异构体都能与靶标结合，只是结合力不同，因为异构体之间除了手性碳原子上取代基的取向不同，其他结构都相同，说明药效强弱差异的来源只能与手性碳原子的取向有关。

41. C 本题考查的是手性碳原子的判断。碳原子可连接四个基团或原子，当一个碳原子连接的四个基团均不相同时，该碳原子称为手性碳原子，具有手性碳原子的化合物可产生光学异构体，即对映异构体。判断一个药物是否属于手性药物，应查看结构中是否含有手性碳原子（特殊情况除外，如质子泵抑制药奥美拉唑结构中的硫原子具有手性。此外，少数其他原子也可产生手性）。1 号、2 号碳原子上连有 2 个 H 原子（很多情况下 H 原子在结构式上不标出）、4 号碳原子连有双键（连有双键的碳原子均不是手性碳原子）、5 号碳原子连有 3 个 H 原子，故上述碳原子均不具有手性。3 号碳原子连有 H、甲基、甲氧基、N，是四个不同的基团或原子，属于手性碳原子。

42. E 本题考查的是手性异构体之间药效差异。

对映异构体之间产生相反活性时，对映异构体必须拆分得到纯单一异构体才能使用，否则一个对映体将会抵消另一个对映体的部分药效。

43. B 本题考查的是构象异构体的含义。药物分子结构中的单键在自由旋转时，会使分子形状不停地发生变化，这些分子形状就是药物的构象。药物的构象异构体对药效影响也不一样，最低能量构象是药物稳定的构象，不一定是产生药效的构象。药物的优势构象才是药物产生药效的构象。有的药物在反式构象时产生药效，而有的药物是扭曲式构象产生药效。一个药物存在多种构象，不同构象可能作用的靶点不同，如组胺。

44. D 本题考查的是药物代谢。药物经代谢后转化为**极性**代谢物，主要随尿液排泄。有些极性大的药物可不经代谢就直接随尿液排泄，有些药物经过Ⅰ相代谢后排出体外，有些药物可不经过Ⅰ相代谢，直接发生Ⅱ相代谢排出体外，有些药物则是经过Ⅰ、Ⅱ相代谢后再排出体外，各种可能性都存在。药物或其Ⅰ相代谢物与体内极性小分子通过共价键结合，即Ⅱ相反应，排出体外。无论Ⅰ、Ⅱ相代谢，均需**酶**的催化作用才能完成。药物代谢后的代谢物在活性、毒性方面各种可能都存在，故选项 D 正确。

45. E 本题考查的是Ⅰ相代谢、Ⅱ相代谢类型。Ⅰ相代谢包括**氧化、还原、水解、羟基化反应**（属于氧化反应的一种）。Ⅱ相代谢包括与**葡萄糖醛酸结合、与硫酸结合、与谷胱甘肽结合、与氨基酸结合、乙酰化结合、甲基化结合**。

46. C 本题考查的是Ⅰ相反应类型。药物代谢也称为生物转化，其中Ⅰ相代谢也称为**官能团化反应**，Ⅱ相代谢也称为**结合反应**。地西泮发生羟基化、去甲基化都属于官能团化反应。

47. B 本题考查的是代谢类型。通过结构式对比分析药物代谢类型，利多卡因 N 原子上乙基脱去，故属于 *N* - 脱烷基代谢。

48. E 本题考查的是药物代谢类型。代谢的立体选择性是指生成的代谢物具有手性中心，且只选择性生成其中的 1 个异构体。卡马西平生成环氧化物这一步代谢，并没有产生手性碳原子，故不具有立体选择性。

49. E 本题考查的是代谢类型。葡萄糖醛酸的结合反应有：O、N、S、C 的葡萄糖醛苷化和 O、N、S 的葡萄糖醛酸酯化、酰胺化，未涉及 P（磷）。

50. D 本题考查的是代谢类型。儿茶酚结构的药物可发生酚羟基甲基化，所谓**儿茶酚**，是指邻苯二酚，即苯环相邻两个位置具有酚羟基，D 选项的苯环上只有一个酚羟基，另一个是羟甲基，故不属于儿茶酚结构。

51. C 本题考查的是药物代谢。新生儿肝脏未发育完全，体内缺少葡糖醛酸转移酶，在使用氯霉素时，由于不能使氯霉素和葡萄糖醛酸形成结合物而排出体外，导致药物在体内聚集，引起"灰婴综合征"。

52. D 本题考查的是药物Ⅱ相代谢的特点。药物及其代谢物与葡萄糖醛酸、硫酸、氨基酸、谷胱甘肽结合后**水溶性提高**。药物及其代谢物发生乙酰化后，代谢物**水溶性降低**。药物及其代谢物发生甲基化后，如果甲基化产物是季铵盐，则水溶性提高，如果不是季铵盐，则水溶性降低。

53. C 本题考查的是谷胱甘肽的结构特点和性质。谷胱甘肽（GSH）是由谷氨酸 - 半胱氨酸 - 甘氨酸组成的含有巯基的**三肽化合物**，其中巯基（—SH）具有较好**亲核作用**，在体内起到**清除**由于代谢产生的**有害的亲电性物质**，此外谷胱甘肽还有**氧化还原性质**，对药物及代谢物的转变起到重要的作用。

54. A 本题考查的是代谢特点。代谢酶与药物或代谢物结合后才能发生反应，烷基体积越大，空间障碍越大，越不利于酶与其结合，代谢越慢。代谢也称为**生物转化反应**，包括**Ⅰ相代谢（官能团化反应）**和**Ⅱ相代谢（结合反应）**。

55. B 本题考查的是药物结构与代谢反应的关系。容易发生水解代谢的基团是**酯、酰胺**，在水解酶的作用下生成羧酸化合物。

56. C 本题考查的是药物代谢的特点。机体内氨基酸种类较多，其中参与药物代谢的主要是**甘氨酸**。

57. B 本题考查的是药物代谢酶。人体的氧化 - 还原酶系主要有细胞色素 P450 酶系、黄素单加氧酶、过氧化酶、多巴胺 β - 单加氧酶、单胺氧化酶。其中，细胞色素 P450 酶系是药物最常见的氧化酶，细胞色素 P450 酶系由许多同工酶和亚型酶组成，其中的 CYP3A4 又是最常见的药物代谢酶。

58. C 本题考查的是药物代谢产物的**毒副作用**。过氧化酶体增殖激活 γ 受体（PPARγ）激动剂**曲格列酮**，可提高胰岛素的敏感性，用于治疗 2 型糖尿病，但上市后不久便因严重的**肝脏毒性**被停止使用。曲格列酮是由色满酮母核和噻唑烷二酮相连接，该母核在 CYP2C8 和 CYP3A4 的作用下，发生单电子氧化，形成强亲电试剂 *O* - **次甲基 - 醌**和 *p* - **醌**，进而与蛋白质以共价键结合；此外，曲格列酮的噻唑烷二酮的代谢活化也会产生毒性。

59. A　本题考查的是药物的毒副作用原因及案例。**特非那定、阿司咪唑**是抗组胺药，但因为对 **hERG** 有明显抑制作用导致较多的**心脏**风险，被美国 FDA **撤市**并修改说明书。

60. C　本题考查的是药物毒副作用原因。罗非昔布选择抑制 COX－2，抑制炎症部位前列腺素的合成，产生药效，但对血栓素不产生抑制作用，故易引起**血栓**，造成心血管不良反应。

61. A　本题考查的是药物与作用靶标的相互作用。药物在与作用靶标相互作用时，一般是通过键合的形式进行结合，这种键合形式有**共价键和非共价键**两大类。**共价键**的结合形式是**不可逆结合**，作用最强；**非共价键**的键合是**可逆**的结合形式，其键合的形式有：范德华力、氢键、疏水键、静电引力、电荷转移复合物、偶极相互作用力等。其中**离子键**是药物的带正电荷的正离子与受体带负电荷的负离子之间通过静电吸引力而产生的电性作用，是所有非共价键合键中键能**最强**的一种；范德华引力是所有键合作用中最**弱**的一种，但非常普遍。

62. E　本题考查的是**药物代谢所涉及的酶的种类**。参与药物体内 I 相代谢（官能团转化反应）的酶类主要是**氧化－还原酶**（如细胞色素 P450 酶系、黄素单加氧酶、过氧化酶、多巴胺 β－单加氧酶、单胺氧化酶、乙醇脱氢酶、羟化酶、黄嘌呤氧化酶和黄嘌呤脱氢酶等）、还原酶和水解酶。选项中蛋白酪氨酸激酶能催化多种底物蛋白质酪氨酸残基磷酸化，在细胞生长、增殖、分化中具有重要作用；**葡萄糖醛酸转移酶**和 **N－乙酰基转移酶为 II 相代谢酶**；血管紧张素转换酶与血压升高有关。仅有混合功能氧化酶符合题干要求。

63. B　本题考查的是**药物与非靶标结合**。最典型的药物与非治疗部位靶标结合产生副作用的例子是经典的抗精神病药物产生的锥体外系副作用，如氯丙嗪、氯普噻吨、氟哌啶醇、奋乃静、洛沙平等。

二、配伍选择题

[1～3] CEB　本题考查的是常见药物的化学骨架结构。肾上腺糖皮质激素类药物均有**孕甾烷**结构，孕甾烷的结构特点：具有甾环、C_{18} 角甲基、C_{19} 角甲基和 C_{20-21} 基团，系选项 C 中的化学结构。喹诺酮类抗菌药的化学骨架是**喹啉酮（喹啉环：** **）**，系选项 E 中的化学结构。A 选项甾环上只有 C_{18} 角甲基，系雌激素类药物的骨架结构。B 选项含二氢吡啶

环，系二氢吡啶类钙通道阻滞药的骨架结构。D 选项为对氨基苯磺酰胺，系磺胺类抗菌药物的骨架结构。

[4～6] CBA　本题考查的是常见药物的化学骨架结构。甾体激素类药物**按照结构分为雌甾烷、雄甾烷、孕甾烷，按照生理活性或药理活性分为雌激素类、雄激素和蛋白同化激素类、孕激素类、糖皮质激素类药物**。其中，雄激素类药物、蛋白同化激素类药物具有雄甾烷化学骨架，雌激素类药物具有雌甾烷化学骨架，孕激素类药物和肾上腺皮质激素类药物具有孕甾烷化学骨架。甾体激素类药物都具有共同的甾环特征，即 ，不同点在于环上取代基的不同。雌甾烷在 13 位具有 1 个角甲基，系 C_{18} 甲基；雄甾烷具有 2 个角甲基，即 10 位的 C_{19} 角甲基和 13 位的 C_{18} 角甲基；孕甾烷除了具有上述 2 个角甲基之外，还具有 C_{20-21} 基团。

[7～9] BCA　本题考查的是药物的化学骨架结构。丙二酰就是丙基上有 2 个羰基，即 —$COCH_2CO$—，脲基结构是 —NH—CO—NH—，两者环合起来称为"内"或"环"，故选项 B 为环丙二酰脲或**丙二内酰脲**。噻嗪环（ ）并合 2 个苯环时称为**吩噻嗪**，即选项 C 为吩噻嗪类抗精神病药的化学骨架。**䓬是指七元环**，环内含有 2 个氮原子时称为二氮䓬，故选项 A 为苯二氮䓬化学骨架。

[10～12] CDE　本题考查的是他汀类药物的母核。C 选项具有**吡咯环**（ ），D 选项具有**吲哚环**（ ），E 选项具有**嘧啶环**（ ）。选项 A 和 B 的母核是**六氢萘环**（ ）。

[13～14] AE　本题考查的是**他汀类药物的母核结构、药效团**。同类药物的药效团基本相同，但骨架结构可能各异。他汀类药物的药效团均为 **3,5－二羟基戊酸**。洛伐他汀的母核是六氢萘环。

[15～19] ECABD　本题考查的是化学键的分类。在药物和受体分子中，当碳原子和其他电负性较大的原子，如 N、O、S、卤素等成键时，由于电负性较大原子的诱导作用使得电荷分布不均匀，导致电子的不对称分布，产生电偶极。药物分子的偶极与另一个带电离子形成相互吸引的作用称为**离子－偶极作用**。如果一个偶极和另一个偶极产生相互静电作用，

称为**偶极－偶极键**，偶极作用常常发生在羰基与羰基等化合物之间，如选项 E。**氢键**的生成是由于药物（或作用靶点）分子中具有孤对电子的 O、N、S、F、Cl 等原子与作用靶标（或药物）中和 C、N、O、S 等共价结合的 H 形成的弱化学键，如选项 C。以**共价键**结合的药物，是一种**不可逆的结合形式**，和发生的有机合成反应相似，如选项 A，药物与靶标之间形成酰胺键。**离子键**通常是药物的带正电荷的正离子与受体带负电荷的负离子之间，通过静电吸引力而产生的电性作用，如选项 B。当药物结构中非极性链部分和生物大分子中非极性链部分相互作用时，可形成**疏水键**，如选项 D。

[20～21] AB　本题考查的是化学键的性质。药物与靶标之间的各种非共价化学键中，**离子键键能最大**，作用强而持久。**范德华力**是所有键合形式中**最弱**的化学键。

[22～25] CABE　本题考查的是**药物与靶标之间键合作用力**的案例。美沙酮分子中的碳原子由于羰基极化作用形成偶极，与氨基氮原子的孤对电子形成**离子－偶极**作用。去甲肾上腺素结构中的氨基在体内质子化成铵盐后，与 β_2 肾上腺素受体形成**离子键**作用。磺酰脲类利尿剂通过结构中的羟基 O 原子、H 原子与碳酸酐酶上的 H 原子、O 原子结合，形成**氢键**。抗疟药氯喹可以插入到疟原虫的 DNA 碱基对之间形成**电荷转移复合物**。

[26～28] ABC　本题考查的是药物与靶标之间化学键的案例。拟胆碱药物氯贝胆碱具有季铵盐结构，通过**离子键**与乙酰胆碱 M 受体相结合产生激动作用。碳酸和碳酸酐酶的结合位点之间形成的是**氢键**。铂金属络合物作用机制是铂金属络合物进入肿瘤细胞后，生成非常活泼的**络合离子**，在体内与 DNA 的两个鸟嘌呤碱基 N^7 络合成一个闭合的五元状络合物环，破坏了核苷酸链上的嘌呤基和胞嘧啶之间的氢键，使 DNA 不能形成正常双螺旋结构，肿瘤细胞 DNA 复制停止。

[29～30] AD　本题考查的是化学键结合的本质。水杨酸分子中羟基上的 H 原子与羧基上的 O 原子之间形成的是**氢键**。美沙酮的羰基形成偶极，与季铵盐的 N 正离子形成**离子－偶极**作用力。

[31～33] BDE　本题考查的是药物与作用靶标结合的化学本质。药物与作用靶标相互作用时，一般是通过键合的形式进行结合，这种键合形式有**共价键**和**非共价键**两大类。在**大多数情况下**，药物与作用靶标的键合力是**非共价键**，是**可逆**的，包括**离子键、氢**键、离子－偶极、偶极－偶极键、范德华力、电荷转移复合物和疏水作用等。B 区域是一个偶极和另一个偶极产生相互静电作用，称为偶极－偶极键。C 区域是药物的带正电荷的正离子与受体带负电荷的负离子之间，通过静电吸引力而产生的电性作用，即离子键。D 区域是药物结构中非极性链部分（乙基）和生物大分子中非极性链部分产生相互作用，称为疏水性作用。A 区域是范德华力作用。

[34～36] ABC　本题考查的是药物的**生物药剂学分类**。第Ⅲ类药物溶解度高、渗透性低，其药效发挥取决于渗透率的大小，即脂溶性；第Ⅱ类药物溶解度低、渗透性高，故其药效取决于溶解度的大小。第Ⅰ类药物的溶解度和渗透性都能保证其药效的发挥，所以该类药物的起效快慢取决于进入肠道的速度，溶出度是主要影响因素。

[37～40] ACDB　本题考查的是药物的**生物药剂学分类**。第Ⅰ类是高溶解度、高渗透性的两亲性分子药物；第Ⅱ类是低溶解度、高渗透性的亲脂性分子药物；第Ⅲ类是高溶解度、低渗透性的水溶性分子药物；第Ⅳ类是低溶解度、低渗透性的疏水性分子药物。

[41～43] ABC　本题考查的是药物的**生物药剂学分类及其代表药物**。第Ⅰ类代表药物有普萘洛尔、马来酸依那普利、盐酸地尔硫䓬等；第Ⅱ类代表药物有双氯芬酸、卡马西平、吡罗昔康等；第Ⅲ类代表药物有雷尼替丁、纳多洛尔、阿替洛尔等；第Ⅳ类代表药物有特非那定、酮洛芬、呋塞米等。

[44～45] AC　本题考查的是解离度对药物吸收的影响。**弱酸性药物在胃中不易解离**，以**分子型药物**为主，容易被胃黏膜吸收；**弱碱性**药物在肠道中不易解离，**分子型**药物多，易被肠道吸收；**离子型**药物在胃肠道不易吸收。苯巴比妥、水杨酸类药物（如阿司匹林）是弱酸性药物，易在胃中吸收。地西泮是弱碱性药物，易在肠道吸收。磺酸类药物容易解离成离子形式，丁溴东莨菪碱是季铵盐，本身为离子形式，胍乙啶碱性强，在整个胃肠道中多是离子形式，离子形式药物在胃肠道很难吸收。阿司匹林容易被误解为在肠道吸收，因为临床常用的剂型为肠溶制剂，肠溶制剂是在肠道吸收，但阿司匹林普通片是易在胃中吸收。

[46～49] ABDC　本题考查的是基团对药效的影响。**卤素**是**吸电子基团**，能影响药物的**电荷分布**；卤素具有脂溶性，增强药物脂溶性；卤素可使药物**代谢速度**发生改变，影响作用时间。**巯基**的硫原子具有

孤对电子，能与带正电的金属离子发生**络合反应**，用于**金属中毒的解救**。羧酸能与醇羟基或酚羟基成酯，可降低药物酸性，**减轻对胃肠道刺激**；也可增加**脂溶性**，提高口服吸收，或者延长作用时间。**醚**的氧原子具有孤对电子，具有**亲水性**，而**碳链**具有**亲脂性**，故具有**两亲性**。

［50～52］BDA　本题考查的是基团对药效的影响。**硫醚**的硫原子具有孤对电子，可被氧化成亚砜或砜，后者极性增强。**含 N 基团**一方面显示碱性，易与核酸或蛋白质的酸性基团成盐；另一方面含有未共用电子对的氮原子又是较好的氢键接受体，能与多种受体结合，表现出多样的生物活性。药物分子中的**羟基**一方面增加药物分子的水溶性，另一方面可能会与受体发生氢键结合，增强与受体的结合力，改变生物活性，可以将羟基进行酰化成酯或烃化成醚，但其活性多降低。

［53～54］DC　本题考查的是基团对药效的影响。东莨菪碱季铵化后易电离成稳定的铵离子，作用较强，但水溶性大，**不易通过生物膜和血－脑屏障**，以致口服吸收不好，也**无中枢作用**。依那普利拉具有 2 个羧酸基团，极性较大，口服吸收差，将其中 1 个羧酸基团酯化后得到依那普利，**成为前药**，既增加药物口服生物利用度，又降低胃肠道刺激性。

［55～57］BAD　本题考查的是基团对药效的影响。睾酮 17 位羟基在肠道易被代谢，在该位置引入**甲基**，增加**空间位阻效应**，减少肠道代谢，提高口服吸收。**地西泮**引入羟基，水溶性增大，得到**奥沙西泮**，进入中枢的量减少且易随尿排泄，作用**减弱**、作用时间缩短。氟奋乃静做成**庚酸酯**，脂溶性增强，溶于植物油制剂中的药量增多，可一次注射更多药量，在肌肉内慢慢吸收发挥**长效**。

［58～61］ABDC　本题考查的是基团对药效的影响。醋酸氟代氢化可的松的抗炎作用比醋酸氢化可的松强 17 倍，是由于醋酸氢化可的松的 6 位氢原子被氟取代后，不容易被羟基置换而失活。阿苯达唑含有**硫醚**结构，服用后在体内迅速代谢成**亚砜和砜**类化合物，前者产生药效。巯嘌呤难溶于水，但引入磺酸基后可制成钠盐得到**磺巯嘌呤钠**，增加了药物的**水溶性**，方便注射。抗组胺药物羟嗪具有较大的脂溶性，能够穿过血－脑屏障产生中枢镇静的副作用，在此基础上，将其结构上羟基换成羧酸基得到**西替利嗪**，脂溶性下降，在生理 pH 条件下大部分以解离的羧酸负离子存在，成为第二代**没有中枢副作用**的抗组胺药物。

［62～64］ABE　本题考查的是手性异构体对药效的影响。左旋体、右旋体的活性之间存在强弱差异时，说明手性中心参与了与受体的相互作用，如**氯苯那敏**，其**右旋体**手性中心与受体亲和力强，药效增强，而左旋体手性中心与受体的亲和力弱，药效差。对映体异构体中一个有活性，一个没有活性，这种严格的构型与活性差异的原因，部分是来自受体对药物的空间结构要求比较严格，如甲基多巴。乙胺丁醇的 D－对映体活性比 L－对映体强 200 多倍，而毒性也较 L－型小得多。

［65～68］BDEC　本题考查的是**手性异构体对药效的影响**。萘普生，S－（+）－对映体的抗炎和解热镇痛活性比 R－（-）－对映体强。右丙氧酚是**镇痛药**，左丙氧酚为镇咳药。氨己烯酸只有 S－对映体是 GABA 转氨酶抑制剂，R－对映体无效。扎考必利 R－对映体为 5-HT$_3$ 受体拮抗药，S－对映体为 5-HT$_3$ 受体激动药。

［69～71］EDB　本题考查的是**手性异构体对药效的影响**。手性药物的两个对映体之间的药理作用和强度以及与消旋体之间没有明显差异，说明药物的手性中心不在与受体结合的部位，属于静态手性类药物，如氟卡尼。**依托唑啉**的左旋体具有利尿作用，右旋体则有抗利尿作用，这种具有相反药理作用的对映异构体需拆分得到纯对映异构体才能使用，否则一个对映体将会抵消另一个对映体的部分药效。丙胺卡因为局麻药，两种对映体的作用相近，但 R－（-）－对**映体**在体内迅速水解生成可导致高铁血红蛋白血症的邻甲苯胺，具有**血液毒性**。

［72～73］BC　本题考查的是影响药效的理化性质、立体结构。结构非特异性药物全身麻醉药的药效主要由脂溶性，即脂水分配系数决定。对映异构体是由于手性碳原子引起的，也叫**光学异构体**。

［74～76］CBA　本题考查的是立体异构对药效影响。立体异构包括**手性异构**、**几何异构**、**构象异构**。**组胺**是以反式构象与 H$_1$ 受体作用，而以扭曲式构象与 H$_2$ 受体作用，属于**构象异构**造成药理作用不同。己烯雌酚顺反异构体的 2 个羟基与雌二醇受体的距离不同，造成亲和力不同，故药效差异源于**几何异构**。扎考必利的手性异构体之间作用于不同受体，属于**光学异构**（或称为手性异构、对映异构）。

［77～80］BCAD　本题考查的是代谢类型，通过代谢物与药物结构区别判断代谢类型。氯霉素的硝基代谢成氨基，属于还原反应。丙胺卡因的酰胺键断裂，发生水解反应。普萘洛尔的氨基脱去，且 C 原子

被氧化为醛，属于脱氨氧化反应。对氨基水杨酸的氨基上引入乙酰基，属于乙酰化反应。

[81~82]　AD　本题考查的是代谢类型。通过代谢物与药物结构区别判断代谢类型。A选项的酚羟基引入了甲基，为**甲基化反应，属于Ⅱ相代谢**。D选项的代谢物引入了新的手性碳原子，代谢产物为单一的**光学异构体**，具有立体选择性。

[83~86]　ACDB　本题考查的是**代谢类型**。通过代谢物的结构特征判断代谢反应类型。保泰松生成羟布宗，引入了羟基，属于芳环羟基化代谢。卡马西平的代谢物是环氧化物，属于烯烃环氧化代谢。氟西汀的代谢物是去甲氟西汀，去掉了甲基，属于N-脱烷基代谢。美沙酮代谢为美沙醇，酮变成醇属于还原反应。

[87~88]　BD　本题考查的是代谢特点。**阿苯达唑**含有硫醚结构，本身无活性，**氧化为亚砜后产生药效**。与其相反，舒林酸含有亚砜结构，无活性，须**还原为硫醚后产生药效**。

[89~93]　ACBDE　本题考查的是代谢特点。苯妥英有活性，羟基化后极性增大，对中枢的渗透作用降低，代谢失活。保泰松本身有活性，羟基化后酸性增强，抗炎活性增强。硫喷妥脂溶性强，起效快，作用强，作用时间短，脱硫代谢物戊巴比妥脂溶性降低，活性减弱。舒林酸本身无活性，发生还原反应生成硫醚，产生活性，但氧化代谢物砜类化合物则无活性。

[94~96]　BAC　本题考查的是药物代谢特点。三个题目都涉及苯环，选项D、E不含苯环，应先排除。丙磺舒含有羧基、磺酰基，都是强吸电子基团，不发生羟化反应。华法林具有手性碳原子，且侧链含有酮基，S-异构体主要发生苯环羟化，R-异构体主要发生侧链酮基还原。普萘洛尔可发生羟化反应，发生在萘环的对位。

[97~101]　CABED　本题考查的是Ⅱ相代谢。吗啡主要与葡萄糖醛酸结合；沙丁胺醇与硫酸结合；白消安与谷胱甘肽结合；对氨基水杨酸钠发生乙酰化结合反应；肾上腺素发生甲基化结合反应。

[102~103]　CE　本题考查的是药物代谢酶。硝苯地平的二氢吡啶环被氧化为吡啶环，是在过氧化酶催化作用下完成。**肾上腺素**侧链发生脱氨氧化生成醛基化合物，是在**单胺氧化酶**催化作用下完成的。

[104~105]　BA　本题考查的是代谢反应。N上引入氧原子属于N-氧化反应。N上脱去一个甲基属于N-脱烷基反应。本题易错选E，N原子上引入甲基才属于N-甲基化反应。

[106~108]　BCA　本题考查的是药物毒副作用的原因。归纳如下：

毒副作用原因		举例
含有毒性基团		抗肿瘤药（如氮芥类药物、磺酸酯类药物、含有氮丙啶结构的药物、含有醌类结构的药物）
在非结合靶标产生非治疗作用	与非治疗部位靶标结合产生的副作用	经典抗精神病药（氯丙嗪、氯普噻吨、氟哌啶醇、奋乃静、洛沙平）；选择性COX-2抑制剂（罗非昔布、伐地昔布）
	与非治疗靶标结合产生的副作用	血管紧张素转换酶抑制剂（卡托普利、依那普利、福辛普利等）；大环内酯类抗生素（红霉素、罗红霉素、克拉霉素）
对心脏快速延迟整流钾离子通道（hERG）的影响		抗心律失常药、抗心绞痛药、强心药、抗过敏药（特非那定、阿司咪唑）、抗高血压药、抗精神失常药、抗抑郁药、抗菌药、局部麻醉药、麻醉性镇痛药、抗震颤麻痹药、抗肿瘤药、止吐药和促胃肠动力药
与体内代谢过程引发的毒副作用	对CYP450的抑制作用	酮康唑、地尔硫䓬、丙米嗪、尼卡地平
	对CYP450的诱导作用	对乙酰氨基酚
	药物代谢产物产生毒副作用	双氯芬酸、奈法唑酮、普拉洛尔、曲格列酮、舒多昔康、佐美酸、苯噁洛芬、非尔氨酯

[109~111]　EDC　本题考查的是药物毒副作用原因。**对乙酰氨基酚**，在体内经CYP2E1代谢产生**氢醌**，正常情况下与谷胱甘肽作用解毒后排泄。乙醇是CYP2E1的诱导剂，**可诱导该酶的活性增加**。服用对乙酰氨基酚或含有对乙酰氨基酚成分药品的患者，如同时大量饮酒就会诱导CYP2E1酶的活性，增加**氢醌**的量，一方面大量**消耗体内的谷胱甘肽**，造成谷胱甘肽耗竭，另一方面与体内的肝、肾蛋白等生物大分子作用**产生毒性**。酮康唑抑制肝CYP3A4活性，减慢阿托伐他汀代谢，使后者的横纹肌溶解风险加大。奈法唑酮可生成亚胺-醌和氯代对醌代谢物，造成肝毒性。

[112~113]　BC　本题考查的是**药物毒副作用的原因**。氯氮平因拮抗多巴胺受体产生抗精神病作用和锥体外系反应，因拮抗5-HT₂受体减轻锥体外系反应，通过与2个靶点的相互作用降低了不良反应。福辛普利等血管紧张素转化酶抑制剂通过抑制血管紧张素转化酶产生降压作用，通过抑制缓激肽分解，产生干咳不良反应，属于一药多靶的原因。

[114~115]　AB　本题考查的是药物毒副作用的原因。**罗非昔布**、伐地昔布强力抑制COX-2而不抑

制 COX - 1,导致与 COX - 2 有关的前列腺素 PGI₂ 产生受阻而与 COX - 1 有关的血栓素 TXA₂ 合成不受影响,破坏了 TXA₂ 和 PGI₂ 的平衡,从而增强了血小板聚集和血管收缩,引发血管栓塞事件。导致罗非昔布、伐地昔布等药物**撤出市场**。**大环内酯类抗生素**(红霉素类药物),如红霉素、罗红霉素、克拉霉素等 14 元环的内酯化合物在产生抗菌作用的同时也刺激了胃动素的活性,增加了胃肠道蠕动,并引起恶心、呕吐等胃肠道副作用。

[116 ~ 117] DA　本题考查的是药物代谢产物产生毒副作用。β 受体拮抗剂**普拉洛尔**在体内的代谢活化首先生成 O - 去烷基化生成化合物(对乙酰氨基酚),继之氧化生成**亚胺 - 醌式**结构化合物,该代谢活化产物可**与蛋白发生不可逆结合**生成产物,后者可导致临床上发生特质性硬化性腹膜炎,普拉洛尔由此而被撤出市场。抗过敏药物特非那定、阿司咪唑因**干扰心肌细胞 K⁺ 通道,引发致死性尖端扭转型室性心动过速**,导致药源性心律失常,被美国 FDA 从市场撤回。

三、多项选择题

1. ABCDE　本题考查的是药物靶标。药物分子与机体生物大分子结合,产生药效,这种与药物结合的生物大分子即为**药物靶标**,包括**受体、酶、离子通道、核酸**。其中 DNA 又称为脱氧核糖核酸,RNA 称为核糖核酸。

2. ABCD　本题考查的是药物化学骨架。**芳氧丙醇胺**的化学结构是,ABCD 四个选项均具有该结构特征。选项 E 是苯乙醇胺结构,容易被误选。

3. AB　本题考查的是他汀类药物的药效团。A 选项(**洛伐他汀**)、B 选项(**辛伐他汀**)**具有内酯环**,需要水解后产生 3,5 - 二羟基戊酸结构后才能产生抑制胆固醇合成的药效,故正确答案为 AB。CDE 选项结构含有 3,5 - 二羟基戊酸钠结构,进入体内后游离成 3,5 - 二羟基戊酸,可直接产生药效。本题需要通过结构分析判断**前药**(前药系指药物本身无活性,在体内经水解等代谢后产生药效的药物)。

4. BCDE　本题考查的是**普鲁卡因的键合作用力**。

普鲁卡因的芳伯氨基可以与受体形成**范德华力**,羰基与受体的偶极产生偶极 - 偶极作用,叔胺 N 原子在生理条件下变成正离子,与受体产生**静电引力**,叔胺上的烃基与受体的疏水性基团可产生**疏水性相互作用**。

5. ACD　本题考查的是常见**共价键结合**的药物。以共价键与靶标结合的药物有**烷化剂类抗肿瘤药**(如环磷酰胺等)、**β - 内酰胺类抗生素**(如头孢菌素类、青霉素类、β - 内酰胺酶抑制剂克拉维酸和舒巴坦等)、**质子泵抑制剂抗溃疡药**(如奥美拉唑、艾司奥美拉唑等)。本题易误选 B 和 E。法莫替丁是 H₂ 受体拮抗剂抗溃疡药,紫杉醇是影响蛋白质功能的抗肿瘤药,不是所有的抗溃疡药、抗肿瘤药都是以共价键与靶标结合。

6. ABCE　本题考查的是药物的解离常数计算公式。酸性药物与碱性药物的 pK_a 值计算公式不同:

弱酸性药物计算公式: $pK_a = pH + lg\ [HA]/[A^-]$

弱碱性药物计算公式: $pK_a = pH + lg\ [HB^+]/[B]$

根据弱酸性药物的计算公式,当 $pK_a > pH$ 时,$lg\ [HA]/[A^-] > 0$,故 [HA](分子型药物)数量大于 [A⁻](离子型药物),故 A 选项正确。根据弱碱性药物的计算公式,$pK_a > pH$ 时,$lg\ [HB^+]/[B] > 0$,即 [HB⁺](离子型药物)数量大于 [B](分子型药物),故 B 选项正确。当 $pK_a = pH$ 时,对于弱酸性药物 $lg\ [HA]/[A^-] = 0$,即 [HA] = [A⁻],也就是分子型药物和离子型药物比例相等,均为 50%;而对于弱碱性药物,$lg\ [HB^+]/[B] = 0$,即 [HB⁺] = [B],也就是分子型药物和离子型药物比例相等,均为 50%。当 pH 比 pK_a 增加一个单位时,对于酸性药物而言,$pK_a = pH + lg\ [HA]/[A^-]$,即 $lg\ [HA]/[A^-] = pK_a - pH = -1$,计算得 $[HA]/[A^-] = 0.1$,即 [HA](分子型药物)约占 9%,[A⁻](离子型药物)约 90%,故 D 选项错误。当 pH 比 pK_a 增加两个单位时,对于碱性药物而言,$pK_a = pH + lg\ [HB^+]/[B]$,$lg\ [HB^+]/[B] = pK_a - pH = -2$,计算得 $[HB^+]/[B] = 0.01$,即 [HB⁺](离子型药物)约占 1%,[B](分子型药物)约占 99%,故 E 选项正确。归纳整理如下表:

	弱酸性药物	弱碱性药物
$pK_a > pH$	分子型药物多	离子型药物多
$pK_a < pH$	离子型药物多	分子型药物多
$pK_a = pH$	分子型、离子型药物均占 50%	分子型、离子型药物均占 50%
$pK_a - pH = 3$	分子型药物约占 99.9%	离子型药物约占 99.9%

续表

	弱酸性药物	弱碱性药物
$pK_a - pH = 2$	分子型药物约占99%	离子型药物约占99%
$pK_a - pH = 1$	分子型药物约占90%	离子型药物约占90%
$pK_a - pH = -3$	分子型药物约占0.1%	离子型药物约占0.1%
$pK_a - pH = -2$	分子型药物约占1%	离子型药物约占1%
$pK_a - pH = -1$	分子型药物约占10%	离子型药物约占10%

7. ABCDE 本题考查的是理化性质对药效影响。**分子型药物脂溶性好，有利于跨膜转运、吸收。离子型药物水溶性好，有利于在体液中转运、溶解在细胞液中发挥药效。**药物的理化性质是由结构中的基团决定的。对于结构非特异性药物，药效与结构关系不大，理化性质直接影响药效。药物理化性质较多但对药效影响广泛的理化性质主要是溶解度、分配系数、解离度。

8. ABD 本题考查的是理化性质对药效的影响。药物的理化性质较多，比如密度、熔点、沸点、旋光度、晶型、溶解度、分配系数、解离度。其中，对绝大多数药物的药效有影响的主要是**溶解度、分配系数、解离度**。

9. CDE 本题考查的是基团对药物溶解性的影响。**亲水性基团**有羟基、羧基、氨基、磺酸基；**亲脂性基团**有烃基（如甲基、乙基、异丙基、叔丁基等）、脂环烃（如环戊基、环己基）、卤素（如氟原子、氯原子等）、烷氧基（如甲氧基、乙氧基等）、苯环、硫原子。

10. AB 本题考查的是药物理化性质对药效的影响。药物的脂水分配系数是药物在生物非水相中物质的量浓度与在水相中物质的量浓度之比，通俗讲，就是药物脂溶性与水溶性的比值，故脂水分配系数与脂溶性呈正比。脂溶性有利于药物吸收，但不是越大越好，须在合理范围内。进入中枢神经系统的药物需要有一定的脂溶性，保证药物能穿透血－脑屏障，但也不是越大越好。

11. ACE 本题考查的是药物的立体结构对药效的影响。药物立体结构对药效的影响主要有药物的**手性异构**（也叫光学异构、对映异构）、**几何异构**（也叫顺反异构）和构象异构。脂水分配系数、解离常数是影响药效的理化性质。

12. ABC 本题考查的是手性药物的判断。药物结构中标注"＊"的均为手性碳原子，故A、B、C

三个药物是手性药物。

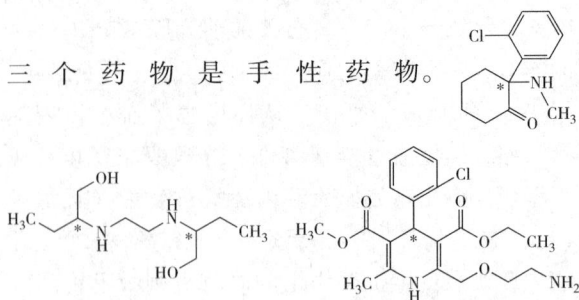

13. ABCDE 本题考查的是手性异构体在药理学方面的差异。手性药物药理作用机制、药理作用强度、毒副作用、药动学（包括吸收、分布、代谢、排泄）、旋光性等多方面都可能存在差异或者没有差异，视具体药物不同，故所有选项均对。

14. AD 本题考查的是药物的立体结构对药物作用的影响。几何异构是由双键或环的刚性或半刚性系统导致分子内旋转受到限制而产生的。由于几何异构体的产生，导致药物结构中的某些官能团在空间排列上的差异，不仅影响药物的理化性质，而且也改变药物的生理活性。**氯普噻吨**的顺式异构体活性**强于反式**异构体，**己烯雌酚**的反式异构体活性**强于**其顺式异构体。氯苯那敏、扎考必利、普罗帕酮分子中具有手性碳原子，存在光学异构体。

15. AE 本题考查的是药物代谢。**地西泮**在体内发生羟基化，生成替马西泮；发生羟基化代谢、脱甲基代谢生成奥沙西泮。两者均有活性。

16. ABD 本题考查的是Ⅰ相代谢。胺类化合物发生的Ⅰ相代谢有 N－脱烷基反应、N－氧化反应、脱氨氧化。N－乙酰化反应和 N－甲基化反应属于**Ⅱ相代谢**。

17. ABCDE 本题考查的是**Ⅱ相代谢反应类型**。Ⅱ相代谢有甲基化反应、乙酰化反应、与硫酸结合、与氨基酸结合、与谷胱甘肽结合、与葡萄糖醛酸结合。

18. ABCDE 本题考查的是代谢类型。药物在体内的代谢反应包括Ⅰ相、Ⅱ相代谢，故全选。

19. ABE 本题考查的是代谢类型。**官能团化反应**也就是**Ⅰ相代谢，包括氧化、还原、水解、羟基化。**

20. ACDE 本题考查的是药物的Ⅰ相代谢类型。药物代谢包括Ⅰ相代谢和Ⅱ相代谢。Ⅰ相代谢包括**氧化、还原、水解、羟基化**等反应，Ⅱ相代谢包括药物及其Ⅰ相代谢物与**葡萄糖醛酸、硫酸、甘氨酸、谷胱甘肽结合、甲基化结合、乙酰化结合**反应。苯妥英钠发生羟化反应，卡马西平发生氧化反应，地西泮发生羟化反应和脱甲基代谢，硫喷妥钠发生氧化反应，均属于Ⅰ相代谢。对氨基水杨酸钠发生乙酰化结合，属于Ⅱ相代谢。

21. ABCD 本题考查的是代谢类型。华法林的**左旋体**易发生**苯环羟化代谢**，右旋体主要发生侧链**酮基还原反应**，羟基化反应和还原反应均属于Ⅰ相代谢。

22. ABCDE 本题考查的是**与药效有关的因素**。与药效有关的因素众多，包括药剂学因素、药理学因素、药物化学因素等。本章所讲的内容均与药效有关，包括理化性质、官能团、键和方式、立体构型、代谢反应等。

23. ABCDE 本题考查的是药物毒副作用原因。毒副作用原因包括：含有**毒性基团**；在非结合靶标产生非治疗作用（包括非治疗部位与靶标结合、治疗部位或非治疗部位与非靶标结合）；对 hERG 产生抑制；**代谢影响**（包括对肝药酶产生抑制、诱导作用，代谢物毒性强）。

第三章　常用的药物结构与作用

第一节　中枢神经系统疾病用药

一、最佳选择题

1. C 本题考查的是三唑仑的结构特点。三唑仑结构中的三氮唑上的**甲基**提高了脂溶性，使其起效快，但该甲基**易被代谢**成羟甲基失去活性，而成为**短效镇静催眠药**。

2. D 本题考查的是地西泮的代谢产物及其结构特点。地西泮经代谢其结构式的 **3 位引入羟基**，同时 **1 位脱甲基**，所得到的代谢产物为**奥沙西泮**，也为临床用药。其余选项结构相应药物分别为：A 艾司唑仑，B 三唑仑，C 氯硝西泮，D 奥沙西泮，E 地西泮。

3. D 本题考查的是地西泮和奥沙西泮的结构特点及其理化性质。地西泮 3 位引入羟基，同时 1 位脱甲基的代谢产物为**奥沙西泮**，由于羟基的引入，使得分子的极性明显增加。

4. D 本题考查的是苯二氮䓬类药物的结构特点。在苯二氮䓬的 1,2 位并上**三唑环**，不仅可使**代谢稳定性增加**，而且**提高了与受体的亲和力**，活性显著增加。相关药物有**艾司唑仑、阿普唑仑、三唑仑和依替唑仑**，活性均比地西泮强几十倍，该类药物以"—唑仑"为药名后缀。本题的关键是要找出题干中所提示的三氮唑结构——含有三个氮原子的五元杂环即为三氮唑结构。

5. A 本题考查的是佐匹克隆的结构特征。佐匹克隆结构中含有哌嗪（—N◯N—）、吡咯酮（◯）、吡啶（◯）、吡嗪（◯）等结构片段。

6. D 本题考查的是氯丙嗪的理化性质、代谢和毒性。氯丙嗪 5 位 S 经氧化后生成亚砜，进一步氧化成砜，两者均为无代谢活性的产物。苯环的氧化以 **7 – 羟氯丙嗪**活性代谢物为主，羟基氧化物可进一步在体内烷基化，生成相应的甲氧基氯丙嗪。侧链去 N – 甲基可生成单脱甲基氯丙嗪及双脱甲基氯丙嗪，这两种代谢产物在体内均可与多巴胺 D_2 受体作用，均为活性代谢物。

7. C 本题考查的是相关官能团的名称。吩噻嗪环为**三环结构**，其中中间环中含有氮原子和硫原子，氯丙嗪和奋乃静的区别就在于 10 位侧链末端；奋乃静有哌嗪环。

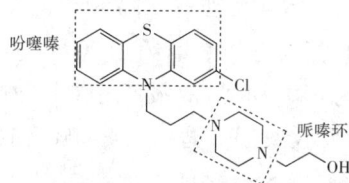

8. E 本题考查的是**吩噻嗪类药物的构效关系**。吩噻嗪类抗精神病药分子结构中 **8 位通常没有取代基**。

9. E 本题考查的是帕利哌酮的结构特点。**帕利哌酮是利培酮的代谢活性产物**，其结构式比利培酮多了一个**羟基**。也可以认为是运用拼合原理设计的非经典抗精神病药。

10. E 利培酮是按照**拼合原理**设计得到的作用于**多靶点**的抗精神病药，将选择性 5 – HT_{2A} 受体拮抗药**利坦色林**中的噻唑并嘧啶酮用其生物电子等排体哌啶并嘧啶酮替代，而分子中的 1,2 – 苯并异噁唑相当于强效 DA_2 受体拮抗药**氟哌啶醇**中的对氟苯基哌啶片段。拼合后它的独特之处在于是高选择性的 **$5HT_2$/DA_2受体平衡阻断药**，疗效高而锥体外系不良反应很少。利培酮属于非经典的新一代抗精神病药，其**代谢**

生成 9 - 羟基化合物帕利哌酮也具有抗精神病活性。原药的半衰期只有 3 小时,而帕利哌酮的半衰期长达 24 小时。利培酮不属于三环结构。

11. D 利培酮是运用**拼合原理**设计的作用于**多靶点**的抗精神病药。利培酮在体内生成 9 - 羟基化合物帕利哌酮也具有抗精神病活性。原药的半衰期只有 3 小时,而帕利哌酮的半衰期长达 24 小时。帕利哌酮与利培酮结构式区别仅在于嘧啶酮并哌啶环上经氧化引入羟基。

12. B 本题考查的是抗抑郁药的分类及代表药物。根据抗抑郁药物的作用机制,**抗抑郁药可分为去甲肾上腺素再摄取抑制药、选择性 5 - 羟色胺再摄取抑制药、单胺氧化酶抑制药、5 - 羟色胺与去甲肾上腺素再摄取抑制药等多种类型**。舍曲林为 5 - 羟色胺再摄取抑制药。抗抑郁药按照作用机制分类考试频率较高。

13. B 本题考查的是去甲氟西汀的作用机制、代谢及结构特征。去甲氟西汀结构式为

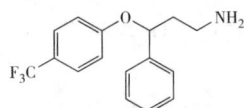

,为非三环类抗抑郁药。分子中含**手性碳原子**,*S* - 异构体比 *R* - 异构体强 20 倍,**去甲氟西汀为氟西汀的活性代谢产物**,具有与氟西汀相同的药理活性,均是 5 - HT 再吸收的强效抑制药;现已分离单独使用 *S* - 氟西汀,降低了毒性和副作用,安全性更高。氟西汀半衰期约为 70 小时,其代谢物半衰期约为 330 小时,故氟西汀是长效的口服抗抑郁药;口服吸收良好,进食不影响药物的生物利用度。

14. D 本题考查的是药物的基本母核结构。哌啶环为含一个氮的六元环,4 - 苯胺基哌啶结构为在哌啶的 4 位直接连苯基氨基结构,只有芬太尼符合要求。

15. A 本题考查的是吗啡的解毒方法。当吗啡的 *N* - 甲基被烯丙基、环丙基甲基或环丁基甲基等取代时,导致吗啡样物质对受体的作用发生逆转,**由激动剂变为拮抗剂**。如烯丙吗啡、纳洛酮和纳曲酮,均无镇痛作用,都是阿片受体拮抗药,其中纳曲酮的活性比纳洛酮强 8 倍。它们在临床上可用于服用吗啡或海洛因中毒的成瘾者的解救。

16. C 本题考查的是美沙酮的临床用途。美沙酮的镇痛作用比吗啡、哌替啶稍强,成瘾性等副作用也相应较小,适用于各种原因引起的剧痛。临床上美沙酮被用于治疗**海洛因依赖脱毒和替代维持治疗**的药效

作用。但长期应用也能成瘾。

17. B 本题考查的是镇痛药物的结构特点。选项中纳洛酮为将吗啡的 *N* - 甲基用**烯丙基**替代,且结构中引入酮羰基而得到的为**阿片受体拮抗药**;布桂嗪结构中含丁酰基(布)、苯丙烯基(桂)、哌嗪环(嗪);**曲马多**为环己烷 2 位的二甲氨基甲基与 1 位的甲氧基苯基呈**反式**构型;烯丙吗啡是将吗啡的 *N* - 甲基被烯丙基替代而得;只有**芬太尼**含有 **4 - 苯胺基哌啶结构**。

18. C 本题考查的是哌替啶的结构特点和理化性质。哌替啶为 **4 - 苯基哌啶**类镇痛药,其分子中的酯键与一般酯键药物不同,盐酸哌替啶结构中酯羰基的邻位有苯基存在,空间位阻大,水溶液短时间煮沸不至于被水解。

19. E 本题考查的是对官能团性质的了解。选项中瑞芬太尼结构含有**酯基**,属于**前体药物**,在体内迅速被非特异性酯酶生成**无活性的羧酸衍生物**。

20. E 本题考查的是镇痛药物的化学结构。题中所给五个选项依次为:**舒芬太尼(含噻吩结构)、阿芬太尼(含四氮唑结构)、哌替啶(苯基哌啶结构)、去甲基哌替啶、芬太尼(苯氨基哌啶类)**。

21. C 本题考查的是 5 - HT 与去甲肾上腺素再摄取抑制药的代表药物及其代谢。本题选项中文拉法辛属于该类,**文拉法辛代谢产物去甲文拉法辛仍保持活性**,因此本题选项为 C。

22. A 本题考查的是可待因的结构特点。可待因为吗啡的**酚羟基甲基化**产物。

23. A 本题考查的是度洛西汀的结构特征及作用机制。其结构式为:

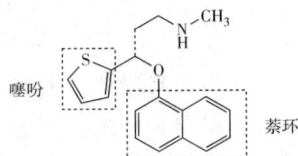

24. E 本题考查的是盐酸曲马多的结构特征、性质及代谢。曲马多在体内经肝脏 CYP2D6 酶代谢生成 *O* - 脱甲基曲马多,对 μ、δ、κ 受体亲和力增加,镇痛作用为曲马多的 2~4 倍。

25. A 本题考查的是精神病治疗药物的结构特征。所给选项中利培酮是运用**拼合原理**设计的非经典抗精神病药,结构式较大;阿米替林为**二苯并环庚二烯**结构;地昔帕明含有**二苯并氮䓬**结构;氟西汀结构中含三氟甲基苯氧基和 *N* - 甲基苯丙氨结构,且含有一个**手性**中心;氯丙嗪为吩噻嗪结构。

二、配伍选择题

[1~4] BDAC 本题考查的是苯二氮䓬类镇静催眠药的结构特点。选项中所列结构均为1,4-苯二氮䓬类药物。硝西泮结构中含有硝基；**氯硝西泮**结构中含有氯取代基和硝基取代基；三唑仑和阿普唑仑均为甲基取代的1,2位并**三氮唑**结构，其中阿普唑仑比三氮唑少一个氯原子取代基。

[5~7] BEC 本题考查的是镇静催眠药的结构特点。结构中含有1,4-苯二氮䓬结构的镇静催眠药药名后缀为"—西泮"或"—唑仑"，"—唑仑"类药物大部分结构中含有三氮唑结构，其中仅**咪达唑仑**结构中含有"咪唑"环；唑吡坦药名中暗示有咪"唑"并"吡"啶环。

[8~10] CAB 本题考查的是抗抑郁药的结构。阿米替林具有**二苯并庚二烯**结构母核，为**三环**类药物结构；氟奋乃静为多巴胺受体抑制剂，具有**吩噻嗪**结构，但作用时间短，利用其侧链上的伯醇基，制备其长链脂肪酸酯类的前药，可使药物维持作用时间延长；氟西汀含有**手性碳**，但临床使用其外消旋体，为5-羟色胺再摄取抑制药。

[11~14] BCAE 本题主要考查药物的母核结构。选项D为齐拉西酮的结构。

[15~17] CBE 本题主要考查药物的母核结构。除利培酮外，其余四个选项药物均为三环类结构，互为**生物电子等排体**。结构中含有**吩噻嗪**环和哌嗪环的抗精神病药物是**奋乃静**；具有**二苯并二氮䓬三环**结构的抗精神病药是**氯氮平**；属于**二苯并氧氮䓬**类抗精神病药的是**洛沙平**。

[18~21] BCDE 本题考查的是镇痛药的结构特点。哌替啶分子中含有乙酯结构而非甲酯，所以选择B而非A；吗啡和纳洛酮D都具有部分氢化菲结构，两者最明显的区别是吗啡N上为甲基取代，纳洛酮为烯丙基取代，此外，吗啡6位为羟基，纳洛酮为酮羰基，吗啡C为天然产物活性物质，纳洛酮为阿片受体拮抗药；舒芬太尼E为芬太尼的结构类似物，结构中含有噻吩环，属于苯氨基哌啶类合成镇痛药。

[22~24] BAD 本题考查的是药物的结构特点及临床应用。苯二氮䓬结构中1,2位**并合甲基三氮唑环**是"—唑仑"类药物的结构特点；地西泮在体内代谢时在3位上引入羟基可以增加其分子的极性，易于与葡萄糖醛酸结合排出体外。但3位羟基衍生物可保持原有药物的活性，临床上较原药物更加安全，3位羟基的代表药物是**奥沙西泮**；艾司佐匹克隆是佐匹

克隆的 *S*-(+)-异构体，具有很好的短效催眠作用。而左旋佐匹克隆对映体无活性，而且是引起毒副作用的主要原因。

[25~26] EC 本题考查的是吩噻嗪类抗精神病药的结构。氟奋乃静结构为：

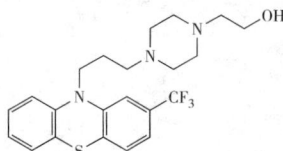

；三氟拉嗪结构为：

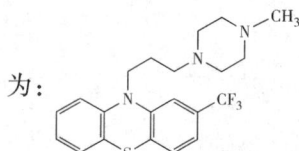

。

[27~30] EADB 本题考查的是**生物电子等排原理**在精神病治疗药物设计中的应用。根据生物电子等排原理，用碳原子替换吩噻嗪母核上的10位氮原子，并通过双键与碱性侧链相连，得到硫杂蒽类抗精神病药，又称为噻吨类，选项E（珠氯噻醇）符合；对吩噻嗪类的噻嗪环用生物电子等排体原理进行结构改造，将6元环扩为7元环二氮䓬环得到二苯并二氮䓬类抗精神病药物，选项A（氯氮平）符合；氯氮平分子中的苯核被甲基噻吩取代得到奥氮平（选项D），其结构属于噻吩并苯二氮䓬类似物；将氯氮平5位—NH—替换为—S—形成二苯并硫氮䓬，例如喹硫平（选项B）。

[31~32] DB 本题考查的是抗精神病药的分类及其代表药物的结构特点。丁酰苯类药物有氟哌啶、三氟哌多、氟哌利多，其中三氟哌多含有3-三氟甲基；苯甲酰胺类药物有舒必利、硫必利和瑞莫必利，其中舒必利结构中含有磺酰胺结构和四氢吡咯结构。

[33~35] CDE 本题考查的是**抗抑郁药的结构及理化性质**。托洛沙酮分子内有**氨基甲酸酯**结构，可以选择性地抑制MAO-A活性，阻断5-HT和NA的代谢；吗氯贝胺对MAO-A有可逆性抑制作用，从而提高脑内去甲肾上腺素、多巴胺和5-羟色胺的水平，产生抗抑郁作用；氟伏沙明分子中含 **C=N** 双键，只有 *E*-异构体有活性；文拉法辛和米氮平为5-羟色胺与去甲肾上腺素再摄取抑制药。

[36~38] ABE 本题考查的是药物的临床应用。**氟西汀**属于**5-羟色胺再摄取抑制药**；艾司佐匹克隆是佐匹克隆的 *S*-(+)-异构体，具有很好的**短效催眠作用**。而左旋佐匹克隆无活性。美沙酮临床上被用于治疗**海洛因依赖脱毒和替代维持治疗**。

[39~42] BDEA 本题考查的是药物的结构特

点，选项中药物结构如下：

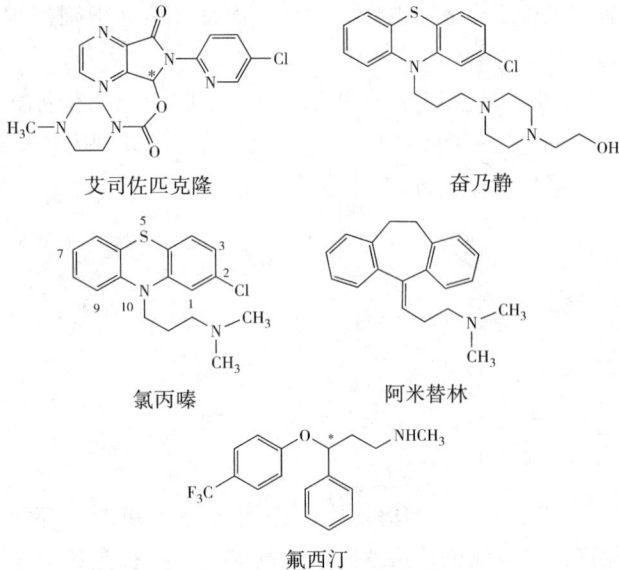

艾司佐匹克隆

奋乃静

氯丙嗪

阿米替林

氟西汀

[43～44] ED 本题考查的是**药物重要结构片段**、作用机制及临床应用。烯丙基结构，无镇痛作用，属于阿片受体拮抗药；盐酸哌替啶属于4-苯基哌啶类结构的合成镇痛药。

三、综合分析选择题

[1～3]

1. D 本题考查的是苯二氮䓬类药物的**构效关系**。出题的频率较高，其**7位常常有氯、硝基等吸电性基团的取代，可提高活性**。

2. B 本题考查的是药物的改造设计。苯二氮䓬的1,2位并上三唑环，不仅可使**代谢稳定性增加**，而且**提高了与受体的亲和力**，活性显著增加，该类药物以"唑仑"为后缀，如艾司唑仑、阿普唑仑和三唑仑。

3. A 本题考查的是唑仑类药物的构效关系。在西泮类药物1,2位并上1,2,4-三氮唑环（即唑仑类药物），可使稳定性和脂溶性增加。

[4～5]

4. B 本题考查的是抗抑郁药作用机制。**5-羟色胺再摄取抑制药**包括氟西汀、西酞普兰、氟伏沙明、舍曲林、帕罗西汀等药物。

5. D 本题考查的是抗抑郁药作用机制。文拉法辛及其活性代谢产物O-去甲文拉法新均为**5-羟色胺（5-HT）和去甲肾上腺素再摄取抑制药**。小剂量主要抑制5-HT的再摄取，大剂量时对5-HT和NE的再摄取均有抑制作用。

[6～8]

6. E 本题考查的是镇痛药的临床用途。可待因

为吗啡3位羟基甲基化产物，镇痛作用仅为吗啡的**1/10**，具有较好的中枢镇咳活性，**纳洛酮、烯丙吗啡为阿片受体拮抗药，用于吗啡中毒解救剂**；哌替啶活性也较吗啡的弱得多；**美沙酮镇痛活性高于吗啡**。

7. E 本题考查的是阿片受体拮抗药的结构特点。将吗啡的17位N-甲基被烯丙基、环丙基甲基或环丁基甲基等取代后，导致吗啡样物质对阿片受体的作用发生逆转，由激动药变为拮抗药。如，烯丙吗啡、纳洛酮和纳曲酮，均无镇痛作用，都是阿片受体的拮抗药，其中纳曲酮的活性比纳洛酮强8倍。它们在临床上可用于服用吗啡或海洛因中毒的成瘾者的解救。

8. C 本题考查的是哌替啶的结构特点。哌替啶属于**4-苯基哌啶类**结构的镇痛药，结构式中含有苯环和哌啶环，其结构可以看作仅保留吗啡A环和E环的类似物。

四、多项选择题

1. DE 本题考查的是苯二氮䓬类药物的设计思想。苯二氮䓬环的1,2位并合**三氮唑环**，该基团的引入使苯二氮䓬环的1,2位不易水解，因而增加了**化学稳定性和代谢稳定性**，也增强了**药物与受体的亲和力**。如艾司唑仑、阿普唑仑和三唑仑，活性均比地西泮强几十倍。

2. ABC 本题考查的是艾司唑仑的结构特点。艾司唑仑7位含有氯取代基，1,2位并入了三氮唑结构，不含硝基取代；地西泮1位N上的甲基去掉，C3位引入羟基的产物是奥沙西泮，与艾司唑仑无关。艾司唑仑不是地西泮的代谢产物。

3. BCD 本题考查的是佐匹克隆结构特点。结构中含咪唑并吡啶母核的药物是唑吡坦而非佐匹克隆；佐匹克隆的右旋异构体药名为艾司佐匹克隆，因此选项A、E不正确。其分子结构为：

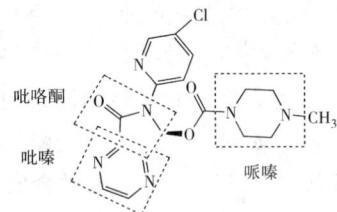

吡咯酮　吡嗪　哌嗪

4. ABDE 本题考查的是**苯二氮䓬类镇静催眠药的构效关系**。该类药物的结构通式为：

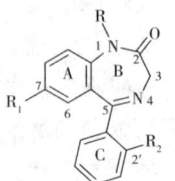

其结构中A环可以被其他杂环置换，也可保持活性；

B 环的七元亚胺内酰胺环是活性必需基团；1,2 位的酰胺键在酸性条件下易发生水解开环反应，引起药物失活，在该位置并上 1,2,4 – 三氮唑环，可使稳定性和脂溶性增加，活性显著增加。3 位引入羟基后活性降低，但副作用也降低；4，5 位双键还原后活性降低。该双键在酸性条件下易水解开环失去活性，但在碱性条件下又重新关环恢复药效。**C 环的苯环 2′位引入体积小的吸电子基团可使活性增强；7 位有吸电子基团活性增加，引入大体积取代基及供电基均使活性下降。**选项 C 不正确，如依替唑仑（ ）

具有很好的镇静催眠活性，其 A 环由苯环替换为乙基噻吩结构。

5. ABC　本题考查的是阿米替林的临床应用及结构特点。丙米嗪的活性代谢物应为地昔帕明；**阿米替林的代谢物 _N_ – 去甲基产物（去甲替林），亦为抗抑郁药。**

6. ABD　本题考查的是**氯丙嗪的结构特征、理化性质。**氯丙嗪分子中不含有手性碳，其 10 位侧链末端为叔胺结构，不含羟基，所以无法成酯；奋乃静和氟奋乃静侧链末端有羟基，因此可以制备成酯基前药。

7. BCE　本题考查的是奋乃静的结构特征、理化性质。奋乃静为吩噻嗪类抗精神病药物，侧链中含有**哌嗪环，活性比氯丙嗪高，**但可产生较重的锥体外系症状；**易被氧化**为吩噻嗪类化合物的通性。

8. AD　本题考查的是单胺氧化酶抑制药**代表药物的结构特征。**单胺氧化酶抑制药代表药有吗氯贝胺、托洛沙酮。选项中氯米帕明为去甲肾上腺素再摄取抑制药；帕罗西汀为 5 – 羟色胺再摄取抑制药；度洛西汀为 5 – 羟色胺与去甲肾上腺素再摄取抑制药。

9. AE　本题考查的是**前药**原理。氟奋乃静的作用时间只能维持一天，利用其侧链上的伯醇基，制备其长链脂肪酸酯类的前药（如**氟奋乃静庚酸酯**和**癸酸酯**），前药在注射部位贮存并缓慢释放出氟奋乃静，可使药物维持作用时间延长。

10. ABC　本题考查的是作用于阿片受体的镇痛药物的代表药物。本题选项中 ABCD 均作用于阿片受体，但**纳洛酮为阿片受体拮抗药；**阿司匹林作用于环氧化酶的解热镇痛抗炎药，不符合题干要求。

11. ABC　本题考查的是美沙酮的结构特征、代谢及临床用途。**美沙酮的镇痛作用比吗啡、哌替啶稍强，成瘾性等副作用也相应较小，适用于各种原因引起的剧痛。与吗啡比较，具有作用时间较长、不易产生耐受性、药物依赖性低**的特点。临床上美沙酮被用于治疗**海洛因依赖脱毒**和**替代维持治疗**。常作为依赖阿片类物质患者的维持治疗药。但长期应用也能成瘾。美沙酮结构中含有一个手性碳原子，其 _R_ – 对映异构体的镇痛活性是 _S_ – 对映异构体的两倍，临床常用美沙酮的外消旋体。

12. ABCD　本题考查的是吗啡的结构特点和理化性质。吗啡的 **3 位羟基甲基化得到可待因。**

13. ABCD　本题考查的是芬太尼的结构特征、临床用途。芬太尼属于 **4 – 苯氨基哌啶类**镇痛药，是**阿片受体激动药；**亲脂性高，易于通过血 – 脑屏障，起效快，作用强，镇痛作用为吗啡的 80～100 倍。作用时间短，仅持续 1~2 小时，这源于芬太尼脂溶性大，在体内迅速再分布造成药物浓度下降。

14. AB　本题考查的是奥沙西泮与地西泮的结构差异。地西泮 1 位 _N_ – 去甲基代谢产物，3 位羟基化的代谢产物即为奥沙西泮。

15. CDE　本题考查的是纳洛酮结构特点、临床应用及作用机制，纳洛酮结构式如下所示：

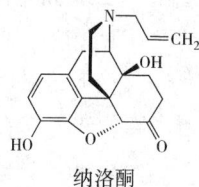

纳洛酮

当吗啡的 _N_ – 甲基被烯丙基、环丙基甲基或环丁基甲基等取代后，导致吗啡样物质对受体的作用发生逆转，由激动剂变为**拮抗剂。**如，**烯丙吗啡、纳洛酮和纳曲酮，均无镇痛作用，都是阿片受体拮抗药，**其中纳曲酮的活性比纳洛酮强 8 倍。它们在临床上可用于服用吗啡或海洛因中毒的成瘾者的解救。吗啡 3 位酚羟基甲基化得到的药物为可待因，吗啡 6 位醇羟基甲基化得到的为异可待因。

16. ABCDE　本题考查的是抗抑郁药按作用机制的分类及其代谢产物活性问题。通常结构中如果含有叔胺结构，而且氮原子上有低级烷烃取代（如甲基、乙基等），体内代谢会产生去烷基化产物。**本题所涉及药物皆可以发生去甲基化反应，其代谢产物皆有活性。**选项中氟西汀、西酞普兰、舍曲林均为 5 – 羟色胺再摄取抑制药；文拉法辛为 5 – 羟色胺与去甲肾上腺素再摄取抑制药；阿米替林代谢产物去甲替林也有活性，该药属于去甲肾上腺素再摄取抑制药。

第二节 外周神经系统疾病用药

一、最佳选择题

1. D 本题考查的是地氯雷他定的结构特点。**地氯雷他定为氯雷他定在体内的主要代谢产物**，与氯雷他定的区别仅在于有无乙氧羰基。地氯雷他定对 H_1 受体选择性更高，药效更强，是新型**第三代抗组胺药**，无心脏毒性，且有起效快、效力强、药物相互作用少等优点。

2. E 本题考查的是 H_1 受体拮抗剂类抗过敏药按照结构的分类及代表药物。**依巴斯汀是哌啶类抗过敏药**，该类药还有**特非那定和非索非那定**等。

3. A 本题考查的是西替利嗪的结构特征。**西替利嗪**结构中含有氯苯、**哌嗪、亲水性基团羧甲氧烷基**。

4. D 本题考查的是**氯雷他定**的结构特点、代谢、临床应用。氯雷他定可看成是在阿扎他啶的苯环上引入氯原子，并将碱性氮甲基部分换以中性的氨甲酸乙酯得到，为强效、长效、选择性对抗外周 H_1 受体的非镇静类 H_1 受体拮抗药，**第二代抗组胺药**，还具抗过敏介质血小板活化因子 PAF 的作用。临床上用于治疗过敏性鼻炎、慢性荨麻疹及其他过敏性皮肤病。氯雷他定在体内的**主要代谢产物为去乙氧羰基氯雷他定**，对 H_1 受体选择性更高，药效更强，现已开发成新的抗组胺药**地氯雷他定**，是新型**第三代抗组胺药，无心脏毒性**，且有起效快、效力强、药物相互作用少等优点。

5. D 本题考查的是酮替芬的作用机制。酮替芬是强效的 H_1 受体拮抗药，还可**抑制过敏介质释放**；用于防治哮喘和支气管痉挛。

6. C 本题考查的是盐酸西替利嗪的结构特点。盐酸西替利嗪是哌嗪类 H_1 受体拮抗药。

7. D 本题考查的是肾上腺素的结构、代谢、理化性质及作用机理。肾上腺素是体内神经递质，α、β 受体激动药，在分子中含有**邻二酚羟基**。在中性或碱性水溶液中不稳定，遇碱性肠液能分解，故口服无效。对酸、碱、氧化剂和温度的敏感性，**不稳定性是儿茶酚胺类药物的化学通性**。该药体内的代谢失活主要受儿茶酚 $-O-$ 甲基转移酶（COMT）和单胺氧化酶（MAO）的催化，再经醛糖还原酶（AR）和乙醛脱氢酶（AD）的作用继续转化，最终生成 3 - 甲氧基 - 4 - 羟基苯乙醇酸和 3 - 甲氧基 - 4 - 羟基苯乙二醇。利用前药原理，将肾上腺素苯环上的两个羟基酯

化，获得双特戊酯药物地匹福林，该药物可改善透膜吸收，并延长作用时间。

8. A 本题考查的是肾上腺素受体激动药的结构特点。在一定范围内，**侧链氨基上取代基的体积越大，对 β 受体的亲和力也越大**。选项 A 结构为末端为异丙基取代的异丙肾上腺素，为非选择性的 β 受体激动药，能兴奋 β_1 和 β_2 受体，有松弛支气管平滑肌的作用，同时可兴奋心脏而加快心率，产生心悸、心动过速等较强的心脏副作用；异丙肾上腺素与肾上腺素的区别仅限于 N 原子上的取代基为异丙基。其余选项 BCDE 依次为肾上腺素、多巴胺、麻黄碱、地匹福林，都是 α、β 受体激动药。

9. A 本题考查的是盐酸麻黄碱的立体构型。药用麻黄碱为（$1R$,$2S$）。

10. B 本题考查的是盐酸麻黄碱和盐酸伪麻黄碱的立体构型。盐酸麻黄碱和盐酸伪麻黄碱为一对非对映异构体，仅在 1 位构型不同。其中麻黄碱为（$1R$,$2S$），伪麻黄碱为（$1S$,$2S$）。

11. D 本题考查的是盐酸可乐定的代谢、性质及临床用途。盐酸可乐定在生理 pH 条件下约 80% 电离成阳离子形式，质子化后，正电荷约有一半位于胍基碳原子上，其余通过共振均匀分布于胍基的 3 个氮原子上，分子呈非平面构象。在与 α 受体作用的活性构象中，该构象与去甲肾上腺素的构象有着共同特征，为良好的**中枢性降压药**。可**直接激动脑内 α_2 受体**，使外周交感神经的张力降低，心率减慢，心输出量减少，外周阻力降低，从而导致血压下降。临床上主要用于原发性及继发性高血压。口服迅速吸收，生物利用度达 95% 以上。本品大部分在肝脏代谢，主要代谢物为无活性的 4 - 羟基可乐定和 4 - 羟基可乐定的葡萄糖醛酸酯和硫酸酯。

12. A 本题考查的是前药的结构特征及体内代谢。将**特布他林**苯环上两个酚羟基酯化制成的双二甲氨基甲酸酯**前药为盐酸班布特罗**，吸收后在体内经肝脏代谢成为有活性的特布他林而发挥作用。

13. B 本题考查的是非索非那定的结构和临床应用。非索非那定因含有**羧基故无中枢镇静作用**，也无**心脏毒性**；为**第三代抗组胺药**。

14. E 本题考查的是麻黄碱的结构和应用。麻黄碱拟肾上腺素作用较肾上腺素弱。口服后易被肠道吸收，可通过血 - 脑屏障进入脑脊液。由于代谢和排泄

较慢，故作用持久。麻黄碱分子中含有 2 个手性碳原子，共有四个光学异构体，药用**麻黄碱为（1R,2S）、赤藓糖型，伪麻黄碱为（1S,2S），苏阿糖型**，拟肾上腺素作用比麻黄碱稍弱，但中枢副作用较小，广泛用作减鼻充血药，也是很多复方感冒药的主要成分。

15. **E** 本题考查的是非镇静组胺 H_1 受体拮抗剂的结构。选项中结构均为三环类，A 为酮替芬，B 为赛庚啶，C 为氯丙嗪，D 为奥氮平，E 为地氯雷他定。其中氯丙嗪和奥氮平是精神病治疗药物，赛庚啶和酮替芬为经典的 H_1 受体拮抗剂，**地氯雷他定是氯雷他定的活性代谢物，为第三代 H_1 受体拮抗药，中枢镇静作用很弱**。

二、配伍选择题

[1～4] **BDCE** 本题考查的是 **H_1 受体拮抗药的结构分类及其代表药物**。氨烷基醚类 H_1 受体拮抗药有盐酸苯海拉明、茶苯海明、氯马斯汀、司他斯汀等；丙胺类 H_1 受体拮抗药有马来酸氯苯那敏、溴苯那敏等；三环类 H_1 受体拮抗药有异丙嗪、赛庚啶、酮替芬等；哌嗪类 H_1 受体拮抗药有氯环利嗪、西替利嗪等；哌啶类 H_1 受体拮抗药有非那定、非索非那定、阿司咪唑、依巴斯汀、卡瑞斯汀、咪唑斯汀等。

[5～6] **DC** 本题考查的是 H_1 受体拮抗药的结构特点。选项中所给结构式分别为：A 异丙嗪，B 西替利嗪，C 赛庚啶，D 酮替酚，E 非索非那定。本题可根据题干信息对应选项中的结构进行选择。

[7～10] **ABDE** 本题考查的是 H_1 受体拮抗剂抗过敏药的结构特点和临床应用。A、B、C、D、E 所列结构式分别为：茶苯海明、氯马斯汀、西替利嗪、非索非那定、诺阿司咪唑。**茶苯海明为苯海拉明与具有中枢兴奋作用的 8 - 氯茶碱结合成的盐，克服苯海拉明的嗜睡和中枢抑制副作用；氯马斯汀分子中含有二个手性中心，对受体有着立体选择性；非索非那定为特非那定的活性代谢物，因含有羧基无中枢镇静作用，也无心脏毒性，为第三代抗组胺药；诺阿司咪唑为阿司咪唑的活性代谢物，抗组胺作用比阿司咪唑强 40 倍，毒性低，为第三代 H_1 受体拮抗药**，其用途与阿司咪唑相同。

[11～14] **EADB** 本题考查的是哌啶类 H_1 受体拮抗药的结构特点、作用机制和临床用途。选项中所给结构式分别为：A 为咪唑斯汀，B 为特非那定，C 为司他斯汀，D 为左卡巴斯汀，E 为氮䓬斯汀。本题可根据题干信息对应选项中的结构进行选择。

[15～17] **CED** 本题考查的是地氯雷他定、咪唑斯汀和诺阿司咪唑的结构特点及临床用途。氯雷他定的哌啶环 **N** 取代基团脱去即可得到**地氯雷他定**，地氯雷他定已作为新型第三代抗组胺药上市；咪唑斯汀与阿司咪唑结构有一定的相似性，可以看成阿司咪唑中哌啶的反转衍生物；分子中含有两个脒基并掺入在杂环中；**诺阿司咪唑为阿司咪唑结构上哌啶环 N 取代基团脱去产物**。

[18～22] **EDCBA** 本题考查的是肾上腺素受体激动药的作用机制。选项 ABCDE 中所给出的结构依次为沙美特罗、多巴酚丁胺、异丙肾上腺素、可乐定、地匹福林。**沙美特罗是一长效 β_2 受体激动药**，用于哮喘病的治疗；**多巴酚丁胺为选择性心脏 β_1 受体激动药，具有正性肌力作用**，其结构中含有一个手性碳原子，其中 S - 异构体是 α_1、β_1 受体激动药，R - 异构体对 α_1 受体有拮抗作用，**使用其外消旋体，对 α_1 受体作用被抵消；异丙肾上腺素能兴奋 β_1 和 β_2 受体，有松弛支气管平滑肌的作用，同时可兴奋心脏产生较强的心脏副作用。可乐定为良好的中枢性降压药，直接激动脑内 α_2 受体**，使外周交感神经的张力降低，心率减慢，心输出量减少，外周阻力降低，从而导致血压下降，也能兴奋 α_1 受体从而产生副作用。**地匹福林为肾上腺素苯环上的两个羟基的酯化产物，是 α、β 受体激动药**。

[23～27] **EDACB** 本题考查的是肾上腺素受体激动药代表药的结构特点和作用机制。选项 A、B、C、D、E 所给出结构依次为去氧肾上腺素、甲基多巴、福莫特罗、盐酸班布特罗、莫索尼定。本题可根据题干信息对应选项中的结构进行选择。

三、多项选择题

1. **ABCD** 本题考查的是**镇静类和非镇静类 H_1 受体拮抗药的代表药物**。地氯雷他定、氯雷他定、盐酸西替利嗪为**非镇静类 H_1 受体拮抗药**，此外，哌啶类 H_1 受体拮抗药（特非那定、非索非那定、依巴斯汀、卡瑞斯汀、阿司咪唑、诺阿司咪唑、咪唑斯汀、左卡巴斯汀、依美斯汀、氮䓬斯汀等）也均为**非镇静性抗组胺药**。

2. **BCE** 本题考查的是 β_2 受体激动剂的结构及应用。在沙丁胺醇的侧链氮原子上的叔丁基用**一长链的亲脂性取代基**取代得到**沙美特罗，是一长效 β_2 受体激动药**；富马酸福莫特罗含有 3′ - 甲酰氨基 - 4′ - 羟基苯环以及烷基苯乙胺基的脂溶性结构，虽然其脂溶性比沙美特罗略小，但**作用持续时间相同（12 小时），亦属于长效的 β_2 受体激动剂药**；丙卡特罗对支

气管的 β_2 受体具有高度选择性，扩张支气管作用为沙丁胺醇的 3～10 倍，用药量小而作用持久，口服10～30 分钟即起平喘作用，**可维持 10～12 小时**。沙丁胺醇不是长效药物，盐酸多巴酚丁胺为**选择性心脏 β_1 受体激动药**，不符合题干要求。

3. BCDE 本题考查的是马来酸氯苯那敏的结构特点和性质。马来酸氯苯那敏是丙胺类 H_1 受体拮抗药。其结构式为：

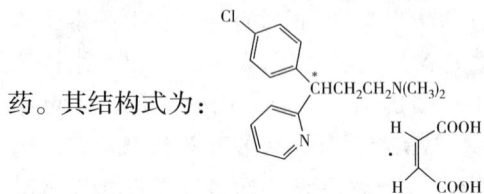

4. ABCE 本题考查的是 H_1 受体拮抗药的构效关系。通式中 **X** 可以为 sp^2 或 sp^3 杂化的**碳原子**、**氮原子**，或**氧原子**。

5. ADE 本题考查的是马来酸氯苯那敏的结构特点、代谢、临床用途。马来酸氯苯那敏的结构如下所示，其结构中含有吡啶、氯苯结构，**为丙胺类抗过敏药**，该药在体内大部分由肝脏代谢，代谢物主要有 N-去甲基氯苯那敏和氯苯那敏 N-氧化物；氯苯那敏对组胺 H_1 受体的竞争性拮抗作用甚强，且作用持久，对中枢抑制作用较弱，嗜睡副作用较小，抗胆碱作用也较弱，适用于日间服用，治疗荨麻疹、过敏性鼻炎、结膜炎等。

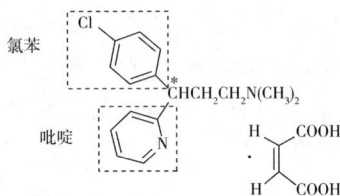

6. ABCDE 本题考查的是哌啶类 H_1 受体拮抗药的代表药物。**哌啶类 H_1 受体拮抗药的代表药物**有：特非那定、阿司咪唑、非索非那定、诺阿司咪唑、依巴斯汀、卡瑞斯汀、咪唑斯汀、左卡巴斯汀、依美斯汀、氮䓬斯汀等。

7. AE 本题考查的是**非镇静性 H_1 受体拮抗药**的代表药物。**西替利嗪分子中含有亲水性基团羧甲氧烷基**，分子呈**两性离子，不易穿透血-脑屏障**，故大大减少了镇静作用，为**第二代抗组胺药物**，即非镇静 H_1 受体拮抗药；氯雷他定为强效、长效、选择性对抗外周 H_1 受体的非镇静类 H_1 受体拮抗药，为第二代抗组胺药。

8. ADE 本题考查的是盐酸麻黄碱的结构特点、作用机制。盐酸麻黄碱来自于天然植物，分子中含有 2 个手性碳原子，共有四个光学异构体，麻黄碱为一

对赤藓糖型对映异构体，另一对为苏阿糖型，称为伪麻黄碱。**药用麻黄碱为（1R,2S）**，赤藓糖型，分子中与羟基相连的碳原子与去甲肾上腺素 R-构型一致。本品能兴奋 α、β 两种受体，同时还能促进肾上腺素能神经末梢释放递质，直接和间接地发挥拟肾上腺素作用。**药用的伪麻黄碱为（1S,2S），苏阿糖型，没有直接作用**，拟肾上腺素作用比麻黄碱稍弱，但中枢副作用较小，广泛用作减鼻充血药，也是很多复方感冒药的主要成分。麻黄碱为**管制药品**，同时又是多种毒品的合成中间体，被列为**"易制毒品"**。

9. BCE 本题考查的是 β_2 受体激动药的结构特点。选项中所给出的结构式分别为：盐酸多巴酚丁胺、硫酸特布他林、丙卡特罗、利美尼定、富马酸福莫特罗。BCE 均为 β_2 受体激动药。盐酸多巴酚丁胺 A 为选择性 β_1 受体激动药，利美尼定 D 为噁唑啉类抗高血压药，是常用的 α 受体激动药。

10. ACDE 本题考查的是 β_2 受体激动药的构效关系。该类药物的结构通式为：

基本结构为 β-苯乙胺；多数肾上腺素受体激动药在氨基的 β 位有羟基，**R-构型具有较大活性**；在一定的范围内，末端**氮取代基体积越大，对 β 受体的亲和力越大**；氨基的 α 位引入甲基，可阻碍 MAO 酶对氨基的氧化、代谢脱氨，使药物的作用时间延长；苯环与氮原子之间**相隔 2 个原子是活性所必需的**，碳链增长作用强度下降；**苯环 3,4-二羟基的存在可显著增强活性**，但具儿茶酚胺结构的药物一般不能口服，因其口服后羟基可被 COMT 甲基化而失活。

11. ACDE 本题考查的是异丙肾上腺素的结构、作用机制和用途。**异丙肾上腺素为人工合成品，其外消旋体**盐酸盐临床用于治疗支气管哮喘发作。该药能**兴奋 β_1 和 β_2 受体**，有松弛支气管平滑肌的作用，同时可兴奋心脏而加快心率，产生心悸、心动过速等较强的心脏副作用。由于与肾上腺素的区别仅限于 N 原子上的取代基为异丙基。具有儿茶酚胺结构的药物，都具有易于氧化的性质。

12. ACD 本题考查的是沙丁胺醇的结构特点、代谢及临床应用。将异丙肾上腺素苯核 3 位的酚羟基用羟甲基取代，N 原子上的异丙基用叔丁基取代，得到沙丁胺醇，其**化学稳定性增加，β_2 受体的选择性增强**。市售的沙丁胺醇是外消旋体，常用其硫酸盐。其 R-左旋体对 β_2 受体的亲和力较大，而 S-右旋体代谢较慢，对气管副作用较高。沙丁胺醇因不易被消化

道内的硫酸酯酶和组织中的儿茶酚氧位甲基转移酶破坏，故沙丁胺醇口服有效，作用持续时间较长。选项E给出的结构式为沙美特罗，沙丁胺醇的结构式为：

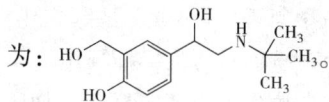

13. ABDE　本题考查的是去甲肾上腺素的结构、代谢、作用机制及临床应用。去甲肾上腺素是内源性活性物质，为 α、β 受体激动药，但以 α_1 受体作用为主，与肾上腺素比较，其收缩血管与升压作用较强，但兴奋心脏、扩张支气管作用较弱；进入体内的外源性去甲肾上腺素很快从血中消失，被去甲肾上腺素能神经摄取，从而进入心脏以及肾上腺髓质等。其体内代谢同肾上腺素的代谢相似，被肝脏和其他组织的 **COMT**、**MAO** 和**苯乙醇胺 – N – 甲基转移酶**代谢而失活；主要通过**静脉注射给药**，用于治疗各种**休克**；口服可用于治疗上呼吸道与胃出血，效果较好。

第三节　解热镇痛及非甾体抗炎药

一、单项选择题

1. A　本题考查的是阿司匹林的结构、理化性质、作用机制及代谢。阿司匹林是水杨酸酚羟基形成乙酸酯，羧基保留，因此阿司匹林具有**酸性**。

2. D　本题考查的是**对乙酰氨基酚的解毒方法**。对乙酰氨基酚体内代谢为对肝有毒害的 **N – 羟基衍生物和乙酰亚胺醌**，正常情况下代谢产物 N – 乙酰亚胺醌可与内源性的谷胱甘肽结合而解毒，但在大量或过量服用对乙酰氨基酚后，肝脏内的**谷胱甘肽**会被**耗竭**，N – 乙酰亚胺醌可进一步与肝蛋白的亲核基团（如 SH）结合而引起**肝坏死**。各种**含巯基的药物**可用作对乙酰氨基酚过量的**解毒剂**。如谷胱甘肽或乙酰半胱氨酸等可以用来解毒。

3. A　本题考查的是对乙酰氨基酚的结构及代谢。对乙酰氨基酚分子结构中的酰胺键相对稳定，在 25℃ 和 pH 6 条件下，$t_{1/2}$ 可为 21.8 年。贮藏不当时可发生水解，产生对氨基酚；**对乙酰氨基酚和阿司匹林形成的前药是贝诺酯**。

4. E　本题考查的是解热镇痛药的分类及代表药物。阿司匹林和二氟尼柳属于**水杨酸类**解热镇痛药；吲哚美辛属于**芳基乙酸类**非甾体抗炎药；布洛芬属于**芳基丙酸类**非甾体抗炎药。对乙酰氨基酚属于**苯胺类**解热镇痛药。

5. B　本题考查的是布洛芬的结构特点及代谢。选项中仅有布洛芬为芳基丙酸类非甾体抗炎药，结构中含有**手性碳原子**，尽管布洛芬 S – **异构体**的活性比 R – 异构体强，但布洛芬通常以**外消旋体**上市，因为布洛芬在体内会发生**手性异构体间转化**，无效的 R – 异构体可转化为有效的 S – 异构体。且布洛芬在消化道滞留的时间越长，其 $S:R$ 就越大。

6. D　本题考查的是布洛芬的结构特点。布洛芬的结构式为：

，羧基相连的碳原子为 α 位，该位置的**甲基**取代限制了羧基的自由旋转，使其保持适合与受体或酶结合的构象，提高消炎作用，且毒性也有所降低。

7. C　本题考查的是对乙酰氨基酚的代谢，考试频率较高。对乙酰氨基酚主要与体内葡萄糖醛酸结合或形成硫酸酯直接从肾脏排出，极少部分可由细胞色素 P450 氧化酶系统代谢为对肝有毒害的 **N – 羟基衍生物**，此物质还可转化成毒性代谢产物**乙酰亚胺醌**，该代谢产物是对乙酰氨基酚产生**肾毒性**和**肝毒性**的主要原因。

8. E　本题考查的是**吲哚美辛的结构特点**、理化性质及药物设计的前药原理。吲哚美辛为**芳基乙酸类**的代表药物，分子中 5 位取代基（如甲氧基）的存在可以有效防止该药在体内的代谢，2 位的甲基取代基会产生立体排斥作用，可使 N – 芳酰基与甲氧基苯环处于同侧的优势构象，加强了与受体的作用。口服吸收迅速，经代谢失活，大约 50% 被代谢为 5 位 O – 去甲基化的代谢物。吲哚美辛在室温下、空气中稳定，但对光敏感，可被强酸或强碱水解，水解产物都会被进一步氧化成有色物质。利用**电子等排原理**，将吲哚环上的—N—换成—CH＝得到**茚**类衍生物，发现了**舒林酸**。

9. D　本题考查的是**美洛昔康**的结构特点。其母核结构为 **1,2 – 苯并噻嗪结构**，取代基部分为**甲基噻唑**。选项 D 所描述的吡啶环取代的药物是吡罗昔康（吡字暗示有吡啶结构）。

10. E　本题考查的是 **1,2 – 苯并噻嗪类（昔康类）**非甾体抗炎药的结构特点。1,2 – 苯并噻嗪类非甾体抗炎药结构中都含有**两个并合环**，其中一个为苯环，另一个为六元环，含有硫原子和氮原子，分别处在1,2位。本题所给选项结构中，仅有选项E含有苯并六元杂环结构，为吡罗昔康的结构式。选项ABCDE所给结构式依次为布洛芬、萘普生、舒林酸、萘丁美酮、吡罗昔康。

11. B 本题考查的是布洛芬的结构特征。从题干要求可以看出，该药应该为**芳基丙酸类**，即"洛芬"类药物，**布洛芬**结构中暗示有丁基（**布**，丁基英文译音），因此B符合题干要求。**萘普生**和**萘丁美酮**暗示它们结构中均含有"**萘**"环结构而非苯环。

12. A 本题考查的是布洛芬的结构特点和体内转化。布洛芬属于**芳基丙酸类**非甾体抗炎药，化学结构中含有一个**手性碳**，目前临床上使用**消旋体**，但S-**异构体的活性优于**R-**异构体**。在体内无效的R-（－）-布洛芬在酶的催化下，通过形成辅酶A硫酯中间体，发生**构型逆转**，可转变为S-（＋）-布洛芬，而且布洛芬在消化道滞留的时间越长，其$S:R$的比值就越大，故通常布洛芬以外消旋形式应用。题中五个选项单从结构式上也能判断出选项A有手性碳原子存在。选项中所给出结构依次为：布洛芬、美洛昔康、双氯芬酸、塞来昔布、萘丁美酮。

13. B 本题考查的是布洛芬的结构特点和**体内转化**。在体内无效的R-（－）-布洛芬在酶的催化下，通过形成辅酶A硫酯中间体，发生**构型逆转**，可转变为S-（＋）-布洛芬，而且布洛芬在消化道滞留的时间越长，其$S:R$的比值就越大，故通常布洛芬以外消旋形式应用。

14. D 本题考查的是对乙酰氨基酚的临床用途。对乙酰氨基酚又名**扑热息痛**，本品**不具有抗炎作用**。临床上用于感冒引起的发热、头痛及缓解轻中度疼痛，如关节痛、神经痛及痛经等。

15. D 本题考查的是**塞来昔布的结构特征**。题中所给结构为塞来昔布。结构中含有二氢呋喃酮环的是罗非昔布。

16. A 本题考查的是**贝诺酯**的结构特征。贝诺酯的结构为

，是**阿司匹林**的羧基和对**乙酰氨基酚**（扑热息痛）的酚羟基形成的酯类前药。

17. D 本题考查的是**萘丁美酮的作用机制**。**体外无活性**，体内经过**代谢**表现出**活性**的药物为**前体药物**。因此本题第一个线索是寻找前体药物，本题五个选项皆为芳基羧酸类非甾体抗炎药，依次为：萘普

生、双氯芬酸、吲哚美辛、萘丁美酮、布洛芬，其中萘丁美酮为非酸性的前体药物（无羧基），其本身无环氧化酶抑制活性。小肠吸收后，经肝脏首关效应代谢为**活性代谢物**，即原药6-甲氧基-2-萘乙酸起作用。萘丁美酮在体内对**环氧化酶-2**有选择性的抑制作用。

18. D 本题考查的是塞来昔布的结构特点、临床用途及副作用。**塞来昔布为COX-2抑制药**，抑制药抗炎作用强，胃肠道副作用小，但由于打破正常情况下的TXA_2和PGI_2处于平衡状态，而产生**心血管事件**。临床上需加以重视。

二、配伍选择题

[1~4] EBAD 本题考查的是解热镇痛及非甾体抗炎药的结构特征。对乙酰氨基酚化学结构中有乙酰胺、酚羟基，无羧基；布洛芬药名中"布"字表示有异丁基的存在；阿司匹林为水杨酸的酚羟基成酯；双氯芬酸钠药名中"双氯"表示结构中有双氯取代。

[5~7] CAB 本题考查的是**前药结构特点及其代谢活性**产物。选项中给出的结构依次为舒林酸、萘丁美酮、贝诺酯、吡罗昔康、洛索洛芬。本题可根据题干信息对应选项中的结构进行选择。

[8~10] BEA 本题考查的是非甾体抗炎药的结构特征。"-昔康"类药物以**1,2-苯并噻嗪结构**为母核，含有烯醇型羟基药效团，吡罗昔康是**第一个上市的昔康类药物**；吲哚美辛结构主要有**芳基乙酸结构**和对氯苯甲酰基；舒林酸为**茚类衍生物**，结构中含有**亚砜结构**，体内经代谢还原成具有硫醚的活性结构。

[11~14] DCEA 本题考查的是药物的结构特点、体内代谢及药理活性。选项A中给出的二氟尼柳，为水杨酸的5位上引入2,4-二氟苯基衍生物，主要用于轻、中度的疼痛。**萘丁美酮为非酸性的前体药物**，其本身无环氧化酶抑制活性。小肠吸收后，经肝脏首关代谢为活性代谢物。**布洛芬**在体内无效的R-（－）-布洛芬在酶的催化下，通过形成辅酶A硫酯中间体，发生**构型逆转**，可转变为S-（＋）-布洛芬。**塞来昔布**为COX-2选择性抑制药，结构中有**吡唑**结构。

[15~16] DC 本题考查的是非甾体抗炎药的代谢产物。选项中属于前药的有舒林酸和萘丁美酮两个药物；其中**舒林酸**结构中含有**亚砜结构**，**代谢成硫醚后有活性**；**萘丁美酮**含有丁酮结构，**代谢成芳基乙酸结构才发挥活性**，萘丁美酮在体内对环氧化酶-2有选择性的抑制作用。

[17~20] BDAE 本题考查的是非甾体抗炎药

中芳基丙酸类药物的结构特征、代谢及临床用途。选项中所给结构式依次为酮洛芬、氟比洛芬、非诺洛芬、依托度酸、洛索洛芬。本题可根据题干信息对应选项中的结构进行选择。

[21～24] EABC 本题考查的是昔康类药物的**结构特征**。选项中所给结构依次为依索昔康、替诺昔康、氯诺昔康、美洛昔康、吡罗昔康。本题可根据题干信息对应选项中的结构进行选择。

[25～27] ABC 本题考查的是常用昔布类药物的**结构特点**。考生要掌握常用**杂环**的命名。选项所给结构依次为塞来昔布、罗非昔布、艾瑞昔布、酮洛芬、依托度酸。本题可根据题干信息对应选项中的结构进行选择。

三、综合分析选择题

[1～2]

1. D 本题考查的是解热镇痛药及非甾体抗炎药的代表药物。对于类风湿关节炎，应选用抗炎药，**对乙酰氨基酚仅有解热镇痛活性，没有抗炎活性**。

2. C 本题考查的是选择性 COX－2 抑制药的临床应用。人体内的环氧化酶有两种类型：COX－1 和 COX－2，这两种酶的生理性质有很大区别，COX－1 是一种结构酶，存在于胃肠道、肾等大多数组织中，通过促进 PG 及血栓烷 A_2 的合成，保护胃肠道黏膜；对 COX－1 的抑制会导致对胃肠道的副作用。而 COX－2 是诱导酶，其主要在炎症部位由炎症介质诱导产生活性，通过对 PG 合成的促进作用，介导疼痛、发热和炎症等反应。因此，选择性 **COX－2 抑制剂能避免药物对胃肠道的副作用**。所给出选项中塞来昔布是选择性 COX－2 抑制剂，更符合用于该患者的病情治疗。

四、多项选择题

1. ABC 本题考查的是阿司匹林的结构、代谢、作用机制及临床用途。**阿司匹林结构酯键不稳定，容易水解**，所以贮存不当容易变质；其为非选择性的环氧化酶抑制药，对 **COX－1 和 COX－2 均有抑制作用**，所以具有**胃肠道副作用**。

2. ACDE 本题考查的是美洛昔康的结构特点。其结构如图。吡罗昔康结构中不含噻唑环。

药的结构特征。**萘丁美酮**结构中含有**萘环**和**丁酮片段**，**不含羧基**；**舒林酸**和**吲哚美辛**属于**芳基乙酸类**非甾体抗炎药；**阿司匹林**化学结构中含有**苯甲酸结构**；对乙酰氨基酚结构中不含羧基。

4. ABCD 本题考查的是非甾体抗炎药的分类及其代表药物。选项中给出的结构依次为萘丁美酮、依托度酸、氟比洛芬、酮洛芬、吲哚美辛，其中仅吲哚美辛属于芳基乙酸类。

5. BCDE 本题考查的是阿司匹林的性质。阿司匹林结构中既有**酸性基团羧基**，也有**稳定性相对较差的酯键**（酚羟基成乙酸酯），这两个关键官能团决定阿司匹林的理化性质。三氯化铁试液为鉴别酚羟基的常规方法。

6. ACD 本题考查的是芳基丙酸类非甾体抗炎药的结构特点及代谢。吲哚美辛属于**芳基乙酸类**非甾体抗炎药；萘丁美酮代谢活性产物为 **6－甲氧基－2－萘乙酸**，为芳基乙酸结构。

7. CD 本题考查的是布洛芬的立体构型及代谢。布洛芬对映异构体之间在生理活性、毒性、体内分布及代谢等方面均有差异。芳基丙酸类非甾体抗炎药通常使用的是 S－异构体。但布洛芬的情况有所不同，尽管布洛芬 S－异构体的活性比 R－异构体强 28 倍，但布洛芬通常以**外消旋体**上市，因为布洛芬在体内会发生**手性异构体间转化**，无效的 R－异构体可转化为有效的 S－异构体。且布洛芬在消化道滞留的时间越长，其 $S:R$ 就越大。

8. ABC 本题考查的是解热镇痛药及非甾体抗炎药的作用机制。选项中所给出的结构式分别为 A 吲哚美辛、B 对乙酰氨基酚、C 双氯芬酸钠、D 氢化可的松、E 地塞米松；其中前三个符合题干要求。后面两个是药用糖皮质激素，具有不同的作用机制。

9. ABC 本题考查的是布洛芬的代谢。布洛芬在体内消除快速，药物基本上以**原型和氧化产物形式**被完全排出。代谢物包括对**异丁基侧链的氧化产物**（羟基化产物），羟基化产物进一步被氧化成**羧酸代谢物**。

10. ABD 本题考查的是双氯芬酸钠的结构特征、代谢及作用机制。双氯芬酸钠是芳基乙酸类药物中具有标志性的代表药物，**抗炎、镇痛和解热作用很强**。不良反应少，且在非甾体药物中**剂量最小**。其作用机制除抑制环氧化酶的活性，阻断前列腺素的生物合成外，还能**抑制 5－脂氧合酶**，使炎症介质**白三烯**的合成减少。同时，本品也能促进花生四烯酸与三酰甘油结合，**抑制花生四烯酸的释放**。双氯芬酸钠口服吸收迅速且完全，主要代谢产物为苯环羟基化衍生物，均有抗炎镇痛活性，但活性均低于本品，经肾脏和胆汁排泄。

11. ABDE　本题考查的是对乙酰氨基酚的结构特征、代谢、理化性质及临床用途。当对乙酰氨基酚**与抗凝血药同用**时，可**增强抗凝血作用**，应调整抗凝血药的剂量。

12. ACDE　本题考查的是舒林酸的结构特征及其体内代谢特点。**舒林酸有几何异构，药用顺式体（Z）**，这可保证亚磺酰苯基与茚的苯环在同侧。

13. ACDE　本题考查的是芳基丙酸类药物的构效关系。羧基的α位引入甲基限制羧基自由旋转，使其适合与酶结构。

14. ABC　本题考查的是罗非昔布的作用机制及临床用途。题干给出结构药物为罗非昔布，罗非昔布和塞来昔布结构差别在于杂环不同，以及苯基取代基不同，两者皆为选择性的 COX－2 抑制药。COX－1 抑制药具有心血管保护作用，选择性的 COX－2 抑制药在阻断前列环素（PGI₂）产生的同时，并不能抑制血栓素（TAX₂）的生成，会打破体内促凝血和抗凝血系统的平衡。由于增加**心血管事件**的发生率，**罗非昔布已被主动召回**。

15. CE　本题考查的是布洛芬和萘普生的立体构

型。两者均为**芳基丙酸类药物**，芳基丙酸类药物是在芳基乙酸的α－碳原子上引入甲基得到的，因此有**手性碳原子存在**。

16. BCDE　本题考查的是昔康类药物的构效关系。昔康类非甾体抗炎药大多具有 1,2－苯并噻嗪结构，其中苯环用噻吩环替换，活性仍然保留，如替诺昔康、氯诺昔康等。

17. ABDE　本题考查的是昔布类药物的结构特点，作用机制及相关药物的设计思想。选项 C 不正确：**我国药物化学家提出了"适度抑制"的理念作为研制 COX 抑制药的原则**，即对 COX－2 有选择性抑制作用，但选择性不宜过强，对 COX－2 和 COX－1 的抑制活性调节在一定的范围内，在消除炎症的同时，应维持 PGI₂ 和 TXA₂ 之间功能的平衡。基于已有 COX－2 抑制药的结构构建了药效团，以**不饱和吡咯烷酮作为支架**，连接有甲磺酰基取代苯和甲基苯形成的药物结构，设计合成了**艾瑞昔布**，成为治疗关节疼痛、骨性关节炎的一线治疗药物。

18. ABCE　本题考查的是非甾体抗炎药物的结构特点。选项中，**美洛昔康为非羧酸类非甾体抗炎药，其结构中含有潜在酸性药效团，可以选择性抑制环氧化酶－2（COX－2），对环氧化酶－1 的抑制作用弱。**

第四节　消化系统疾病用药

一、单项选择题

1. C　本题考查的是雷尼替丁的结构特征。雷尼替丁有两个关键结构片段，其**碱性基团**取代的芳杂环为**二甲胺甲基呋喃**，**氢键键合**的极性药效团是**二氨基硝基乙烯**，为**反式体**，顺式体无活性。

2. A　本题考查的是组胺 H₂ 受体拮抗药的结构特征。该类药物通常由三部分组成：**碱性芳核、柔性链**（多为含硫四原子碳链）**和氢键键合极性基团**（如胍基和脒基等脒脲基团）。题干给出的结构为雷尼替丁。

3. D　本题考查的是西咪替丁的结构特征。西咪替丁为 H₂ 受体拮抗剂抗溃疡药。化学结构由**咪唑五元环**、**含硫醚**的四原子链和末端取代**胍**三个部分构成。其结构为 ，其分子内的咪唑环是其发挥药效的关键官能团。

4. C　本题考查的是质子泵抑制剂的结构特征。

质子泵抑制剂抗溃疡药的分子由**吡啶环、亚磺酰基、苯并咪唑环**三部分组成，所有质子泵抑制剂的药名都含有词干"拉唑"。

5. D　本题考查的是奥美拉唑的结构特征、代谢、理化性质及作用机制。质子泵抑制剂抗溃疡药分子中的亚砜硫原子为手性原子，存在一对对映异构体。因分子的外消旋化的能量较高，即使在高温下也不会产生外消旋化。临床使用外消旋奥美拉唑时，在体内 R－型和 S－型异构体经**前药循环**生成相同的活性体，作用于 H⁺,K⁺－ATP 酶，产生作用强度相同的抗酸分泌作用。但是两种异构体的代谢途径有立体选择性差异，S－异构体比 R－异构体在体内的**代谢清除率低**，经体内循环更易重复循环，维持时间更长，有更优良的药理性质。

6. C　本题考查的是奥美拉唑的作用机制。质子泵抑制剂抗溃疡药（以奥美拉唑为代表）具较弱的碱性，可通过细胞膜进入强酸性的胃壁细胞泌酸小管口，酸质子对苯并咪唑环上氮原子质子化而活化，通过 **Smiles 重排**反应成**次磺酸**和**次磺酰胺**，然后与 H⁺,

K^+ – ATP 酶上的巯基形成二硫化酶抑制剂复合物而阻断质子泵分泌 H^+ 的作用，抑酶作用可以持久。共价复合物可被谷胱甘肽和半胱氨酸等内源性巯基化合物相竞争而复活，复活生成的代谢物经碱催化的 Smiles 重排得硫醚化合物，在肝脏可再被氧化成奥美拉唑。这种奥美拉唑体内循环共价结合和解除结合等一系列的反应，称为**奥美拉唑循环**或**前药循环**。

7. E 本题考查的是西咪替丁的结构。题干中给出的结构含有"咪唑"五元环，为**西咪替丁**。所以选项中应选"替丁"类药物。替丁类药物的关键的结构仍然集中于三点：**碱性芳核、柔性链**（多为含硫四原子碳链）和**氢键键合极性基团**（如胍基和脒基）。

8. E 本题考查的是甲氧氯普胺的结构、作用机制及临床用途。虽然甲氧氯普胺的结构与普鲁卡因胺类似，均为**苯甲酰胺的类似物**，但无局部麻醉和抗心律失常的作用，其临床用于**促胃肠动力**。

9. C 本题考查的是伊托必利的作用机制和临床用途。**伊托必利**具有拮抗**多巴胺 D_2 受体**活性和抑制乙酰胆碱酯酶活性的**双重活性**，通过对 D_2 受体的拮抗作用而增加乙酰胆碱的释放，同时通过对乙酰胆碱酯酶的抑制作用来抑制已释放的乙酰胆碱分解，从而增强胃、十二指肠收缩力，加速胃排空，并有止吐作用；伊托必利在**中枢神经系统分布少**，选择性高，不良反应少，**不产生甲氧氯普胺的锥体外系症状**，较少引起血催乳素水平增高，无西沙必利的致室性心律失常及其他严重的药物不良反应，安全性更高。

10. C 本题考查的是奥美拉唑一对对映体在体内的代谢过程。临床使用外消旋奥美拉唑时，在体内 R – 异构体和 S – 异构体经**前药循环**生成相同的活性体，作用于 H^+, K^+ – ATP 酶，产生作用强度相同的抗酸分泌作用。但是两种异构体的代谢途径有立体选择性差异，被不同的酶催化代谢。S – **异构体**比 R – 异构体在**体内的代谢清除率低**，经体内循环更易重复循环，维持时间更长，有更优良的药理性质。

11. B 本题考查的是 H_2 **受体拮抗药**的构效关系。H_2 受体拮抗药的结构由三部分组成，**碱性或碱性基团取代的芳杂环**通过**中间联接链**与含氮的平面极性"**脒脲基团**"相连；其中连接基团为易曲挠的四原子链，2 位硫原子可增加链的柔性。四原子链上有支链或增加链的长度，化合物活性降低或消失。以含氧四原子链或芳环连接亦保持活性。

二、配伍选择题

[1 ~ 2] DA 本题考查的是 H_2 受体拮抗药代表药物的结构特点。西咪替丁分子内含有**咪唑环**（结构式）；雷尼替丁分子内含有**呋喃环**（结构式）。

[3 ~ 4] AE 本题考查的是奥美拉唑及其 S – 异构体的应用情况。奥美拉唑需经过前药循环发挥最终的药效作用，但是以消旋体上市的；而其 S – 异构体**艾司奥美拉唑**，是第一个上市的光学活性质子泵抑制剂。艾司奥美拉唑在体内的代谢更慢，并且经体内循环更易重复生成，导致血药浓度更高，**维持时间更长**，其疗效和作用时间都优于奥美拉唑。

[5 ~ 6] EA 本题考查的是促胃肠动力药的结构特点和作用机制。**甲氧氯普胺**的结构与普鲁卡因胺类似，均为**苯甲酰胺的类似物**，但无局部麻醉和**抗心律失常**的作用，为**多巴胺 D_2 受体拮抗药**，同时还具有 **5 – HT_4 受体激动作用**，对 5 – HT_3 受体有轻度抑制作用，具有促动力作用和止吐的作用，是第一个用于临床的促胃肠动力药，有中枢神经系统的副作用（锥体外系反应），常见嗜睡和倦怠。**多潘立酮**结构（结构式）内含有**两个苯并咪唑基团**，选择性作用于外周多巴胺 D_2 受体。

[7 ~ 10] ECAD 本题考查的是 H_2 受体拮抗药的代表药及其结构特征。选项 ABCDE 给出的结构依次为尼扎替丁、雷尼替丁、法莫替丁、罗沙替丁、西咪替丁。本题可根据题干信息对应选项中的结构进行选择。

[11 ~ 14] DBEA 本题考查的是质子泵抑制剂代表药物的结构特点。选项 ABCDE 所给出结构式分别为奥美拉唑、泮托拉唑、法莫替丁、雷贝拉唑、兰索拉唑。

三、多项选择题

1. ABCD 本题考查的是雷尼替丁的结构特征、临床应用特点。结构中的**碱性基团取代的芳杂环**为**二甲胺甲基呋喃**，**氢键键合的极性药效团是二氨基硝基乙烯**，为**反式体**，顺式体无活性，抑制胃酸分泌的强度约为西咪替丁的 5 ~ 10 倍，副作用小，药物滞留时间长，为长效药物，但是其并非前药。

2. ABD 本题考查的是**奥美拉唑**的结构、作用机制及临床用途。奥美拉唑属于**质子泵抑制剂**，在体内需要经过**前药循环**进行活化，**苯并咪唑和吡啶是拉唑类药物的药效基团**。其他选项中含有硝基乙烯结构的是雷尼替丁，H_2受体拮抗药为"替丁"类药物。

3. BDE 本题考查的是抗溃疡药的分类及代表药物。临床用于抗溃疡的药物共有两类，即：**H_2受体拮抗药（—替丁）**和**质子泵抑制剂（—拉唑）**。选项中氯苯那敏和氯雷他定为H_1受体拮抗药，是抗过敏药。

4. ACDE 本题考查的是质子泵抑制剂类代表药物。该类药物的通用名词干为"—拉唑"。

5. ACDE 本题考查的是**多潘立酮**的结构特征、作用机制及临床用途。多潘立酮为较强的**外周性多巴胺D_2受体拮抗药**。分子中含有**双苯并咪唑结构**，**极性较大**，**不能透过血–脑屏障**，故较少出现甲氧氯普胺的中枢神经系统的副作用（锥体外系症状小）。止吐活性较甲氧氯普胺小。

6. ACE 本题考查的是促胃肠动力作用的代表药物。促胃肠动力药现常用的有多巴胺D_2受体拮抗药**甲氧氯普胺**，外周性多巴胺D_2受体拮抗药**多潘立酮**，既能**拮抗多巴胺D_2受体**又能**抑制乙酰胆碱活性**的药物的**伊托必利**和选择性$5-HT_4$受体激动药**莫沙必利**等。

7. ABCE 本题考查的是H_2受体拮抗药抗溃疡药物的结构特点及构效关系。以雷尼替丁为例，该类药物含有三部分，其中**碱性芳杂环或碱性基团取代的芳杂环为活性必需**；**连接基团为2位含硫原子的易曲挠的四原子链**，四原子链上有支链或增加链的长度，化合物活性降低或消失，以含氧四原子链或芳环连接亦保持活性；**"脒脲基团"**一般为吸电子基取代的胍基或脒基，引入疏水性基团，可增加脂溶性，增强疗效。

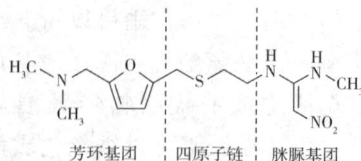

芳环基团　四原子链　脒脲基团

选项D中所提到苯并咪唑环为质子泵抑制剂的结构，非H_2受体拮抗药结构必需。

8. BCE 本题考查的是质子泵抑制药抗溃疡药物的结构特征。该类药物分子通常由**吡啶环、亚磺酰基、苯并咪唑环**三部分组成。其结构通式如下：

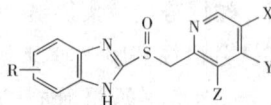

9. ABDE 本题考查的是质子泵抑制药抗溃疡药物的构效关系及结构特点。该类药物结构中的**亚磺酰基换成磺酰基将失去活性**。

10. ABCD 本题考查的是右兰索拉唑的结构、代谢、制剂特征及临床应用。**第一个上市的光学活性质子泵抑制剂应为艾司奥美拉唑**。

11. AD 本题考查的是H_2受体拮抗药的结构特征。西咪替丁和法莫替丁结构中都含有脒基，不过两者的脒基位置有所不同。西咪替丁在侧链上，法莫替丁在噻唑环上。如图所示。

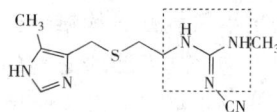

西咪替丁

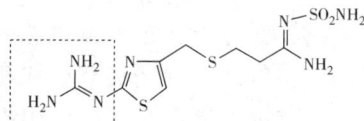

法莫替丁

第五节　循环系统疾病用药

一、最佳选择题

1. B 本题考查的是ACE抑制药代表药物的结构特点。阿拉普利是卡托普利的**巯基乙酰化和羧基与苯甘氨酸的氨基成酰胺的前药**。在体内经去乙酰化和酰胺水解后迅速转变为卡托普利，但作用比卡托普利强3倍。

2. D 本题考查的是**赖诺普利**的结构特征和代谢。所给出的结构为赖诺普利。其结构中含有碱性的"**赖氨酸**"基团（R＝$CH_2CH_2CH_2NH_2$）取代了经典的丙氨酸（R＝CH_3）残基，且具有两个没有被酯化的羧基；是**唯一含游离双羧酸的普利类药物**；口服活性不如依那普利，口服吸收却优于依那普利拉；**赖诺普利和卡托普利也是当前仅有的两个非前药的ACE抑制药**。

3. D 本题考查的是**胺碘酮**的结构特征、代谢及临床用途。盐酸胺碘酮为**钾通道阻滞药**的代表药物，属**苯并呋喃类化合物**；用于阵发性心房扑动或心房颤动，室上性心动过速及室性心律失常；本品口服吸收慢而多变，在肝脏代谢，其主要**代谢物为N–脱乙基胺碘酮**，也具有相似的**电生理活性**，两者均为高亲脂性化合物，可蓄积在多种器官和组织内。胺碘酮及其代谢物结构中含有碘原子，进一步代谢较困难，易于在体内产生积蓄，长期用药需谨慎。胺碘酮结构与甲状腺激素类似，含有**碘原子**，可影响**甲状腺激素代谢**。

4. A 本题考查的是胺碘酮的结构特征及临床用途。胺碘酮结构中含有**碘原子**，因此可以影响甲状腺激素的代谢。

5. B 本题考查的是胺碘酮的结构特征。胺碘酮是**唯一结构中含有碘原子的药物**。

6. C 本题考查的是拉贝洛尔的结构特征及作用机制。此结构为拉贝洛尔的结构，拉贝洛尔为 **α，β 受体拮抗药**。

7. E 本题考查的是 **β 受体拮抗药**的结构特征。大部分"洛尔"药物均含有**芳氧丙醇胺**或**苯乙醇胺**的结构，其中氮原子上的取代基多为异丙基。

8. C 本题考查的是 β 受体拮抗药的分类及代表药物。**拉贝洛尔**有别于其他"洛尔"类药物，其药效团结构为**苯乙醇胺**，而其他药物结构式中大多含有芳氧丙醇胺结构。

9. D 本题考查的是普萘洛尔的结构特征及作用机制。**普萘洛尔**的名称中已经暴露其结构特点，即分子内含有**萘环**。目前临床使用的仍为普萘洛尔的消旋体。其也是**非选择性 β₁ 受体拮抗药**。

10. A 本题考查的是 β 受体拮抗药的结构特征。**拉贝洛尔有两个手性中心，纳多洛尔有三个手性碳**原子，其余的选项均含有一个手性碳原子。

11. E 本题考查的是单硝酸异山梨酯的结构特征、理化性质、代谢及临床用途。**单硝酸异山梨酯**与硝酸异山梨酯相比少了一个硝酸酯的结构，而**多了一个羟基**，致使其**极性增强，中枢作用减弱**。

12. B 本题考查的是抗心绞痛药物的结构特征。硝酸酯类药物是抗心绞痛药的代表药物类型。

13. D 本题考查的是**氨氯地平**的结构特征。氨氯地平结构中二氢吡啶环的 2 位为 2 – 氨基乙氧基甲基取代，而非甲基取代。

14. C 本题考查的是**非洛地平**的结构特征。非洛地平结构中 4 位苯基上存在**两个氯原子**取代。硝苯地平、尼群地平、尼莫地平相应位置都为**一个硝基**取代，氨氯地平为**一个氯**取代。

15. B 本题考查的是尼莫地平的临床用途。**尼莫地平容易通过血 – 脑屏障**而作用于脑血管及神经细胞。

16. D 本题考查的是苯磺酸**氨氯地平**的结构特征、代谢及临床用途。选项 D 中所述药物为尼莫地平，尼莫地平容易通过血 – 脑屏障而作用于脑血管及神经细胞，选择性扩张脑血管，临床用于预防和治疗蛛网膜下隙出血后脑血管痉挛所致的缺血性神经障碍、高血压和偏头痛等。

17. C 本题考查的是**地尔硫䓬的结构特征、代谢、临床用途**。地尔硫䓬口服吸收迅速完全，但有较高的首关效应，导致生物利用度下降，大约为25% ～ 60% 左右。

18. C 本题考查的是维拉帕米的结构、性质及代谢特点。维拉帕米属于**钙通道阻滞剂，具有芳烷基胺化学结构，分子中含有手性碳原子，右旋体比左旋体的作用强**。盐酸维拉帕米呈弱酸性，化学稳定性良好，不管在加热、光化学降解条件，还是酸、碱水溶液，均能不变；维拉帕米的**甲醇溶液经紫外线照射 2 小时后降解50%**。维拉帕米口服吸收后经肝脏代谢生物利用度为20%，维拉帕米的代谢物主要为 N – 脱甲基化合物。去甲维拉帕米保持了大概 20% 的母体活性。

19. D 本题考查的是依那普利的结构特征、代谢及分类。选项 D 所指分子内含有巯基的药物为卡托普利。

20. C 本题考查的是 ACE 抑制药的分类及其代表药物的结构特征。**福辛普利分子内含有磷酰酯结构**是其主要的结构特点。其结构式如下图所示。

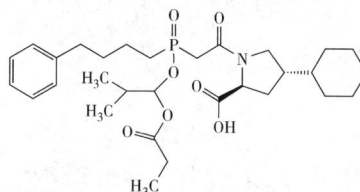

21. E 本题考查的是贝那普利的结构特征。**贝那普利用苯并七元环的内酰胺环**取代了经典"普利"类药物中的吡咯环。其结构为：

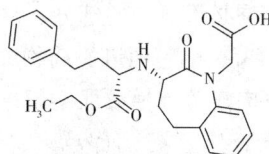

22. A 本题考查的是 ACE 抑制药代表药物的结构特征。**普利类药物大部分都是前体药物**，在体内代谢后经酶的作用释放出原药而起作用，这类药物的结构特点是含有酯基结构。代表药物有含巯基的 ACE 抑制药卡托普利、含二羧酸的 ACE 抑制药赖诺普利等。

23. B 本题考查的是 ACE 抑制药代表药物的结构特征，**赖诺普利**结构中的**赖氨酸片段**是其重要结构特征。**螺普利结构中有螺环，福辛普利结构中有亚磷酸酯，培哚普利结构中有吲哚环，贝那普利结构中有苯并七元内酰胺环**。

24. A 本题考查的是依那普利的结构特征及代谢。依那普利拉属于**双羧基药物**，依那普利主要是针对其羧基进行的修饰。

25. C 本题考查的是替米沙坦的结构特征。其分子内不含有**四氮唑环**，含有两个**苯并咪唑**结构，四唑结构由羧基取代，仍然保持酸性。替米沙坦的结构为：

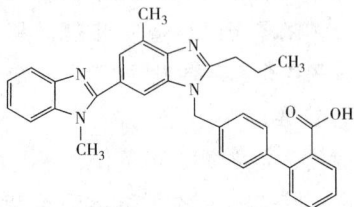

26. E 本题考查的是厄贝沙坦的结构特征。**螺环**是厄贝沙坦的结构特征。厄贝沙坦为螺环化合物，缺少氯沙坦结构中羟甲基，但与受体结合的亲和力却是氯沙坦的 10 倍；羧基与受体的氢键或离子偶极结合能模拟氯沙坦的羟基与受体的相互作用，而螺环能提高与受体的疏水结合能力。

27. D 本题考查的是坎地沙坦酯的结构特征。临床使用的坎地沙坦酯是坎地沙坦的**前药**。其代谢产物结构为：

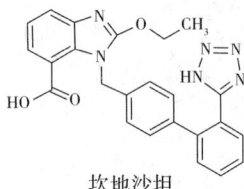

坎地沙坦

28. C 本题考查的是替米沙坦的结构特征。替米沙坦结构中含有两个苯并咪唑环。

29. B 本题考查的是血管紧张素 Ⅱ 受体拮抗药的结构特征。多数该类药物主要由**联苯、咪唑**和**四氮唑**构成。其中联苯是必不可少的部分。

30. E 本题考查的是他汀类药物的**副作用**。他汀类药物会引起**肌肉疼痛**或**横纹肌溶解**的副作用，特别是西立伐他汀由于引起横纹肌溶解，导致病人死亡的副作用而撤出市场后，更加引起人们的关注。实际上，所有他汀类药物均可能有一定程度的横纹肌溶解副作用，而西立伐他汀相关的引起危及生命的横纹肌溶解病例报告明显比其他他汀类药物更频繁。

31. D 本题考查的是他汀类降血脂药物的作用机制。对于选项中给出的缩写名词，考生也需要掌握。**H^+,K^+-ATP 酶抑制药**，又称为**质子泵抑制药**，为抗胃肠道溃疡药物，词干为"**—拉唑**"，奥美拉唑为

代表；H1 受体拮抗药为抗过敏药，如氯雷他定等；**ACE 抑制药（血管紧张素转换酶抑制药）**为降压药，代表药卡托普利等；**HMG-CoA 还原酶抑制药**，又称为**羟甲戊二酰辅酶 A 还原酶抑制药**，羟甲戊二酰辅酶 A 还原酶是体内生物合成胆固醇的限速酶，是调血脂药物的重要作用靶点，该酶的抑制药可以降低血浆中的胆固醇，药名词干为"**—他汀**"，如洛伐他汀等。**A Ⅱ 受体拮抗药（血管紧张素 Ⅱ 受体拮抗药）**为降压药，词干为"**—沙坦**"，代表药物为氯沙坦等。

32. E 本题考查的是他汀类药物的**构效关系**。他汀类药物的主要药效团为 3,5-二羟基羧酸或其前药形式 3,5-二羟基羧酸的内酯结构，药效团通过两个碳的乙基或者乙烯基连接到环，环结构分两种类型：天然的他汀类药物为六氢化萘环；合成的可以为吲哚、吡咯、吡啶、嘧啶、吡唑、咪唑、喹啉、苯环、萘环、茚环等，其邻位都有对氟苯环取代。

33. D 本题考查的是洛伐他汀的来源、结构特征。**洛伐他汀具有 3,5-二羟基戊酸形成的内酯结构**，而非开环结构。

34. D 本题考查的是洛伐他汀的性质和结构。含有六元内脂环的"他汀"类药物为：洛伐他汀和辛伐他汀。

35. B 本题考查的是 HMG-CoA 还原酶抑制药的来源、结构、作用机制、副作用。HMG-CoA 还原酶抑制药可有效地降低胆固醇水平。

36. E 本题考查的是 HMG-CoA 还原酶抑制药的来源、结构、作用机制。**普伐他汀**属于洛伐他汀的**半合成产物**，其内酯环开环形成了 3,5-二羟基戊酸结构。

37. A 本题考查的是阿托伐他汀的结构特征、作用机制。选项 A 中所述分子内含有嘧啶结构的"他汀"类药物为瑞舒伐他汀，阿托伐他汀分子内含有吡咯环。

38. C 本题考查的是**芳氧丙醇胺类 β 受体拮抗药的构效关系**。结构中—O—用—S、—CH_2—或—NCH_3—取代，作用降低。

39. E 本题考查的是硝酸异山梨酯的结构特征。**硝酸异山梨酯为双硝酸酯结构**，为异山梨醇的 2 位和 5 位形成硝酸酯得到。

40. E 本题考查的是 1,4-二氢吡啶类钙通道阻滞药的代谢。除尼索地平外，所有的二氢吡啶类钙通道阻滞药都经历肝**首关效应**，被肝脏细胞色素 P450 酶系氧化代谢，产生一系列失活的代谢物。

41. A 本题考查的是血管紧张素转换酶（ACE）

抑制药的代表药物。该类药物又称为"普利"类药物。

42. E 本题考查的是**华法林的结构特点、临床用途及药物间的相互作用**。题干给出结构式为华法林；华法林在体内主要经肝脏 CYP450 酶代谢，故能够抑制 **CYP 活性的药物**（如甲硝唑、氯霉素、西咪替丁、奥美拉唑和选择性 5 – 羟色胺再摄取抑制药等）**均可使本品的代谢减慢，半衰期延长，抗凝作用加强**，因此，使用本品时应注意其与**其他药物的相互作用**。

43. A 本题考查的是**阿哌沙班的结构特征及作用机制**。其结构如下：

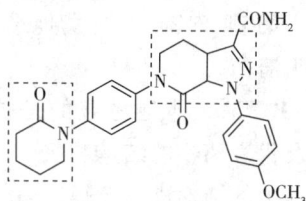

44. C 本题考查的是药物的代谢。**氯吡格雷体外无活性，为前药**。口服后经 CYP450 酶系转化，再经水解形成**噻吩环开环的活性代谢物**。丙米嗪及其代谢产物都有活性，不符合题干要求。

45. C 本题考查的是他汀类药物的药效团。天然以及合成的 HMG – CoA 还原酶抑制药分子中都含有 **3,5 – 二羟基羧酸药效团**，3,5 – 二羟基羧酸的 5 位羟基有时会和羧基形成**内酯**，该内酯须经水解后才能起效，可看作**前体药物**。

二、配伍选择题

[1～3] ADC 本题考查的是 ACE 抑制药的分类及代表药物的结构特征。依那普利为含**双羧基**的 ACE 抑制药，但不含硫原子。赖诺普利含有**碱性的赖氨酸基团**，是**唯一一含游离双羧酸**的普利类药物。

[4～6] DCE 本题考查的是抗心律失常药物的结构及作用机制。**卡维地洛**结构中有"咔"唑，对药名有暗示；伊布利特结构中仅有一个甲基磺酰胺结构，不符合要求；普萘洛尔为 β 受体拮抗药。

[7～8] AD 本题考查的是硝酸酯类抗心绞痛药物的结构特点。丙三醇又名为甘油；**单硝酸异山梨酯**为硝酸异山梨酯的活性代谢产物 5 – 单硝酸异山梨酯开发得到的药物。

[9～11] CAB 本题考查的是钙通道阻滞药的结构分类及其代表药物。尼群**地平**为 **1,4 – 二氢吡啶类**钙通道阻滞药，维拉帕米为芳烷基胺类钙通道阻滞药，地尔硫䓬为苯硫氮䓬类钙通道阻滞药。

[12～14] CDE 本题考查的是 ACE 抑制药的结

构分类及其代表药物结构特征。**福辛普利**结构中含有**磷原子**，卡托普利结构中含有**硫原子**，贝那普利结构中含有**氮杂䓬环**。

[15～16] AD 本题考查的是 ACE 抑制药的结构分类及代表药物结构特征。赖诺普利含有赖氨酸片段，**与卡托普利**是两个非前药类的 ACE 抑制药。

[17～20] EACD 本题考查的是血管紧张素 Ⅱ 受体拮抗药代表药的结构特点。厄贝沙坦分子内含有**螺环**，可增加药物与受体的亲和力；**缬沙坦**不含有咪唑环，分子中的**酰胺基**与氯沙坦的咪唑环上的 N 为电子等排体，可与受体形成氢键；替米沙坦结构中以**羧酸代替酸性的四氮唑环**；坎地沙坦临床使用其前药**坎地沙坦酯**，在体内迅速并完全地代谢成活性化合物坎地沙坦。

[21～23] ACB 本题考查的是 HMG – CoA 还原酶抑制药的结构。**氟伐他汀钠、阿托伐他汀钙、瑞舒伐他汀钙**均为**全合成的"他汀"类药物**，都具有开环的二羟基戊酸侧链，但分子内含有不同种的杂环结构。结构如下所示：

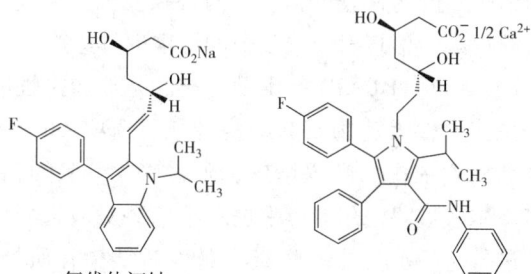

氟伐他汀钠

阿托伐他汀钙

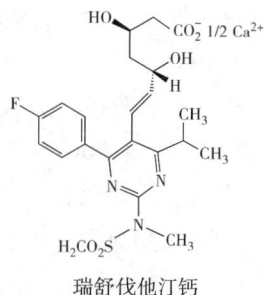

瑞舒伐他汀钙

[24～26] ACE 本题考查的是 1,4 – 二氢吡啶类药物的结构特征。**氨氯地平**的 2 位为 2 – **氨基**乙氧基甲基取代，而非甲基取代，因此其 2,6 位取代基不同；硝苯地平 3,5 位取代基均为甲酸甲酯；尼莫地平 3 位取代基为异丙酯。

[27～28] AE 本题考查的是普利类药物的结构特征。结构式 A 为培哚普利，E 为群多普利，两个结构中都含有八氢 – 1H – 吲哚羧酸结构，两个药名都隐含**吲哚片段**——培"哚"普利、群"多"普利；B 为**螺普利**，结构中含有双硫**螺环**结构，药名中也有体

现；C 为喹那普利，结构中含有四氢"异喹啉"羧酸；D 为贝那普利，用 **7 元环的内酰胺**代替依那普利分子中丙氨酰脯氨酸结构。

[29~33] **DACBE** 本题考查的是血管紧张素 II 受体拮抗药的结构特征、代谢及临床用途。选项 AB-CD 所给出结构依次为缬沙坦、替米沙坦、厄贝沙坦、氯沙坦、依普罗沙坦。

[34~35] **BD** 本题考查的是血管紧张素 II 受体拮抗药的结构特征。**替米沙坦为分子中不含四氮唑基的 A II 受体拮抗药。依普罗沙坦**（如下图）结构中含

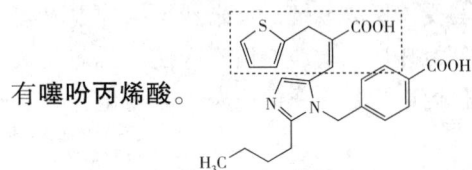

有**噻吩丙烯酸**。

[36~40] **BAECD** 本题考查的是他汀类药物的结构特点。本题可根据题干信息对应选项中的结构进行选择。

[41~42] **AD** 本题考查的是 1,4－二氢吡啶类钙通道阻滞药的代表药物、结构特征及临床用途。本题可根据题干信息对应选项中的结构进行选择。

[43~47] **BCADE** 本题考查的是**非选择性 β 受体拮抗药**的代表药物及其结构特征。选项 ABCDE 所给出结构式依次为吲哚洛尔、阿普洛尔、氧烯洛尔、纳多洛尔、噻吗洛尔。可根据题干信息对应选项中的结构进行选择。另外有些药物名称对结构有所提示：如氧烯洛尔结构中含有"**烯**"丙"**氧**"基；吲哚洛尔结构中含有"**吲哚**"环；噻吗洛尔结构中含有"**噻**"二唑和"**吗**"啉环。

[48~50] **BDE** 本题考查的是 **β₁ 受体拮抗药**的代表药物及结构特点。选项 ABCDE 所给出的结构分别为阿替洛尔、美托洛尔、倍他洛尔、醋丁洛尔、艾司洛尔。本题可根据题干信息对应选项中的结构进行选择。

[51~52] **DE** 本题考查的是 α、β 受体拮抗药的代表药物及结构特点。α、β 受体拮抗药主要包括含有咔

唑结构的**卡维地洛**（

含 有 脲 片 段 的 **塞 利 洛 尔**

（   ）、**拉 贝 洛 尔**

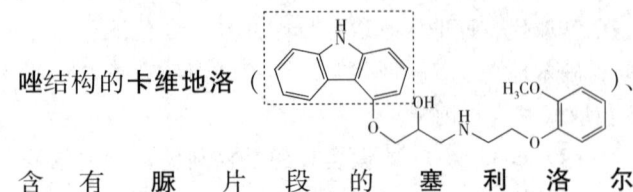

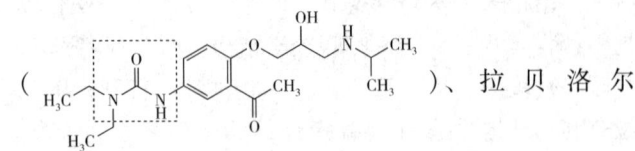

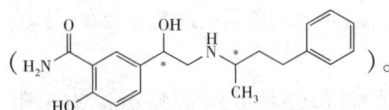

[53~57] **BCDAE** 本题考查的是 1,4－二氢吡啶类钙通道阻滞药代表药物的结构特点及临床用途。本题可根据题干信息对应选项中的结构进行选择。

[58~60] **DEB** 本题考查的是**钙通道阻滞药的分类及其代表药物的结构特点、代谢及临床用途**。选项 ABCDE 所给结构式依次为拉贝洛尔（α，β 受体拮抗药）、维拉帕米（芳烷基胺类钙通道阻滞药）、氯沙坦（血管紧张素 II（A II）受体拮抗药）、地尔硫䓬（苯硫氮䓬类钙通道阻滞药）、尼莫地平（1,4－二氢吡啶类钙通道阻滞药）。

[61~64] **BCEA** 本题考查的是**抗血栓药的分类、作用机制及代表药物的结构特征**。本题可根据题干信息对应选项中的结构进行选择。另外，选项 D 为香豆素类抗凝药，该类药物还有华法林和醋硝香豆素，它们的结构中都含有 4－羟基香豆素基本结构。该类药物可以抑制维生素 K 环氧还原酶，阻止维生素 K 由环氧型向氢醌型转变，从而影响凝血因子 II、VII、IX、X 的活性。

三、综合分析选择题

[1~3]

1. A 本题考查的是洛伐他汀的来源及结构特点。阿托伐他汀和氟伐他汀都属于**全合成的他汀类药物**；普伐他汀和辛伐他汀都含有环 A 基本结构，但两者皆为在洛伐他汀基础上进行结构改造得到的**半合成的药物**，非天然存在。

2. A 本题考查的是**全合成 HMG－CoA 还原酶抑制药物的结构特点**。全合成他汀类药物结构中均含有环 B 结构，选项中符合的有氟伐他汀、阿托伐他汀；其中氟伐他汀是第一个全合成的含 3,5－二羟基羧酸药效团的 HMG－CoA 还原酶抑制药。

3. C 本题考查的是 HMG－CoA 还原酶抑制药的**副作用**。他汀类药物会引起肌肉疼痛或横纹肌溶解的副作用，特别是西立伐他汀由于引起横纹肌溶解，导致病人死亡的副作用而撤出市场后，更加引起人们的关注。实际上，所有他汀类药物均可能有一定程度的横纹肌溶解副作用，而西立伐他汀相关的引起危及生命的横纹肌溶解病例报告明显地比其他他汀类药物更频繁。

[4~5]

4. D 本题考查的是**血管紧张素转换酶抑制药的**

副作用。该类具有**干咳**的副作用，而沙坦类药物不具有此副作用。

5. E　本题考查的是**尼莫地平**的临床用途。尼莫地平易**透过血-脑屏障进入中枢**，可**选择性扩张脑血管**。

四、多项选择题

1. BCE　本题考查的是 ACE 抑制药按照结构的分类。基于化学结构，ACE 抑制药可以分成三类：**含巯基**的 ACE 抑制药、**含二羧基**的 ACE 抑制药和**含膦酰基**的 ACE 抑制药。

2. ACDE　本题考查的是**血管紧张素转化酶（ACE）抑制药的构效关系**。选项 B 不正确。当羧基换成 —PO$_3$H$_2$、—CONHOH 等基团，活性有所减弱，酯化后脂溶性增强，有利于吸收。

3. ABE　本题考查的是**卡托普利的结构特征、临床用途**。卡托普利为**含巯基的 ACE 抑制药的唯一代表药**；分子中含有巯基和脯氨酸片段，是关键的药效团。分子中的巯基可有效地与酶中的锌离子结合，为关键药效团；会产生**皮疹和味觉障碍**；由于巯基的存在，卡托普利易被氧化，能够发生二聚反应而形成二硫键；用于治疗各种类型的高血压，特别是其他降压药治疗无效的顽固性高血压，与利尿药合用可增强疗效；也用于急、慢性充血性心衰，与强心药或利尿药合用效果更佳。

4. ABCD　本题考查的是 **ACE 抑制药的分类、代表药物及结构特点**。所给出选项结构都含有三个手性中心，但阿拉普利属于含有巯基的 ACE 抑制药，不是二羧酸类。

5. ABCD　本题考查的是 ACE 抑制药分类、结构特点、作用机制、副作用及临床用途。**福辛普利**为含有**膦酰基**的 ACE 抑制药。

6. ABC　本题考查的是氯沙坦的结构特征。氯沙坦分子结构中的**四唑结构为酸性基团**，为中等强度的酸，能与钾离子成盐；结构中咪唑环 2 位的丁基为该药物提供必要的脂溶性和疏水性。联苯结构是血管紧张素 Ⅱ 受体拮抗药的共同结构。

7. ABCD　本题考查的是**血管紧张素 Ⅱ 受体拮抗药的构效关系**。血管紧张素 Ⅱ（AⅡ）受体拮抗药是含有酸性基团的联苯结构，酸性基团可以为四氮唑环也可以是羧基，在联苯的一端联有咪唑环或可视为咪唑环的开环衍生物，咪唑环或开环的结构上都联有相应的药效基团。选项 E 中三氮唑不是酸性基团，不能替换四氮唑结构。

8. ABC　本题考查的是血管紧张素 Ⅱ 受体拮抗药的结构特征。选项中 D 依普罗沙坦的结构以**羧酸结构**替代了酸性的四氮唑取代苯结构，E 替米沙坦以**羧基**替代了联苯结构上的四氮唑基。

9. ABD　本题考查的是依普罗沙坦的结构特征。其结构中**不含氯沙坦结构中的四氮唑取代的联苯结构**。

10. ABD　本题考查的是缬沙坦的结构特征。**缬沙坦为不含咪唑环的 AⅡ 受体拮抗药**，其作用稍高于氯沙坦，分子中的**酰胺基与氯沙坦的咪唑环上的 N 为电子等排体**，可与受体形成氢键，为非前体药，不需要经过肝脏的生物转化而直接具有药理活性；口服吸收快，进食影响其吸收。

11. ABC　本题考查的是他汀类药物的分类及代表药物。他汀类药物分为：**天然及半合成改造药物**：洛伐他汀、辛伐他汀和普伐他汀；**人工全合成药物**：氟伐他汀钠、阿托伐他汀钙、瑞舒伐他汀钠。

12. ABD　本题考查的是**药物的作用机制**。离子通道主要包括钾离子、钠离子和钙离子通道等。选项中硝苯地平和维拉帕米为钙通道阻滞药；胺碘酮为钾通道阻滞药。

13. ABC　本题考查的是**抗心律失常药的分类及代表药物**。抗心律失常药主要包括钠离子通道、钾离子通道和 β 受体拮抗药。普利类药物为 ACE 抑制药，沙坦类药物为 AⅡ 受体拮抗药，两者临床皆用于降血压。

14. ABCD　本题考查的是**抗心律失常药物的分类**。该类药物按其药理作用机制分为四类：Ⅰ 类，钠通道阻滞药；Ⅱ 类，β 受体拮抗药；Ⅲ 类，延长动作电位时程药物，通常指钾通道阻滞药；Ⅳ 类，钙通道阻滞药。

15. ABCD　本题考查的是抗心律失常药的分类及代表药物。硝酸甘油为常用治疗心绞痛药。

16. CE　本题考查的是拉贝洛尔的结构特征、临床用途。拉贝洛尔分子内含有**苯乙醇胺**片段，含两个手性碳原子，临床上使用 4 种异构体的混合物。**β 受体的拮抗活性来自（R,R）-异构体，而 α 受体拮抗活性大多来自（S,R）-异构体**。与普萘洛尔不同，拉贝洛尔的亲脂性较低，进入中枢神经系统较少。兼有 β 和 α 受体拮抗作用，有较弱的内在拟交感活性及膜稳定作用；在等效剂量下，其心率减慢作用比普萘洛尔轻，降压作用出现较快。此外可使肾血流量增加，而普萘洛尔使之减少。

17. BCDE　本题考查的是拉贝洛尔的结构特征。

拉贝洛尔氮原子上的取代基为苯丁基。

18. ABE 本题考查的是 β 受体拮抗药的结构特征。β 受体拮抗药有两种药效团结构，即：**芳氧丙醇胺和苯乙醇胺**。其中，**索他洛尔和拉贝洛尔具有苯乙醇胺结构**。

19. BE 本题考查的是二氢吡啶类钙通道阻滞药的结构特征。"地平"类药物 4 位苯环上主要有两类取代基团：氯原子和硝基。氨氯地平和非洛地平为氯原子取代。

20. BCDE 本题考查的是二氢吡啶类钙通道阻滞药结构特征。钙离子通道阻滞药中**仅硝苯地平不含有手性碳原子**。

21. ABC 本题考查的是钙离子通道阻滞药的分类及代表药物。主要有三种，即：二氢吡啶类（－地平），芳烷基胺类（维拉帕米）和苯硫氮䓬（地尔硫䓬）类。

22. ABDE 本题考查的是二氢吡啶类钙通道阻滞药结构特征。氨氯地平 2 位为 2 -氨基乙氧基甲基取代，其他的 2,6 位均为甲基取代。

23. ABDE 本题考查的是**地尔硫䓬的结构特征、代谢及临床用途**。芳烷基胺类钙通道阻滞药为维拉帕米。

24. ABCE 本题考查的是 ACE 抑制药的结构特征。贝那普利分子以**七元内酰胺环**取代了五元的吡咯环。

25. ABCE 本题考查的阿拉普利的性质与代谢。**阿拉普利是前体药物**，其在体内水解出卡托普利之后才起作用，所以其起效比卡托普利要慢，但作用持久。作用比卡托普利强 3 倍。

26. ABDE 本题考查的是血管紧张素受体 Ⅱ（AⅡ）拮抗药的结构特征。**替米沙坦分子中不含四氮唑基**的 AⅡ 受体拮抗药，分子中的**酸性基团为羧酸基**。

27. ACDE 本题考查的是血管紧张素受体 Ⅱ（AⅡ）拮抗药的结构特征。**缬沙坦为不含咪唑环**的 AⅡ 受体拮抗药，作用稍高于氯沙坦，分子中的**酰胺基**与氯沙坦的咪唑环上的 N 为**电子等排体**，可与受体形成氢键。

28. BC 本题考查的是血管紧张素受体Ⅱ（AⅡ）拮抗药的结构特征及代表药物。该结构药物为氯沙坦，为血管紧张素Ⅱ受体拮抗药，该类药物都有药名词干"—沙坦"。

29. ABC 本题考查的是辛伐他汀的来源、作用机制。全合成他汀类的药物为氟伐他汀、阿托伐他汀和瑞舒伐他汀。**辛伐他汀**是洛伐他汀的结构改造得到的半合成药物。

30. CD 本题考查的是 HMG - CoA 抑制药的结构特征。在所有他汀类药物中，**仅洛伐他汀和辛伐他汀具有六元内酯环**。

31. BCE 本题考查的是 HMG - CoA 抑制药的结构特征。含有 3,5 -二羟基羧酸结构的药物主要有半合成药物普伐他汀和全合成药物氟伐他汀、阿托伐他汀和瑞舒伐他汀。

32. ABCD 本题考查的是非选择性 β 受体拮抗药、选择性 β_1 受体拮抗药的代表药物。非选择性 β 受体拮抗药的代表药物有普萘洛尔、阿普洛尔、氧烯洛尔、吲哚洛尔、纳多洛尔和噻吗洛尔；选择性 β_1 受体拮抗药的代表药物有美托洛尔、倍他洛尔、醋丁洛尔、阿替洛尔和艾司洛尔。

33. ABDE 本题考查的是 β 受体拮抗药的构效关系。苯乙醇胺类和芳氧丙醇胺类药物的构效关系基本一致，仅在与醇羟基相连的 β 碳原子构型表述上有所差异。**芳氧丙醇胺类药物** β 碳原子的 S -构型活性大于 R -构型，而**苯乙醇胺类** R -构型的活性大于 S -构型。其原因是与苯乙醇胺类药物相比，在芳氧丙醇胺类药物结构的苯环和侧链之间插入了氧原子，命名时优先基团顺序发生改变，但芳氧丙醇胺类药物 β 碳原子的 S -构型与苯乙醇胺类药物的 R -构型的立体结构是相当的。

34. ABCD 本题考查的是普萘洛尔的结构类别、结构特点、副作用等。盐酸普萘洛尔是非选择性 β 受体拮抗药的代表药物，属于芳氧丙醇胺类结构类型的药物，芳环为萘核。**普萘洛尔的 S -异构体具有强效的 β 受体拮抗作用**，而 R -异构体的拮抗作用很弱；R -异构体在体内竞争性取代 S -异构体，导致后者血浆蛋白结合率下降，外消旋体的毒性比单个对映体强。但临床上仍应用其外消旋体；由于其脂溶性高，能进入 CNS 系统产生中枢效应，对 β_1 受体和 β_2 受体均有拮抗作用。有较强的抑制心肌收缩和引起支气管痉挛及哮喘的副作用。

35. ACD 本题考查的是单硝酸异山梨酯的结构特点、代谢、作用机制、临床用途。单硝酸异山梨酯为硝酸酯类药物，不是 β 受体拮抗药，临床上用来治疗心绞痛，不具有挥发性。

36. ABCE 本题考查的是硝酸酯类药物的作用机制、结构特征、副作用。硝酸酯类药物连续用药后会出现**耐受性**，可能与"硝酸酯受体"中的巯基被耗竭有关，给予**硫化物还原剂能迅速反转**这一耐受现象。若在使用硝酸酯类药物的同时，给予保护体内硫醇类的化合物 1,4 -二巯基 -2,3 -丁二醇，就不易产生耐药性；硝酸酯的作用比亚硝酸酯强，硝酸酯及亚硝酸酯都易经黏膜或皮肤吸收，口服吸收较好，但经肝脏首关效应后大部分已被代谢，血药浓度极低；因此，临床常采取舌下含服或透皮贴剂的用药途径。其药物代谢动力学特点是吸收快、起效快。

37. ABCDE 本题考查的是硝酸甘油的结构特点、理化性质、代谢。题中所给结构为硝酸甘油。

38. ABE 本题考查的是维拉帕米、地尔硫䓬和1,4－二氢吡啶类钙通道阻滞药与受体结合的相互关系。维拉帕米与其受体的结合抑制了地尔硫䓬和1,4－二氢吡啶类钙通道阻滞药与它们各自受体的结合。同样，地尔硫䓬或1,4－二氢吡啶类钙通道阻滞药与其受体的结合也抑制维拉帕米的结合。相反，地尔硫䓬和1,4－二氢吡啶类钙通道阻滞药可起到相互促进作用。

39. ABCD 本题考查的是钙通道阻滞药的分类。按化学结构特征可把钙通道阻滞药分为四类：1,4－二氢吡啶类（如硝苯地平）、芳烷基胺类（如维拉帕米）、苯硫氮䓬（如地尔硫䓬）和三苯哌嗪类。

40. BCDE 本题考查的是1,4－二氢吡啶类钙通道阻滞药的构效关系。1,4－二氢吡啶环是必要的，N_1上不能带有取代基，若带有取代基或将二氢吡啶环氧化为吡啶环或还原为哌啶环，则活性大为降低，甚至消失。

41. AB 本题考查的是硝苯地平的理化性质。1,4－二氢吡啶类钙通道阻滞药遇光极不稳定，分子内部发生光催化的歧化反应，产生硝基苯吡啶衍生物和亚硝基苯吡啶衍生物（如下图所示）。亚硝基苯吡啶衍生物对人体极为有害，故在生产、贮存过程中均应注意避光。根据硝苯地平的结构，可以判断出其歧化反应产物为AB。

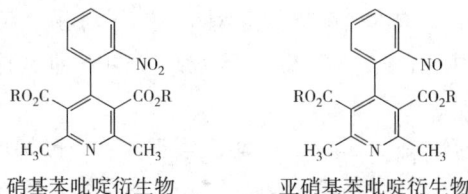

硝基苯吡啶衍生物　　亚硝基苯吡啶衍生物

42. ABE 本题考查的是地尔硫䓬体内代谢。地尔硫䓬口服吸收迅速完全，但有较高的首关效应，导致生物利用度下降，大约为25%～60%左右，体内有效期为6～8小时。地尔硫䓬经肝肠循环，主要代谢途径为脱乙酰基、*N*－脱甲基和*O*－脱甲基化。去乙酰基地尔硫䓬保持了母体冠状血管扩张作用的25%～50%，并且达到母体血药浓度的10%～45%。其结构

式及发生代谢的官能团如图所示：

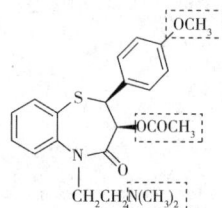

43. BC 本题考查的是抗血栓药物的分类及代表药物。（1）抗凝药物包括：①香豆素类：华法林、双香豆素、醋硝香豆素；②凝血酶抑制药包括：达比加群酯、阿加曲班；③凝血因子X_a抑制药包括：阿哌沙班、利伐沙班。（2）血小板二磷酸腺苷受体拮抗药主要包括氯吡格雷、噻氯匹定、普拉格雷、坎格雷洛和替卡格雷。（3）糖蛋白GP II_b/III_a受体拮抗药主要包括：阿昔单抗、依替巴肽、替罗非班。

44. ABE 本题考查的是氯吡格雷的结构特征、作用机制、代谢。**氯吡格雷**是血小板二磷酸腺苷受体拮抗药；有一个手性中心，药用品为*S*－构型；为前药，口服后经CYP450酶系转化，再经水解形成噻吩环开环的活性代谢物，活性代谢物的巯基可与血小板ADP受体中的半胱氨酸残基形成二硫键，拮抗血小板ADP受体，从而抑制ADP诱导的血小板膜表面糖蛋白GP II_b/III_a受体的活化，导致纤维蛋白原无法与该受体发生粘连而抑制血小板聚集；临床主要用于预防**缺血性脑卒中、心肌梗死及外周血管病**等。氯吡格雷的结构及其活性代谢物如图所示：

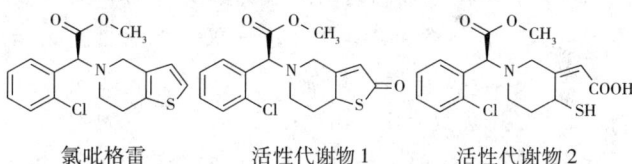

氯吡格雷　　活性代谢物1　　活性代谢物2

45. ABC 本题考查的是阿加曲班的结构特征，化学结构中包含**精氨酸、哌啶和四氢喹啉的三脚架**结构，与凝血酶的活性部位形成立体型的结合，可逆性地阻断凝血酶的催化位点和非极性区，从而阻止凝血酶在血栓形成过程中发挥作用。其相应结构片段如图所示。

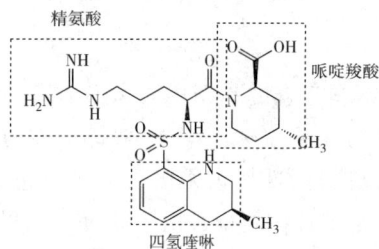

231

第六节　内分泌系统疾病用药

一、最佳选择题

1. C　本题考查的是甾体激素类药物。**甾体激素类药物的基本母核**主要有：孕甾烷、雄甾烷和雌甾烷。

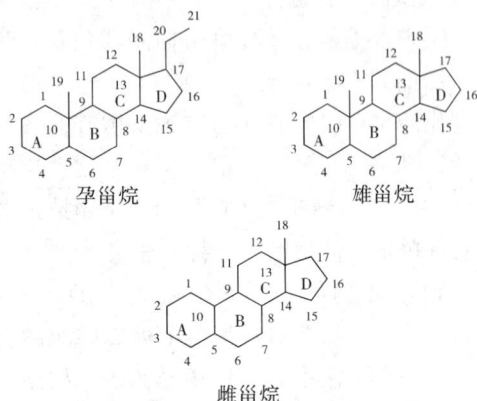

孕甾烷　　　　雄甾烷

雌甾烷

三者相比，雌甾烷具有 C_{18} **角甲基**；雄甾烷具 C_{18} **角甲基**和 C_{19} **角甲基**；孕甾烷具有 C_{18} **角甲基**、C_{19} **角甲基**和 C_{20-21} **基团**，C 选项具有孕甾烷的结构特征。

2. D　本题考查的是糖皮质激素类药物。人体内肾上腺皮质生物合成的糖皮质激素属于天然来源，主要有**可的松**、**氢化可的松**，其他糖皮质激素类药物属于人工合成品。

3. C　本题考查的是**糖皮质激素类药物**。本题注意解题技巧，五个选项均有 1,2 - 双键，不能据此作出判断。C、D、E 选项具有 $9\alpha - F$，A、B 选项可排除。C、D 选项具有 16 - 甲基，E 选项 16 位为缩酮结构，可排除 E 选项，仅剩下 C、D 两个答案供选择。药物结构中化学键用粗实线（——）标示的，为 β 取向化学键，用粗虚线（┅┅）标示的，为 α 取向化学键，C 选项同时满足上述三个条件，正确答案为 C。

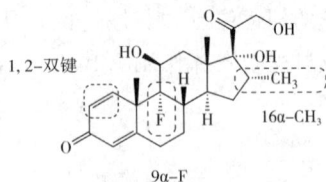

4. B　本题考查的是糖皮质激素类药物。在醋酸氢化可的松分子中引入 C_1、C_2 **双键**，称为醋酸氢化泼尼松，其抗炎活性增大 4 倍，不增加钠潴留作用。抗炎活性增加的原因可能是由于 A 环几何形状改变所致，从半椅式变为**平船式**构象，**增加了与受体的亲和力和改变了药代动力学性质**。

5. A　本题考查的是糖皮质激素类药物。**C16** 位引入羟基并与 **C17** 位 α - 羟基一道制成丙酮的**缩酮**，备选项中符合条件的是 A 选项。A 选项是醋酸氟轻松的结构式，该药仅供外用。

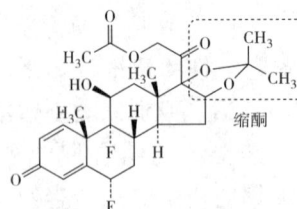

6. C　本题考查的是糖皮质激素类药物。对于选项给出结构式的题目，应掌握一定的解题技巧，即根据题干提及的结构提示去找答案。提示药物具有丙酮叉，即**缩酮**结构，C 选项符合要求。

7. D　本题考查的是糖皮质激素类药物。提示药物具有 17 位 β - 羧酸酯，是 17β - 羧酸与硫醇形成的硫醇酯，水解后生成 17β - 羧酸则不具活性，D 选项符合要求。

8. D　本题考查的是雌激素类药物。**雌二醇、雌三醇**属于天然雌激素，具有雌甾烷结构。两药口服几乎无效，主要原因是在肠道大部分被微生物降解，虽有少量可被迅速吸收，但在肝脏又被快速代谢。这些代谢反应主要是在 A、D 环上发生羟基化反应。在 **17 位引入乙炔基**，可增加 D 环的空间位阻，提高 D 环代谢稳定性；在 A 环引入醚结构，提高了 A 环的代谢稳定性和脂溶性，**延长作用时间**。

9. C　本题考查的是孕激素类药物。在**炔诺酮**的 **18 位延长一个甲基得到炔诺孕酮**，活性比炔诺酮增强十倍以上，其右旋体是无效的，**左旋体才具有活性**，称左炔诺孕酮。

10. A　本题考查的是孕激素类药物。黄体酮 17 - 羟基与己酸成酯得到己酸羟孕酮，即黄体酮的 17α - 己酰氧基物。

11. E　本题考查的是雌激素类药物。己烯雌酚的**反式异构体**与雌二醇骨架不同，但**两个酚羟基排列的空间距离和雌二醇的二个羟基的距离近似**（1.45nm），表现出与雌二醇相同的生理活性，顺式异构体的二个羟基的距离为 0.72nm，没有雌激素的活性。

12. D　本题考查的是**选择性雌激素受体调节剂**。**他莫昔芬和雷洛昔芬都是选择性雌激素受体调节剂**，但雷洛昔芬不存在顺反异构体，正确答案是他莫昔芬。

13. A　本题考查的是**抗雌激素**。来曲唑属于**芳构化酶抑制药**。此题的选项提供了结构式和药物名称，但最终解题基本是靠药物名称，仅凭结构式很难判断答案，有时候结构式是判断答案的关键，有时候药名是判断的手段，同时提供结构式和药物名称的时候要学会灵活运用。

14. C 本题考查的是雌激素类药物。雌激素类药物的名字中通常含有"雌"或"醇"字样。药物名称中带有"炔"字，说明含有**炔基**，掌握解题技巧后，很容易判断炔雌醇是含有乙炔基的雌激素类药物。

15. D 本题考查的是孕激素类药物。孕激素类药物的名字中通常含有"酮"字，药物名称中带有"炔"字，说明含有炔基，**炔诺酮是含有乙炔基的孕激素类药物。**

16. C 本题考查的是降糖药。α-葡萄糖苷酶抑制剂的药名通常带有"糖"或"醇"。

17. C 本题考查的是降糖药的结构特点。题干提示具有 N,N-二甲基，符合这一条件的选项有 C、D。胍的结构如下，据此判断，C 选项正确。

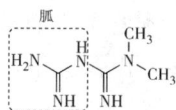

胍

H_2N ... CH_3

18. E 本题考查的是降糖药的结构特点。E 选项具有甲基环己基。

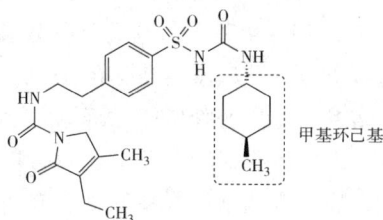

甲基环己基

19. B 本题考查的是降糖药。B 选项具有八氢环戊烷并 [C] 吡咯结构。

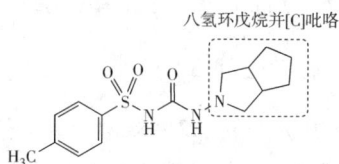

八氢环戊烷并[C]吡咯

20. A 本题考查的是降糖药。**SGLT-2 抑制剂**的药名带有词根"**列净**"，正确答案为 A。**二肽基肽酶-4（DPP-4）**抑制的药名带有词根"**列汀**"。同时应注意米格列醇是 α-葡萄糖苷酶抑制剂，米格列奈是非磺酰脲类胰岛素分泌促进剂。

21. A 本题考查的是**抗骨质疏松药**。维生素 D_3 须在**肝脏和肾脏两次羟基化**，先在肝脏转化为**骨化二醇** $25-(OH)D_3$，然后再经肾脏代谢为**骨化三醇** $1\alpha, 25-(OH)_2D_3$，才具有活性。

22. D 本题考查的是选择性雌激素受体调节剂的

结构及应用。选项中**氯米芬治疗不孕症**，他莫昔芬治疗此激素依赖性乳腺癌；**托瑞米芬用于治疗绝经后妇女雌激素受体阳性或不详的转移性乳腺癌**，已烯雌酚为非甾体雌激素，作用和雌二醇相同。雷洛昔芬临床上主要用于治疗女性绝经后骨质疏松症，分子结构中**含有苯并噻吩片段。**

23. E 本题考查的是双膦酸盐类骨质疏松治疗药物的结构特点。**阿仑膦酸钠为含有氨基的双膦酸盐**，唑来膦酸钠为含有咪唑结构的二膦酸钠，米诺膦酸钠为含有吡啶并咪唑结构的二膦酸钠，利塞膦酸钠为含有吡啶结构的双膦酸盐。

二、配伍选择题

[1~3] EAC 本题考查的是糖皮质激素类药物。糖皮质激素的 **21 位酯化衍生物属于前药**，除可增加口服的吸收率外，也可适应制备外用软膏剂的需要，增加其溶解性。在甾体结构的 A 环引入 1,2 位双键成为 $\triangle^1$ 衍生物，**抗炎活性**增加，原因可能是由于 A 环几何形状改变，从半椅式变为平船式构象，增加了与受体的亲和力和改变了药代动力学性质。单纯 **9α-氟代**的糖皮质激素，**抗炎活性和钠潴留作用同时增加**，无实用价值。后发现同时在其他部位进行结构改造，如 **C16 位引入羟基并与 C17 位 α-羟基一道制成丙酮的缩酮；C6 位引入卤素**，可抵消 9α-氟代增加钠潴留作用，成为优秀的糖皮质激素，如曲安西龙、曲安奈德及氟轻松。

[4~5] DA 本题考查的是糖皮质激素类药物。对于给出结构式和药物名称的题目，解题技巧是应先根据结构式排除，排除后如果仍有多个选项符合要求，再根据药物名称作出判断。对于第 4 题，A、B、C 三个选项的 21 位均为羟基结构，未成酯，可排除。D 选项 21 位形成乙酸酯，E 选项在 C20 具有硫醇酯结构，再根据药物名称判断，醋酸氟轻松仅供外用，原因是口服给药后，由于全身性吸收作用，可造成可逆性下丘脑-垂体-肾上腺轴的抑制，部分患者可出现库欣综合征、高血糖等，所以只能外用。糖皮质激素类药物 11 位为羰基时，不产生药理作用或生理作用，经肝脏还原代谢成 11-羟基后才有效，可的松、泼尼松都具有 11-酮，本身无活性，在肝脏分别转化为氢化可的松、泼尼松龙后显示药效。

[6~7] DC 本题考查的是糖皮质激素类药物。由于选项中具有羟基、甲基的药物较多，仅凭认识基团是无法作出正确判断的，因此甾体激素类药物的化学结构应掌握编号。第 6 题提示 16-甲基，D 选项符

合要求。第 7 题提示缩酮，C 选项符合要求。

[8～9]　BA　本题考查的是糖皮质激素类药物。**糖皮质激素类药物**作用广泛，但全身**不良反应多**，临床使用必须严格掌握适应证和给药剂量、给药方案。醋酸**氟轻松**全身不良反应明显，只能**外用**。丙酸氟替卡松经**吸入**给药可用于哮喘，水解后失活，可避免全身不良反应。

[10～12]　BCA　本题考查的是雌激素。雌二醇口服无效，将雌二醇的 **3 位和 17β 位**羟基酯化，得到作用**时间长**的酯类**前药**，如苯甲酸雌二醇（3 位与苯甲酸成酯）、戊酸雌二醇（17β 位与戊酸成酯）。在雌二醇的 **17α** 位引入乙炔基，因增大了空间位阻，提高了 D 环的代谢稳定性，得到了**口服有效**的炔雌醇。雌三醇的 17 位引入乙炔基，得到炔雌三醇，将炔雌三醇的 3 位羟基醚化，提高了 A 环的代谢稳定性，得到**尼尔雌醇**，是口服的长效雌激素。本题没有给出药物名称，应根据结构判断。

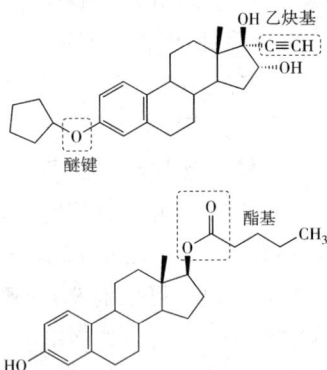

[13～16]　ABED　本题考查的是雌激素。天然的雌激素有雌二醇、雌酮和雌三醇，天然雌激素在肠道大部分被微生物降解，虽有少量在肠道可被迅速吸收，但在肝脏又被迅速代谢，所以口服几乎无效。在雌二醇的 17α 位引入**乙炔基**，因增大了空间位阻，**提高了 D 环的代谢稳定性**，得到了可口服的短效雌激素炔雌醇。将雌二醇的 3 位或 17β 位**羟基酯化**，得到供注射用作用时间长的**酯类**前药，例如苯甲酸雌二醇和戊酸雌二醇。将炔雌三醇的 3 位羟基醚化，提高了 A 环的代谢稳定性，得到**尼尔雌醇**，是可口服的长效雌激素。

[17～18]　AB　本题考查的是雌激素类药物。**他莫昔芬**在肝内代谢，给药后由 CYP3A4 进行脱甲基化得到其主要的**代谢物 N－去甲基他莫昔芬**，还可被 CYP2D6 代谢得到次要的代谢物 **4－羟基他莫昔芬**，与雌激素受体的亲和力比他莫昔芬更高。

[19～22]　DBAC　本题考查的是雌激素类药物。雷洛昔芬含有**苯并噻吩**结构；阿那曲唑含有三氮唑结

构；**氯米芬**含有**三苯乙烯**结构。炔雌醇和依西美坦都含有甾体结构，**依西美坦**是芳构酶抑制剂，属于抗雌激素；**炔雌醇**是雌激素受体激动剂，属于雌激素类药物。

[23～27]　CABED　本题考查的是甾体激素类药物。孕激素和肾上腺皮质激素都含有**孕甾烷**结构，孕激素在孕甾烷基础上含有 **3,20－二酮和 3,4－位双键**，即 △⁴－3,20－二酮孕甾烷；肾上腺糖皮质激素在孕甾烷基础上含有 △⁴－3,20－二酮和 **11,17α,21－三羟基**。雌激素具有**雌甾烷**结构，其中 A 环为苯环，即 1,3,5(10)－三烯。雄激素含有**雄甾烷**，同时含有 3－羰基、4,5－双键，即 4－烯－3－酮雄甾烷。去除了雄甾烷 19 位甲基的是 D 选项。

[28～29]　CA　本题考查的是孕激素类药物。醋酸甲羟孕酮、醋酸甲地孕酮都具有孕甾烷结构，后者比前者在 6,7 位多了一个双键，所以醋酸甲羟孕酮具有手性碳原子，醋酸甲地孕酮则无手性碳原子。

[30～31]　AB　本题考查的是甾体激素类药物。A、B 选项具有去 19－甲基雄甾烷结构，炔诺酮属于孕激素，苯丙酸诺龙属于蛋白同化激素。

[32～33]　DB　本题考查的是甾体激素类药物。在对**睾酮**进行结构改造时，发现在其结构中引入 **17α－乙炔基**，并**去除 19－甲基**可得到具有孕激素样作用的炔诺酮，为可口服的孕激素。将睾酮 **19 位甲基去除**，得到苯丙酸诺龙，可**显著降低雄性激素作用，提高蛋白同化作用**。本题旨在提醒有些知识点可能会通过结构式来考查，通过辨认结构寻找答案，有时会直接通过药物名称来考，需要熟记才可以解题。

[34～37]　DECB　本题考查的是蛋白同化激素。根据药物结构，D 选项具有 2 位羟甲烯基（HO—C＝R）；E 选项具有吡唑环；C 选项含有氯原子（—Cl）；B 选项引入了 1,2－双键，即 1 位去氢。

[38～39]　AC　本题考查的是雄激素。雄激素具有**雄甾烷**结构，特征是含有 **C18、C19 角甲基**，D、E 选项不符合题意。A 选项含有酯基，是药物丙酸睾酮的结构式。C 选项含有 17－甲基，是甲睾酮的结构式。

[40～43]　BACD　本题考查的是甾体激素类药物的结构修饰。睾酮口服吸收差，**17α 位引入甲基**可**提高口服生物利用度**，碳链延长会降低口服效果。**雌激素实现口服目的的方法是在 17α 位引入乙炔基**。羟基成酯可提高脂溶性，成为**前药**，肌内注射后缓慢吸收，并逐渐释放出原型药物，其中糖皮质激素是将 21

位羟基成酯，孕激素是将 17α 位羟基成酯，雄激素是将 17β 位羟基成酯，雌激素是将 17β 羟基或 3 位羟基成酯。将雄激素的 C19 甲基去掉，可降低雄性化作用，提高蛋白同化作用。

[44～47]　ABCE　本题考查的是胰岛素。人或动物胰岛素称为**普通胰岛素**，属于**短效胰岛素**，是由氨基酸组成的多肽类激素。将人胰岛素进行结构改造，得到胰岛素类似物，包括速效胰岛素和长效胰岛素。除格鲁辛胰岛素从名字上无法判断氨基酸改变特征外，其他类似物都可通过名字初步进行判断。用**门冬氨酸**取代的为**门冬胰岛素**，**赖氨酸**和**脯氨酸**变换位置的为**赖脯胰岛素**，用**甘氨酸**取代并引入**精氨酸**的为**甘精胰岛素**。

[48～49]　DE　本题考查的是胰岛素。普通胰岛素属于**短效胰岛素**，维持时间 5～8 小时。甘精胰岛素属于**长效胰岛素**，维持时间 24h。其他三个类似物属于速效胰岛素，起效快，作用时间短，主要用于控制餐时血糖。

[50～54]　EADBC　本题考查的是降糖药的作用机制及分类。**α-葡萄糖苷酶抑制剂**有阿卡波糖、伏格列波糖、米格列醇。胰岛素分泌促进剂按照结构分为两类，磺酰脲类和非磺酰脲类。**磺酰脲类药物**有甲苯磺丁脲、**格列**齐特、**格列**本脲、**格列**吡嗪、**格列**美脲，名字基本为"**格列** XX"；非磺酰脲类有瑞**格列奈**、那**格列奈**、米**格列奈**，名字带有"X **格列奈**"；胰岛素增敏剂有**双胍类**和**噻唑烷二酮类**，噻唑烷二酮类药物有马来酸罗**格列酮**和盐酸吡**格列酮**，名字带有"**格列酮**"。

[55～59]　EDBCA　本题考查的是降糖药。A 选项是**米格列醇**，是**葡萄糖**类似物，葡萄糖的结构特点是六元环上带有多个羟基。其他题目通过结构式分析答案，解析如下：

[60～62]　CDA　本题考查的是降糖药。结构解析如下：

[63～67]　DBCEA　本题考查的是降糖药。结构解析如下：

[68～71]　EDBA　本题考查的是降糖药。**根皮苷是第一个被评价的 SGLT 抑制药。**

乙基苯基醚

3-四氢呋喃醚

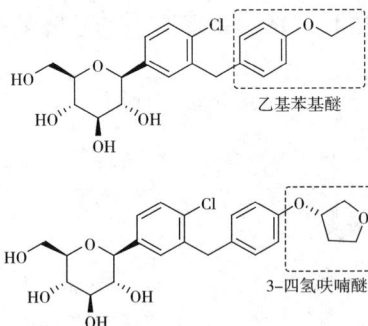

[72 ~ 73] ED 本题考查的是**抗骨质疏松药**。**维生素 D$_3$须在肝脏和肾脏两次羟基化**，先在肝脏转化为**骨化二醇25-(OH)D$_3$**，然后再经肾脏代谢为**骨化三醇1α,25-(OH)$_2$D$_3$**，才具有活性。由于**老年人肾中1α-羟化酶活性几乎消失，无法将维生素 D$_3$活化**。临床常用的药物有**阿法骨化醇和骨化三醇**。阿法骨化醇稳定性较好，可在体内可经肝脏进一步转化为骨化三醇。骨化三醇无须代谢，本身具有活性。维生素 D 及其衍生物是钙吸收促进剂。

三、综合分析选择题

[1 ~ 3]

1. B 本题考查的是**肠溶片**。肠溶制剂需整片吞服，以免破坏保护层。

2. C 本题考查的是**药物分类**。该药属于双胍类，在不影响胰岛素分泌水平的基础上，能够增强人体对胰岛素的敏感性。

3. E 本题考查的是**《中国药典》**。国产药品的质量标准需查阅**《中国药典》**，《中国药典》的缩写为 **ChP**。

[4 ~ 7]

4. B 本题考查的是**药物作用机制**。SGLT-2 主要在肾脏表达，而 SGLT-1 部分在肾脏表达，主要表达于肠道。约 90% 的葡萄糖通过近曲小管 S1 段 SGLT-2 的作用被重吸收，约 10% 的葡萄糖通过近曲小管 S3 段 SGLT-1 的作用被重吸收。也就是说，SGLT-2 在葡萄糖的重吸收中起主要的作用，SGLT-2 转运肾重吸收葡萄糖的 90%，而 SGLT-1 只占其余 10%。因此，SGLT-2 的抑制剂可以阻断近曲小管对葡萄糖的重吸收而通过尿排出多余的葡萄糖，从而达到降低血糖的目的。减少药物对 SGLT-1 的作用可同时降低消化道不良反应。

5. D 本题考查的是药物化学结构。**O-糖苷**与 **C-糖苷**的区别在于葡萄糖基与配基之间相连的原子区别，如果通过**—O—**相连，为 **O-糖苷**，如果之间以**—C—**相连，为 **C-糖苷**。**O-糖苷**示意图如下，D 选项具有此特点，稳定性相对较差。

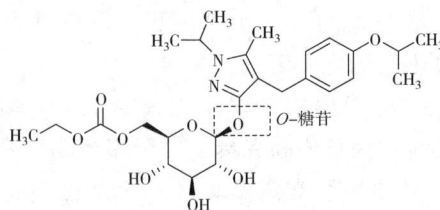

O-糖苷

6. D 本题考查的是**药代动力学**。达峰时间 T_{max} 体现了药物吸收速度快慢，T_{max} 值越大，吸收速度越慢，B、C 选项错误。C_{max}、AUC、F 体现药物的吸收程度，但 C_{max}、AUC 与给药剂量大小有关，因为 5 个药物给药剂量不同，所以采用这两个参数对比吸收程度，合理性不如 F。F 越大，口服吸收程度越好，A、E 选项错误。D 选项中两个药物给药剂量相同，但依帕列净的 C_{max} 值更大，即血药浓度峰值更高，是正确答案。

7. B 本题考查的是**不良反应**。该类药物作用于肾脏，促进葡萄糖的尿排泄，造成尿中葡萄糖升高，可引起生殖系统和泌尿系统感染风险。该药的作用机制不受胰岛素水平影响，对胰岛 B 细胞理论上没影响，且研究表明该类药物可以保护胰岛 B 细胞功能。因降低血糖，对心血管疾病的风险降低，研究表明有一定降压、降低心肌梗死风险。该类药物对糖尿病患者有降低体重的倾向。

四、多项选择题

1. AC 本题考查的是孕激素。孕激素的名称含有"酮"字，醋酸甲地孕酮、炔诺酮是孕激素类药物。

2. BD 本题考查的是雌激素药物结构特征。雌激素含有**雌甾烷结构，A 环为苯环**，BD 选项符合。

3. BCE 本题考查的是雌激素。雌激素修饰成**酯、醚**后（如苯甲酸雌二醇、戊酸雌二醇及尼尔雌醇），脂溶性增强，具有**长效**特点。

4. AC 本题考查的是雌激素。天然雌激素 **17** 位引入乙炔基得到可口服的雌激素，如炔雌醇、尼尔雌醇。

5. AB 本题考查的是雌激素。**尼尔雌醇**属于**甾体类雌激素受体激动剂**，**反式己烯雌酚**属于非甾体雌激素受体激动剂。

6. ABD 本题考查的是雌激素类药物。临床常用选择性雌激素类药物有氯米芬、他莫昔芬、托瑞米芬、雷洛昔芬，**前三者具有三苯乙烯结构**，雷洛昔芬属于苯噻吩类化合物，根据三苯乙烯结构判断，ABD

三个选项符合题意。

7. CD　本题考查的是雌激素类药物。芳构酶抑制剂显著降低体内雌激素水平，属于抗雌激素。A、B、C、D 选项药物均属于芳构酶抑制剂，其中 C、D 属于**甾体**芳构化酶抑制药。A、B 属于**非甾体**芳构化酶抑制药，两者结构中均含有**三氮唑**环。

8. ABCD　本题考查的是甾体激素类药物。甲睾酮不属于临床使用的蛋白同化激素，但有蛋白同化作用。此题的关键要看问法，如果题干"属于蛋白同化激素的药物有哪些"，则答案不包括雄激素类药物甲睾酮。

9. ABE　本题考查的是胰岛素。**速效胰岛素有格鲁辛胰岛素、门冬胰岛素、赖脯胰岛素。短效胰岛素有普通胰岛素。长效胰岛素是甘精胰岛素。**

10. ABE　本题考查的是降糖药。**磺酰脲类降糖药的名称除甲苯磺丁脲外，其他药名都为"格列XX"。**

11. ACD　本题考查的是降糖药。**非磺酰脲类胰岛素增敏剂被称为餐时血糖调节剂，名字为"X 格列奈"。**

12. AC　本题考查的是降糖药。磺酰脲类降糖药具有磺酰脲结构，据此推测 A、C 为正确答案。

13. ABCDE　本题考查的是降糖药。双胍类口服降糖药的化学结构均由一个双胍母核连接不同侧链而构成。本类药物的代表药物是盐酸二甲双胍，**二甲双胍**具有高于一般脂肪胺的**强碱性**，其 pK_a 值为 12.4。其**盐酸盐**的 1% 水溶液的 pH 为 6.68，呈近**中性**。二甲双胍吸收快，半衰期较短（1.5~2.8 小时），很少在肝脏代谢，也不与血浆蛋白结合，**几乎全部以原型由尿排出。因此肾功能损害者禁用。**

14. ACE　本题考查的是降糖药。**胰岛素增敏剂有 2 种**，一种是双胍类，如二甲双胍，一种是噻唑烷二酮类，如罗格列酮、吡格列酮。

15. AB　本题考查的是降糖药。**二肽基肽酶 - 4 抑制药的药名含有词根"XX 列汀"。**

16. CD　本题考查的是抗骨质疏松药。维生素 D 及其衍生产品属于促进钙吸收制剂，包括**维生素 D_3、阿法骨化醇、骨化三醇**。其中维生素 D 需要在体内经肝、肾代谢后才有活性，不适宜肾功能不全者。阿法骨化醇含有 1α - 羟基，无需肾代谢，只需肝代谢就可产生活性，适合肾功能不全者服用。骨化三醇含有 3 个羟基，无需肝、肾代谢，适合肝肾功能不全者服用。

17. ABCDE　本题考查的是抗骨质疏松药。双膦酸盐口服吸收较差，空腹状态生物利用度范围 0.7% ~ 6% 左右。食物，特别是含钙或其他多价阳离子的，易与双膦酸盐形成复合物，会减少药物吸收。**大约 50% 的吸收剂量沉积在骨组织中**，并将保存较长时间，抑制破骨细胞的骨吸收。药物不在体内代谢，**以原型从尿液排出**。肾功能不全者慎用。**对食管具有刺激性**，应整片吞服。

18. AC　本题考查的是抗骨质疏松药。双膦酸盐含有 2 个磷酸基团，并形成钠盐，A、C 选项正确。E 选项易被误选，E 选项是药物形成的磷酸盐，非双膦酸盐。

19. BCD　天然孕激素主要由黄体合成和分泌，体内含量极少，**最强效的内源性孕激素是黄体酮**。黄体酮在肝脏中代谢快，主要途径是**6 位羟基化、16 位和 17 位氧化**，故口服无效，可从防止黄体酮的代谢角度出发，对黄体酮进行结构修饰。黄体酮的结构专属性很高，使活性增强的结构变化基本局限于 17 位和 6 位。在黄体酮的 6 位引入双键、卤素或甲基及 17 位酯化，因立体障碍可使黄体酮代谢受阻，可极大地延长体内半衰期，得到可以口服的醋酸甲羟孕酮、醋酸甲地孕酮等。选项 A 和 E 不符合要求。

20. AC　本题考查的是**肾上腺皮质激素的构效关系**。该药物为**醋酸 6α - 氟代氢化可的松**。在甾体激素中引入氟原子，已成为获得强效糖皮质激素类药物的最重要手段。6α - 或 9α - 氟代皮质激素的活性显著增加，可能的原因是在**引入 9α - 氟原子后，增加了邻近 11β - 羟基的离子化程度；引入 6α - 氟原子后，则可阻止 6 位的氧化代谢失活**。醋酸 6α - 氟代氢化可的松的抗炎活性比未氟代的母体分别增大 10 和 20 倍，未增加钠潴留作用。糖皮质激素主要与糖、脂肪、蛋白质代谢和生长发育等有密切关系，是一类重要的药物。但它仍具有一些影响水、盐代谢的作用，可使钠离子从体内排出困难而发生水肿。钠潴留被视为糖皮质激素的副作用。**21 位酯化可做成其前药**。最常见的皮质激素的 21 位酯化化合物是乙酸酯，除**可增加口服的吸收率**外，也可适应制备外用软膏剂的需要，**增加其溶解性**。目前已有各种酯的前药出现，如丙酸酯、缬草酸酯、磷酸酯及琥珀酸酯等。

第七节 抗感染药

一、最佳选择题

1. C 本题考查的是特比萘芬的结构特点。特比萘芬为**烯丙胺类抗真菌药物**，具有较高的广谱抗真菌活性，其结构中含有萘环、烯丙胺、炔基结构片段。其结构如图所示。

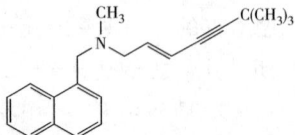

2. C 本题考查的是青霉素。青霉素在生物合成中产生的**杂质蛋白**，以及生产、贮存过程中产生的杂质**青霉噻唑高聚物**是引起其**过敏反应**的根源。由于青霉噻唑基是青霉素类药物所特有的结构，因此青霉素类药物这种过敏反应是交叉过敏反应。

3. D 本题考查的是青霉素类药物。β – 内酰胺类药物的作用机制是**抑制细菌黏肽转肽酶**，从而抑制**细菌细胞壁的合成**，D 选项错误。氨苄西林、阿莫西林 6 位侧链引入氨基，扩大了抗菌谱，属于广谱青霉素类药物，耐酸可以口服，但氨苄西林口服生物利用度低，**阿莫西林口服生物利用度提高**。阿莫西林、氨苄西林均不耐酶。化学稳定性方面，氨苄西林、阿莫西林在水溶液中可以发生聚合反应，24h 失效；在磷酸盐、山梨醇、硫酸锌、二乙醇胺等水溶液中，可发生分子内环合，生成 **2,5 – 吡嗪二酮**而失效。

4. B 本题考查的是**耐酸青霉素**。—N₃是叠氮基团，B 选项结构式侧链含有该基团。

5. D 本题考查的是**耐酶青霉素**。非奈西林和阿度西林是耐酸青霉素，可以口服。**甲氧西林和苯唑西林**是**耐酶**青霉素，但甲氧西林对酸不稳定，成人不宜口服，苯唑西林耐酸可以口服。苯唑西林含有 3 – 苯基 – 5 – 甲基异噁唑，根据药名可以初步猜测出来。甲氧西林是 6 位侧链上引入二甲氧基苯。如果题目选项给出结构式，应会识别异噁唑基。

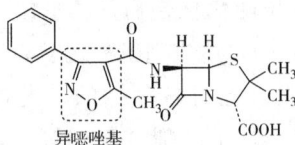

6. C 本题考查的是青霉素类药物。将氨苄西林或羟氨苄西林侧链氨基，以脂肪酸、芳香酸、芳杂环酸酰化时，可显著**扩大抗菌谱**，尤其对**铜绿假单胞菌**有效。在氨苄西林侧链的氨基上引入极性较大的**哌嗪酮酸基团**得到**哌拉西林**。在侧链引入**羧酸**基团得到**羧苄西林**。在侧链引入**磺酸基**，得到**磺苄西林**。哌拉西林、羧苄西林、磺苄西林均有抗铜绿假单胞菌作用。

7. B 本题考查的是头孢菌素类药物。3 位取代基影响药动学，7 位取代基影响抗菌谱。

8. A 本题考查的是头孢菌素类药物。A 选项是氯碳头孢化学结构式，具有**碳头孢结构**，相当于头孢克洛结构中噻嗪环中的—S—被—CH₂—取代得到的化合物。

9. A 本题考查的是头孢菌素类药物。A 选项是拉氧头孢结构式，属于**氧头孢**类，是 5 位的—S—被—O—取代得到的化合物。

10. B 本题考查的是头孢菌素类药物。1,4 – 环己二烯的结构为 ，B 选项正确。

11. B 本题考查的是青霉素类药物。将**氨苄西林与舒巴坦以 1∶1 的形式以次甲基相连形成双酯结构的前体药物**，称为**舒他西林**。舒他西林口服后可迅速吸收，在体内非特定酯酶的作用下使其水解，给出较高血清浓度的氨苄西林和舒巴坦。

12. C 本题考查的是**碳青霉烯类**药物。**法罗培南**的五元环中含有硫原子，环中带有双键，属于**青霉烯类**药物，不是碳青霉烯类。

13. D 本题考查的是头孢菌素类药物。N⁺是**季铵盐**，D 选项具有该特征。

14. D 本题考查的是喹诺酮类药物。左氧氟沙星是将喹诺酮 1 位和 8 位成环得到含有**手性吗啉环**的药物，药用**左旋体**；左旋体的抗菌作用大于右旋异构体 8 ~ 128 倍。

15. B 本题考查的是喹诺酮类药物。与氧氟沙星相比，**左氧氟沙星活性为氧氟沙星的 2 倍、水溶性为氧氟沙星的 8 倍**，更易制成注射剂；**毒副作用小**，为喹诺酮类抗菌药上市中的最小者。

16. D 本题考查的是喹诺酮类药物。**3 位羧基和 4 位羰基**极易和钙、镁、铁、锌等金属离子螯合，不仅降低了药物的抗菌**活性**，也造成因体内的**金属离子流失**，是引起**妇女**、**老人和儿童缺钙、贫血、缺锌**等副作用主要原因。

17. A 本题考查的是喹诺酮类药物。6 位引入的**氟原子**增加喹诺酮类药物与靶酶 DNA 螺旋酶作用和增加进入细菌细胞的通透性，因而使得抗菌**活性增加**；氟原子使药物与细菌 DNA 螺旋酶的结合力增大 2～17 倍，同时由于氟原子的**亲脂性**，药物对细菌细胞壁的穿透能力也增加了 1～70 倍。**第一个引入氟原子的喹诺酮类药物是盐酸诺氟沙星。**

18. D 本题考查的是抗真菌药。**伊曲康唑**结构中含有 **1,2,4 - 三氮唑**和 **1,3,4 - 三氮唑**，在体内代谢产生羟基伊曲康唑，活性比伊曲康唑更强，但半衰期比伊曲康唑更短，其药效由原型药物和代谢物共同完成。

19. B 本题考查的是抗真菌药分类。多烯类抗真菌药多为抗生素，药名词根"素"，常见的有制霉菌素 A1、那他霉素、两性霉素 B、哈霉素和曲古霉素。**唑类抗真菌药**的名字都带有**"康唑"**词根。烯丙胺类抗真菌药的名字都带有"芬"词根。棘白菌素类抗真菌药的名字带有"芬净"词根。

20. B 本题考查的是抗病毒药。**泛昔洛韦**是**喷昔洛韦 6 - 脱氧衍生物的二乙酰基酯**，是喷昔洛韦的**前体**药物。

21. B 本题考查的是抗病毒药。奥司他韦是流感病毒的**神经氨酸酶（NA）抑制药**，通过抑制 NA，能有效地阻断流感病毒的复制过程，结构中含有环己烯氨结构。

22. C 本题考查的是抗病毒药。利巴韦林又名三氮唑核苷、病毒唑，为非核苷类抗病毒药，含有三氮唑环。

23. D 本题考查的是抗病毒药。奥司他韦是根据**神经氨酸酶天然底物的分子结构**，以及**神经氨酸酶催化中心的空间结构进行合理药物设计获得**。D 选项含有环己烯氨结构，与神经氨酸酶的底物的六元氧环空间构象类似，造成神经氨酸酶识别错误，失去病毒复制能力。

24. D 本题考查的是抗病毒药。将更昔洛韦侧链上的氧原子用碳原子取代后得到喷昔洛韦，两个药物的空间构型、电性效应等方面非常相似，互称为**生物电子等排体**。

25. A 本题考查的是青蒿素的结构特征。**过氧键**是—O—O—，A 选项符合。

26. E 本题考查的是青霉素。青霉素类药物的母核结构中有 **3 个手性碳**原子，其立体构型为 **2S，5R，6R**。青霉素结构特征为：含有四元的 **β - 内酰胺环**与五元的**四氢噻唑环**并合的结构，是该类抗生素发挥生物活性的必需基团，同时具有较大的分子张力，在**酸性**或**碱性**条件下，均可以使青霉素的 β - 内酰胺环发

生**裂解**，生成**青霉酸**、**青霉醛**和**青霉胺**。因此，青霉素**不能和**如**氨基糖苷类抗生素等碱性药物合用**。某些**酶**（例如耐药菌产生的 **β - 内酰胺酶**）也是使青霉素的 β - 内酰胺环发生裂解，产生对 β - 内酰胺抗生素的耐药。青霉素遇到**胺和醇**时，胺和醇中亲核基团也会向 β - 内酰胺环进攻，生成青霉酰胺和青霉酸酯，在临床上使用其粉针剂，需现配现用。

二、配伍选择题

[1～3] ABC 本题考查的是青霉素类药物。**羧苄西林和磺苄西林**虽属于**广谱青霉素**，但 6 位侧链引入的基团分别是**羧酸基团**、**磺酸基团**。

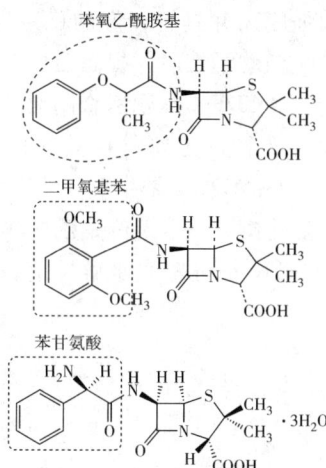

[4～6] DEA 本题考查广谱青霉素。根据药名可以初步推测，**磺苄西林**含有**磺酸基**、**哌拉西林**含有**哌嗪酮酸**、**羧苄西林**含有**羧基**的可能性最大。根据结构式分析：

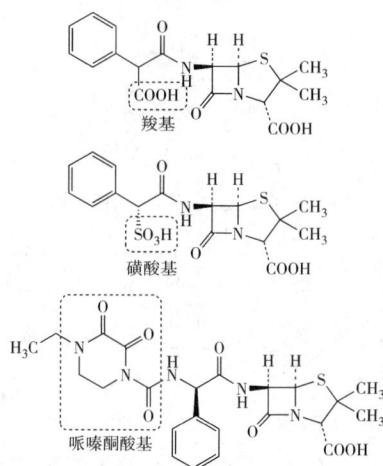

[7～8] AD 本题考查的是 β - 内酰胺类药物。青霉素类药物母核含有 **3 个手性碳原子**，构型分别是 **2S,5R,6R**。头孢菌素类药物因 2 位具有双键，2 位碳原子不具有手性，且 6 元环使其编号不同于青霉素类，两个手性碳原子分别是 **6R,7R**。

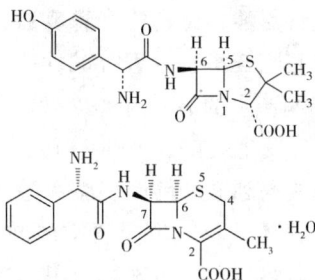

[9~10] BE 本题考查的是头孢菌素类药物构效关系。与青霉素相似，头孢菌素**7**位的酰胺基是抗菌谱的决定性基团，对扩大抗菌谱、提高抗菌活性有至关重要的作用，特别是7位酰胺基为（**Z**）**-2-（2-氨基噻唑-4-基）-2-（甲氧亚氨基）乙酰胺时**，抗菌谱广和抗菌强度高并具有较好的稳定性。**3**位取代基改造，可影响**药动学性质**并提高**活性**。

[11~15] BACDE 本题考查的是头孢菌素类药物。头孢菌素类药物一定要掌握其**3**位、**7**位编号，方便寻找基团。**7-ADCA**是指3-甲基-β-内酰胺环并六元部分氢化噻嗪环，3位是乙酰氧甲基时称为**7-ACA**。乙酰氧甲基可发生水解反应，即去乙酰基代谢。

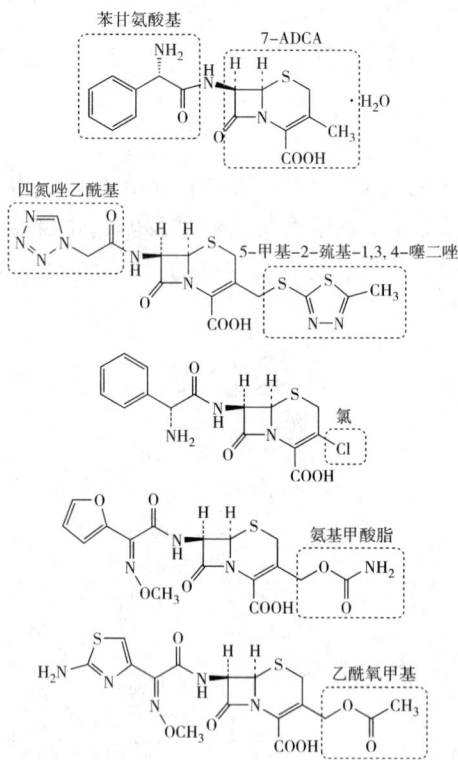

[16~18] EDC 本题考查的是头孢菌素类药物。N原子上含有正电荷（＋）时，即N⁺是季铵盐。

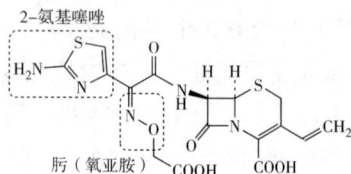

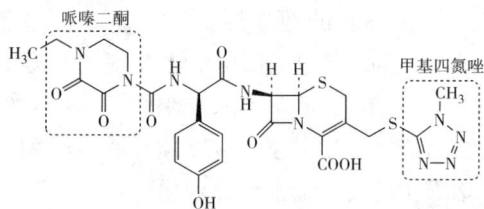

[19~21] ABC 本题考查的是头孢菌素类药物。C选项是吡唑基鎓盐，E选项是吡啶基鎓盐，不要混淆。B选项含有酯基，在体内水解后产生活性，属于前药。

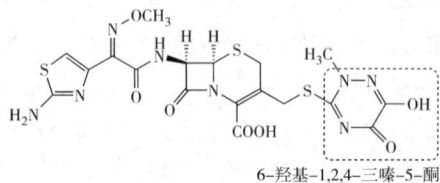

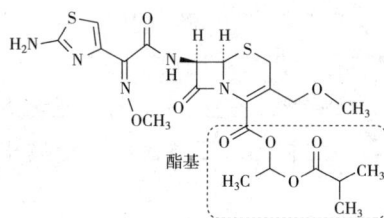

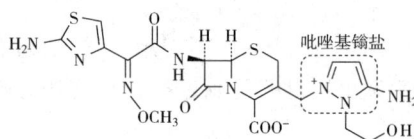

[22~26] DBAEC 本题考查的是β-内酰胺类药物结构识别。青霉素类药物基本结构是**β-内酰胺环并氢化噻唑环**；头孢菌素类药物的母核是**β-内酰胺环并部分氢化噻嗪环**；碳青霉烯是指噻唑环中**—S—被—C—取代**，环内增加双键；氧青霉烷是指噻唑环中**—S—被—O—取代**。单环**β-内酰胺类**是指仅含有**β-内酰胺环**，无并合环。

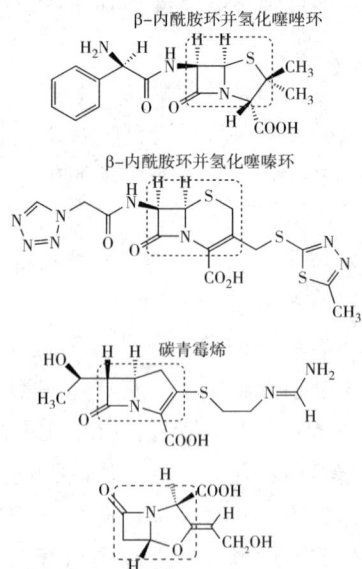

[27～29]　**AED**　本题考查的是 β - 内酰胺类药物。克拉维酸、舒巴坦、他唑巴坦是 **β - 内酰胺酶不可逆抑制剂**，是一种"自杀性"的酶抑制药，与青霉素类药物、头孢菌素类药物合用，可减少后两者被 β - 内酰胺酶分解破坏，提高药效。**甲氧苄啶是二氢叶酸还原抑制剂，磺胺类药物是二氢叶酸合成酶抑制剂**，两者合用，协同抑制四氢叶酸合成，**抗菌增效**。**丙磺舒**可竞争性抑制青霉素类、头孢菌素类从肾脏排泄，增强青霉素类、头孢菌素类药物的肾小管重吸收，提高血药浓度。

[30～31]　**EA**　本题考查的是 β - 内酰胺酶抑制剂。氧青霉烷类代表药物**克拉维酸**。青霉烷砜类代表药物是**舒巴坦、他唑巴坦**。

[32～33]　**CD**　本题考查的是碳青霉烯类药物。亚胺培南单独使用时，在肾脏受肾脱氢肽酶代谢而分解失活，在临床上通常与**肾脱氢肽酶抑制药西司他丁钠**合并使用。美罗培南对肾脱氢肽酶稳定，使用时不需并用肾脱氢肽酶抑制药。

[34～37]　**ECDA**　本题考查的是 β - 内酰胺类药物。解析如下：

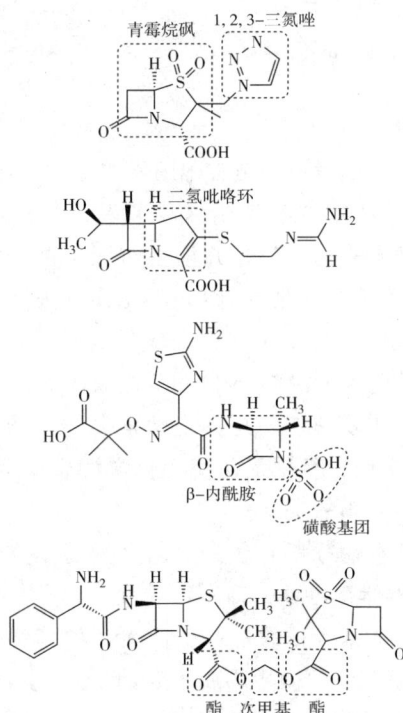

[38～41]　**CEDA**　本题考查的是喹诺酮类药物。解析如下：

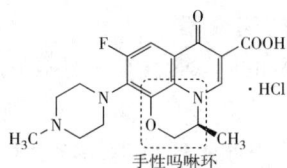

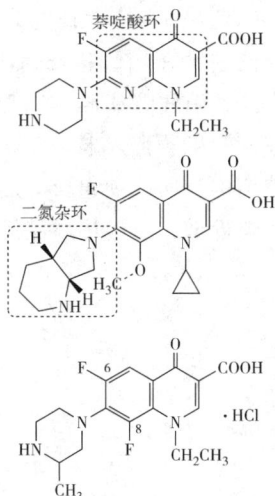

[42～43]　**AB**　本题考查的是磺胺类抗菌药。磺胺甲噁唑又称为**新诺明**。磺胺嘧啶对中枢作用强。

[44～47]　**DABE**　本题考查的是抗菌药作用机制。喹诺酮类抗菌药物在细菌中的作用靶点是ⅡA型拓扑异构酶。ⅡA型拓扑异构酶有两种亚型：**DNA 螺旋酶和拓扑异构酶Ⅳ**。磺胺类药物作用靶点是细菌的**二氢叶酸合成酶**。抗菌增效剂甲氧苄啶是二氢叶酸还原酶可逆性抑制药，阻碍二氢叶酸还原为四氢叶酸。青霉素类抑制**黏肽转肽酶**，从而抑制细菌**细胞壁**的合成。

[48～51]　**AECD**　本题考查的是**抗菌药物的基本结构**。青霉素的基本结构是 **β - 内酰胺环**，也可以说是 **β - 内酰胺环并氢化噻唑环**。头孢菌素类药物的基本结构是 β - 内酰胺环，也可以说是 **β - 内酰胺环并部分氢化噻嗪环**。喹诺酮类药物是一类具有 **1,4 - 二氢 - 4 - 氧代喹啉（或氮杂喹啉）- 3 - 羧酸结构**的化合物。唑类抗真菌药含有三氮唑或咪唑环。磺胺类药物的母核是对氨基苯磺酰胺结构。

[52～53]　**AD**　本题考查的是抗真菌药的结构。解析如下：

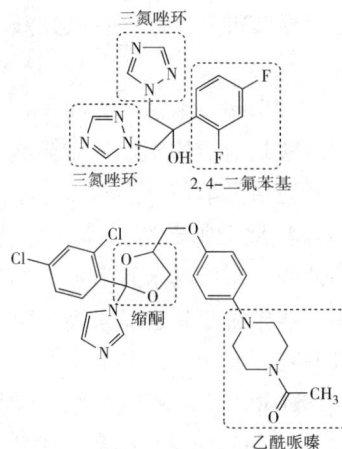

[54～57] **ABCD** 本题考查的是抗真菌药的结构。伊曲康唑结构中含有1,2,4-三氮唑和1,3,4-三氮唑，A选项符合。硝酸咪康唑含有咪唑环，B选项符合。特比萘芬含有烯丙胺结构，C选项符合。布替萘芬含有苯甲胺结构，D选项符合。需要注意的是烯丙胺类和苯甲胺类近似，通过烯烃键排除。

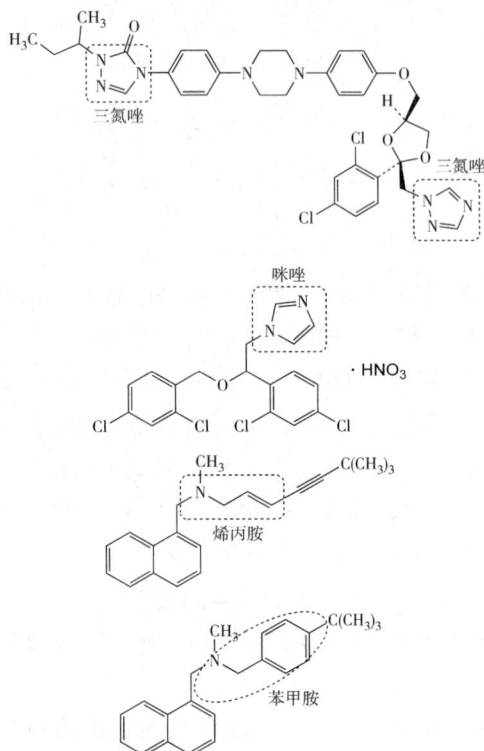

[58～61] **CBAD** 本题考查的是抗真菌药的作用机制。多烯类抗真菌药如两性霉素B与真菌细胞膜上的甾醇结合，造成细胞膜通透性改变。唑类抗真菌药如酮康唑是抑制14α-去甲基化来抑制麦角甾醇的生物合成。烯丙胺类药物如萘替芬能特异性地抑制角鲨烯环氧化酶。棘白菌素类药物如阿尼芬净抑制葡聚糖合成酶。

[62～64] **CEA** 本题考查的是抗病毒药的分类及结构。阿德福韦酯属于开环核苷类药物。奈韦拉平属于非核苷逆转录酶抑制药。齐多夫定属于核苷类逆转录酶抑制药。

[65～69] **ACBED** 本题考查的是抗病毒药的结构特征。金刚烷胺是对称的刚性笼状结构，抑制流感病毒复制。奥司他韦是前药，酯基水解生成奥司他韦羧酸盐，是神经氨酸酶抑制剂，抑制流感病毒复制。阿德福韦酯是前药，磷酸酯水解后产生抑制乙型肝炎病毒复制作用。奈韦拉平是逆转录酶抑制药，沙奎那韦是蛋白酶抑制药，两者均抑制HIV病毒复制。

[70～73] **ADBC** 本题考查的是青蒿素及其衍生物。1971年，我国科学家从菊科植物黄花蒿中提取分离得到青蒿素，具有倍半萜内酯结构。青蒿素是我国发现的第一个被国际公认的天然抗疟药。双氢青蒿素是将青蒿素分子的C10羰基还原得到，抗疟作用比青蒿素强1倍，它也是青蒿素在体内的还原代谢物。蒿甲醚是将双氢青蒿素经甲醚化后得到的药物，在体内经脱O-甲基代谢转化为双氢青蒿素，抗疟作用为青蒿素的10～20倍。青蒿琥酯是双氢青蒿素与琥珀酸形成的单酯，为β-构型，有一个游离羧基可与钠成盐。钠盐水溶液不稳定，可制成粉针剂，临用时配制成水溶液，用于静脉注射。

[74～77] **CEAB** 本题考查的是抗病毒药的结构特征。喷昔洛韦与更昔洛韦的区别仅在于侧链前者含有—O—，或者则用—C—取代了—O—，两者互为生物电子等排体。泛昔洛韦是喷昔洛韦的酯类化合物，水解后生成喷昔洛韦，是喷昔洛韦的前药。6-脱氧阿昔洛韦是阿昔洛韦脱去羰基（—C＝O）的衍生物，脂溶性下降，水溶性提高，易溶于水，方便注射，在体内被黄嘌呤氧化酶氧化成阿昔洛韦发挥药效，是阿昔洛韦的水溶性前药。替诺福韦酯是磷酸酯，水解后生成替诺福韦发挥药效，是脂溶性前药，提高口服生物利用度。

三、综合分析选择题

[1～4]

1. B 本题考查的是头孢菌素类药物的化学结构。头孢菌素类药物的7位引入甲氧基，可提高药物对β-内酰胺酶的稳定性，并增强对厌氧菌的活性，所以头霉素C的稳定性强，B选项错误。头孢菌素C的3位乙酰氧甲基可发生水解反应，因此对头孢菌素C的改造部位主要集中在3位和7位取代基。

2. D 本题考查的是头孢菌素类的药物结构。头霉素C因7位含有甲氧基使其化学性质稳定增强，D选项具有7-甲氧基结构。

3. B 本题考查的是头孢菌素类的药物性质。头孢呋辛酯的脂溶性高，口服可吸收。

4. B 本题考查的是头孢菌素类的药物作用。使用抗生素杀灭病原微生物属于对因治疗，指用药后能消除原发致病因子，治愈疾病的药物治疗方式。

[5～8]

5. B 本题考查的是洛美沙星的药效团。吡啶酮酸是该类药物的药效团，包含了3位羧基和4位羰基，这两个基团也是与金属离子络合的基团，造成体内钙的流失。

6. C 本题考查的沙星类药物的构效关系。8位氟原子增加脂溶性，提高口服生物利用度，但也增加了光毒性。

7. C　本题考查的是沙星类药物的作用机制。喹诺酮类药物抑制细菌 DNA 螺旋酶和拓扑异构酶Ⅳ，产生抗菌活性。

8. B　本题考查的是沙星类药物的构效关系。3 位羧基和 4 位羰基能与金属离子络合，造成体内钙的流失。

四、多项选择题

1. ABCDE　本题考查的是 β-内酰胺类抗菌药。β-内酰胺类抗菌药物包括**青霉素类**（氨苄西林）、**头孢菌素类**（头孢呋辛）、**氧青霉烷类**（克拉维酸钾）、**碳青霉烯类**（美罗培南）、**β-内酰胺酶抑制剂**、**单环β-内酰胺类**（氨曲南）。

2. AD　本题考查的是青霉素类药物。青霉素类药物含有 **β-内酰胺环并氢化噻唑环**，A、D 选项符合。**头孢菌素类药物是含有 β-内酰胺环并部分氢化噻嗪环**，不要混淆。

3. BDE　本题考查的是 β-内酰胺酶抑制剂。该类药物从结构上分为两类：青霉烷砜类和氧青霉烷类。**青霉烷砜类代表药物有舒巴坦和他唑巴坦**，氧青霉烷类药物有克拉维酸。

4. AB　本题考查的是头孢菌素类药物。该类药物含有 **β-内酰胺环并部分氢化噻嗪环**，A、B 选项符合。

5. ABE　本题考查的是青霉素。**青霉素对酸、碱、酶、醇、胺均不稳定**。在**酸性**或**碱性**条件下水解生成**青霉酸、青霉醛、青霉胺**。遇醇分解生成**青霉酸酯**，遇胺反应生成**青霉酰胺**。

6. ABCDE　本题考查的是喹诺酮类药物构效关系。A 环即**吡啶酮酸环**是产生药效的基本结构，**3 位羧酸和 4 位羰基**是药效的必需基团。A 环可与苯环或 N 取代苯环并合，6 位取代基 R_2 为 F 原子时，可增加药物穿透性，增强与 DNA 螺旋酶作用强度。**7 位取代基 R_3** 一般为**哌嗪环或取代哌嗪**，水溶性提高，可增强抗菌活性。**8 位取代基 R_4 为 F 原子时，亲脂性增强**，口服吸收**生物利用度提高**，但同时增强**光过敏毒性**。

7. ACE　本题考查的是喹诺酮类药物。喹诺酮类药物的结构通式为 ，A、C、E 选项符合。

8. ABCD　本题考查的是药物手性。手性碳原子应连接 4 个不同基团。对于使用单一光学异构体上市的药物，其结构式的手性中心用"┉┉"键标识，A 选项符合。若使用外消旋体，手性中心依然用"━"键标识，如 B、C 选项中，哌嗪环上与甲基相连的碳原子是手性碳原子，但因为使用外消旋体，所以连接甲基使用的依然是"━"键。D 选项中含有 2 个手性碳原子，均用"━"键标识，但因为结构对称，所以没有旋光性，故本题正确答案包括 A、B、C、D。

9. ABCE　本题考查的是抗真菌药。A、B、C、E 四个选项的结构式含有**三氮唑环**。

10. AC　本题考查的是抗真菌药。**烯丙胺类**包括**萘替芬、特比萘芬**；**苯甲胺类**有布替萘芬。需要注意的是三个药物词根一样，但按照结构属于两种结构类型。

11. ABCD　本题考查的是抗病毒药分类。属于**核苷类逆转录酶抑制药**有齐多夫定、司他夫定、拉米夫定、恩曲他滨、扎西他滨、去羟肌苷，除去羟肌苷是**嘌呤环**外，其他药物均具有**嘧啶环**。

12. ABCE　本题考查的是舒他西林的性质、代谢及应用特点。**舒他西林为氨苄西林与舒巴坦以 1∶1 的形式以次甲基相连形成双酯结构的前体药物**。舒他西林口服后可迅速吸收，在体内非特定酯酶的作用下水解成较高血清浓度的氨苄西林和舒巴坦，其中舒巴坦为不可逆竞争性 β-内酰胺酶抑制药，抗菌活性不高，为抗菌增效剂。

13. ABD　本题考查的是抗病毒药。开环核苷类药物含有嘌呤环，且侧链含有开环的—O—醚键（或生物电子等排体—C—）。C、E 含有五元氧环，是核苷类。

14. BDE　本题考查的是抗病毒药。核苷类抗病毒药含有嘧啶或嘌呤环，同时含有五元氧环，B、D、E 结构符合题意。

15. AB　本题考查的是抗 HIV 药物。抗 HIV 药物分为：①**核苷类逆转录酶抑制药**：齐多夫定、司他夫定、拉米夫定、恩曲他滨、扎西他滨、去羟肌苷；②**非核苷类逆转录酶抑制药**：奈韦拉平、依法韦仑、地拉韦定；③**蛋白酶抑制药**：沙奎那韦、利托那韦。通过此题，应把三类药物都要记住。

16. ABC　本题考查的是青蒿素。**青蒿素结构中含有—O—O—，即过氧键**；环内含有—O—C＝O 结构，即内酯；含有三个异戊二烯单位，即倍半萜，A、B、C 正确。青蒿素具有口服活性低、溶解度小、复发率高、半衰期短等缺点，将 10 位羰基还原成羟基，得到**双氢青蒿素**，活性提高 1 倍；将羰基还原为羟基，并将羟基甲醚化得到—OCH_3，即蒿甲醚，脂溶性提高，活性提高 10 ~ 20 倍；将双氢青蒿素与琥珀酸成单酯，再与钠成盐，水溶性提高，可用于注射给药。

第八节　抗肿瘤药

一、最佳选择题

1. E 本题考查的是环磷酰胺的结构、代谢和应用。环磷酰胺的磷酰基吸电子基团的存在，可使氮原子上的电子云密度得到降低，降低了氮原子的亲核性，也降低了氯原子的烷基化能力，使毒性降低。环磷酰胺属于前药，在体外对肿瘤细胞无效，只有进入体内后，经过活化才能发挥作用。

2. B 本题考查的是烷化剂抗肿瘤药。环磷酰胺、异环磷酰胺均属于前药。

3. A 本题考查的是烷化剂抗肿瘤药。烷化剂抗肿瘤药是通过共价键与肿瘤细胞的生物大分子结合，具有不可逆性。氮芥类烷化剂如环磷酰胺、异环磷酰胺，亚硝基脲类烷化剂如卡莫司汀、洛莫司汀、司莫司汀，上述药物均是通过共价键结合产生抗肿瘤活性。

4. D 本题考查的是烷化剂抗肿瘤药。环磷酰胺、异环磷酰胺代谢物丙烯醛有膀胱毒性，须和泌尿系统保护剂美司钠（巯乙磺酸钠）一起使用。

5. B 本题考查的是烷化剂抗肿瘤药。亚硝基脲药物在酸性和碱性溶液中相当不稳定，分解时可放出氮气和二氧化碳，该类药物有卡莫司汀、洛莫司汀、司莫司汀。

6. B 本题考查的是金属铂配合物。作用机理是使肿瘤细胞 DNA 复制停止。顺铂的水溶性差，且仅能注射给药并伴有严重的肾脏、胃肠道毒性、耳毒性及神经毒性，B 选项错误。

7. E 本题考查的是抗代谢抗肿瘤药。抗代谢抗肿瘤药物可分为嘧啶类抗代谢药、嘌呤类抗代谢药、叶酸类抗代谢药。培美曲塞属于叶酸类抗代谢药。

8. E 本题考查的是抗代谢抗肿瘤药。氟尿嘧啶抗瘤谱比较广，对绒毛膜上皮癌及恶性葡萄胎有显著疗效，对结肠癌、直肠癌、胃癌、乳腺癌和头颈部癌等有效，是治疗实体肿瘤的首选药物。

9. D 本题考查的是抗肿瘤药物作用机制。天然来源及半合成抗肿瘤药的作用机制是不完全相同的。紫杉醇的靶点是肿瘤细胞的微管，抑制纺锤体和纺锤丝的生成。

10. A 本题考查的是昂丹司琼。该药结构中含有

1 个手性碳原子，其中 R － 异构体活性强，临床使用外消旋体。

11. C 本题考查的是止吐药。昂丹司琼是 5 － HT_3 受体拮抗药。

12. C 本题考查的是抗肿瘤药。蒽醌类抗肿瘤药如柔红霉素、多柔比星（又名阿霉素）具有心脏毒性。

13. A 本题考查的是靶向抗肿瘤药。该类药物词根多数为"替尼"，索拉非尼除外。

14. C 本题考查的是半合成抗肿瘤药。对紫杉醇半合成改造的产物有多西他赛、卡巴他赛，改造目的主要是提高水溶性。

15. A 本题考查的是半合成抗肿瘤药。对喜树碱和羟基喜树碱半合成改造的产物有盐酸伊立替康、盐酸拓扑替康，主要目的是提高水溶性。伊立替康属于前药。

16. B 本题考查的是半合成抗肿瘤药。对鬼臼毒素的半合成改造的产物有依托泊苷、替尼泊苷，主要目的是降低毒副反应。

17. E 本题考查的是烷化剂抗肿瘤药。氮芥类药物有环磷酰胺、异环磷酰胺，均为前药。

18. C 本题考查的是烷化剂抗肿瘤药。卡莫司汀属于亚硝基脲类药物，其代谢物仍有活性。

19. B 本题考查昂丹司琼的结构特点、作用机制及其临床应用。结构中三个稠合环为咔唑酮结构。昂丹司琼无锥体外系的副作用，毒副作用极小。

20. B 甲磺酸伊马替尼是第一个上市的蛋白酪氨酸激酶抑制剂，在体内外均可在细胞水平上抑制"费城染色体"的 Bcr － Abl 酪氨酸激酶，用于治疗费城染色体阳性的慢性粒细胞白血病和恶性胃肠道间质肿瘤。

21. D 本题考查的是卡培他滨的结构特点、代谢以及临床用途。卡培他滨是 5 氟尿嘧啶（5 － FU）的前体药物；进入体内后，在人体肝脏酯酶的作用下转化为 5′－脱氧－5－氟胞苷（5′－DFCR），该代谢物再在肿瘤组织中特有的胞嘧啶脱氨酶作用下转化为 5′－脱氧－5－氟尿苷（5′－DFUR）；5′－DFUR 经胸腺嘧啶磷酸化酶水解成活性成分 5 － FU，因而卡培他滨比 5 － FU 的疗效/毒性比高，为结肠癌辅助化疗用

药。**氟尿嘧啶** N-1 的氢被四氢呋喃替代的衍生物为**替加氟**。

二、配伍选择题

[1~2] DB　本题考查的是烷化剂抗肿瘤药。氮芥类药物是 **β-氯乙胺类化合物**的总称，其中 β-氯乙胺是产生烷基化的关键药效基团，D 选项含有 β-氯乙胺基团，为环磷酰胺，是前药。将 β-氯乙基与 N-亚硝基脲相连，即得亚硝基脲类抗肿瘤药物，亚硝基是—NO，脲是—NH—CO—NH，B 选项含有该结构。

[3~6] CBAD　本题考查的是抗代谢抗肿瘤药。**胞嘧啶**是在嘧啶结构上含有羰基、氨基。**尿嘧啶**是在嘧啶环上含有两个羰基。**嘌呤**是嘧啶环并咪唑环。**蝶呤**是嘧啶并吡嗪结构。

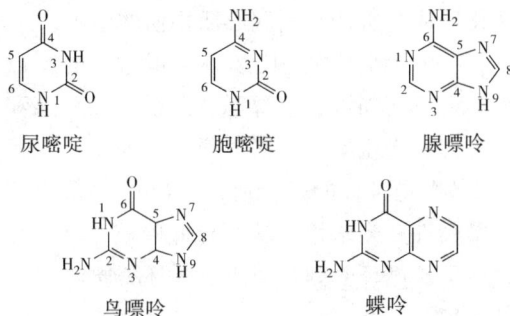

[7~9] BAD　本题考查的是抗代谢抗肿瘤药。属于**尿嘧啶类抗代谢药**的有氟尿嘧啶、替加氟、卡莫氟。属于**胞嘧啶类抗代谢药**的有盐酸阿糖胞苷、吉西他滨、卡培他滨。需要注意的是：卡培他滨结构上属于胞嘧啶类抗代谢药，但进入体内则是代谢成氟尿嘧啶发挥药效。二氢叶酸合成酶抑制剂有甲氨蝶呤和培美曲塞。嘌呤类抗代谢药有巯嘌呤、硫鸟嘌呤。

[10~13] CABD　本题考查的是天然药物结构。含有 3 个异戊二烯单位，即倍半萜，青蒿素具有该特点。含有 4 个异戊二烯单位，即二萜，紫杉醇具有该特点。**生物碱**是存在于自然界（主要为植物，但有的也存在于动物）中的一类含氮的碱性有机化合物，如**喜树碱**。**多柔比星**是蒽醌类抗肿瘤**抗生素**。

[14~16] ABC　本题考查的是**天然来源的抗肿瘤药**。从中国特有珙桐科植物喜树中分离得到含五个稠和环的内酯生物碱是**喜树碱、羟基喜树碱**。**紫杉醇**是从美国西海岸的短叶红豆杉的树皮中提取得到的一个具有紫杉烯环的二萜类化合物。**多柔比星**是由 *Streptomyces peucetium var. Caesius*（白花链霉菌）产生的蒽环糖苷抗生素，应记住这些天然药物的来源。通过结构式判断：

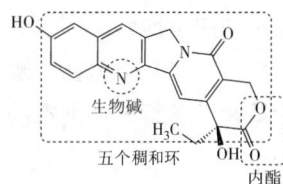

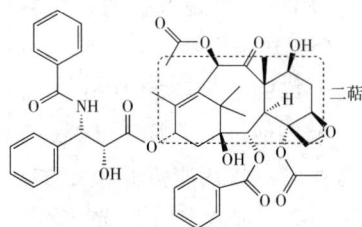

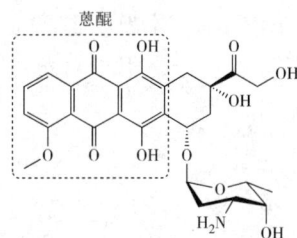

[17~18] EC　本题考查的是抗肿瘤药作用机制。喜树碱、羟基喜树碱是天然生物碱，靶点是**拓扑异构酶 I**；对其结构改造得到的半合成衍生物有**盐酸伊立替康、盐酸拓扑替康**，作用机制相同。其中，伊立替康是**前药**。

[19~20] BA　本题考查的是抗肿瘤药作用机制。**鬼臼毒素类衍生物、蒽醌类抗生素**的作用靶点是**拓扑异构酶 II**，其中依托泊苷、替尼泊苷是鬼臼毒素的半合成衍生物，多柔比星（又名阿霉素）、柔红霉素是天然蒽醌类抗生素。

[21~24] DCBA　本题考查的是抗肿瘤药。对**紫杉醇**半合成改造的产物有多西他赛、卡巴他赛，改造的主要目的是**提高水溶性**。对羟基喜树碱半合成改造的产物有盐酸伊立替康、盐酸拓扑替康，主要目的是**提高水溶性**。对鬼臼毒素的半合成改造的产物有依托泊苷、替尼泊苷，主要目的是**降低毒副反应**。抗代谢抗肿瘤药是采用代谢拮抗学说原理设计得到的一类抗肿瘤药。

[25~26] AC　本题考查的是抗代谢抗肿瘤药。替加氟、卡莫氟属于尿嘧啶类，是**氟尿嘧啶前药**。卡培他滨属于胞嘧啶类，是**氟尿嘧啶前药**。

[27~28] DB　本题考查的是抗肿瘤药。D 选项含有手性环己二胺，B 选项含有环状磷酰胺内酯。

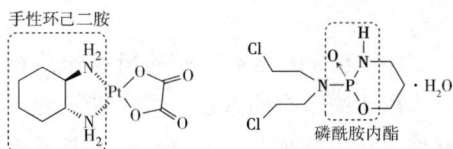

[29~32] BCDE　本题考查的是抗肿瘤药。甲

氨蝶呤是二氢叶酸还原酶抑制剂。伊立替康是在羟基喜树碱基础上改造得到的一个前药。顺铂使用顺式异构体。甲磺酸伊马替尼是第一个上市的蛋白酪氨酸激酶抑制剂。

[33~35] EDA 本题考查的是**抗肿瘤药作用机制**。烷化剂、金属铂配合物（顺铂）、拓扑异构酶Ⅰ、Ⅱ抑制剂都是干扰肿瘤细胞的 DNA 正常功能。抗代谢抗肿瘤药（卡培他滨）是阻断 DNA 合成。靶向抗肿瘤药（厄洛替尼）作用靶点是酪氨酸激酶抑制剂。紫杉醇和多西他赛是天然产物类抗肿瘤药。

[36~40] ABCDE 本题考查的是止吐药。5-HT$_3$受体抑制剂可以止吐，用于对抗癌症病人化疗、放疗的恶心、呕吐。

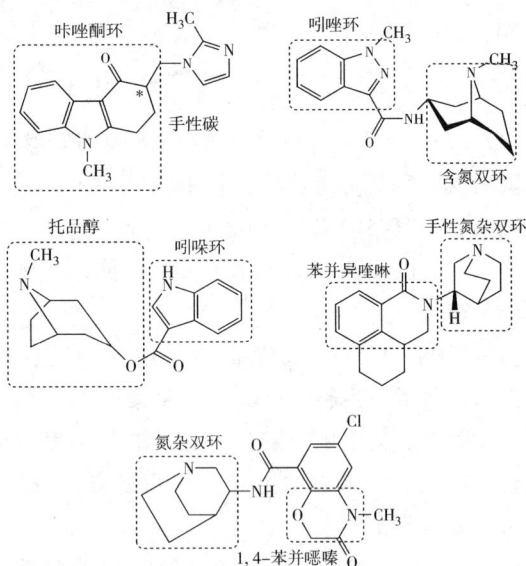

[41~42] AB 本题考查的是抗肿瘤药。由于**甲氨蝶呤**是二氢叶酸还原酶的抑制剂，阻断二氢叶酸转变为四氢叶酸。当使用甲氨蝶呤剂量过大引起中毒时，可用**亚叶酸钙**解救。亚叶酸钙是四氢叶酸钙甲酰衍生物的钙盐，系叶酸在体内的活化形式，在体内可转变为四氢叶酸，能有效地对抗甲氨蝶呤引起的毒性反应，与甲氨蝶呤合用可降低毒性，不降低抗肿瘤活性。**甲氧苄啶**是二氢叶酸还原酶抑制剂，**磺胺嘧啶**是**二氢叶酸合成酶抑制剂**，与甲氨蝶呤合用时可加重毒性。美司纳是泌尿系统保护剂。

三、综合分析选择题

[1~4]

1. D 本题考查的是**紫杉醇的药物作用机制**。紫杉醇主要作用于聚合态的微管，可促进微管形成并抑制微管解聚，导致细胞在有丝分裂时不能形成纺锤体和纺锤丝，使细胞停止于 G$_2$/M 期。

2. D 本题考查的是药物分析。《中国药典》规定，**微溶**是指 1g 药品能在 100ml 至不到 1000ml 溶剂中溶解。

3. D 本题考查的是**他莫昔芬的药物立体结构**。他莫昔芬不含手性碳原子，不存在光学异构体，其结构中含有双键，**存在顺反异构体**，药用活性强的**顺式异构体**。

4. C 本题考查的是**昂丹司琼的药理作用**。昂丹司琼**抑制 5-HT$_3$受体**，所以作用靶点是受体。

[5~8]

5. A 本题考查的是盐酸多柔比星的药物作用机制。**多柔比星属于蒽醌类抗生素**，能够抑制拓扑异构酶Ⅱ，影响 DNA 的结构和功能。

6. C 本题考查的是盐酸**多柔比星**的药物毒副作用。多柔比星的醌环被还原为**半醌自由基**，诱发了脂质过氧化反应，可能是引起**心肌损伤**的原因。

7. D 本题考查的是脂质体。脂质体的特点包括**靶向性和淋巴定向性**、缓释和长效性、细胞亲和性与组织相容性、降低毒性、提高稳定性等。

8. E 本题考查的是脂质体。PEG 修饰可增加脂质体的**柔顺性和亲水性**，从而降低单核-巨噬细胞的亲和力，延长循环时间，属于**长循环脂质体**。

[9~11]

9. B 本题考查的是紫杉烷类抗肿瘤药物的分类及代表药物。根据题干"多西他赛是由 10-去乙酰基浆果赤霉素进行半合成得到的一种紫杉烷类抗肿瘤药物"，即半合成天然药物。

10. D 本题考查的是药物辅料。紫杉醇溶解性差，**聚氧乙烯蓖麻油可促进药物溶解度**，属于**增溶剂**。

11. E 本题考查的是多西他赛的结构。掌握结构特点就可以判断出正确选项。多西他赛结构上与紫杉醇有两点不同：一是第 **10** 位去乙酰基，二是 3′ 位上的侧链。符合仅去乙酰基的选项有 BCE，但 B 结构中最右上侧环多一个苯甲酰基，C 结构 3′ 位上的侧链没变化，都不符合题干描述，所以正确答案是 E。

四、多项选择题

1. CDE 本题考查的是烷化剂抗肿瘤药。**环磷酰胺属于前药**，在体外对肿瘤细胞无效，只有进入体内后，经过活化才能发挥作用。环磷酰胺在肝脏中被细胞色素 P450 氧化酶氧化生成 4-羟基环磷酰胺，4-羟基环磷酰胺可经过进一步氧化代谢为无毒的 4-酮基环磷酰胺；也可经过互变异构生成开环的醛基化合物，并在肝脏中进一步氧化生成无毒的羧酸化合物。而肿瘤组织中因缺乏正常组织所具有的酶，则不能进行上述代谢，只能经**非酶促反应 β - 消除生成丙烯醛和磷酰氮芥，磷酰氮芥**可经非酶水解生成**去甲氮芥。丙烯醛、磷酰氮芥、去甲氮芥均为强的烷化剂。**

2. **ABCDE**　本题考查的是烷化剂抗肿瘤药。环磷酰胺的代谢物包括**4 - 羟基环磷酰胺、4 - 酮基环磷酰胺、开环的醛基化合物、羧酸化合物、丙烯醛、磷酰氮芥、去甲氮芥。**A、B、C、D、E 选项分别是去甲氮芥、4 - 酮基环磷酰胺、4 - 羟基环磷酰胺、丙烯醛、磷酰氮芥的结构式。

3. **ADE**　本题考查的是烷化剂抗肿瘤药。环磷酰胺在体内代谢为**去甲氮芥、丙烯醛、磷酰氮芥**发挥抗肿瘤作用，A 为去甲氮芥，D 为丙烯醛，E 为磷酰氮芥。

4. **ABDE**　本题考查的是抗肿瘤药。嘧啶环是指

当嘧啶环并合咪唑环后称为嘌呤环，即

，C 选项属于嘌呤类抗肿瘤药，其他选项为正确答案。

5. **BDE**　本题考查的是氟尿嘧啶。替加氟为氟尿嘧啶 $N-1$ 的氢被四氢呋喃替代的衍生物，在体内转化为氟尿嘧啶而发挥作用。**卡莫氟**在体内缓缓释放出

氟尿嘧啶，抗瘤谱广，化疗指数高。**卡培他滨**是 5 - 氟尿嘧啶（5 - FU）的**前体药物**，进入体内后在人体肝脏酯酶的作用下转化为 5′ - 脱氧 - 5 - 氟胞苷（5′ - DFCR），该代谢物再在肿瘤组织中特有的胞嘧啶脱氨酶作用下转化为 5′ - 脱氧 - 5 - 氟尿苷（5′ - DFUR）；5′ - DFUR 经胸腺嘧啶磷酸化酶水解成活性成分 5 - FU。

6. **ABCE**　本题考查的是紫杉醇。紫杉醇是从美国西海岸的短叶红豆杉的树皮中提取得到的一个具有**紫杉烯环的二萜类化合物，**属有丝分裂抑制剂或**纺锤体毒素，**D 选项错误。紫杉醇由于**水溶性小，**其注射剂通常加入**表面活化剂，**如聚环氧化蓖麻油等**助溶，**常会引起血管舒张，血压降低及过敏反应等**副作用。多西他赛**的水溶性比紫杉醇好，**毒性较小，**但抗肿瘤谱更广。

7. **ABCD**　本题考查的是**靶向抗肿瘤药。**该类药物的药名带有词根"**替尼**"，索拉菲尼除外。

8. **ABD**　本题考查的是**抗肿瘤药前药。环磷酰胺、异环磷酰胺、替加氟、卡莫氟、卡培他滨、伊立替康、依托泊苷磷酸酯**属于前药。

9. **ABC**　本题考查的是**止吐药。**5 个选项药物都是止吐药，含有"**司琼**"词根的药物是 5 - HT_3 受体拮抗药。

第四章　口服制剂与临床应用

一、最佳选择题

1. **D**　本题考查的是表面活性剂的毒性。表面活性剂的**毒性顺序**为：**阳离子**表面活性剂 > **阴离子**表面活性剂 > **非离子**表面活性剂。两性离子表面活性剂的毒性和刺激性均小于阳离子表面活性剂。非离子表面活性剂口服一般认为无毒性。**苯扎氯铵为阳离子**表面活性剂，毒性较大，通常消毒剂外用。泊洛沙姆和吐温 80 为非离子表面活性剂。十二烷基硫酸钠为阴离子表面活性剂。卵磷脂为两性离子表面活性剂。

2. **C**　本题考查的是片剂的分类和性质。口腔崩解片又称为**口崩片，**系指在口腔内**不需要用水**即能**迅速崩解**或溶解的片剂。一般由直接压片和冷冻干燥法制备，由冷冻干燥法制备的口腔崩解片称口服冻干片。《中国药典》规定口崩片的崩解时限是 60 秒。口崩片通常会加入芳香剂和甜味剂，用于改善片剂的

口味。

3. **B**　本题考查的是片剂的分类和临床应用。舌下片药物经舌下黏膜直接且快速吸收，发挥全身作用。

4. **D**　本题考查的是**固体制剂内容物的性质。软胶囊**是指将一定量的**液体药物直接包封**（C 选项正确），或将固体药物溶解或分散在适宜的辅料中制备成溶液、混悬液、乳状液或半固体，密封于软质囊材中的胶囊剂。**硬胶囊**是药物或加适宜辅料制成粉末、颗粒、小片、小丸、半固体或液体等充填于空心胶囊中。其他选项均为固体制剂，无液体包封。

5. **B**　本题考查的是片剂的分类和特点。**植入片**系指将无菌药片植入到皮下缓缓释药，**维持疗效**几周，几月直至**几年**的片剂。多层片、包衣片、肠溶衣片、缓释片均为**口服制剂，**释药时间一般最长**不超过一天。**

6. **D**　本题考查的是**液体制剂中辅料的性质。**首

先需要区分增溶、助溶和潜溶。**增溶**是指难溶性药物在**表面活性剂**的作用下，在溶剂中增加溶解度并**形成溶液**的过程（溶液剂中需要增溶作用，选项 E 正确）。**助溶**是难溶性药物与加入的第三种物质在溶剂中形成可溶性分子间的络合物、缔合物或复盐等，以增加药物在溶剂中的溶解度。**助溶剂**可溶于水，**多为低分子化合物**（吐温 80 为表面活性剂，不属于低分子化合物，其作用不可能是助溶，选项 B 不正确）。**潜溶剂**是增加难溶性药物溶解度的混合溶剂（吐温 80 无此作用，选项 A 不正确）。**溶液剂**指药物溶解于溶剂中形成的澄明液体制剂，无需助悬剂和润湿剂（选项 C 和 D 不正确）。

7. B 本题考查的是口服片剂的分类、特点及质量要求。**分散片**系指在水中能迅速崩解并均匀分散的片剂。在 **20℃ ±1℃** 水中 **3 分钟** 应**全部崩解**并通过 2 号筛。泡腾片和舌下片的崩解时限均为 5 分钟；普通片的崩解时限为 15 分钟；糖衣片的崩解时限为 60 分钟。

8. B 本题考查的是片剂常用辅料的特点与作用。**微晶纤维素**为多功能辅料，具有良好的可压性，可作"**干黏合剂**"，且**具有崩解**效果。糊精、甘露醇仅作填充剂。羧甲基淀粉钠仅作崩解剂。微粉硅胶仅作润滑剂。

9. D 本题考查的是片剂常用辅料的特点与作用。枸橼酸或酒石酸与碳酸氢钠遇水产生二氧化碳气体，**借助其气体的膨胀**而使片剂**崩解**。淀粉、羧甲基淀粉钠、纤维素类及其衍生物的主要崩解机制为**毛细管作用**。羧甲基淀粉钠的崩解作用主要在于其**强大的膨胀作用**。

10. E 本题考查的是片剂常用辅料的特点与作用。硬脂酸镁中的镁离子可使乙酰水杨酸降解反应加速，引起药物水解，故采用**滑石粉**作为润滑剂。处方中加入液状石蜡可使滑石粉黏附在颗粒表面，压片时不易因振动而脱落。淀粉作填充剂，由于乙酰水杨酸的**可压性极差**，因而采用较高浓度的淀粉浆（15% ~ 17%）作为黏合剂。

11. A 本题考查的是口服固体制剂包衣的类型和作用。**包糖衣**分为隔离层、粉衣层、糖衣层、有色糖衣层、打光。其中隔离层是为了形成一层不透水的屏障，**防止**糖浆中的**水分浸入**片芯；**粉衣层**是为了尽快消除片剂的棱角；**糖衣层**是为了使其表面光滑平整、细腻坚实；**有色糖衣层**是为了使片剂美观和便于识别；**打光**是为了增加片剂的光泽和表面的疏水性。

12. E 本题考查的是口服固体制剂的相关包衣。

可用于**隔离层的包衣材料**有 10% 的**玉米朊**乙醇溶液、15% ~ 20% 的**虫胶乙醇溶液**、10% 的**邻苯二甲酸醋酸纤维素**（CAP）乙醇溶液以及 10% ~ 15% 的**胶浆**。

13. B 本题考查的是口服固体制剂包衣的类型及相关包衣材料。**肠溶衣材料**主要有醋酸纤维素酞酸酯（CAP）、**羟丙基甲基纤维素酞酸酯**（HPMCP）、**丙烯酸树脂类**（Ⅱ、Ⅲ 号）。羧甲基纤维素、聚维酮、羟丙基甲基纤维素均为**胃溶型包衣材料**，聚乙二醇常用作包衣增塑剂。

14. A 本题考查的是口服固体制剂包衣的类型、作用及相关包衣材料。**胃溶型包衣材料**主要有羟丙基甲基纤维素（HPMC）、羟丙基纤维素（HPC）、丙烯酸树脂Ⅳ号、聚乙烯吡咯烷酮（PVP）等。虫胶、邻苯二甲酸羟丙基纤维素、丙烯酸树脂Ⅱ号、邻苯二甲酸醋酸纤维素均为**肠溶型包衣材料**。

15. A 本题考查的是口服固体制剂包衣的作用及相关包衣材料。在膜材中加入**增塑剂**可降低玻璃化转变温度，使衣层**柔韧性增加**，提高其**抗撞击**的强度，**防止薄膜衣脆裂**。

16. B 本题考查的是**片剂常用辅料**。淀粉、糊精、蔗糖和微晶纤维素是经典的**填充剂**（C 选项不正确）。常用**黏合剂**有羟丙基纤维素 HPC，羟丙基甲基纤维素 HPMC，羧甲基纤维素钠 CMC－Na、乙基纤维素 EC、聚维酮 PVP 等（B 选项正确）。一般包含"交联"的是**崩解剂**，如交联羧甲基纤维素钠 CCMC－Na、交联聚维酮 PVPP，还有干淀粉、羧甲淀粉钠 CMS－Na（E 选项不正确）、低取代羟丙基纤维素 L－HPC（A 选项不正确）和泡腾崩解剂（如碳酸氢钠和枸橼酸）。**润滑剂**主要包括硬脂酸镁、微粉硅胶、滑石粉、氢化植物油、聚乙二醇类、十二烷基磺酸钠等（D 选项不正确）。

17. A 本题考查的是口服散剂的临床应用。散剂服药后**不宜过多饮水**，以免药物过度稀释导致药效差。内服散剂应**温水送服**，服用后**半小时内不可进食**，服用剂量过大时应**分次服用**以免引起呛咳；服用不便的中药散剂**可加蜂蜜调和**送服或**装入胶囊吞服**。对于**温胃止痛**的散剂**不需用水送服**，应直接吞服以利于延长药物在胃内的滞留时间。

18. B 本题考查的是**低分子溶液剂的特点**。薄荷水是芳香水剂，即为芳香挥发性药物（多为挥发油）的饱和或近饱和水溶液（薄荷水属于此类芳香水剂，A 选项不正确），亦可用水与乙醇的混合溶剂制成浓芳香水剂。芳香性植物药材经水蒸气蒸馏法制得的内服澄明液体制剂称为**露剂**（C 选项不正确）。**醋剂**系指挥发性药物的浓乙醇溶液。醑剂中乙醇的浓度一般为60%～90%。薄荷醑的临床适应证有驱风（可外用），可用于胃肠充气，一般作芳香矫味剂（可内服，B选项正确）。**地高辛酏剂为内服制剂，酏剂**系指药物溶解于稀醇中，形成澄明香甜的口服溶液剂。酏剂中的乙醇含量以能使药物溶解即可，一般在5%～40%（V/V）之间（D选项不正确）。**橙皮酊为**芳香性苦味健胃药，一般作制剂的芳香矫味用（内服用，E选项不正确）。**酊剂**系指药物用规定浓度的乙醇浸出或溶解而制成的液体制剂，也可用流浸膏稀释制得。酊剂中乙醇的最低含量为30%（V/V），其中也有高浓度乙醇制剂。橙皮酊含有60%乙醇。

19. D 本题考查的是口服颗粒剂的质量要求。**可溶性颗粒和泡腾颗粒应进行溶化性检查**：要求供试品10g加20倍量热水搅拌5分钟，可溶颗粒应**全部溶化**，允许有轻微混浊；**泡腾颗粒加水**（15℃～25℃）后应**立即产生二氧化碳气体**并呈泡腾状，5分钟内颗粒应**完全分散或溶解**。

20. D 本题考查的是颗粒剂的临床应用。颗粒剂适宜于**老年人和儿童用药**以及有**吞咽困难的患者**使用。可溶型、泡腾型颗粒剂应加**温开水冲服**，切忌放入口中用水送服；**混悬型颗粒剂**冲服如有部分药物不溶解也应该一并服用；中药颗粒剂不宜用铁质或铝制容器冲服，以免影响疗效。

21. C 本题考查的是口服片剂的质量要求。**崩解时限应在5分钟内**的片剂有舌下片、泡腾片，15分钟内的为**普通片**，30分钟内为**薄膜衣片**，60分钟内的为**糖衣片**。

22. C 本题考查的是口服片剂的质量要求。分散片、可溶片应在3分钟内全部**崩解**或溶化；舌下片、泡腾片的崩解时限为5分钟；普通片应在15分钟内全部崩解；**薄膜衣片**应在30分钟内全部崩解；**肠溶衣片**要求在盐酸溶液中2小时内不得有裂缝、崩解或软化现象，在pH6.8磷酸盐缓冲液中1小时内全部溶解并通过筛网。

23. E 本题考查的是口服片剂的质量要求。脆碎度表征片剂的抗磨损和抗振动能力，**小于1%合格**。平均片重小于0.30g的片剂重量差异限度为±7.5%。普通片剂的崩解时限是15分钟，舌下片、泡腾片的崩解时限为5分钟。**小剂量的药物**或作用比较剧烈的药物，应符合**含量均匀度**的要求。

24. E 本题考查的是片剂制备时的常见问题及原因。片剂在制备过程中从**腰间裂开**称"**裂片**"，从顶部脱落一层称"**顶裂**"。产生裂片和顶裂的**处方因素**

有：**压力分布的不均匀、颗粒中细粉太多、颗粒过干、弹性复原率大**等。**硬度不够**是**造成松片**的主要原因。

25. A 本题考查的是片剂制备时的常见问题及原因。**硬脂酸镁**为疏水性强的**润滑剂**，水分不易进入片剂，易造成片剂的**崩解迟缓**。

26. C 本题考查的是**片剂制备时的常见问题及原因**。题干所叙述条件均为典型的**崩解迟缓**影响因素。**压片力过大、黏合剂过量**会导致制剂**硬度过大**，疏水性润滑剂用量过多可使制剂亲水性差，这些因素均可造成崩解迟缓。

27. D 本题考查的是口服片剂的质量要求。硬度和脆碎度是片剂的两种不同的质量检查指标。脆碎度主要考察药片表面**各个方向作用力**对其**破坏程度**，而硬度考察的是药片**承受径向压力**的能力。

28. D 本题考查的是口服片剂的临床应用与注意事项。①片剂的服用方法与剂型有关。**肠溶衣片、双层糖衣片**可减少胃肠道刺激及胃酸和蛋白酶的破坏，因此需**整片服用**，不可嚼服和掰开服用。普罗帕酮有局部麻醉作用，不得嚼碎。②服药溶液最好是**白开水**。③服药姿势最好采用**坐位或站位服药**，服药后，稍微活动一下再卧床休息。④舌下片应置于舌下，使之缓慢溶解于唾液，不可掰开、吞服。**10分钟内禁止饮水或饮食**。

29. A 本题考查的是口服片剂的临床应用与注意事项。只有**裂痕片和分散片**可分开使用，其他片剂均不适宜分劈服用，尤其是糖衣片、包衣片和缓释、控释片。

30. C 本题考查的是口服胶囊剂的特点。胶囊剂可掩盖药物的不良嗅味，提高药物稳定性；起效快、生物利用度高；帮助**液态药物固体剂型化**；实现药物缓释、控释和定位释放。

31. D 本题考查的是口服胶囊剂的分类与特点。胶囊壳由甘油、明胶和水组成，凡是能和甘油、明胶和水反应的均不能作为内容物。药物的**水溶液**可溶解胶囊壳，易风化药物会放出水分，吸湿性很强的药物吸收水分，药物的稀乙醇溶液可溶解胶囊壳，均不适合制成胶囊剂。

32. A 本题考查的是口服胶囊剂的分类。**软胶囊**是将油类或对明胶等囊材无溶解作用的液体药物或混悬液封闭于囊材内制成的剂型，其囊壁由明胶、增塑剂、水三者按1:0.4～0.6:1构成。甘油可作为增塑剂。

33. C 本题考查的是口服胶囊剂的质量要求。胶囊剂的质量检查项目有外观、水分、装量差异、崩解时限以及微生物限度等。硬度为片剂的质量检查项目。

34. D 本题考查的是口服胶囊剂的质量要求。中药硬胶囊水分含量不可超过 **9.0%**，硬胶囊内容物为半固体或者液体不检查水分。胶囊剂需进行装量差异检查，每粒装量与平均装量相比较，**超出装量差异限度的不得多于 2 粒**，且不得有 1 粒超出限度 1 倍。硬胶囊崩解时限为 30 分钟，肠溶胶囊在人工肠液中进行检查，1 小时内应全部崩解。

35. E 本题考查的是口服胶囊剂的包装贮存。胶囊剂应**密封贮存**，其存放环境温度不高于 30℃；肠溶或结肠溶胶囊，应在密闭、10℃～25℃、相对湿度 35%～65% 条件下保存。

36. B 本题考查的是口服胶囊剂的临床应用与注意事项。胶囊剂服用时的最佳姿势为站着服用、低头咽，且须整粒吞服。所用的水一般是温度不能超过 **40℃** 的温开水，水量在 100ml 左右较为适宜，避免由于胶囊质地轻，悬浮在会厌上部而引起呛咳。

37. B 本题考查的是口服滴丸剂的特点。滴丸剂的特点包括：①设备简单、操作方便，工艺周期短、生产率高；②工艺条件易于控制，质量稳定；③基质容纳液态药物量大，故可使液态药物固化；④用固体分散技术制备的滴丸具有吸收迅速、生物利用度高的特点；⑤发展了耳、眼科用药新剂型。

38. A 本题考查的是口服滴丸剂的常用基质。滴丸剂的基质包括水溶性和脂溶性两大类，其中水溶性基质常用的有聚乙二醇（PEG）类，如 PEG6000、PEG4000；硬脂酸钠和甘油明胶等。虫蜡、硬脂酸为脂溶性基质。液状石蜡、石油醚常作为滴丸制备过程中的冷凝液使用。

39. E 本题考查的是口服滴丸剂的临床应用与注意事项。滴丸剂的服用方法多为舌下含服，起效快，一般含服 5～15 分钟就能起效；需要时，也可口含，或少量温开水送服；不宜冲泡，防止滴丸中有效成分的破坏。

40. E 本题考查的是口服滴丸剂的典型处方分析。为促进难溶性药物灰黄霉素滴丸的溶出，提高生物利用度，应采用水溶性基质，如聚乙二醇（PEG）。目前制备灰黄霉素滴丸的处方为灰黄霉素 1 份，PEG6000 9 份。

41. E 本题考查的是口服膜剂的特点。膜剂的特点包括：①药物含量准确、稳定性好；②可制成不同释药速度的制剂；③成膜材料用量少，可以节约辅料

及包装材料；④不适用于剂量较大的一般药物，所以在品种的选择上受到限制；⑤重量差异不易控制，收率不高。

42. E 本题考查的是口服膜剂的质量要求。理想的成膜材料应具有下列条件：①生理惰性，无毒、无刺激；②性能稳定，不降低主药药效，不干扰含量测定，无不适臭味；③成膜、脱膜性能好，成膜后有足够的强度和柔韧性；④用于口服、腔道、眼用膜剂的成膜材料应具有良好的水溶性，能逐渐降解、吸收或排泄；⑤外用膜剂应能迅速、完全释放药物。

43. D 本题考查的是口服液体制剂的分类。低分子溶液剂中药物以小分子或离子状态分散，高分子溶液剂中药物以大分子状态分散，两者均为均相液体制剂；溶胶剂、乳剂、混悬剂中药物分别以胶粒、小液滴、固体微粒状态分散，均为非均相液体制剂。

44. A 本题考查的是口服液体制剂的分类。混悬剂是难溶性固体药物以微粒状态分散形成的多相体系，有聚结和重力不稳定性。溶胶剂、乳剂中药物分别以胶粒、小液滴状态分散；低分子溶液剂和高分子溶液剂为均相液体制剂。

45. C 本题考查的是口服液体制剂的分类。口服液体制剂按分散系统分为均相和非均相液体制剂，其中均相液体制剂为热力学稳定体系，而非均相液体制剂为热力学不稳定体系，有聚结和重力不稳定性。

46. B 本题考查的是口服液体制剂的特点。①液体制剂服用方便，特别适用于儿童与老年患者；②液体制剂生物利用度高于固体制剂；③液体制剂携带、运输、贮存不方便；④若使用非水溶剂乙醇等具有一定药理作用，成本比水高；⑤液体制剂给药途径广泛，可内服，也可外用。

47. B 本题考查的是口服液体制剂的质量要求。均匀相液体制剂（如溶液型）应是澄明溶液；非均匀相液体制剂（如乳浊液型）药物粒子应分散均匀，有效成分浓度应准确稳定；应有一定的防腐能力，保存和使用过程中不应发生霉变。分散媒最好用水。

48. D 本题考查的是口服液体制剂的常用溶剂。溶剂按极性大小分为：极性溶剂（如水、甘油、二甲基亚砜等）、半极性溶剂（如乙醇、丙二醇、聚乙二醇等）、非极性溶剂（脂肪油、液状石蜡、油酸乙酯、乙酸乙酯等）。

49. C 本题考查的是口服液体制剂的常用溶剂。极性溶剂有水、甘油、二甲基亚砜等；乙醇、丙二醇、聚乙二醇为半极性溶剂；液状石蜡为非极性溶剂。

50. E 本题考查的是口服液体制剂的增溶剂、助溶剂、潜溶剂等附加剂。增加药物溶解度的方法有加入非离子型**表面活性剂**作**增溶剂**，加入**苯甲酸钠**、乙酰胺等作**助溶剂**，加入乙醇、丙二醇等作**潜溶剂**，以及制成盐类。**助悬剂**可以减少混悬药物的沉降，**增加溶剂黏度**，但**不影响溶解度**。

51. C 本题考查的是口服液体制剂的助溶剂。**潜溶剂**系指能与水互溶并形成氢键以**增加难溶性药物溶解度**的混合溶剂。乙醇、丙乙醇、聚乙二醇、甘油是能与水互溶的小分子醇类有机溶剂；胆固醇不是有机溶剂，且与水不溶。

52. B 本题考查的是口服液体制剂的常用**防腐剂**及作用。**羟苯酯类防腐剂亦称尼泊金类**，其在弱碱性溶液中由于酚羟基解离而致作用减弱。苯甲酸和山梨酸未解离的分子抑菌作用强，所以在酸性溶液中抑菌效果较好，最适 pH 是 4。**苯扎溴铵**又称新洁尔灭，为阳离子型表面活性剂，常作为防腐剂。

53. E 本题考查的是口服液体制剂的常用防腐剂。**常用防腐剂**的品种有**羟苯酯类（尼泊金类）、苯甲酸及其盐、山梨酸、苯扎溴铵**。吐温 80 为非离子型表面活性剂，不具有防腐作用。

54. B 本题考查的是口服液体制剂的防腐剂及作用。苯甲酸防霉作用较尼泊金类为弱，而防发酵能力则较尼泊金类强。**苯甲酸（0.25%）和尼泊金（0.05%～0.1%）联合应用对防止发霉和发酵最为理想**，特别适用于中药液体制剂。

55. D 本题考查的是口服液体制剂的常用**矫味剂**。包括**甜味剂（单糖浆、糖精钠）、芳香剂（薄荷水）、胶浆剂（阿拉伯胶、甲基纤维素）、泡腾剂**。山梨酸为常用防腐剂。

56. D 本题考查的是表面活性剂的分类。**司盘80、吐温 80、单硬脂酸甘油酯**均为非离子型表面活性剂，**卵磷脂**为两性离子型表面活性剂，**十二烷基磺酸钠**为阴离子型表面活性剂。

57. D 本题考查的是表面活性剂的分类。阴离子型表面活性剂主要有高级脂肪酸盐（肥皂类）、硫酸化物、磺酸化物；阳离子型表面活性剂主要有苯扎氯铵、苯扎溴铵；**两性离子型表面活性剂主要为磷脂类；非离子型表面活性剂主要有脂肪酸山梨坦类、聚山梨酯、聚氧乙烯脂肪酸酯、聚氧乙烯脂肪醇醚类、聚氧乙烯-聚氧丙烯共聚物**。

58. E 本题考查的是**表面活性剂的应用**。苯扎溴铵为**阳离子型表面活性剂**，其水溶液的**杀菌力很强**，穿透性强，毒性较低，主要用作杀菌防腐剂。

59. C 本题考查的是**表面活性剂的毒性**。一般而言，**阳离子型表面活性剂的毒性最大**，其次是阴离子型表面活性剂，**非离子型表面活性剂毒性最小**。两性离子型表面活性剂中磷脂类毒性最小，氨基酸型和甜菜碱型毒性较大。

60. B 本题考查的是表面活性剂的溶血毒性。非离子型表面活性剂的**溶血作用较轻微，吐温类的溶血作用最小**，其顺序为：聚乙烯烷基醚 > 聚氧乙烯芳基醚 > 聚氧乙烯脂肪酸酯 > 吐温类，吐温 20 > 吐温 60 > 吐温 40 > 吐温 80。

61. C 本题考查的是表面活性剂的特点、毒性和应用。离子型表面活性剂可与蛋白质发生相互作用，破坏其二级结构中盐键、氢键、疏水键**使蛋白变性**。有些表面活性剂可增加细胞膜的通透性，促进药物吸收。离子型表面活性剂长期应用或高浓度使用会对**皮肤或黏膜造成损伤**。表面活性剂中，一般阳离子型表面活性剂毒性最大，非离子型表面活性剂毒性最小。表面活性剂用于**静脉给药**的毒性大于**口服**。

62. D 本题考查的是表面活性剂的应用。表面活性剂可以用作**增溶剂、乳化剂、润湿剂、去污剂、起泡剂**或**消泡剂、消毒剂**等，但无氧化或抗氧化作用。

63. E 本题考查的是芳香水剂的制剂特点与质量要求。**芳香水剂**系指芳香**挥发性药物**的**饱和**或**近饱和的水溶液**，芳香挥发性药物多数为挥发油。芳香水剂应澄明，制备方法有溶解法、稀释法和蒸馏法。芳香水剂浓度一般都很低，容易挥发分解，所以不宜大量配制和久贮。

64. A 本题考查的是醑剂的制剂特点与质量要求。**醑剂**系指**挥发性药物**制成的**乙醇溶液**。可供内服或外用。醑剂中的**药物浓度一般为 5%～10%，乙醇浓度一般为 60%～90%**。

65. C 本题考查的是糖浆剂的制剂特点与质量要求。糖浆剂系指含药物或芳香物质的**浓蔗糖水溶液**，按分散系统属于低分子溶液剂。**高浓度的糖浆剂渗透压大，具有抑菌作用；还可作为矫味剂和助悬剂**。单纯蔗糖的近饱和水溶液称为单糖浆。

66. A 本题考查的是低分子溶液剂的典型处方分析。复方碘溶液中加碘化钾作**助溶剂**使碘形成三碘化钾配合物，**能增加碘在水中的溶解度**。

67. D 本题考查的是口服溶液剂的分类以及低分子溶液剂的典型处方分析。**胃蛋白酶合剂为高分子溶液剂**，属于**均相液体制剂**；纳米银溶胶为溶胶剂，**复方硫黄洗剂为混悬剂**，鱼肝油乳剂和石灰搽剂为乳剂，它们均为非均相液体制剂。

68. E 本题考查的是高分子溶液剂的特点。**高分子溶液系**指高分子药物溶解于溶剂中制成的**均匀分散的液体制剂**，属于热力学稳定系统。以水为溶剂的高分子溶液也称胶浆剂。**高分子溶液的形成**要经过由**溶胀到溶解**的过程，前者称**有限溶胀**，后者称**无限溶胀**。高分子溶液是黏稠性流动液体，其水溶液中高分子化合物结构的某些基团因解离而带电，有的带正电，有的带负电。

69. C 本题考查的是溶胶剂的特点。**溶胶剂系**指固体药物**细微粒子分散在水中**形成的非均匀分散的液体制剂，又称疏水胶体溶液，属于热力学不稳定体系。溶胶剂中的微粒具有带相反电荷的吸附层和扩散层，称为**双电层**，双电层之间的电位差称为ζ-电位。ζ-电位越高，微粒间斥力越大，**电泳速度越快，溶胶也越稳定**。由于溶胶粒子大小一般不超过100nm，可因光的散射产生**丁达尔现象**。高黏度和高渗透压是高分子溶液的性质。

70. D 本题考查的是口服混悬剂的特点。混悬剂系指**难溶性固体药物**以微粒状态**分散于分散介质中**形成的非均匀的液体制剂。凡难溶性药物需制成液体制剂供临床应用时；药物的剂量超过了溶解度而不能以溶液剂形式应用时；两种溶液混合时药物的溶解度降低而析出固体药物时；为了使药物产生**缓释作用**等条件下，都可以考虑制成混悬剂。**毒剧药或剂量小的药物不宜制成混悬剂**。

71. B 本题考查的是口服混悬剂的质量要求。混悬剂的**质量评价**包括粒子大小、**沉降容积比**、重新分散性、**絮凝度**以及**流变学**测定。崩解度是片剂、胶囊剂等口服固体制剂的典型质量评价指标。

72. D 本题考查的是口服**混悬剂的常用稳定剂**。助悬剂系指能增加分散介质的黏度以降低微粒的沉降速度或增加微粒亲水性的附加剂。电解质不能增加混悬剂黏度，常用作**絮凝剂**或反絮凝剂。

73. C 本题考查的是口服**混悬剂的常用助悬剂**。助悬剂主要包括**低分子助悬剂**（如甘油、糖浆剂），**高分子助悬剂**（西黄蓍胶、海藻酸钠、羧甲基纤维素等）、硅藻土、触变胶。硬脂酸钠常用作片剂的水不溶性润滑剂。

74. B 本题考查的是口服**混悬剂**的常用**絮凝剂**。制备混悬剂时加入适量的**电解质**可使混悬液中微粒ζ-电位降低到一定程度，使得微粒间吸引力稍大于排斥力，从而形成疏松的絮状聚集体，经振摇又可重新分散均匀，所加入的**电解质**称为**絮凝剂**。

75. A 本题考查的是口服混悬剂的常用稳定剂的性质、特点与应用。**单硬脂酸铝**溶解于**植物油**中可形成典型的**触变胶**。触变胶属于助悬剂中的一种，具有凝胶与溶胶恒温相互转变的性质，**静置时**形成**凝胶**防止微粒沉降，**振摇后变为溶胶**有利于混悬剂的使用。

76. E 本题考查的是口服混悬剂的临床应用与注意事项。混悬剂主要适用于难溶性药物制成液体制剂，属于粗分散体系，所用分散介质大多数为水，也可用植物油。在药剂学中**搽剂**、**洗剂**、**注射剂**、**滴眼剂**、**气雾剂**、**软膏剂**和**栓剂**等都有**混悬剂**存在。混悬剂使用前需要摇匀后才可使用；应放在**低温避光**的环境中保存，避免其发生不可逆的变化。一般混悬剂**不可用于静脉注射**。

77. C 本题考查的是口服乳剂的分类和特点。**乳剂中的液滴**的**分散度很大**，药物吸收和药效的发挥很快，有利于提高生物利用度；油性药物制成乳剂能保证剂量准确，而且使用方便；静脉注射用乳剂注射后分布较快、药效高、有靶向性。由精制大豆油、甘油、卵磷脂等制成的**水包油型（O/W）乳剂**可供静脉注射用。

78. B 本题考查的是口服乳剂的乳化剂。阿拉伯胶、西黄蓍胶为高分子**O/W型乳化剂**；聚山梨酯、卵磷脂为表面活性剂**O/W型乳化剂**；脂肪酸山梨坦（司盘）为表面活性剂**W/O型乳化剂**。

79. B 本题考查的是口服**乳剂的稳定性**。乳剂属热力学不稳定的非均相分散体系，在制备或放置过程中常发生**分层**（乳析）、**絮凝**、**转相**、**合并**或**破坏**等不稳定现象。其中乳析是乳剂分散相和连续相密度不同而造成的分散相粒子上浮或下沉的现象。

80. E 本题考查的是口服**乳剂的稳定性**。乳化膜破裂导致乳滴变大称为**合并**；合并进一步发展使乳剂分为油、水两相称为**破裂**。

二、配伍选择题

[1~4] EBDC 本题考查的是口服固体制剂的典型处方分析。在复方乙酰水杨酸片中，**淀粉浆（15%~17%）**作为**黏合剂**，滑石粉作为**润滑剂**，干淀粉作为**崩解剂**，酒石酸作为**稳定剂**。其中加入乙酰水杨酸量1%的酒石酸，可在湿法制粒过程中有效减少乙酰水杨酸的水解。

[5~8] CEAD 本题考查的是片剂常用辅料的特点及相关包衣材料。**枸橼酸和碳酸氢钠**常用作片剂的**泡腾崩解剂**；薄膜衣材料有羟丙基甲基纤维素、羟丙基纤维素、甲基纤维素等；聚乙二醇为**水溶性润滑剂**；**甘露醇**因溶解时吸热有甜味，对口腔有舒服感，

常作为**咀嚼片的稀释剂和矫味剂**。

[9～11] CAE 本题考查的是固体制剂常用辅料的分类、特点与作用。**崩解剂能促进片剂崩解，使片剂在液体中迅速破裂成细小颗粒**；表面活性剂可改变膜通透性，影响药物吸收；**黏合剂过量可使片剂硬度增加，崩解减慢**。填充剂或稀释剂的主要作用是用来填充片剂的重量或体积，从而便于压片。金属离子络合剂常用于液体制剂中。

[12～15] CADB 本题考查的是口服固体制剂包衣以及片剂的分类。薄膜衣片常以羟丙基甲基纤维素（**HPMC**）、羟丙基纤维素（**HPC**）、**丙烯酸树脂IV号**、聚乙烯吡咯烷酮（**PVP**）等作为**胃溶型包衣材料**。糖衣片采用糖浆、滑石粉作为粉衣层。泡腾片是含有碳酸氢钠和有机酸，遇水可产生气体而呈泡腾状的片剂。**咀嚼片**常选择**甘露醇、山梨醇、蔗糖**水溶性辅料作**填充剂**。

[16～19] BAED 本题考查的是口服固体制剂的相关包衣。**肠溶型包衣材料**主要有虫胶、醋酸纤维素酞酸酯（**CAP**）、**丙烯酸树脂类（Ⅰ、Ⅱ、Ⅲ号）**、羟丙基甲基纤维素酞酸酯（**HPMCP**）等；**水不溶型包衣材料**主要有乙基纤维素（**EC**）、**醋酸纤维素**等。口服**膜剂**的常用成膜材料有聚乙烯醇（**PVA**）等。口服**滴丸剂**的常用水溶性基质有**聚乙二醇类**（PEG6000、PEG4000）、硬脂酸钠、甘油明胶、**泊洛沙姆**、聚氧乙烯单硬脂酸酯（S-40）等。

[20～23] DACB 本题考查的是口服固体制剂的包衣材料。片剂包衣材料常用的**增塑剂**有水溶性（丙二醇、甘油、聚乙二醇）和非水溶性（甘油三醋酸酯、乙酰化甘油酸酯、邻苯二甲酸酯）。**致孔剂**有蔗糖、氯化钠、吐温类。二氧化钛是常用的**遮光剂**，醋酸纤维素酞酸酯为**肠溶衣材料**。

[24～27] BCDE 本题考查的是口服固体制剂的**薄膜包衣材料**。泊洛沙姆（Poloxamer）为非离子型表面活性剂，尤特奇L（Eudragit L）为肠溶衣材料，卡波姆（Carbomer）为凝胶剂基质，乙基纤维素（EC）为缓释衣材料，羟丙基甲基纤维素（HPMC）为胃溶衣材料。

[28～31] DCAB 本题考查的是口服固体制剂的包衣材料。**隔离层**常用材料多为水不溶性成膜材料，如玉米朊、邻苯二甲酸醋酸纤维素（CAP）、明胶浆；**粉衣层**用于消除片芯边缘棱角，常用滑石粉。水溶性**增塑剂**有丙二醇、甘油、聚乙二醇。常用**释放调节剂**（致孔剂）有蔗糖、氯化钠和表面活性剂等。醋酸纤维素酞酸酯（CAP）为肠溶衣材料。

[32～35] EACD 本题考查的是口服颗粒剂的分类和特点。泡腾颗粒系指含有碳酸氢钠和有机酸，遇水可放出大量气体而呈泡腾状的颗粒剂。**混悬颗粒**系指难溶性固体药物与适宜辅料制成一定粒度的干燥颗粒剂。控释颗粒系指在规定的释放介质中缓慢地恒速释放药物的颗粒剂。肠溶颗粒耐胃酸，而在肠液中释放活性成分或控制药物在肠道内定位释放，可防止药物在胃内分解失效。

[36～38] CEB 本题考查的是口服散剂和颗粒剂的质量要求。散剂、颗粒剂均需检查的质量项目有粒度、干燥失重（水分）、装量差异、微生物限度（卫生学检查）。此外可溶性颗粒剂需进行溶化性检查。崩解度是固体制剂（片剂、胶囊等）在水中或人工胃液中崩散变成细颗粒的过程，散剂、颗粒剂均不需检查此项目。

[39～43] BACED 本题考查口服片剂的分类和特点。舌下片经口腔黏膜吸收，可以**避免肝脏的首关效应**。咀嚼片一般选择**甘露醇、山梨醇**等水溶性辅料作填充剂和黏合剂。多层片由两层或数层组成，可减少两层中药物的接触，避免配伍变化。控释片可使药物恒速释放或近似恒速释放。**泡腾片以碳酸氢钠和枸橼酸作为泡腾崩解剂**，遇水放出二氧化碳。

[44～48] BDAEC 本题考查片剂制备中的常见问题及原因。裂片的根本原因是片剂的**弹性复原及压力分布不均匀**；黏合剂用量过多、润滑剂用量不足会导致黏冲；颗粒流动性不好是**片重差异超限**的主要原因；混合不均匀或可溶性成分的迁移会造成**含量均匀度**不符合要求；**崩解迟缓**的原因有硬度过大、崩解剂选择不当、疏水性润滑剂用量过多。

[49～53] CBDAE 本题考查的是口服片剂的质量要求。分散片、可溶片为**3分钟**；舌下片、泡腾片为**5分钟**；普通片剂的崩解时限是**15分钟**；薄膜衣片为**30分钟**；肠溶衣片要求在pH 6.8磷酸盐缓冲液中**1小时**内全部溶解并通过筛网等。

[54～55] AC 本题考查的是口服片剂的质量要求。当主药与辅料难以混合均匀时，片重差异不能准确反映片剂中主药含量的均匀程度，故凡已规定检查**含量均匀度的片剂，不必进行片重差异检查**。崩解仅仅是药物溶出的最初阶段，而后面的继续分散和溶解过程，崩解时限检查是无法控制的，故凡已规定**检查溶出度的片剂，不必进行崩解度检查**。

[56～58] ACD 本题考查的是口服片剂的质量要求。分散片除应达到一般片剂的要求，还应进行**分散均匀性和溶出度**检查。缓释片缓慢释放药物，应符

合缓释制剂的有关要求，需做**释放度检查**。阴道片发挥局部治疗作用，应符合**融变时限检查**的规定，阴道泡腾片应符合**发泡量检查**的规定。

[59~63] **DCBEA** 本题考查的是口服片剂的典型处方分析。处方中盐酸西替利嗪为主药，甘露醇、微晶纤维素、预胶化淀粉、乳糖为填充剂，**甘露醇兼有矫味的作用**，苹果酸、阿司帕坦为矫味剂，聚维酮乙醇溶液为黏合剂，硬脂酸镁为润滑剂。

[64~66] **CDD** 本题考查的是口服胶囊剂的质量要求。硬胶囊应在 **30 分钟**内全部崩解，软胶囊应在 **1 小时**内全部崩解。**肠溶胶囊在人工肠液**中进行检查，**1 小时**内应全部崩解。

[67~71] **AEDCB** 本题考查的是口服液体制剂的分类和特点。**溶液剂**系指药物以**小分子**或**离子状态**分散的均相澄明溶液。**溶胶剂**系指固体药物**微细粒子（1~100nm）**分散在水中形成的非均相液体体系，又称疏水性胶体溶液。**高分子溶液**系指**高分子化合物**以分子状态分散的**均相溶液**，又称亲水性胶体溶液或胶浆剂。**乳剂**是药物以**小液滴状态**分散形成的非均相体系。**混悬剂**是药物以**固体微粒状态**分散形成的非均相体系，两者均为热力学不稳定体系。

[72~75] **EBAD** 本题考查的是口服液体制剂的常用溶剂。溶剂按极性大小分为**极性溶剂**（如水、甘油、二甲基亚砜等）、**半极性溶剂**（如乙醇、丙二醇、聚乙二醇等）、**非极性溶剂**（脂肪油、液状石蜡、油酸乙酯、乙酸乙酯等）。苯甲酸钠为常用防腐剂。

[76~79] **BEAD** 本题考查的是口服液体制剂的常用附加剂。**增溶**是指难溶性药物在**表面活性剂（增溶剂）**的作用下，在溶剂中增加溶解度并形成溶液的过程。常用增溶剂有聚山梨酯类（吐温）、聚氧乙烯脂肪酸酯类等。**助溶**是难溶性药物与加入的**第三种物质（助溶剂）**在溶剂中形成可溶性分子间的络合物、缔合物或复盐。助溶剂多为某些有机酸及其盐类如苯甲酸、碘化钾等。**潜溶剂**系指能与水互溶并形成氢键以增加难溶性药物溶解度的混合溶剂，如乙醇、丙二醇、甘油、聚乙二醇等。苯甲酸（0.25%）和尼泊金（0.05%~0.1%）联合应用对防止发霉和发酵最为理想，特别适用于中药液体制剂。

[80~83] **BACD** 本题考查的是口服液体制剂的常用附加剂。在复方碘溶液加入**碘化钾**作为**助溶剂**；引入—PO_3HNa 形成维生素 B_2 **磷酸酯钠**为引入**亲水性基团**；加入溶剂乙醇药物溶解度增加为**潜溶**；表面活性剂形成胶束增加难溶性药物的溶解度为**增溶**。将普鲁卡因制成盐酸普鲁卡因增加其在水中溶解度为成盐。

[84~87] **ADBC** 本题考查的是表面活性剂的分类。**普朗尼克（泊洛沙姆）**是**非离子型表面活性剂**，肥皂类是**阴离子型表面活性剂**，洁尔灭是**阳离子型表面活性剂**，卵磷脂是**两性离子型表面活性剂**。

[88~92] **ADCBE** 本题考查的是表面活性剂的分类。脱水山梨醇脂肪酸酯类（脂肪酸山梨坦类），商品名为**司盘**，亲油性较强，**常用作 W/O 型乳剂的乳化剂**。聚氧乙烯失水山梨醇脂肪酸酯类（聚山梨酯类），商品为吐温，亲水性强，**常用作 O/W 型乳剂的乳化剂**。聚氧乙烯脂肪酸酯，商品名卖泽（Myrij）；聚氧乙烯脂肪醇醚类，商品名苄泽（Brij），聚氧乙烯-聚氧丙烯共聚物，常用的有普朗尼克类（即泊洛沙姆）。

[93~97] **BADEC** 本题考查的是表面活性剂的应用。司盘类为 **HLB 3~8** 的非离子型表面活性剂，可作为 W/O 型乳剂；吐温类为 **HLB 8~16** 的非离子型表面活性剂，可作为 O/W 型乳剂；季铵化物为阳离子型表面活性剂，可用于杀菌和防腐；肥皂类为阴离子型表面活性剂，可用于外用去垢剂；卵磷脂是制备**注射用乳剂**的主要**乳化剂**。

[98~102] **BADCE** 本题考查的是口服溶液剂的典型处方分析。单糖浆属于**低分子溶液剂**；胃蛋白酶合剂处方中胃蛋白酶为大分子药物，属于**高分子溶液剂**。纳米银溶胶处方中柠檬酸钠为还原剂，属于**溶胶剂**。炉甘石洗剂处方中主要成分为难溶性药物炉甘石、氧化锌和助悬剂甘油，属于**混悬剂**。石灰搽剂处方中氢氧化钙与花生油游离脂肪酸生成皂钙，为 **W/O 型乳剂**。

[103~105] **DAE** 本题考查的是低分子溶液剂的制剂特点。**涂膜剂**系指原料药物溶解或分散于含有膜材料溶剂中，涂搽患处后形成**薄膜**的外用液体制剂。**搽剂**系指原料药物用乙醇、油或适宜的溶剂制成的溶液、乳状液或混悬液，供**无破损皮肤揉擦用**的液体制剂。**醑剂**系指挥发性药物的**浓乙醇溶液**，其中乙醇的浓度一般为 60%~90%。

[106~110] **BDAEC** 本题考查的是**混悬剂**的常用**稳定剂**。为了增加混悬剂的物理稳定性，在制备时需加入能使混悬剂稳定的附加剂称为稳定剂，包括**助悬、润湿剂、絮凝剂**和**反絮凝剂**等。助悬剂系指能增加分散介质的黏度以降低微粒的沉降速度的附加剂。润湿剂系指能增加疏水性药物微粒被水湿润的附加剂。加入的**电解质**使微粒 ζ-电位降低，从而产生絮凝作用的附加剂称为**絮凝剂**；而使微粒 ζ-电位增

加，从而产生反絮凝作用的**电解质**称为**反絮凝剂**。

[111～115] BDAEC　本题考查的是口服乳剂的稳定性。**乳剂分层**主要由油水两相密度差引起。**转相**主要由乳化剂性质的改变或添加了相反类型乳化剂引起。当乳滴的电荷减少、ζ－电位降低，从而产生聚集而引起**絮凝**。乳化剂失去作用导致乳化膜破坏，进而引起乳滴**破裂**。乳剂受外界因素（光、热、空气等）及微生物作用，使体系中油或乳化剂发生变质从而引发酸败。

[116～120] EBACD　本题考查的是口服液体制剂的典型处方。复方硫黄洗剂处方中硫黄为**疏水性药物**，制成混悬剂。磷酸可待因糖浆剂处方中为**小分子药物**，制成**低分子溶液剂**。鱼肝油乳处方中为**油性药物**，以阿拉伯胶和西黄蓍胶为乳化剂制成**乳剂**。胃蛋白酶合剂处方中为蛋白质药物，属于**高分子溶液剂**。纳米银溶胶是由难溶性固体药物以**胶粒状态分散**在液体分散介质中形成的非均相分散体系，属于**溶胶剂**。

三、综合分析选择题

[1～3]

1. E　本题考查的是口服混悬剂的典型处方分析。布洛芬为主药，**甘油为润湿剂**，羟丙基甲基纤维素为**助悬剂**，山梨醇为甜味剂，**枸橼酸为 pH 调节剂**，水为溶剂。

2. E　本题考查的是**口服混悬剂**的典型处方分析。布洛芬混悬剂因颗粒分布均匀，**受食物影响小**，对胃肠刺激小，患者顺应性好。

3. B　本题考查的是口服混悬剂的质量要求。**絮凝度（β）**是比较混悬剂絮凝程度的重要参数，**β 值越大，絮凝效果越好**，混悬剂的稳定性越高。

[4～6]

4. A　本题考查的是口服片剂的临床应用与注意事项。片剂使用需注意**只有刻痕片**和**分散片可掰分**使用，其他片剂均不适宜分劈服用，尤其是糖衣片、包衣片和缓释、控释片。药物分劈服用不仅会导致药物含量发生差异，也会增加毒副作用和危险性，影响药物疗效。碾碎后吞服导致药物迅速释放，药效剧增，毒副作用增加。所以 A 选项正确，B、C、D 选项不正确。E 选项文中未涉及。

5. D　本题考查的是口服片剂的临床应用与注意事项。口服片剂**服药次数**及时间必须**严格按照医嘱**或药品使用**说明书执行**（D 选项说法错误，因此选 D）。如缓、控释片剂单片的剂量远大于普通制剂，用药次数过多或增加给药剂量使血药浓度不稳定而带来不安

全因素（A 选项说法正确），临床用药调查也表明此类制剂用药次数过多的差错率占品种的 60% 以上；相反若用药次数不够则使药物的血药浓度过低，达不到应有的疗效（E 选项说法正确）。

一般缓释剂每日仅用 1～2 次（C 选项说法正确，按照人排便一天一次计算，口服制剂胃肠道滞留时间一般不超过 24 小时，服药间隔时间通常不超过 24 小时），故服药时间最好放在清晨起床后或傍晚睡觉前，以适应人体生物钟规律变化。

部分缓、控释片剂的药物**释放速度和释放部位**是由制剂表面或夹层的**包衣膜控制**，如膜控型、定位型控释片，只有保持膜的完整性才能使药物按设定的速度和部位释放达到缓控释的目的（B 选项说法正确）。

6. C　本题考查的是薄膜包衣材料。控释制剂一般使用水不溶型薄膜包衣材料。**水不溶型**薄膜包衣材料主要有乙基纤维素（**EC**）、醋酸纤维素等。醋酸纤维素酞酸酯（**CAP**）为肠溶型包衣材料。羟丙基甲基纤维素（**HPMC**）、聚维酮（**PVP**）、**卡波姆**为**亲水性凝胶骨架材料**。

四、多项选择题

1. BE　本题考查的是口服片剂的常用辅料与作用。片剂的**常用润滑剂**有硬脂酸镁、微粉硅胶、滑石粉、氢化植物油、聚乙二醇、月桂醇硫酸镁，其中**聚乙二醇、月桂醇硫酸镁**为**水溶性的润滑剂**。

2. DE　本题考查的是口服片剂的常用辅料与作用。片剂常用的**崩解剂**有干淀粉、低取代羟丙基纤维素（L－HPC）、羧甲基淀粉钠（CMS－Na）、交联羧甲基纤维素钠（CCNa）、交联聚维酮（PVPP）以及泡腾崩解剂（碳酸氢钠和枸橼酸）。羟丙基纤维素（HPC）、羟丙基甲基纤维素（HPMC）、聚维酮（PVP）均为片剂常用的**黏合剂**。

3. ABD　本题考查的是口服片剂的常用辅料与作用。片剂常用的**黏合剂**有甲基纤维素、羧甲基纤维素钠、羟丙基纤维素、羟丙基甲基纤维素、乙基纤维素、聚维酮。干淀粉、交联聚维酮均为片剂常用的**崩解剂**。

4. ABCD　本题考查的是口服胶囊剂的常用辅料与作用。**空胶囊**的主要成囊材料是**明胶**；为增加韧性与可塑性，一般加入增塑剂如**甘油**、山梨醇、CMC－Na、HPC、油酸酰胺磺酸钠等；为减小流动性、增加胶冻力，可加入增稠剂**琼脂**等；对光敏感的药物，可加**遮光剂二氧化钛**；此外还加入着色剂和防腐剂（尼泊金）等。空胶囊共有 8 种规格，随着号数由小到

大，容积由大到小。

5. ABDE 本题考查口服固体制剂包衣的目的与作用。包衣的主要目的是：①遮盖药物的**不良气味**，增加患者的顺应性；②避光、**防潮**，以提高药物的稳定性；③隔离配伍禁忌成分；④包衣片表面光洁，提高流动性和美观度；⑤改变药物释放的位置及速度，如胃溶、肠溶、缓控释等。包衣片仍需胃肠道吸收，不能避免药物的首关效应。

6. ACDE 本题考查口服固体制剂包衣的类型与相关材料。**胃溶型**片剂包衣材料有羟丙基甲基纤维素（HPMC）、羟丙基纤维素（HPC）、聚乙烯吡咯烷酮（PVP）、丙烯酸树脂IV号、Eudragit E 等。邻苯二甲酸醋酸纤维素（CAP）为**肠溶型**片剂包衣材料。

7. ABCD 本题考查口服固体制剂包衣的类型与相关材料。**肠溶型**片剂包衣材料有丙烯酸树脂II号、丙烯酸树脂III号、Eudragit L/S、邻苯二甲酸醋酸纤维素（CAP）、羟丙基甲基纤维素酞酸酯（HPMCP）等。羟丙基甲基纤维素（HPMC）为**胃溶型**片剂包衣材料。

8. ABCDE 本题考查口服固体制剂包衣的类型与相关材料。**薄膜衣材料**主要包括高分子材料、增塑剂、释放调节剂、着色剂和遮光剂。

9. ABCDE 本题考查的是口服散剂的质量要求。散剂的质量检查项目主要包括：粒度、外观均匀度、干燥失重（水分）、装量差异。此外还应按《中国药典》附录中的"微生物限度检查法"作卫生学检查，并应符合有关规定。

10. AC 本题考查的是口服散剂的分类。**口服散剂可用水送服，也可溶解在或分散于水**等介质中后再服用，如乌贝散、布拉酵母菌散等；局部用散剂一般用于口腔、皮肤、腔道及咽喉等，如五白散、冰花散等。蒙脱石散也属于口服散剂。

11. ABCDE 本题考查的是口服片剂的分类、特点和质量要求。泡腾片系指含有碳酸氢钠和有机酸，遇水可放出大量二氧化碳而呈泡腾状的片剂。泡腾片按需要可加入矫味剂、芳香剂和着色剂，适用于儿童服用，同时适用于吞服药片有困难的病人。**泡腾片中的药物应是易溶性**的，加水产生气泡后应能溶解。泡腾片需进行崩解时限检查，应在**5**分钟内完全崩解。

12. ABDE 本题考查口服片剂的分类、特点和质量要求。咀嚼片硬度比普通片小，口感良好，较适用于小儿服用；经嚼碎后表面积增大，促进药物在体内的溶解和吸收，**无需检查崩解时限**；对于难崩解的药物，制成咀嚼片可加速其崩解，提高药效。

13. ACD 本题考查的是口服片剂的质量要求。①硬度适中；②色泽均匀，**外观光洁**；③符合重量差异的要求，含量准确；④符合**崩解度或溶出度**的要求；⑤小剂量的药物或作用比较剧烈的药物，应符合**含量均匀度**的要求；⑥符合有关**卫生学**的要求，有保质期规定，需进行细菌学检查。

14. CE 本题考查的是口服片剂的质量要求。可溶片、分散片的崩解时限是**3**分钟；舌下片、泡腾片的崩解时限是**5**分钟；普通片的崩解时限是**15**分钟；薄膜衣片、含片的崩解时限是**30**分钟；糖衣片、肠衣片的崩解时限是**60**分钟。

15. ABC 本题考查的是口服片剂的质量要求。**咀嚼片、控释片和植入片**需要做**溶出度**检查，可**不检查崩解时限**。舌下片要求在 5 分钟内完全崩解或溶化；肠溶衣片要求在盐酸溶液中 2 小时内不得有裂缝、崩解或软化现象，在 pH 6.8 磷酸盐缓冲液中 1 小时内全部溶解并通过筛网。

16. ACDE 本题考查的是片剂制备时的常见问题及原因。产生**裂片**的主要原因是物料弹性过大、塑性小；颗粒中细粉过多；**黏合剂用量不足**，黏性差；单冲压片机**加压时间过短**。颗粒中含有适量的水分能够增加粒子的塑性、减少弹性，颗粒充分干燥会使颗粒**水分含量过低**，加压后易产生裂片。

17. ABC 本题考查的是**片剂制备时的常见问题**及原因。片剂**崩解时限不合格**的主要原因是颗粒或物料硬度过大。压力过大、疏水性润滑剂加入量过多、**黏合剂用量过多或黏度过大**均会使硬度增加。颗粒流动性差会使片重差异不合格。

18. AC 本题考查的是片剂制备时的常见问题及原因。片剂中药物**含量不均匀**的主要原因是**小剂量药物混合不均匀**以及颗粒干燥过程中**可溶性成分的迁移**。原辅料的可压性差会导致松片，颗粒不够干燥、润滑剂用量不足会导致黏冲。

19. ABDE 本题考查的是口服**胶囊剂的特点**。胶囊剂能够**掩盖**药物**不良嗅味**、提高稳定性；药物的生物利用度较高；延缓药物的释放和定位释药；生产成本较片剂高；可弥补其他固体剂型的不足，如**含油量高**的药物或**液态药物**难以制成丸剂、片剂等，但**可制成软胶囊剂**。

20. BCDE 本题考查的是口服胶囊剂的分类和特点。由于软胶囊的囊材以明胶为主，因此对蛋白质性质无影响的药物和附加剂才能填充，而且**填充物多为液体**，如各种**油**类。液体药物若含5%水或为水溶性、挥发性、小分子有机物，如乙醇、酮、酸、酯等，**能**

使囊材软化或溶解，这些均不宜制成软胶囊。

21. CD 本题考查的是口服胶囊剂的分类和特点。**吸湿和乙醇制剂不适合制备成胶囊剂**，会溶解胶囊壳。氯化钾和硫酸镁具有**吸湿性**可以使胶囊壳软化，复方樟脑酊是**乙醇制剂**，也会软化胶囊壳，所以都不适合制备成胶囊剂。

22. ABCE 本题考查的是口服胶囊剂的质量要求。**胶囊剂的质量检查**项目有**外观、水分、装量差异、崩解时限**以及**微生物限度**等。硬度为片剂的质量检查项目。

23. ABCD 本题考查的是**口服膜剂**的特点和质量要求。膜剂系指药物溶解或均匀分散于成膜材料中加工成的膜状制剂，可供**口服、口含、舌下**或**黏膜给药**。根据膜剂的结构类型分类，有单层膜、多层膜（复合）与夹心膜等。膜剂吸收起效快，但载药量少，**仅适用于剂量小的药物**。

24. BCE 本题考查的是口服液体制剂的分类。溶胶剂、乳剂、混悬剂中药物分别以胶粒、小液滴、固体微粒状态分散，均为**非均相液体制剂**。低分子溶液剂和高分子溶液剂为**均相液体制剂**。

25. ADE 本题考查的是口服液体制剂的**常用溶剂**。水、甘油、二甲基亚砜属于**极性溶剂**；乙醇、丙二醇、聚乙二醇等属于**半极性溶剂**；脂肪油、液状石蜡、油酸乙酯等属于**非极性溶剂**。

26. ACD 本题考查的是口服液体制剂的**常用防腐剂**。常用防腐剂的品种有对羟基苯甲酸酯类（**尼泊金类**）、**苯甲酸钠、山梨酸、苯扎溴铵**（新洁尔灭）、**醋酸氯己定**（醋酸洗必泰）。亚硫酸钠是常用抗氧剂，丙二醇是常用溶剂。

27. ABE 本题考查的是口服液体制剂的其他防腐剂。液体制剂的附加剂中，除尼泊金类、苯甲酸钠、山梨酸、新洁尔灭外，**20%乙醇、30%以上甘油溶液、0.05%薄荷油、0.01%~0.05%桉叶油、0.01%桂皮油**也具有**防腐作用**。甘露醇为片剂常用填充剂，聚乙二醇为常用溶剂。

28. BE 本题考查的是表面活性剂的分类、特点、毒性与应用。表面活性剂的浓度要在**临界胶束浓度**（**CMC**）以上，才有增溶作用。表面活性剂分子具有两亲性，其**亲水/亲油**的平衡能力用 **HLB** 表示，HLB值越大，亲水性越大。一般而言，非离子型表面活性剂具有较小毒性；阳离子型表面活性剂毒性很大，具有很强杀菌作用，故常用作防腐剂。

29. ABDE 本题考查的是常见低分子溶液剂。**低分子溶液剂**为小分子药物溶解后形成的澄清溶液，如

溶液剂（对乙酰氨基酚口服溶液）、**甘油剂**（碘甘油）、**醑剂**（薄荷脑醑）、**糖浆剂**（磷酸可待因糖浆）。布洛芬混悬滴剂为混悬型液体制剂。

30. ADE 本题考查的是芳香水剂的制剂特点与质量要求。**芳香水剂系指芳香挥发性药物的饱和或近饱和水溶液**。芳香水剂不宜大量配制和久贮、芳香水剂应澄明。

31. CDE 本题考查的是低分子溶液剂的典型处方分析。**滑石粉**作为薄荷油的分散剂，易使挥发油均匀分布于水中以增加溶解速度。同时，**滑石粉还具有吸附作用**，过量的挥发油过滤时因吸附在滑石粉表面而被滤除，起到**助滤作用**。

32. ABCD 本题考查的是单糖浆的作用。单糖浆除用作**矫味剂**外，因具有一定的黏性，可作为**黏合剂、助悬剂**、片剂包糖衣材料。

33. ACE 本题考查的是**溶胶剂**的特点。溶胶剂属于热力学不稳定体系，具有**双电层结构、布朗运动**和**丁达尔效应**。ζ-电位可以表示溶胶剂胶粒之间的斥力，ζ-电位愈大，斥力愈大，胶粒愈不宜聚结，溶胶剂愈稳定。加入电解质产生盐析作用是高分子溶液的性质。

34. ACD 本题考查的是表面活性剂的分类与特点。**两性离子型表面活性剂**的分子结构中具有**正、负离子基团**，在不同 pH 介质中可表现出阳离子型或阴离子型表面活性剂的性质。**磷脂类是典型的两性离子型表面活性剂**，其阳离子部分季铵盐或胺盐为弱碱性基团。两性离子型表面活性剂的毒性小于阳离子型表面活性剂。

35. ADE 本题考查的是口服混悬剂的特点和质量要求。制成混悬剂具有以下优点：有助于**难溶性药物制成液体制剂**；提高药物在水溶液中的稳定性；可掩盖药物的**不良气味**；可产生一定的**长效作用**。沉降容积比是指沉降物的容积与沉降前混悬剂的容积之比，沉降容积比大说明混悬剂稳定。毒剧药或剂量小的药物不宜制成混悬剂。

36. ABCDE 本题考查的是口服混悬剂的稳定剂的性质、特点。**混悬剂的稳定剂可以增加介质**的黏度；增加粒子的**亲水性**；在被分散的粒子周围形成机械性或**电性膜**，防止晶型转变；使混悬剂具有**触变性**。

37. ABCE 本题考查的是口服**混悬剂的絮凝剂与反絮凝剂**的性质、特点。制备混悬剂时加入适量的**电解质使混悬液中微粒 ζ-电位适当降低**，从而形成疏松的絮状聚集体，经振摇又可重新分散均匀，所加入

的电解质称为絮凝剂。一般应控制絮凝剂用量使 ζ − 电位在 **20 ~ 25mV** 范围内，恰好达到疏松的絮凝状态。同一电解质因用量不同在混悬剂中可以起絮凝作用或反絮凝作用。电解质的絮凝效果与离子的价数有关，离子价数增加 1，絮凝效果增加 10 倍。**常用的絮凝剂有枸橼酸盐、枸橼酸氢盐、酒石酸盐、磷酸盐等**。

38. ABCD　本题考查的是口服乳剂的**乳化剂**。阿拉伯胶、西黄蓍胶为**天然乳化剂**，由于亲水性较强能形成 O/W 型乳剂。氢氧化铝、白陶土为 **O/W 型固体粉末乳化剂**。氢氧化钙、氢氧化锌、硬脂酸镁等能被油更多润湿，为 **W/O 型固体粉末乳化剂**。

39. BCDE　本题考查的是口服乳剂的乳化剂。**注射用乳剂**应选择磷脂、泊洛沙姆等乳化剂，硬脂酸钠为阴离子型表面活性剂，具有一定毒性。混合乳化剂可改变 HLB 值，增强乳化膜的牢固性。非离子型表面活性剂作乳化剂，其 **HLB 值具有加和性**。亲水性高分子能形成 O/W 型乳剂，吸附于乳滴表面而形成多分子乳化膜。乳剂类型主要由乳化剂的性质和 HLB 值决定。

40. AD　本题考查的是**乳剂的稳定性**。乳剂制成后在放置过程中常出现**分层、合并、破裂、絮凝、转相、酸败**等不稳定的现象。**分层**又称乳析，是分散相粒子上浮或下沉的现象。主要是由于分散相和分散介质之间的密度差造成的。**是可逆的过程**（A 选项正确）。**絮凝**指乳剂中分散相的乳滴由于某些因素的作用使其荷电减少，ζ − 电位降低，出现**可逆性**的聚集现象（D 选项正确）。**合并**是指乳剂中乳滴周围的乳化膜出现部分破裂导致液滴合并变大的现象。**破裂**是指液滴合并进一步发展，最后使得乳剂形成油相和水相两相的现象。**合并和破裂是不可逆过程**（B 选项不正确）。**转相**又称为转型是指由于某些条件的变化而改变乳剂类型的现象。由 O/W 型转变成 W/O 型或发生相反的变化（乳剂本质发生了改变，C 选项不正确）。**酸败**是指乳剂受外界因素及微生物的影响，使其中的油、乳化剂等发生**变质**的现象（E 选项不正确）。

第五章　注射剂与临床应用

一、最佳选择题

1. D　本题考查的是**生物技术药物的特点和挑战**。从生物技术药物的定义可看出，**分子量大**是其物理化学性质的一大特点。由巨大的分子量所带来的直接挑战就是大多数生物技术药物都难以自由地透过体内屏障，几乎都需采用**注射给药方式**，这就大大限制了药物的应用和病人的顺应性。销量比较好的有：伊那西普冻干粉针剂、英夫利昔单抗冻干粉针剂、贝伐珠单抗注射液、利妥昔单抗注射液、阿达木单抗注射液等。

2. E　本题考查的是**微粒制剂的质量要求**。一般微粒制剂，且带有**包封药物性质**的**球型制剂**，如脂质体等，其**粒径大小及粒径分布、包封率、载药量、药物释放速率和稳定性**（A、B、C、D 选项均属于质量要求）（脂质体的稳定性包括物理稳定性，主要用渗漏率表示，相当于贮存过程中药物释放即渗漏到介质中；化学稳定性包含磷脂氧化指数和磷脂量）等，可直接影响脂质体在体内的分布与代谢，最终影响疗效及毒副作用，因此需要密切关注并加以严格控制。而**沉降体积比**是混悬剂对应的质量要求（选项 E 符合题目）。

3. C　本题考查的是乳状液型和混悬型注射剂的特点与质量要求。**静脉用乳状液型注射液**中 90% 的乳滴粒径应在 **1μm** 以下，不得有大于 **5μm** 的乳滴（选项 A 和 E 不正确）。**混悬型注射液**中原料药物粒径应控制在 **15μm** 以下，含 **15 ~ 20μm**（间有个别 20 ~ 50μm）者，不应超过 **10%**（选项 B 不正确，选项 C 正确）；混悬型注射液中若有可见沉淀，振摇后应分散均匀（选项 D 不正确）。

4. B　本题考查的是注射用**无菌粉末**的临床应用。适用于**水溶液中不稳定**的药物，特别是对**湿热十分敏感**的**抗生素类药物**（如青霉素 G、先锋霉素类）及**酶**（如胰蛋白酶、辅酶 A 等）或**血浆**等**生物制品**，一般药剂学稳定化技术较难得到满意的注射剂产品时，可考虑制成固体形态的注射剂。

5. A　本题考查的是注射剂常用的附加剂。**甘油**作为**等渗调节剂**。静脉脂肪乳注射液中一般加入**甘油调节渗透压**使注射液与血液等渗。需要注意的是由于 0.9% 氯化钠或 5% 葡萄糖注射液为等渗溶液，通常注射剂以氯化钠或葡萄糖作为等渗调节剂。

6. D　本题考查的是其他微粒制剂中**纳米乳**。本品为前列地尔纳米乳注射剂，即静脉注射乳剂，本品含有**油相、水相以及乳化剂**，泊洛沙姆非离子型表面活性剂、卵磷脂是离子型表面活性剂，**泊洛沙姆和卵磷脂联合作为乳化剂**。前列地尔**纳米乳**注射剂**增加了药物的溶解度和稳定性**，可改变药物在体内的分布，提高药物的疗效。前列地尔为主药，因其水溶性差，不易制备普通注射剂。采用乳化手段，将前列地尔包封入纳米乳滴，使其可以选择性的在创伤部位蓄积，达到靶向作用，即减少了药物用量，又在一定程度上降低了血管刺激性，并增强了药物稳定性。

7. D 本题考查的是**微囊和薄膜包衣的特点与目的**。药物微囊化的特点：①提高药物稳定性；②掩盖药物的不良嗅味；③提高药物在胃肠道稳定性，减少刺激性；④缓释或控释药物；⑤液体药物固态化；⑥减少药物配伍变化；⑦**使药物浓集于靶区**，抗肿瘤药物制成微囊型靶向制剂，可将药物**浓集于肝或肺部等靶区**，**提高疗效，降低毒副作用**。这点是**微米和纳米制剂不同于普通制剂的特点，具有靶向性**（选项 D 正确）。**包衣的主要目的**：①掩盖药物的苦味或不良气味，改善用药顺应性，方便服用；②防潮、避光，以增加药物的稳定性；③可用于隔离药物，避免药物间的配伍变化；④改善片剂的外观，提高流动性和美观度；⑤控制药物在胃肠道的释放部位，实现胃溶、肠溶或缓控释等目的。

8. D 本题考查的是**注射剂常用附加剂**。羧甲基纤维素钠（CMC－Na）、甲基纤维素（MC）等高分子的溶液有一定的黏度，**溶液黏度增加、药物沉降速度下降**，可作为**助悬剂**。注射剂常用的附加剂中助悬剂包括：**羧甲基纤维素、明胶、果胶**等。制剂常用附加剂较多，是复习记忆的难点，需要注意各种制剂常用附加剂。

9. A 本题考查的是注射剂**配伍变化**的主要原因。含有非水溶剂的制剂与输液配伍，由于**溶剂的改变使药物析出**。如地西泮注射液与 5% 葡萄糖、0.9% 氯化钠或 0.167mol/L 乳酸钠注射液配伍时，易析出沉淀。由于**地西泮水溶性较差**，其**注射剂中含有丙二醇和乙醇**。

10. D 本题考查的是注射剂配伍变化的主要原因。两性霉素 B 注射液，如果在大量**电解质**的输液中则能被电解质**盐析**出来，以致**胶体粒子凝聚**而产生沉淀。

11. B 本题考查的是**注射用无菌粉末**的临床应用。适用于**水溶液中不稳定的药物**，特别是对**湿热十分敏感的抗生素类药物**（如青霉素 G、先锋霉素类）及**酶**（如胰蛋白酶、辅酶 A 等）或**血浆**等生物制品，一般药剂学稳定化技术较难得到满意的注射剂产品时，可考虑制成固体形态的注射剂。注射用无菌粉末，临用现配。

12. C 本题考查的是不同类型注射剂临床应用与注意事项。**静脉注射必须是水溶液或者 O/W 型乳剂**。要与水能混溶，乙醇溶液具有很强刺激性。乳状液型注射剂：以脂溶性药物为原料，加入乳化剂和注射用水经乳化制成的**油/水（O/W）型或复合（W/O/W）型的可供静脉注射给药的乳状液**。**混悬型注射液、油溶液、W/O 型乳剂不得用于静脉注射或椎管内注射**。

13. B 本题考查的是注射剂的分类及特点。供静脉滴注用的大容量注射液（除另有规定外，**一般不小于 100ml，生物制品一般不小于 50ml**）也称输液。

14. B 本题考查的是注射剂配伍变化的主要原因。**pH 的变化**可引起**沉淀析出与变色**。如新生霉素与 5% 葡萄糖，诺氟沙星与氨苄西林配伍会发生沉淀。

15. A 本题考查的是**血浆代用液**及应用。血浆代用液在有机体内有代替血浆的作用，但不能代替全血。对于血浆代用液的质量，除符合注射剂有关质量要求外，代血浆应不妨碍血型试验，不妨碍红细胞的携氧功能，在血液循环系统内，可保留较长时间，易被机体吸收，不得在脏器组织中蓄积。羟乙基淀粉注射液又名 **706 代血浆**。

16. B 本题考查的是**溶解度**的定义。药物的溶解度系指在**一定温度**（气体在一定压力）下，**在一定量溶剂中达到饱和时溶解的最大药量**。

17. B 本题考查的是热原的定义和性质。**热原是微生物产生的一种内毒素**，它是能引起恒温动物体温异常升高的致热物质。具有水溶性是由于**磷脂结构上连接有多糖**，所以热原能溶于水。

18. E 本题考查的是其他微粒制剂中纳米粒的举例。**纳米粒可分为骨架实体型的纳米球和膜壳药库型的纳米囊**。其中，白蛋白纳米粒给药系统的研究有着重要的临床意义及发展前景，是一种良好的药物载体。

紫杉醇白蛋白纳米粒处方如下：

【处方】无菌紫杉醇（纳米级）	0.5g
人血清白蛋白（纳米级）	20g
大豆磷脂	20g
橄榄油	20g
甘露醇	30g
亚硫酸钠	3g
无水乙醇	15ml
注射用水	150ml

本处方中，白蛋白结合型紫杉醇纳米粒可提高紫

杉醇的稳定性和安全性，延长药效，提高靶向能力。选择适宜配比的**白蛋白为载体**能够保护药物免受环境影响，隔离活性成分，降低挥发性和毒性，可获得适宜的释药速度，起到作用和缓而持久、不良反应较少的效果。其中，**橄榄油作为油相**，**甘露醇作为冻干骨架剂**，**亚硫酸钠为稳定剂**。

19. E 本题考查的是热原的耐热性。热原的耐热性较强，一般经 60℃ 加热 1 小时不受影响，100℃ 也不会发生热解，但在 120℃ 下加热 4 小时能破坏 98% 左右，在 **180℃ ~ 200℃ 干热 2 小时**或 **250℃ 30 ~ 45 分钟**或 **650℃ 1 分钟**可使热原彻底破坏。由此可见，在通常采用的注射剂灭菌条件下，热原不能被完全破坏。

20. B 本题考查的是输液的质量要求。包括无菌、**无热原或细菌内毒素**、**不溶性微粒**等项目必须符合规定，**pH 与血液相近**；**渗透压应为等渗或偏高渗**；**不得添加任何抑菌剂**，并在贮存过程中质量稳定；使用安全，不引起血液一般检测或血液常规检测的任何变化，**不引起变态反应**，不损害肝、肾功能。静脉用**乳状液型**注射液中 **90% 的乳滴粒径**应在 **1μm** 以下，不得有大于 5μm 的乳滴。

21. B 本题考查的是注射剂中特殊 pH 的注射剂。**磺胺嘧啶钠**是**碱性溶液**，磺胺嘧啶钠注射液（pH 10 ~ 10.5）与 CO_2 气体会发生反应，故应该**通入 N_2**。

22. C 本题考查的是增加药物溶解度的方法。90% 的乙醇溶液作为**潜溶剂**。

23. B 本题考查的是乳剂型注射剂的乳化剂的选择。**静脉注射用乳剂**的乳化剂常用的有**卵磷脂、豆磷脂及普朗尼克 F - 68**（Pluronic F - 68）等。其他选项都不能静脉注射，防止溶血。

24. B 本题考查的是注射剂的灭菌。注射剂在灌封后都需要进行灭菌，**注射剂从配制到灭菌通常不超过 12 小时**，必须尽快完成以减少细菌繁殖。目前大都采用**湿热灭菌法**。

25. C 本题考查的是湿热灭菌法的灭菌条件。目前大都采用**湿热灭菌法**，常用的灭菌条件为 **121℃ 15min** 或 **116℃ 40min**。灭菌后应通过实验确认是否符合灭菌要求。无菌操作生产的注射剂可不灭菌。

26. A 本题考查的是输液的临床应用与注意事项。静脉输液速度随临床需求而改变，例如静滴**氧氟沙星注射液速度宜慢**，**24 ~ 30 滴/分**，否则易发生低血压；**复方氨基酸滴注过快可致恶心呕吐**；**林可霉素**类滴注时间要维持 1 小时以上等。由于药物配成溶液后的稳定性受很多因素影响，所以一般提倡**临用前配制**以保证疗效和减少不良反应。规范和加强治疗室输

液配制和病房输液过程的管理；加强输液器具管理，避免使用包装破损、密闭不严、漏气污染和超过使用期的输液器。

27. E 本题考查的是注射剂的临床应用与**注意事项**。临床应用：①患者存在**吞咽困难**或明显的**吸收障碍**，一般使用注射剂；②口服**生物利用度低**的药物，除治疗胃肠道相关疾病外，一般使用注射剂；③患者疾病严重、病情进展迅速的紧急情况下，注射剂能**较快地发挥药效**；④没有**合适的口服剂型**的药物，如氨基酸类或胰岛素制剂。注意事项：①一般提倡临用前配制。②当其他给药途径能够达到治疗效果时就尽量**不要注射给药**。③应尽可能**减少注射次数**，应积极采取序贯疗法（即畸形或紧急情况下先用注射剂，病情控制后马上改为口服给药）。④应尽量**减少注射剂联合使用**的种类，以避免不良反应和配伍禁忌的出现。⑤在不同注射途径的选择上，**能够肌内注射的就不静脉注射**。⑥应严格掌握注射剂量和疗程。

28. E 本题考查的是增加药物溶解度的方法。加入助溶剂可增加药物溶解度，常用**助溶剂**可分为三类：①某些**有机酸及其钠盐**：如苯甲酸钠、水杨酸钠、对氨基苯甲酸钠等；②**酰胺化合物**：如乌拉坦、尿素、烟酰胺、乙酰胺等；③**无机盐**：如碘化钾等。苯甲酸钠与咖啡因形成小分子复合物来增加主药咖啡因的溶解度。

29. A 本题考查的是注射液处方分析。硫酸阿托品是抗胆碱药，处方中**氯化钠**除维持注射液**等渗**外，亦可**防止硫酸阿托品水解**。

30. A 本题考查的是增加药物溶解度的方法，加入助溶剂。**碘化钾**能与碘形成小分子复合物而增加碘的溶解度，为**助溶剂**。

31. B 本题考查的是增加药物溶解度的方法，加入**增溶剂**。表面活性剂能增加难溶性药物在水中的溶解度，是由于**表面活性剂**在**水中形成胶束**。被增溶的物质，以不同方式与胶束相互作用，使**药物分散于胶束中**。与肥皂增加油在水中的溶解相似，吐温是表面活性剂，可以降低界面张力，增加药物的润湿程度，增加难溶性药物的溶解度。

32. A 本题考查的是注射用乳剂的处方分析。精制大豆油为油相溶剂、蛋黄卵磷脂为乳化剂、二油酰基磷脂酰丝氨酸作为稳定剂，可维持注射剂质量。甘氨酸属于等渗调节剂。pH 调节剂将初乳 pH 调至 6.0 ~ 7.0，可有效防止药物水解损失。

33. C 本题考查的是溶液型注射剂的应用。**维生素 C 注射液为酸性溶液**，在酸性溶剂中稳定，加入二

氧化碳后，**二氧化碳可以与水生成碳酸**，使维生素 C 更稳定。且维生素 C 注射液中 pH 调节剂**碳酸氢钠**或**碳酸钠**与维生素 C 可生成二氧化碳。

34. A 本题考查的是注射用无菌粉末的分类和特点。注射用无菌粉末直接分装制品：将通过喷雾干燥法或者灭菌溶剂法精制所得无菌药物粉末在无菌条件下直接分装所得，主要用于**抗生素药品**，如青霉素等。青霉素水溶液中**不稳定的药物**，**制成无菌粉末可以防止青霉素在水中水解**，疗效降低，副作用增加。

35. C 本题考查的是注射剂的质量要求。**注射剂 pH** 一般控制在 **4~9** 的范围内。也可根据具体品种确定，同一品种的 pH 允许差异范围**不超过 ±1.0**。

36. B 本题考查的是**脂质体的特点**。药物被脂质体包封后具有以下特点：①**靶向性**和淋巴定向性；②**缓释和长效性**；③细胞**亲和性与组织相容性**；④**降低药物毒性**；⑤提高药物稳定性。

37. C 本题考查的是**热原的性质**。水溶性、不挥发性、耐热性、过滤性、热原能被强酸、强碱、强氧化剂如高锰酸钾、过氧化氢以及超声波破坏。热原在水溶液中带有电荷，也可被某些离子交换树脂所吸附。

38. C 本题考查的是助溶剂。**助溶剂**可与药物形成络合物、复盐或缔合物，**多为低分子化合物**。而增溶剂多为表面活性剂，可以增加药物的溶解度。

39. D 本题考查的是**助溶剂**。常用助溶剂可分为三类：①**某些有机酸及其钠盐**：如苯甲酸钠、水杨酸钠、对氨基苯甲酸钠等；②**酰胺化合物**：如乌拉坦、尿素、烟酰胺、乙酰胺等；③**无机盐**：如碘化钾等。磷脂是油脂性液体的两性表面活性剂，具有增溶作用。卵磷脂属于大分子、表面活性剂。

40. D 本题考查的是**注射剂的质量控制**。一般控制 **pH 在 4~9** 的范围内。

41. B 本题考查的是制药用水的区别和应用。**注射用水为纯化水经蒸馏所得的水**，**可作为注射剂、滴眼剂等的溶剂**或稀释剂及容器的清洗溶剂。

42. D 本题考查的是制药用水的区别和应用。注射用无菌粉针的**溶剂**或注射液的稀释剂是**灭菌注射用水**。

43. A 本题考查的是**热原的除去方法**。高温法：对于耐高温的容器或用具，如注射用针筒及其他玻璃器皿，在洗涤干燥后，**经 180℃加热 2 小时或 250℃加热 30 分钟**，可以破坏热原。对于耐酸碱的玻璃容器、瓷器或塑料制品，**用强酸强碱溶液处理**，可有效地破坏热原

44. C 本题考查的是注射剂常用的附加剂。**抗氧剂：亚硫酸氢钠、焦亚硫酸钠、亚硫酸钠、硫代硫酸钠**；用于油性溶液：2,6－二羟基对甲酚（**BHT**）、丁基羟基茴香醚（**BHA**）。

45. B 本题考查的是注射剂常用的附加剂。**等渗调节剂：氯化钠、葡萄糖、甘油**。氯化钠和葡萄糖是人体的必需物质，引入对人体无害，其他物质可能对身体造成不良反应。

46. B 本题考查的是注射剂常用的附加剂，抗氧剂。维生素 C 为**酸性溶液**使用**亚硫酸氢钠、焦亚硫酸钠**。而**硫代硫酸钠在酸性溶液中不稳定**，易分解；**亚硫酸钠本身是弱碱性**。**维生素 E 为脂溶性**。

47. D 本题考查的是注射剂常用的附加剂。**苯甲醇**是抑菌剂的一种，同时具有**局麻作用**。盐酸普鲁卡因和利多卡因都是麻醉剂，苯酚和硫酸汞是抑菌剂。

48. B 本题考查的是**注射用乳剂**的质量要求。**90% 微粒直径 <1μm**，微粒大小均匀；**不得有大于 5μm 的微粒**，无抗原，无降压物质，可以高压灭菌，此外还应符合乳剂的有关规定。

49. C 本题考查的是新型靶向脂质体、长循环脂质体。**聚乙二醇（PEG）**修饰可增加脂质体的柔顺性和亲水性，从而降低与单核巨噬细胞的亲和力，延长循环时间，称为**长循环脂质体**。

50. D 本题考查的是微粒制剂的性质。**一般微粒制剂都具有靶向性**。在增加药物溶解度的方法中，固体分散体、包合技术等新技术的应用也可促进药物的溶解。包合物不具有靶向性。

51. C 本题考查的是药物**溶出速度**。固体药物的溶出速度主要受扩散控制，可用 **Noyes－Whitney 方程**表示。$dC/dt = KS(C_s - C)$，式中 dC/dt 为溶出速度，S 为**固体的表面积**，C_s 为溶质在溶出介质中的**溶解度**，C 为 t 时间**溶液中溶质的浓度**，K 为溶出速度常数。

52. D 本题考查的是脂质体的特点：①**靶向性**和淋巴定向性；②**缓释和长效性**；③细胞**亲和性**与组织相容性；④**降低药物毒性**；⑤提高药物稳定性。

53. C 本题考查的是微球和微囊定义。主要区分依据：**膜控型称为微囊**，即为**空心球体**；**骨架型称为微球**，即为**实心球体**。微囊系指将固态或液态药物（称为囊心物）包裹在天然的或合成的高分子材料（称为囊材）中而形成的微小囊状物，称为微型胶囊，简称微囊。微球是指药物溶解或者分散在高分子材料基质中形成的微小球状实体，属于基质型骨架微粒。

54. C 本题考查的是微粒制剂的分类。分散相粒

径在 1～500μm 范围内统称为粗（微米）分散体系的 MDDS，主要包括微囊、微球、亚微乳等；粒径小于 1000nm 属于纳米分散体系的 MDDS，主要包括脂质体、纳米乳、纳米粒、聚合物胶束等。

55. C 本题考查的是微粒制剂的性质。**一般微粒制剂都具有靶向性**。口服乳胃中会被降解和吸收，不具靶向性。

56. E 本题考查的是**微球的用途**。目前微球的研究用药多为抗肿瘤药，也有抗生素、抗结核药、抗寄生虫药、平喘药、疫苗等。市售品有醋酸戈舍瑞林、醋酸亮丙瑞林、醋酸奥曲肽、生长激素、双羟萘酸曲普瑞林、米诺环素、阿巴瑞克、利培酮、纳曲酮、醋酸兰瑞肽、地塞米松、艾塞那肽微球制剂等。**二甲双胍为口服降血糖药**，一般剂量规格是 250mg 或 500mg，**剂量较大**不适合也没有必要做成微球。

57. C 本题考查的是脂质体的处方分析。**卵磷脂与胆固醇为脂质体制备材料**，脂质体作为药物载体，具有靶向性，可以增强药物治疗作用又可以减低药物毒性。

58. A 本题考查的是两性霉素 B 脂质体冻干制品。由**磷脂和胆固醇可以推断是脂质体**，**蔗糖冻干骨架支撑剂**，维生素 E 为抗氧化剂，六水琥珀酸二钠用作缓冲剂。所以为脂质体冻干制品。

59. C 本题考查的是注射用**利培酮微球**处方和应用。注射用利培酮微球为白色至类白色粉末状细粒，不可进行静脉注射。临床通常采用**肌内注射**，具有长效缓释作用，可以减少用药次数，便于临床用药。

60. E 本题考查的是**生物技术药物**的特点。生物技术药物**分子量大**。即便是分子量较小的多肽类药物，其分子量也在 1000D（道尔顿）左右。由分子量所带来的直接挑战就是大多数生物技术药物都难以自由地透过体内屏障，生物技术药物通过**口服**、**透皮**或**黏膜吸收**的**生物利用度很低**，另一方面表现在难以作用于中枢神经系统、脑组织中和各类细胞内的药物靶点，**难以透过体内屏障**所以几乎都必须采用注射给药方式。

61. C 本题考查的是生物技术药物注射剂的临床应用。常见的有：伊那西普冻干粉针剂、英夫利昔单抗冻干粉针剂、贝伐珠单抗注射液、利妥昔单抗注射液、阿达木单抗注射液、阿法依伯汀注射液、曲妥珠单抗冻干粉针剂等。

62. E 本题考查的是**复方柴胡注射液**。处方中北柴胡、细辛为主药，**吐温 80 是增溶剂**，增加挥发油在水中的溶解度。**氯化钠起到调节等渗**的作用。

63. E 本题考查的是中药注射剂分类。**中药注射剂**是指将饮片经提取、纯化等过程制得的可注入人体内的**溶液**、**乳状液及临用前配成溶液**的无菌粉末或浓缩液的无菌制剂。中药注射剂成分复杂，一般**不宜制成混悬型注射液**。

64. E 本题考查的是制剂的质量要求（其中包含无菌的）。要求无菌制剂包括：**注射剂**、**吸入喷雾剂**、**吸入液体制剂**、**眼用制剂**（滴眼液、眼用膜剂、眼膏剂和眼用凝胶剂等）、**植入剂**。另外，用于**烧伤**、**伤口或手术前使用**的制剂应无菌。

65. A 本题考查的是注射剂的配伍及配伍禁忌。**20％的甘露醇**注射液为**过饱和溶液**，若加入某些药物如氯化钾、氯化钠等溶液，会引起甘露醇结晶析出。

66. B 本题考查的是注射剂的配伍及配伍禁忌。**血液由于其成分复杂，与药物的注射液混合后可能引起溶血、血细胞凝集**等现象。另外血液不透明发生浑浊和沉淀时不易观察。

67. D 本题考查的是注射用无菌粉末常用**附加剂**。注射用辅酶 A 无菌冻干制剂处方中辅酶 A 为主药，**水解明胶、甘露醇、葡萄糖酸钙是填充剂**，**半胱氨酸是稳定剂**（D 选项正确，其他选项不正确）。在制剂中加入半胱氨酸等稳定剂亦具有抗氧剂作用。类似性质的稳定剂还有：肌酐、甘氨酸、烟酰胺、辛酸钠。

二、配伍选择题

[1～4] AEDC 本题考查的是注射液的附加剂。维生素 C 是主药、显强酸性，由于注射时刺激性大，会产生疼痛，故加碳酸氢钠或碳酸钠，中和部分维生素 C 成钠盐，以避免疼痛；同时由于**碳酸氢钠**的加入**调节了 pH**，可增强本品的稳定性。维生素 C 容易被氧化，**依地酸二钠是金属离子络合剂**，用来络合金属离子（但临床上现在一般不允许加入），防止药品被氧化。**亚硫酸氢钠是还原剂**（抗氧剂），可以防止药品被氧化。

[5～8] DBCE 本题考查的是各制剂的附加剂。**苯甲醇既具有防腐作用，又具有局麻作用**；表面活性剂吐温类可以增溶；羧甲基纤维素钠是大分子，可以助悬；羟苯甲酯、羟苯乙酯为防腐剂。

[9～11] ACB 本题考查的是脂质体的质量要求。由文字字面意思推理可得。载药量即为制剂中所含的药物量。磷脂氧化指数即为氧化变质，产生新化合物，所以为化学稳定性。药物的渗漏为物理现象。书中一些基础定义要掌握。

［12～14］ **BCA** 本题考查的是注射用溶剂的应用。**氢化可的松注射液、乙酰毛花苷 C 注射液**中均含有一定量的**乙醇**。**苯妥英钠注射液**中含 **40% 丙二醇**。**塞替派注射液**以 **PEG400** 为注射溶剂。

［15～17］ **EBA** 本题考查的是**输液的分类**。羟乙基淀粉注射液为代血浆；葡萄糖注射液为糖类输液；复方氯化钠注射液为电解质输液。

［18～19］ **DA** 本题考查的是不同制剂的性质和临床应用。**具有靶向性**的制剂包括**脂质体、微囊、微球、纳米囊、纳米球、磁性导向微粒**等微小的球体类制剂。渗透泵片属于控释片剂。口崩片系指在口腔内不需要用水即能迅速崩解或溶解的片剂，属于口服速释制剂。胶囊有多种释药形式，不确定。乳膏属于经皮给药制剂。

［20～21］ **BD** 本题考查的是微粒制剂的性质和临床应用。栓塞治疗给药的靶向制剂，栓塞物输送到组织或靶器官，**纳米级别的粒径不能达到栓塞的目的**，必须足够大，因此**选择微米级别的微球**。**pH 敏感脂质体**：基于病变组织与正常组织间**酸碱性差异**，即为 pH 不同。

［22～25］ **CDEA** 本题考查的是**热原的性质**。蒸馏是利用了热原的**不挥发性**；活性炭利用了热原的**吸附性**；高锰酸钾是强氧化剂，利用了热原的**被氧化性**；高温处理利用了热原的**高温破坏性**。

［26～29］ **CDAB** 本题考查的是**脂质体的种类和材料**。①普通脂质体膜材为**磷脂和胆固醇**。②**长循环脂质体**，延长脂质体在体内循环时间，**用 PEG 修饰**。③**免疫脂质体**是脂质体表面联接**抗体**，提高脂质体的靶向性。如丝裂霉素（MMC）脂质体上结合胃癌细胞表面抗原的单克隆抗体制成免疫脂质体。④**热敏脂质体**是利用相变温度时，脂质膜通透性增加，药物释放速度增大的原理制成热敏脂质体。例如将二棕榈酸磷脂（DPPC）和二硬脂酸磷脂（DSPC）按一定比例混合，制成的甲氨蝶呤热敏脂质体，肿瘤部位 **42℃** 时，病灶部位的放射性强度明显高于非热敏脂质体。⑤**pH 敏感性脂质体**是由于**肿瘤间质**的 pH 比周围正常组织细胞的 **pH 低**，选用 pH 敏感材料，如二棕榈酸磷脂或十七烷酸磷脂为膜材。当脂质体进入肿瘤部位时，由于 pH 降低，使膜融合，加速释药。

［30～33］ **BEAB** 本题考查的是注射剂的种类。葡萄糖溶液性质稳定，可以制成溶液型注射剂；**注射用无菌粉末**可以**降低水溶性药物**的**水解**，减小药物在水中的停留时间；**水不溶性**药物制成**混悬型**注射剂，可以延长药物的作用时间，增加药效；水溶液中稳定

且易溶于水的药物可以制成溶液型注射剂，使用方便。

［34～37］ **ACDE** 本题考查的是**制药用水**的**分类和应用**。制药用水包括纯化水、注射用水与灭菌注射用水等。**纯化水**用作配制普通药物制剂的溶剂；**注射用水**用作配制**注射剂用的溶剂**，是纯化水蒸馏所得；**灭菌注射用水**用作注射用**灭菌粉末的溶剂**或注射液的稀释剂。

［38～41］ **EABC** 本题考查的是增加药物溶解度的方法和乳化剂。**潜溶**是指**混合溶剂**在某一比例时药物的溶解出现极大值，乙醇的加入就利用了混合溶剂的原理；**碘化钾**是典型的**助溶剂**，可以与碘生成化合物来增加碘的溶解度；**吐温是表面活性剂**，也是**乳化剂**，在乳剂中作为乳化剂，在难溶性药物的溶液中，起到**增溶剂**的作用。

［42～45］ **ACBE** 本题考查的是注射液中除去热原的方法。**注射用的针筒**或其他**玻璃器皿耐酸碱**，可以用**酸碱法**除去热原；注射液中除去**热原一般用吸附法**，防止引入其他杂质；通过三醋酸纤维膜是利用**反渗透**的原理；二乙胺基乙基葡聚糖和交联葡聚糖 **100** 是利用了凝胶滤过法。

［46～48］ **DAB** 本题考查的是注射剂的附加剂。常用**抗氧剂、增溶剂、等渗调节剂**见下表。

附加剂种类	附加剂名称
抗氧剂	焦亚硫酸钠、亚硫酸氢钠、亚硫酸钠、硫代硫酸钠
增溶剂、润湿剂或乳化剂	聚氧乙烯蓖麻油、聚山梨酯 80（吐温 80）、普朗尼克 F-68（泊洛沙姆 188）、卵磷脂
等渗调节剂	氯化钠、葡萄糖、甘油

［49～51］ **CDD** 本题考查的是制剂所专属的材料。**PLGA** 为 FDA 批准的**生物可降解载体材料**，**磷脂**是静脉注射用脂肪乳的乳化剂和脂质体的膜材。

［52～54］ **CBA** 本题考查的是药物微囊化的材料。(1)**天然高分子囊材**：明胶、阿拉伯胶、海藻酸盐、壳聚糖。(2)**半合成高分子囊材**：羧甲基纤维素钠（CMC-Na）、醋酸纤维素酞酸酯（CAP）、乙基纤维素（EC）、甲基纤维素（MC）、羟丙基甲基纤维素（HPMC）。(3)**合成高分子囊材**：①非生物降解，聚酰胺，硅橡胶；②可生物降解，聚碳酯、聚氨基酸、聚乳酸（PLA）、乙交酯丙交酯共聚物等。

［55～57］ **ABD** 本题考查的是常见的难溶性药物及其应用的**助溶剂**。碘化钾可以与碘形成复合物；**苯甲酸钠、水杨酸钠、对氨基苯甲酸钠、枸橼酸钠**和**烟酰胺**可以通过助溶增加咖啡因溶解度；**精氨酸**可以助溶新霉素。

[58~62] **BABDC** 本题考查的是注射剂配伍变化的主要原因。①**溶剂组成改变**：地西泮注射液（药物水中溶解度低，处方中含有丙二醇和乙醇）与5%葡萄糖、0.9%氯化钠或0.167mol/L乳酸钠注射液配伍时，易析出沉淀。②**pH的改变**：如新生霉素与5%葡萄糖，诺氟沙星与氨苄西林配伍会发生沉淀；磺胺嘧啶钠、谷氨酸钠（钾）、氨茶碱等碱性药物可使肾上腺素变色。③**直接反应**：某些药可直接与输液中的一种成分反应。如四环素与含钙盐的输液在中性或碱性下，会产生不溶性螯合物，还能与 Fe^{3+}、Al^{3+}、Mg^{2+} 形成螯合物。④**缓冲容量**：某些药物在含有缓冲剂的注射液中或在具有缓冲能力的弱酸性溶液中析出。如5%硫喷妥钠10ml加入含乳酸盐的葡萄糖注射液会析出沉淀。

[63~66] **BAED** 本题考查的是注射液的附加剂。罗拉匹坦**静脉注射乳剂**中，罗拉匹坦为主药，精制大豆油为油相溶剂、卵磷脂为常用**乳化剂**、泊洛沙姆作为**稳定剂**，可保证注射剂质量。**油酸钠作为电位调节剂**，使得乳滴表面带负电，从而相互排斥，不易聚集，维持良好的稳定性。此外甘油属于**等渗调节剂**。

[67~70] **BEDA** 本题考查的是注射液的附加剂。罗替戈汀长效**混悬型**注射剂中，罗替戈汀为主药，**吐温20**为润湿剂，用于保持悬浮液稳定性；**PEG 4000**为助悬剂，用于增加分散介质的黏度，以降低微粒的沉降速度；**磷酸二氢钠为pH调节剂**；甘露醇为**等渗调节剂**；柠檬酸为螯合剂，用于提高注射剂稳定性。

[71~75] **BACED** 本题考查的是最具有代表性的阿霉素脂质体。阿霉素作为主药，**HSPC**和**胆固醇**是**脂质体的组成材料**；**MPEG2000-DSPE**使脂质体发挥**长循环**的作用，增加脂质体的稳定性，延长脂质体在体内循环时间，有利于阿霉素药效的发挥；用**硫酸铵梯度法**制备脂质体时，用硫酸铵水化后用蔗糖透析介质。注射用水为溶剂。

[76~78] **CED** 本题考查的是两性霉素B脂质体冻干制品。两性霉素B为主药，氢化大豆卵磷脂（HSPC）与二硬脂酰磷脂酰甘油为脂质体制备材料，胆固醇用于改善脂质体膜流动性，提高制剂稳定性。蔗糖配制成溶液用于制备脂质体，是**冻干保护剂**。**α-维生素E为抗氧化剂**，六水琥珀酸二钠用作缓冲剂。

[79~82] **ECBA** 本题考查的是根据靶向性原理微球的分类。分为四类：①**普通注射微球**：1~

15μm微球静脉或腹腔注射后，可被网状内皮系统巨噬细胞所吞噬。②**栓塞性微球**：注射于癌变部位的动脉血管内，微球随血流可以阻滞在瘤体周围的毛细血管内，甚至可使小动脉暂时栓塞，即可切断肿瘤的营养供给。③**磁性微球**：将磁性微粒包入，用空间磁场体外定位，使其具有靶向性。④**生物靶向性微球**：微球经表面修饰后从而具有生物靶向性。

[83~87] **AECDC** 本题考查的是微球的分类及特点。静脉注射的微球，粒径小于**1.4μm**者全部通过肺循环（不在肺部），**7~14μm**的微球主要停留在**肺部**。而**3μm**以下的微球会很快被网状内皮系统的**巨噬细胞清除**，故主要集中于**肝、脾**等网状内皮系统丰富的组织，最终到达肝脏的枯否细胞的溶酶体中。而**小于0.1μm**的微球可以透过血管细胞的间隙**离开体循环**。栓塞性微球视栓塞部位不同，粒径大小可由30~800μm不等。

[88~92] **CBDAE** 本题考查的是生物技术药物注射剂处方。**胰岛素注射液中**，中性胰岛素为主药；氯化锌为络合剂，与胰岛素反应生成水不溶的锌络合物；甘油为等渗调节剂；氢氧化钠和盐酸为pH调节剂；间甲酚为抑菌剂。注射用水为溶剂。

[93~94] **DC** 本题考查的是中药注射剂处方。复方柴胡注射液处方中，北柴胡、细辛为主药；**吐温80是增溶剂**，增加挥发油在水中的溶解度；**氯化钠起到调节等渗**的作用。

[95~99] **BDACE** 本题考查的是**注射剂和液体制剂的种类**。维生素C易溶于水，可以制成溶液型注射剂；辅酶A不稳定制备成注射用无菌粉末；混悬型注射剂（如罗替戈汀长效水性注射剂），可以延长药物的作用时间，增加药效；脂肪不溶于水制备成O/W型乳剂。氢氧化铝凝胶属于胶体溶液。

[100~102] **CEA** 本题考查的是各制剂的辅料。不同释放系统的辅料需要记忆。脂质体的基本组分为**磷脂和胆固醇**；**不溶性膜包衣片材料**如醋酸纤维素、乙基纤维素和聚丙烯酸树脂等。骨架型材料主要有亲水凝胶如羟丙基甲基纤维素，溶蚀性骨架材料如蜂蜡、巴西棕榈蜡，不溶性骨架材料如乙基纤维素、无毒聚氯乙烯等。

[103~106] **DCEB** 本题考查的是注射用溶剂性质。**甘油**由于黏度和刺激性较大，不单独作注射剂溶剂用。常用浓度为1%~50%，但大剂量注射会导致惊厥、麻痹、溶血。聚乙二醇400（PEG400）常用作软胶囊的中药物水性溶剂或分散剂。聚乙二醇分子量大于1500为固体，PEG4000为栓剂的水溶性基质。

丙二醇复合注射用溶剂中常用的含量为 10%~60%，用作皮下或肌内注射时有局部刺激性。其对药物的溶解范围广，已广泛用作注射溶剂，供静脉注射或肌内注射。

[107~111] EADCB　本题考查的是**注射用附加剂性质**。如下表。

附加剂种类	附加剂名称
抗氧剂	焦亚硫酸钠、亚硫酸氢钠、亚硫酸钠、硫代硫酸钠、
增溶剂、润湿剂或乳化剂	聚氧乙烯蓖麻油、聚山梨酯 80（吐温 80）、脱氧胆酸钠、普朗尼克 F-68
抑菌剂	硝酸苯汞、尼泊金类
等渗调节剂	氯化钠、葡萄糖、甘油
填充剂	乳糖、甘露醇、甘氨酸

三、综合分析选择题

[1~2]

1. B　本题考查的是脂质体的种类。一般情况下，只有采用 **PEG 修饰**的脂质体才是**长循环脂质体**。其他选项正确。

2. A　本题考查的是脂质体的处方。注射用两性霉素 B 脂质体处方中，两性霉素 B 为主药；**氢化大豆卵磷脂**（HSPC）与二硬脂酰磷脂酰甘油为脂质体骨架材料；**胆固醇**用于改善脂质体膜流动性，提高制剂稳定性；蔗糖配制成溶液用于制备脂质体；维生素 E 为抗氧化剂；六水琥珀酸二钠用作缓冲剂。

[3~4]

3. D　本题考查的是**脂质体的特点**。①靶向性和淋巴定向性；②缓释和长效性；③细胞亲和性与组织相容性；④降低药物毒性；⑤提高药物稳定性。因此组织不相容性不属于其特点。

4. E　本题考查的是**新型靶向修饰脂质体**。①**长循环脂质体**，延长脂质体在体内循环时间，用 PEG 修饰；②**免疫脂质体**；③**热敏脂质体**；④**pH 敏感性脂质体**；⑤**前体脂质体**。

[5~7]

5. C　本题考查的是制剂的负荷剂量。在静脉滴注之初，血药浓度距稳态浓度的差距很大，药物的半衰期如大于 0.5 小时，则达稳态的 95%，就需要 2.16 小时以上。为此，在滴注开始时，需要静脉注射一个负荷剂量，使血药浓度迅速达到或接近 C_{ss}，继之以静脉滴注来维持该浓度。负荷剂量亦称为**首剂量**，可由式 $X_0 = C_{ss}V$ 求得。要达到的血药浓度 $C = 0.1g/L$，

表观分布容积 $V = 0.5L/kg \cdot 60kg = 30L$，根据表观分布容积公式 $V = X_0/C$，得出 $X_0 = VC = 30L \cdot 0.1g/L = 3g$，即需要美洛西林 3g，需要美洛西林/舒巴坦 3.75g（3 瓶）。

6. C　本题考查的是药效增效剂。**舒巴坦**是**美洛西林增效剂**，可增强美洛西林对 β-内酰胺酶的稳定性。

7. D　本题考查的是**注射剂质量要求**。美洛西林易水解，应制成注射用无菌粉末制剂，**注射用无菌粉末质量**应符合以下规定：①粉末无异物，配成溶液后**可见异物检查合格**；②粉末细度或结晶度需适宜，**便于分装**；③**无菌、无热原或细菌内毒素**；④冻干制品是完整块状物或海绵状物；⑤**外形饱满**，色泽均一，多孔性好，水溶解后能快速恢复冻干前状态；⑥**不溶性微粒、装量差异、含量均匀度**等检查符合规定。同时，该注射剂通常静脉滴注使用，等渗或略高渗是输液要求，静滴需要符合。一般冻干制品是完整块状物或海绵状物，质地疏松，才易溶解，而选项 D 粉末致密适宜，是不正确的。

四、多项选择题

1. ABDE　本题考查的是**冻干粉针的特点**。可根据青霉素粉针的特点思考。冻干粉针的优点为：可以避免药物因高热分解、制剂含水量低、有利于保存、质地疏松、加水易溶、剂量准确、外观优良、产品中的异物比其他方法生产的少。

2. DE　本题考查的是**血浆代用液**。羟乙基淀粉注射液又名 **706 代血浆**，是将淀粉经酸水解后再在碱性条件下与环氧乙烷反应（羟乙基化）而成。**右旋糖酐**是一种葡萄糖聚合物，是目前最佳的血浆代用品之一。

3. ABC　本题考查的是**营养输液的分类**。营养输液顾名思义，营养物质的输液，包括**三大营养物质**。糖、脂肪、蛋白质是人体的三大营养成分，而营养输液就是根据这种需要考虑的，主要有糖的输液、静脉注射用脂肪乳剂、复方氨基酸输液等。

4. ABD　本题考查的是溶解度。**溶解度**是**一定温度、一定体积下药物的最大溶解度**，所以温度是确定的（不能改变）且搅拌只影响溶解快慢，不影响溶解度。

5. ABCDE　本题考查的是**输液存在的主要问题**及解决方法。输液中微粒产生的原因如下：①原料与**附加剂质量**问题（A、B 选项正确）；原辅料质量对澄明度影响较显著，质量必须严格控制；②胶塞与输液容器质量问题；③工艺操作中的问题（C 选项正确）；

如生产车间空气洁净度差、输液瓶、丁基胶塞等容器和附件洗涤不净，滤器选择不当，滤过方法不好，灌封操作不合要求，工序安排不合理等；④**医院输液操作以及静脉滴注装置的问题**；⑤还有丁基胶塞的**硅油污染**问题等。**解决办法**：①严格控制原辅料的质量；②提高丁基胶塞及输液容器质量；③尽量减少制备生产过程中的污染，严格灭菌条件，严密包装（D选项正确）；④合理安排工序，加强工艺过程管理，采取单向层流净化空气，及时除去制备过程中新产生的污染微粒，采用微孔滤膜滤过和生产联动化等措施，以提高输液的澄明度；⑤在输液器中安置**终端过滤器**（0.8μm孔径的薄膜），可解决**使用过程中微粒污染**问题（E选项正确）。

6. ABCDE 本题考查的是**注射剂分类**。注射剂分为注射液、注射用无菌粉末与注射用浓溶液，其中注射液又包括溶液型、乳状液型和混悬型。

7. ACE 本题考查的是注射剂药液配制。**活性炭**是多孔物质具有**吸附作用**，在注射液生产中主要起到**吸附热原**、**脱色**、**提高澄明度**的作用。活性炭不能增加药物稳定性，也不能起到脱盐的作用。

8. ABCE 本题考查的是**注射剂**的分类。注射剂分散系统包括低分子、高分子型、溶胶、乳浊液型和混悬液型。

9. ACE 本题考查的是等渗溶液浓度。注射剂**等渗调节剂**如下。20%的甘露醇溶液为过饱和溶液。

附加剂种类	附加剂名称	使用浓度（溶液总量%）
等渗调节剂	氯化钠	0.5~0.9
	葡萄糖	4~5
	甘油	2.25

10. BCD 本题考查的是药物微囊化的特点：①提高药物稳定性；②掩盖药物的**不良嗅味**；③提高药物在胃肠道稳定性，**减少刺激性**；④缓释或控释药物；⑤**液体药物固态化**；⑥减少药物配伍变化；⑦使药物**浓集于靶区**。

11. CD 本题考查的是天然高分子材料的囊材。阿拉伯胶、明胶等属于天然高分子材料。

12. CDE 本题考查的是**微囊囊材**。①**天然高分子囊材**：明胶、阿拉伯胶、海藻酸盐、壳聚糖；②**半合成高分子囊材**：羧甲基纤维素钠（CMC-Na）、醋酸纤维素酞酸酯（CAP）、乙基纤维素（EC）、甲基纤维素（MC）、羟丙基甲基纤维素（HPMC）；③**合成高分子囊材**如聚碳酯、聚氨基酸、聚乳酸（PLA）、聚乳酸-羟乙酸（PLGA）、聚丙交酯乙交酯（PLCG）

等。其中，**PLA和PLGA是被FDA批准的可降解材料**，而且已有产品上市。

13. ACDE 本题考查的是影响微囊中药物释放速率的因素：①药物的理化性质；②囊材的类型及组成；③微囊的粒径；④囊壁的厚度；⑤工艺条件；⑥释放介质：释放介质的pH或离子强度。

14. BCD 本题考查的是具有**靶向性**的制剂。包括脂质体、微囊、微球、纳米囊、纳米球以及修饰上述制剂，前体药物等。

15. BDE 本题考查的是甘油的作用。**甘油**可作为胶囊中的**增塑剂**、注射剂的**溶剂**、**透皮促进剂**、气雾剂中的**潜溶剂**、软膏中的**保湿剂**。

16. ACDE 本题考查的是**丙二醇**的作用。丙二醇可作胶囊中的**增塑剂**、**透皮促进剂**、气雾剂中的**潜溶剂**、软膏中的**保湿剂**。

17. ACD 本题考查的是脂质体的特点。①靶向性和淋巴定向性；②缓释和长效性；③细胞亲和性与组织相容性；④降低药物毒性；⑤提高药物稳定性。

18. CE 本题考查的是**靶向性制剂**的性质。混悬型注射液和口服缓释颗粒剂不具有靶向性。靶向制剂主要包括脂质体、微囊、微球、纳米囊、纳米球、纳米乳（静脉乳剂）、磁性导向微粒等。

19. BCE 本题考查的是靶向性制剂的性质。**口服普通制剂一般不具有靶向性**，胃内漂浮制剂和渗透泵属于口服制剂。

20. ABCDE 本题考查的是**注射剂的质量要求**。包括pH、渗透压、稳定性、安全性、澄明、无菌、无热原。

21. BC 本题考查的是安瓿的检查与洗涤。目前国内药厂常用的安瓿的洗涤方法有**甩水洗涤法和加压喷射气水洗涤法**。

22. ABCD 本题考查的是注射用溶剂性质。注射用水性溶剂主要有乙醇、丙二醇、聚乙二醇（PEG300、PEG400为液体，PEG4000为固体不与水互溶）和甘油。

23. ABCD 本题考查的是注射剂配伍变化的原因。**pH的变化**可引起沉淀析出与变色。如新生霉素与5%葡萄糖，诺氟沙星与氨苄西林配伍会发生沉淀；磺胺嘧啶钠、谷氨酸钠（钾）、氨茶碱等碱性药物可使肾上腺素变色。此外，葡萄糖注射液的pH为3.2~5.5，若青霉素G与其配伍后pH为4.5，其效价4小时损失10%；而pH为3.6，1小时即损失10%，4小时损失40%。

24. ABCDE 本题考查的是脂质体载体应用。脂质体作为药物载体的应用：①抗肿瘤药物的载体；②抗寄生虫药物载体；③抗生素类药物载体；④抗结核药物的载体；⑤激素类药物的载体；⑥酶类药物的载体；⑦解毒剂的载体；⑧免疫增强剂；⑨基因治疗载体。

25. BCDE　本题考查的是**微球的分类**。根据靶向性原理，可分为四类：①普通注射微球；②栓塞性微球；③磁性微球；④生物靶向性微球。

26. ABCD　本题考查的是**微球的载体材料**。合成聚合物：如聚乳酸（PLA）、聚丙交酯、聚乳酸－羟乙酸（PLGA）、聚丙交酯乙交酯（PLCG）、聚己内酯、聚羟丁酸等。**特别是 PLGA** 为骨架材料，是**上市制剂广泛使用材料**。聚氯乙烯是塑料的材料。

27. ABCE　本题考查的是**生物技术药物的特点及临床应用**。生物技术药物的**分子量大**是其物理化学性质的一大特点。几乎都必须采用注射给药方式，这就大大限制了药物的应用和患者的顺应性。生物技术药物的另一个特点是药物的结构和性质**大多与体内的内源性生物分子相似**，因此生物分子的结构和功能对**温度、pH、离子强度及酶等条件极为敏感**（B、C 选项正确），很容易被降解或失活的特点对于生物技术药物来说，是其在研发过程中所应该注意并避免的。注意事项包括：①溶液的 pH 和缓冲盐：制剂需要选择最能保证蛋白稳定性的溶液 pH 范围及缓冲体系；②加入小分子稳定剂和抗氧化剂：可加入蔗糖等稳定剂（A 选项正确），也可以加入 EDTA 等螯合剂抑制氧化发生（D 选项不正确）；③使用**表面活性剂**：为防止蛋白的变性，可以添加少量的表面活性剂分子，如吐温 80 等（E 选项正确）。

28. ACDE　本题考查的是**中药注射剂质量**。中药注射剂质量：**性状**，包括**色泽、澄清度**等。中药注射剂由于受其原料的影响，允许有一定的色泽，但同一批号成品的色泽必须保持一致，在不同批号的成品之间，应**控制在一定的色差范围内**。故选项 B 错误。

29. ABCD　本题考查的是中药注射剂分类。中药注射剂是指将饮片经提取、纯化等过程制得的可注入人体内的**溶液**、**乳状液**及临用前配成溶液的**无菌粉末**

或**浓缩液**的无菌制剂。

30. ABCDE　本题考查的是**热原除去方法**。①**吸附法**，活性炭对热原有较强的吸附作用，同时兼有助滤与脱色作用；②**离子交换法**；③**凝胶滤过法**；④**超滤法**；⑤**反渗透法**；⑥其他方法：采用**两次以上湿热灭菌法**，或适当**提高灭菌温度和时间**，处理含有热原的葡萄糖或甘露醇注射液亦能得到热原合格产品。**微波**也可破坏热原。若热原由容器或用具上带入，则可采用**高温法和酸碱法**有效地破坏热原。

31. ABCD　本题考查的是**微囊中药物释药机制**。通常有以下三种过程：①药物**透过囊壁扩散**；②**囊壁的消化降解**：囊壁受胃肠道酶的消化，囊膜逐渐被溶化而使药物释放出来，属于生化过程；③**囊壁的破裂或溶解**。

32. ACDE　本题考查的是**无菌制剂**的临床应用。吸入制剂系指原料药物溶解或分散于合适介质中，以气溶胶或蒸汽形式递送至肺部发挥局部或全身作用的液体或固体制剂，其中**吸入喷雾剂**和**吸入液体制剂**应为无菌制剂。眼用制剂系指直接用于眼部发挥治疗作用的无菌制剂，如滴眼液、眼用膜剂、眼膏剂和眼用凝胶剂等。**烧伤、创伤、溃疡用气雾剂应无菌**。另外，用于**伤口**或**手术前使用的耳用制剂应无菌**。软膏剂、乳膏剂用于**严重烧伤**治疗的应为无菌制剂；如为非无菌制剂的，应在标签上标明"非无菌制剂"；在适应证下应明确"用于程度较轻的烧伤"。

33. ACDE　本题考查的是安瓿质量要求。优良的耐热性和低的膨胀系数，使之不遇冷爆破裂。故 B 选项错误。

34. BD　本题考查的是安瓿的应用。①**中性玻璃**是低硼酸硅盐玻璃，适合于近中性或弱酸性注射剂，如葡萄糖注射液、注射用水等；②**含钡玻璃**耐碱性好，适用于碱性较强的注射液，如磺胺嘧啶钠注射液（pH 10～10.5）；③**含锆玻璃**系含少量锆的中性玻璃，耐酸、碱，可用于乳酸钠、碘化钠、磺胺嘧啶钠、酒石酸锑钠等。

第六章　皮肤和黏膜给药途径制剂与临床应用

一、最佳选择题

1. B　本题考查的是**眼用制剂的附加剂和质量要求**。眼用液体制剂属**多剂量剂型**，要保证在使用过程

中始终保持无菌，**必须添加适当的抑菌剂**。眼内注射溶液、眼内插入剂、供外科**手术用和急救用**的眼用制剂，均**不得加入抑菌剂**、抗氧剂或不适当的附加剂，且应采用一次性使用包装。眼用液体制剂的**质量要求**

类似于注射剂，在 pH、渗透压、无菌和澄明度等方面都有相应要求。眼用制剂贮存应密封避光，**启用后最多可用 4 周**。

2. D 本题考查的是耳用制剂的常用溶剂与附加剂。**耳用制剂**一般常以**水、乙醇、甘油**为溶剂。耳用制剂的辅料要求无毒性或局部刺激性。溶剂（如水、甘油、脂肪油等）不应对耳膜产生不利的压迫。选项 D 符合要求。选项 A，**舌下片为固体制剂**，吸收迅速是其特点，一般不使用溶剂。选项 B，**滴眼液多为水溶液**，一般要求渗透压与 0.8%～1.2% 氯化钠相当，选用适当的缓冲液作溶剂，使眼用溶液剂的 pH 稳定在一定的范围内，通常有机溶剂 pH 测定不稳定，不适合滴眼剂。选项 C，**漱口液**，用于口腔、咽喉清洗、消炎的液体制剂，具有清洗、防腐、去臭、杀菌、消毒及收敛等作用，**多为水溶液**，如复方硼砂漱口液，其中含有甘油，但是甘油与硼酸再与碳酸氢钠反应生成甘油硼酸钠与液化苯酚具有消毒作用，而非溶剂。选项 E，**半固体制剂**如**软膏和栓剂**中也常常含有**甘油**，但不是作为溶剂使用而是作为**水溶性基质**，具有**保湿剂**的作用。栓剂水溶性基质由明胶、甘油与水组成，有弹性，不易折断，塞入腔道后可缓慢溶于分泌液中。另外，以甘油作为溶剂的制剂，除滴耳剂之外，涂剂大多为消毒或消炎药物的甘油溶液，也可用乙醇、植物油为溶剂。**涂膜剂**以**甘油作增塑剂**，而溶剂为乙醇，因为甘油挥发缓慢，不可作为涂膜剂溶剂，涂膜剂应该是涂搽患处后溶剂迅速挥发，形成薄膜的外用液体制剂。

3. D 本题考查的是**眼用液体制剂的附加剂及临床应用**。适当**增加滴眼剂的黏度**，既可延长药物与作用部位的**接触时间**（D 选项正确，延长药物在眼内的滞留，减少由泪道进入鼻腔），又能降低药物对眼的刺激性，有助于药物发挥作用。常用的**调整黏度的附加剂**包括甲基纤维素、聚乙二醇、聚维酮、聚乙烯醇等。滴眼剂的附加剂主要有以下几种：**调整 pH 的附加剂、调节渗透压的附加剂、抑菌剂、调整黏度的附加剂**、还可酌情加入增溶剂、助溶剂、抗氧剂等。在滴眼剂的附加剂中通常没有矫味剂（E 选项不正确）。其他选项 A、C 与减缓苦味无关。

4. A 本题考查的是吸入制剂的特点。吸入制剂可分为吸入气雾剂、吸入喷雾剂、吸入粉雾剂、吸入液体制剂、可转变为蒸汽的制剂，其中**吸入喷雾剂和吸入液体制剂**应为**无菌制剂**。吸入液体制剂包括**吸入溶液、吸入混悬液、吸入用溶液**（需稀释后使用的浓溶液）或吸入用粉末（需溶解后使用的粉末）。因此

吸入气雾剂和吸入粉雾剂无需无菌检查，选项 A 正确。

5. B 本题考查的是各类皮肤给药制剂的临床适应证。选项 A 水杨酸乳膏用于治疗手、足癣及体、股癣，**忌用于糜烂**或继发性**感染部位**。选项 B 复方苯海拉明为绿色溶液，在该复方制剂中，**盐酸苯海拉明**为抗组胺药，可缓解组胺所致的**过敏反应**，苯佐卡因属于局部麻醉药，有止痛、止痒作用；薄荷脑、樟脑能促进血液循环，有消炎、止痒、止痛作用。复方苯海拉明可缓解组胺所致的过敏反应，临床上多与其他药物组成复方制剂，用于过敏性皮炎、皮肤瘙痒症的治疗（因此选项 B 正确）。选项 C **地塞米松涂剂**具有**止痒、消炎、抗过敏和抑制角化异常作用**。处方中二甲基亚砜作为皮肤吸收促进剂，蒸馏水为溶剂。临床适用于神经性皮炎、慢性湿疹、扁平苔藓、局限性硬皮病等。选项 D **吲哚美辛软膏**具有**消炎止痛**作用，用于风湿性关节炎、类风湿关节炎、痛风等。选项 E **氧化锌糊固体粉末**成分占 **50%**，在体温下软化而不熔化，可在皮肤中保留较长时间，**吸收分泌液**而呈现**干燥**，大量粉末在基质中形成孔隙，有利于保持皮肤的正常生理状态，可用于亚急性皮炎与湿疹。制剂中羊毛脂可使成品细腻，也有吸收分泌物的作用。临床适应证：本品具有保护、收敛作用，适用于有少量渗出液的亚急性皮炎、湿疹。

6. E 本题考查的是耳用制剂的常用溶剂与附加剂。耳用制剂药物分散剂：患慢性**中耳炎**时，由于**黏稠分泌物**的存在，使药物很难达到中耳部。如在滴耳剂中加入**溶菌酶、透明质酸酶**等，**可液化分泌物**，促进药物分散，加速肉芽组织再生。

7. D 本题考查的是**压敏胶的作用**。压敏胶即压敏性胶黏材料，系指一类在轻微压力下（例如指压）即可实现粘贴同时又容易剥离的胶黏材料（A 选项正确），起着保证释药面与皮肤紧密接触的作用，有时又作为**药物的贮库**或载体材料（B、C 选项正确），用于**调节药物的释放速率**（E 选项正确）。贴剂用压敏胶的基本要求：具有生物相容性，能适应柔软、伸缩性强以及多皱褶的皮肤表面，**无刺激性和致敏性**；具有足够强的黏附力和内聚强度，黏性至少应能耐受体温、高湿度或水分的浸润而不发生变化，也不因人体的正常运动、衣物摩擦发生脱落。**压敏胶有聚异丁烯类、聚丙烯酸类和硅橡胶类三类**。

贴剂保护层：是一种可剥离衬垫膜，起**防粘和保护制剂的作用**（D 选项为压敏胶不具有的性质），**通常为防粘纸、塑料或金属材料**，当除去时，应不会引

起储库及黏贴层等的剥离。贴剂的保护层，活性成分不能透过，通常水也不能透过。防黏材料有聚乙烯、聚苯乙烯、聚丙烯、聚碳酸酯等高聚物的膜材。

8. A 本题考查的是**皮肤给药制剂的处方组成**。吲哚美辛凝胶是**水性凝胶基质**，一般由水、甘油或丙二醇与纤维素衍生物、卡波姆等构成；而凡士林是**油性基质**，所以**水凝胶不含有凡士林**（选项A正确）。其他的制剂中都含有凡士林。**冻疮软膏**（油脂性基质软膏）处方包括樟脑、薄荷脑、硼酸、羊毛脂、液状石蜡、**凡士林**。**伤湿止痛膏**（橡胶膏剂基质中含有凡士林）。**氧化锌糊**处方包含氧化锌、淀粉、羊毛脂、**凡士林**。**水杨酸乳膏**（O/W型乳膏，液状石蜡、硬脂酸和白凡士林为油相）。

9. A 本题考查的是**油脂性软膏剂的临床应用**与注意事项。油脂性基质软膏剂主要用于：①保护、滋润皮肤。②保护创面、促进肉芽生长、恢复上皮和消炎收敛作用，适用于分泌物不多的浅表性溃疡。③防腐杀菌、软化痂皮。**忌用于糜烂渗出性皮损**。

10. A 本题考查的是**耳用制剂的处方分析**。氧氟沙星为主药，**甘油为溶剂，醋酸为pH调节剂，乙醇为溶剂**。氧氟沙星为两性物质，碱性较强，故加醋酸使其成盐溶解。

11. E 本题考查的是**水性凝胶剂基质**材料。凝胶剂基质属单相分散系统，有水性与油性。**水性凝胶基质**一般由水、甘油或丙二醇与纤维素衍生物、卡波姆和海藻酸盐、西黄蓍胶、明胶、淀粉等构成。油性凝胶基质由液状石蜡与聚乙烯或脂肪油与胶体硅或铝皂、锌皂等构成。

12. D 本题考查的是制剂类型。题中所给处方为吲哚美辛软膏，为**水性凝胶剂**。**PEG4000（水溶性）**为**透皮吸收促进剂**，**SDB-L400**是一种高吸水性树脂材料，SDB-LA400在90s内吸水量为自重的200~300倍，膨胀成胶状半固体，具有保湿、增稠、皮肤浸润等作用，**甘油**（与水互溶）为保湿剂，**苯扎溴铵**为杀菌防腐剂。

13. C 本题考查的是**耳用制剂的常用溶剂与附加剂**。在**耳用制剂**中，**溶剂一般常以水、乙醇、甘油为溶剂**；也有以丙二醇、聚乙二醇、己烯二醇为溶剂。根据不同的治疗疾病选用合适的溶剂或使用混合溶剂。

14. A 本题考查的是贴膏剂的处方分析。**橡胶膏剂**是药物或中药流浸膏，加3.7~4.0倍重的由橡胶、松香、羊毛脂、凡士林、液状石蜡等制成的基质，制成涂料，进行涂膏，切段，盖衬，切成小块，即得。

15. E 本题考查的是**涂膜剂**的典型处方。**PVA为典型的涂膜剂的成膜材料**，乙醇、蒸馏水为溶剂，涂搽患处后形成薄膜。

16. B 本题考查的是**洗剂**的典型处方。洗剂系指含原料药的溶液、乳状液、混悬液，供清洗或涂抹无破损皮肤或腔道用的液体制剂。题中所给处方为复方硫黄制剂。硫黄为强疏水性药物，甘油为润湿剂，使硫黄能在水中均匀分散；羧甲基纤维素钠为助悬剂。

17. C 本题考查的是**软膏剂常用的附加剂**。软膏剂可根据需要加入抗氧剂、防腐剂、保湿剂、透皮促进剂等附加剂。丙二醇一般作为保湿剂；羟苯丙酯为防腐剂。

18. A 本题考查的是制剂类型。题中所给处方为冻疮软膏，采用**油脂性基质软膏**。常用的油脂性基质有凡士林、石蜡、液状石蜡、硅油、蜂蜡、硬脂酸、羊毛脂等。处方中樟脑与薄荷脑两主药共研即可液化，又由于都易溶于**液状石蜡**，所以加入少量液状石蜡有助于分散均匀，而使软膏更细腻。

19. E 本题考查的是**糊剂**的典型处方。题中所给处方为氧化锌糊，为糊剂。氧化锌与**淀粉**干燥后加入基质，温度不能超过60℃，以防淀粉糊化（**淀粉糊化温度为68℃~72℃**）后降低其吸水性。由于本品中固体粉末成分占50%，在体温下软化而不熔化，可在皮肤中保留较长时间，吸收分泌液而呈现干燥，大量粉末在基质中形成孔隙，有利于保持皮肤的正常生理状态，可用于亚急性皮炎与湿疹。

20. C 本题考查的是软膏剂、乳膏剂、糊剂与贴剂的处方。**聚异丁烯为最常用的压敏胶材料**，出现该辅料可以确定是贴剂。本品为贮库型透皮贴剂。可乐定为主药，聚异丁烯为压敏胶和贮库材料，液状石蜡与液态二氧化硅为贮库材料，庚烷为溶剂。**压敏胶是贴剂的重要组成部分**，是可实现粘贴同时又容易剥离的胶黏材料。压敏胶有聚异丁烯类、聚丙烯酸类和硅橡胶类三类。

21. D 本题考查的是**滴眼剂的添加剂**。滴眼剂中一般**不宜加入表面活性剂**，有刺激性。滴眼剂应该具有一定的**流变性和渗透压**。**抗氧剂**可以防止药物被氧化，抑菌剂可以防止滴眼剂长菌。

22. D 本题考查的是气雾剂质量要求和贮藏。**气雾剂属于高压制剂**，凡在高温下会变质或变形的药品都应放在**2℃~10℃的低温环境中保存**（或者是凉暗处保存），并避免暴晒、受热、敲打、撞击。

23. C 本题考查的是不同制剂的质量要求。注射剂需进行无菌、无热原检查，微生物限度检查说法不准确。一般滴眼剂属于**多剂量剂型**，患者在多次使用后易染菌，因此可适当加入抑菌剂于下次再用前恢复无菌。生物制品不稳定适宜制成冻干粉针。同时使用眼膏剂和滴眼剂应该先使用相对速释的制剂，滴眼剂。**冲洗剂**系指用于冲洗开放性伤口或腔体的无菌溶液。**开启后即视为染菌**。

24. A　本题考查的是栓剂添加剂的作用。以 PEG 为基质的对乙酰氨基酚**栓表面**的**鲸蜡醇层可减轻药物的刺激性**，与增加栓剂的稳定性无关。表面的一层薄鲸蜡醇层不具有保持栓剂硬度的作用。而促进药物释放和软化基质与其作用性质相反。

25. E　本题考查的气雾剂的分类。二相气雾剂：一般指**溶液型气雾剂**，由液－气两相组成。气相是由抛射剂所产生的蒸气，液相为药物与抛射剂所形成的均相溶液。

26. A　本题考查的是气雾剂添加剂的作用。目前全球大部分市售的吸入**气雾剂**的**抛射剂**均为**氢氟烷烃**。氢氟烷烃：是目前最有应用前景的类氯氟烷烃的替代品，主要为 HFA－134a（四氟乙烷）和 HFA－227（七氟丙烷）。

27. B　本题考查的是气雾剂的处方。本品为**溶液型气雾剂**，无水乙醇作为**潜溶剂**增加药物和赋形剂在制剂中的溶解度，使药物溶解达到有效治疗量；枸橼酸调节体系 pH，抑制药物分解；加入少量水可以降低药物因脱水引起的分解。

28. A　本题考查的是**复方硼砂漱口液**的处方。本制剂**甘油硼酸钠**与**液化苯酚**具有消毒作用，为**消毒防腐药**。用于口腔炎、咽喉炎及扁桃体炎等。

29. B　本题考查的是滴眼剂的添加剂。滴眼剂中**调节 pH** 主要用硼酸和硼酸盐。

30. B　本题考查的是滴眼剂的质量要求与注射剂对比。**滴眼剂没有"无热原"这项质量要求**。

31. D　本题考查的是滴眼剂的添加剂。甲基纤维素为**黏度调节剂**，可使滴眼液黏度增加，可以提高药物的生物利用度，增加疗效。

32. D　本题考查的是**滴眼剂**的质量要求和性质。滴眼剂是**多剂量剂型**，患者在多次使用后易染菌，因此可适当加入**抑菌剂**。

33. C　本题考查的是滴眼剂的添加剂。**三碘甲烷**能通过皮肤给药，常用作**外用消毒剂**，防腐。直接滴入对眼睛有害，所以不能选用。

34. A　本题考查的是滴眼剂的质量要求。滴眼剂一般对热原无要求，要加入**抑菌剂**来保证下一次用药**时无菌**，增加黏度可以提高生物利用度，药物可以通过角膜全身吸收。

35. D　本题考查的是眼用膜剂的处方组成。**聚乙烯醇**是**成膜剂**，无毒、无刺激且不易被微生物污染。

36. A　本题考查的是栓剂基质。选项中除了半合成棕榈油酯是**油脂性基质**外，其他均为水溶性基质。

37. D　本题考查的是**栓剂质量检查**。栓剂为固体制剂，无需稠度检查，只有半固体制剂需要进行。栓剂检查的项目为**重量差异、融变时限、熔点范围**的测定、药物**溶出速率与吸收**实验。

38. D　本题考查的是栓剂质量检查。药物经过吸收进入体内，生物利用度为体内药量与给药剂量的比值，所以**最能反映制剂的生物利用度**的参数就是体内**吸收分数**。

39. B　本题考查的是栓剂的临床应用与注意事项。**栓剂使用中**，成人约 **3cm**，合拢双腿并保持**侧卧姿势 15 分钟**，以防栓剂被压出。

40. C　本题考查的是栓剂的临床应用与注意事项。**直肠栓**塞入时患者侧卧位，**小腿伸直，大腿向前屈曲**，贴着腹部。

41. B　本题考查的是栓剂基质。选项中只有**甘油明胶**是**水溶性基质**，其他均为油脂性基质。

42. A　本题考查的是乳化剂的类型。**司盘类**是 **W/O 型乳化剂**的代表。**吐温类、泊洛沙姆和一价盐为 O/W 型乳化剂**。

43. C　本题考查的是栓剂基质。碳酸氢钠和磷酸二氢钠为**泡腾剂**，两者反应生产二氧化碳，以便使主药深入阴道并均匀分布。

44. C　本题考查的是眼用制剂质量要求。**0.9%氯化钠为等渗溶液**，眼用制剂应为等渗或偏高渗，所以要选择与 0.9% 相似的氯化钠溶液。

45. D　本题考查的是**眼用制剂质量要求**。滴眼液应于泪液**等渗，pH** 大小合适，防止对眼睛有刺激，混悬滴眼液用前应混合均匀，防止药物分散不均。增大滴眼液的**黏度**可以提高生物利用度，增加药效。用于眼外伤或术后的眼用制剂必须满足无菌，成品需经严格的灭菌，并不得加入抑菌剂。

46. B　本题考查的是制剂质量要求中的相同点。用于**外伤**或**术后**的制剂必须满足**无菌**，并不得加入抑菌剂，注射剂、植入剂需经严格的灭菌方可使用。吸入制剂中吸入喷雾剂和吸入液体制剂应为无菌制剂。吸入粉雾剂则没有相应的无菌检查要求。

47. B　本题考查的是气雾剂的特点。**气雾剂**是均匀的细雾状的**雾滴或雾粒**，用于肺部吸入或直接喷至腔道黏膜、皮肤的制剂，吸收不一定完全。

48. B 本题考查的是气雾剂的附加剂。**气雾剂系**指药物和附加剂与适宜的抛射剂共同装封于具有特制阀门系统的耐压容器中，**借助抛射剂的压力将内容物呈雾状物喷出**，用于肺部吸入或直接喷至腔道黏膜、皮肤的制剂。该制剂的容器自身避光，无需遮光剂。而其他均为配制液体制剂需要的附加剂。

49. C 本题考查的是气雾剂的特点。气雾剂的优点具有速释定位的作用，**气雾剂吸入给药，药物到达心脏的速度可以与静脉注射媲美**。另外，舌下给药也属于速释给药途径。

50. B 本题考查的是**皮肤给药制剂的特点**。①可直接作用于疾病部位，发挥局部治疗作用。②避免肝脏的首关效应和胃肠因素的干扰。③避免药物对胃肠道的副作用。④长时间维持恒定的血药浓度，避免峰－谷现象，降低药物的不良反应。⑤减少给药次数，患者可自主用药，特别适合于儿童、老人及不易口服给药的患者，提高患者的用药依从性。⑥发现副作用时可随时中断给药。⑦可通过给药面积调节给药剂量，提高治疗剂量的准确性。

51. C 本题考查的是皮肤给药的特点。口服给药均可能发生肝首关效应及胃肠灭活。而**皮肤给药制剂能避免口服给药的首关效应**。

52. D 本题考查的是滴眼剂的添加剂。**眼用液体制剂的 pH 调节剂**：常用缓冲液，如**硼酸盐缓冲液**（比较特殊，需牢记）、磷酸盐缓冲液等。

53. C 本题考查的是鼻用制剂的质量要求。鼻用制剂**多剂量包装容器应配有完整的滴管**或适宜的给药装置。容器应无毒并清洗干净，不应与药物或辅料发生理化作用，容器的瓶壁要有一定的厚度且均匀，除另有规定外，**装量应不超过 10ml 或 5g**。

54. B 本题考查的是喷鼻剂的处方分析。①在本处方中，富马酸酮替芬为主药；**亚硫酸氢钠为抗氧剂，三氯叔丁醇为防腐剂**。②本品采用手动泵喷雾瓶，剂量准确，药液分布面积广，起效快，可迅速缓解鼻塞、流涕等临床症状。

55. B 本题考查的是耳用制剂的质量要求。除另有规定外，多剂量包装的耳用制剂在启用后最多不超过 4 周。

二、配伍选择题

[1－4] DCEB 本题考查的是**皮肤给药制剂特点和临床应用**。①酊剂系指药物用规定浓度的乙醇浸出或溶解而制成的液体制剂，也可用流浸膏稀释制得。皮肤疾病慢性期，皮肤增厚、角化、干燥和浸润，尤其苔藓样变为主时，**可选用软膏剂、酊剂等**，其中酊剂既能保护滋润皮肤，还能软化附着物，促使药物渗透到皮肤深部而起作用。②洗剂系指含原料药的溶液、乳状液、混悬液，供清洗或涂抹无破损皮肤或腔道用的液体制剂。③搽剂系指原料药用乙醇、油或适宜的溶剂制成的溶液、乳状液或混悬液，供无破损皮肤揉擦用的液体制剂。④搽剂具有收敛、保护、镇痛、杀菌、等作用。涂膜剂系指原料药溶解或分散于含有膜材料溶剂中，涂搽患处后形成薄膜的外用液体制剂。涂膜剂用时涂布于患处，有机溶剂迅速挥发，形成薄膜保护患处，并缓慢释放药物起治疗作用。涂膜剂一般用于无渗出液的损害性皮肤病等。⑤**贴剂或称经皮给药系统** TDDS 或 TTS 系指药物与适宜的材料制成的供贴敷在皮肤上的，可产生全身性或局部作用的一种薄片状柔性制剂。贴剂可用于完整皮肤表面，也可用于有患疾或不完整的皮肤表面。用于完整皮肤表面，能将药物输送透过皮肤进入血液循环系统起全身作用的贴剂称为**透皮贴剂**。透皮贴剂通过扩散起作用，其释放速度受到药物浓度影响。

[5～8] ABCD 本题考查的是吸入制剂定义。①喷雾剂系指原料药物或与适宜辅料填充于特制的装置中，使用时**借助手动泵的压力**或其他方法将内容物呈雾状物释出，用于肺部吸入或直接喷至腔道黏膜及皮肤等的制剂。②吸入粉雾剂系指微粉化药物或与载体以胶囊、泡囊或多剂量贮库形式，**采用特制的干粉吸入装置**，由患者**主动吸入雾化药物至肺部的制剂**。③非吸入粉雾剂系指药物或与载体以胶囊或泡囊形式，采用特制的**干粉给药装置**，将雾化药物**喷至腔道黏膜**的制剂。④外用粉雾剂系指药物或与适宜的附加剂灌装于特制的干粉给药器具中，使用时借助外力将药物喷至皮肤或黏膜的制剂。⑤气雾剂系指原料药物或原料药和附加剂与适宜的抛射剂共同装封于具有特制阀门系统的耐压容器中，使用时**借助抛射剂的压力**将内容物呈雾状物喷出，用于肺部吸入或直接喷至腔道黏膜及皮肤的制剂。

[9～12] ADBC 本题考查的是 O/W 型基质软膏剂的常用**基质与附加剂**。①本品为 O/W 型乳膏剂，液状石蜡、硬脂酸和白凡士林为油相成分，十二烷基硫酸钠及硬脂酸甘油酯（1∶7）为混合乳化剂。②在 O/W 型乳膏剂中加入白凡士林可以克服应用上述基质时干燥的缺点，有利于角质层的水合而有润滑作用。③甘油为保湿剂，羟苯乙酯为防腐剂。

[13～17] ABCED 本题考查的是凝胶型眼膏剂的处方。本品为凝胶型眼膏剂。氧氟沙星是主药，**卡**

波姆、氢化硬化蓖麻油是**基质**，氯化钠是渗透压调节剂，硼酸是 pH 调节剂，丙二醇、透明质酸钠是保湿剂，羟苯乙酯是防腐剂。

[18～22] BACDE 本题考查的是**鼻用制剂临床应用**。①用于鼻腔急、慢性鼻炎和鼻窦炎，如麻黄素滴鼻液等；②过敏性鼻炎，如倍氯米松滴鼻液、左卡巴斯汀鼻喷剂、布地奈德鼻喷剂等；③萎缩性鼻炎、干性鼻炎：如复方薄荷滴鼻剂、复方硼酸软膏等；④用于镇痛与解热镇痛药、心血管病、激素代谢紊乱等疾病的治疗，如舒马曲坦鼻腔喷雾剂治疗急性偏头痛；⑤布托啡诺鼻腔给药制剂可以用于无征兆局部刺激的止痛。

[23～26] CAED 本题考查的是**贴剂的处方材料**。贴剂主要材料包括：①**背衬材料**：常用多层复合铝箔，即由铝箔、聚乙烯或聚丙烯、PET、高密度 PE，聚苯乙烯等。②**防黏材料**：常用的防黏材料有聚乙烯、聚苯乙烯、聚丙烯、聚碳酸酯、聚四氟乙烯等高聚物的膜材。③**药库材料**：可用单一材料，也可用多种材料配制的软膏、水凝胶、溶液等，如卡波姆、HPMC、PVA 等均较为常用，各种压敏胶和骨架膜材也同时可以是药库材料。④**控释膜材料**：乙烯－醋酸乙烯共聚物和聚硅氧烷等。⑤**压敏性胶黏材料**主要包括：聚异丁烯类、丙烯酸类和硅橡胶压敏胶。

[27～28] BA 本题考查的是滴眼剂和输液的作用特点及质量要求。滴眼剂**黏度**增加，生物利用度增大；输液要求等渗或者偏高渗。

[29～31] BCE 本题考查的是鼻用制剂的质量要求。单剂量包装最应该特殊注意的质量要求是**装量问题**，所以答案为装量差异检查。**定量鼻用气雾剂**最应该注意的是**"定量"准确**，在选项中只有递送均一性体现了每次喷量的准确性。**混悬型制剂**应该检查药物颗粒的**沉降特性**，因此沉降体积比正确。**微细粒子喷雾**的空气动力学特性并非是混悬型颗粒粒径。

[32～34] ABD 本题考查的是**贴剂的处方材料**。背衬层为不易渗透铝塑合膜玻璃纸、尼龙或醋酸纤维素材料，防止药物流失，支持药库或压敏胶等的薄膜。防黏层主要用于黏胶层的保护。胶黏膜主要为丙烯酸酯压敏胶，起到把装置黏附到皮肤上的作用。

[35～37] EAC 本题考查的是**混悬型滴眼液处方分析**。醋酸可的松滴眼液中羧甲基纤维素钠为**助悬剂**；硝酸苯汞为**抑菌剂**；硼酸为 **pH 与等渗调节剂**。

[38～41] BADC 本题考查的是滴眼剂和注射剂的附加剂在处方中作用。磷酸盐缓冲溶液可以调节 pH；氯化钠和葡萄糖可以调节渗透压；山梨酸是抑菌

剂；**卡波姆可以调节黏度**。

[42～45] ACBE 本题考查的是注射剂、混悬剂和栓剂的质量要求。注射剂需要检查**澄明度**；混悬剂需要检查**絮凝度、沉降容积比**；栓剂需要检查**融变时限**；片剂需要检查溶出度、崩解时限。

[46～47] AB 本题考查的是栓剂基质。脂肪酸甘油酯熔点在 37℃ 左右，适合作为栓剂基质。泊洛沙姆是**水溶性栓剂基质**同时又是**静脉注射剂乳化剂**。

[48～49] EB 本题考查的是栓剂基质。栓剂油脂性基质包括可可豆脂、半合成脂肪酸甘油酯；栓剂**水溶性基质**有甘油明胶、聚乙二醇聚氧乙烯（40）单硬脂酸酯类（S－40）、泊洛沙姆（普朗尼克）。

[50～54] CEBDA 本题考查的是栓剂、气雾剂和片剂的添加剂。硬脂酸镁为片剂中的润滑剂；丙二醇为气雾剂中的潜溶剂；可可豆脂为栓剂的基质；**二氯二氟甲烷为气雾剂中的抛射剂**；司盘 80 为 W/O 型乳剂中的乳化剂。

[55～59] AECDB 本题考查的是膜剂的添加剂。膜剂典型的成膜材料为 **PVA 和 EVA**；甘油为增塑剂；聚山梨酯 80 为表面活性剂；淀粉为填充剂；液状石蜡为脱膜剂。

[60～63] ABCD 本题考查的是**软膏剂的添加剂**。单硬脂酸甘油酯为辅助乳化剂；甘油为典型的保湿剂；白凡士林为油性基质；**十二烷基硫酸钠为乳化剂**；对羟基苯甲酸乙酯为防腐剂。

[64～68] BEDCA 本题考查的是凝胶剂处方分析。主药为吲哚美辛；交联型聚丙烯酸钠（**SDB－L400**）为水性凝胶基质；PEG4000 为透皮吸收促进剂；甘油为保湿剂；苯扎溴铵为防腐剂。

[69～71] CBE 本题考查的是气雾剂、片剂和栓剂的添加剂。**氢氟烷烃类抛射剂**是目前最有应用前景的类氯氟烷烃的替代品，主要有 **HFA－134a（四氟乙烷）和 HFA－227（七氟丙烷）**。交联聚维酮是典型的片剂崩解剂，一般使用后都具有良好的崩解作用。表面活性剂聚山梨酯 80 可以作为吸收促进剂。

三、综合分析选择题

[1～3]

1. B 本题考查的是乳膏的临床应用。已经糜烂或继发性感染部位**不可以使用 O/W 型软膏剂**。

2. A 本题考查的是乳膏剂附加剂的作用。十二烷基硫酸钠为 **O/W 型乳化剂**。

3. D 本题考查的是乳膏剂附加剂的作用。羟苯

酯类均为防腐剂。

[4~6]

4. B 本题考查的是气雾剂的临床应用。**首次使用前，需要向空中喷一次。**

5. A 本题考查的是气雾剂附加剂的作用。**氟氯烷烃类为抛射剂。**

6. E 本题考查的是气雾剂的质量要求。气雾剂需控制颗粒的大小。

[7~9]

7. C 本题考查的是眼用制剂的临床应用与注意事项。眼用制剂贮存应密封遮光，**启用后最多可用4周。**尽量单独使用一种滴眼剂，若有需要需**间隔10分钟以上再使用两种不同的滴眼剂。若同时使用眼膏剂和滴眼剂需先使用滴眼剂。**眼用制剂应一人一用。本品为混悬型滴眼液，使用混悬型滴眼剂前需充分混匀。

8. C 本题考查的是**混悬型滴眼液**粒径要求。醋酸可的松微晶的**粒径应在5~20μm**，过粗易产生刺激性，降低疗效，甚至会损伤角膜。过细，混悬剂不稳定，溶质易聚集沉降。

9. C 本题考查的是醋酸可的松滴眼液的处方分析。**润湿剂是指能增加疏水性药物**微粒被水润湿能力的附加剂。常用的润湿剂是HLB值在7~11之间的表面活性剂，如磷脂类、泊洛沙姆、聚山梨酯类（吐温）、脂肪酸山梨坦类（司盘）等。

[10~12]

10. B 本题考查的是**涂膜剂的典型处方**分析。**聚乙烯醇（PVA）05-88**是涂膜剂常用的成膜材料，05表示平均聚合度为500~600，88表示醇解度为88%±2%。

11. C 本题考查的是涂膜剂的典型处方分析。甘油为增塑剂，**PVA为成膜材料**，乙醇、蒸馏水为溶剂。

12. A 本题考查的是涂膜剂的典型处方分析。涂膜剂系指药物溶解或分散于含成膜材料溶剂中，**涂搽患处后形成薄膜的外用液体制剂。**

四、多项选择题

1. ABCDE 本题考查的是水性凝胶剂基质材料。**凝胶剂基质属单相分散系统**，有水性与油性之分。**水性凝胶基质**一般由水、甘油或丙二醇与纤维素衍生物、卡波姆和海藻酸盐、西黄蓍胶、明胶、淀粉等构成；**油性凝胶基质**由液状石蜡与聚乙烯或脂肪油与胶体硅或铝皂、锌皂等构成。

2. ABC 本题考查的是膜剂的成膜材料。膜剂的成膜材料合成的有PVA、EVA，天然的有明胶。

3. BD 本题考查的是滴眼剂的附加剂。**滴眼剂pH调节剂一般选用硼酸和硼酸盐。**

4. ABC 本题考查的是贴剂的胶粘材料。**压敏胶有聚异丁烯类、聚丙烯酸类和硅橡胶类三类。**

5. ABCD 本题考查的是贴膏剂的临床应用与注意事项。**贴膏剂有全身治疗作用**，主要是通络止痛、祛风散寒，多用于治疗跌打损伤、风湿痹痛等。禁用于急性、亚急性炎症及糜烂渗出性皮肤病以及水疱、结痂和溃疡性病变等。多毛部位不宜使用。

6. ABCDE 本题考查的是**抛射剂**的要求。①在**常温下的蒸气压力大于大气压；**②无毒、无致敏反应和刺激性；③惰性，不与药物发生反应；④不易燃、不易爆；⑤无色、无臭、无味；⑥价廉易得。但一个抛射剂不可能同时满足以上所有要求，应根据用药目的适当选择。

7. ABCD 本题考查的是气雾剂的**抛射剂**。抛射剂包括：①**氢氟烷烃**，主要为HFA-134a（四氟乙烷）和HFA-227（七氟丙烷）。②**碳氢化合物**：主要有丙烷、正丁烷和异丁烷。此类抛射剂易燃、易爆，不宜单独应用。③**压缩气体**。

8. ABCDE 本题考查的是眼用液体制剂的附加剂。眼用液体制剂属多剂量剂型，要保证在使用过程中始终保持无菌，必须添加适当的抑菌剂。**常用的抑菌剂有三氯叔丁醇、对羟基苯甲酸甲酯与丙酯、氯化苯甲羟胺、硝酸苯汞、硫柳汞和苯乙醇。**

9. BC 本题考查的是含糖制剂的特点和附加剂。对于糖尿病患者，含糖制剂最好不选用。

10. ABCD 本题考查的是不同给药途径的特点。**仅仅静脉注射没有吸收过程。**

11. ABCE 本题考查的是**吸入粉雾剂**的特点。吸入粉雾剂系指微粉化药物或与载体以胶囊、泡囊或多剂量贮库形式，采用**特制的干粉吸入装置，由患者主动吸入雾化药物至肺部**的制剂。其特点是药物**吸收迅速、无肝脏首关效应**，且一般制剂都比注射给药的顺应性好，可自行给药。药物半衰期不变，是药物本身所固有的性质。

12. AD 本题考查的是气雾剂的特点。脂溶性药物经脂质双分子膜扩散吸收，故脂水分配系数大的药物，吸收速度也快。**气雾剂主要通过肺部吸收，吸收的速度很快，不亚于静脉注射**，吸入的药物最好能溶解于呼吸道的分泌液中。肺部吸入气雾剂微粒太细，进入肺泡囊后大部分由呼气排出，在肺部的沉积率也很低，通常气雾剂的**微粒大小应在 0.5～5μm 范围内最适宜**。

13. ABD　本题考查的是栓剂的特点。肛门栓剂在应用时塞入距肛门口约 **2cm** 处为宜，使得药物通过直肠中静脉和直肠下静脉及肛管静脉进入腔静脉，绕过肝脏而直接进入体循环，不受胃肠酸碱度和酶的影响，**避免肝脏首关效应**，发挥全身作用。**栓剂塞入直肠较深处（6cm）**，药物就会有首关效应。

14. ABCE　本题考查的是**栓剂的质量要求**。需要理解栓剂的本质，为**常温下固体**（A 选项正确），**体温下软化**、基质性质稳定、**熔融或者溶解供腔道给药**的固体外用制剂。从而就容易理解**栓剂的质量要求**：①药物与基质应混合均匀，栓剂外形应完整光滑，无刺激性。②塞入腔道后，应能融化、软化或溶解（B 选项正确），并与分泌液混合，逐渐释放出药物，产生局部或全身作用（C 选项正确）。③有适宜的硬度，以免在包装或贮存时变形。④供制备栓剂用的**固体药物**，应预先用适宜的方法**制成细粉或最细粉**。根据使用腔道和使用目的的不同，制成各种适宜的形状。⑤栓剂所用内**包装材料应无毒性**，并不得与原料药物或基质发生理化作用。⑥阴道膨胀栓内芯应符合有关规定，以保证其安全性。⑦除另有规定外，栓剂应进行**重量差异、融变时限的检查（E 选项正确）**；阴道膨胀栓应进行膨胀值的检查；栓剂的**微生物限度**应符合规定。D 选项不属于栓剂的质量要求，属于片剂的质量要求，栓剂是熔融或者溶解无崩解要求。

15. ABCDE　本题考查的是栓剂的常用基质与附加剂。**PEG 基质不宜与银盐、奎宁、乙酰水杨酸、苯佐卡因、氯碘喹啉、磺胺类**等药物配伍。

16. AD　本题考查的是皮肤给药制剂和气雾剂的特点。剂量过大时需要考虑制剂的容纳性，**气雾剂和皮肤给药制剂的容纳性较小，不适于作为大剂量给药**。

17. ADE　本题考查的是**耳用制剂的质量要求、临床应用与注意事项**。外观完好，没有过期失效，变质。溶液型滴耳剂，应澄明，不浑浊，不沉淀，无颗粒和异物；混悬型滴耳剂，颗粒应细腻，分布均匀，振摇

后数分钟内不应分层，放置后颗粒不结块。应严格按说明书要求贮藏和保管滴耳剂，以保证质量。**滴耳剂产生的灼烧感或刺痛感不应长于几分钟**，如疼痛时间长或有过敏等不良反应，应停药，请医生更换。新霉素具有耳毒性，如耳部有皮肤破损或鼓膜穿孔，药液易吸收，长期使用可引起神经性耳聋，应禁止长时间使用。

18. ACD　本题考查的是气雾剂的特点。肺泡吸收面积巨大，肺泡囊壁由单层上皮细胞构成，较薄，吸收屏障小，且这些细胞紧靠着致密的毛细血管网，血流量大，故**吸入气雾剂起效快**。

19. BCDE　本题考查的是皮肤给药制剂中贴剂的基本结构。皮肤给药制剂的基本结构：**背衬层、药物贮库层、控释膜、胶黏膜、保护膜**。

20. ABCDE　本题考查的是皮肤给药制剂的特点。TDDS 系统的特点：①可直接作用于疾病部位，发挥局部治疗作用。②避免肝脏的首关效应和胃肠因素的干扰。③避免药物对胃肠道的副作用。④长时间维持恒定的血药浓度，避免峰－谷现象，降低药物的不良反应。⑤减少给药次数，患者可自主用药，特别适合于儿童、老人及不易口服给药的患者，提高患者的用药依从性。⑥发现副作用时可随时中断给药。⑦可通过给药面积调节给药剂量，提高治疗剂量的准确性。

21. ABCE　本题考查的是**冲洗剂性质和有关规定**。冲洗剂在生产与贮藏期间均应符合下列有关规定：①原辅料的选择应考虑可能引起的毒性和局部刺激性（E 选项正确）。②冲洗剂可由原料药物、电解质或等渗调节剂**按无菌制剂制备**（B 选项正确）。冲洗剂也可以是注射用水，但在标签中应注明供冲洗用。通常冲洗剂应调节至等渗（C 选项正确）。③冲洗剂在适宜条件下**目测应澄清，可见异物应符合规定**（D 选项不正确）。④冲洗剂的容器应符合注射剂容器的规定。⑤除另有规定外，冲洗剂应严封贮存。⑥冲洗剂开启后应立即使用，**未用完的应弃去**（A 选项正确）。⑦除另有规定外，冲洗剂应**进行装量、无菌、细菌内毒素或热原检查**。

第七章　生物药剂学与药代动力学

一、最佳选择题

1. C　本题考查的是**表观分布容积的意义**。如果

血液体积为 2.5～3.5L，表观分布容积最小值就是 2.5～3.5L。水溶性或极性大的药物通常不易进入细胞内或脂肪组织中（包括血浆蛋白结合率高的药物，

药物仅存在于血液中），**血药浓度较高，表观分布容积较小**（选项C正确）。其他，如亲脂性药物在**血液中浓度较低，表观分布容积通常较大**，往往超过体液总体积。此外，分布容积还与其他因素有关，如不同组织中的血流分布、药物在不同类型组织的分配系数、药物的血浆蛋白结合率等。例如，肥胖者脂肪多，亲脂性药物在其中分布亦多，血药浓度降低，V值较大；血浆蛋白结合率高的药物，在白蛋白血症患者的血中药物浓度升高，则V值减少。对同一个体，V值改变说明体内可能发生病变，如水肿病人的分布容积变大。

2. C　本题考查的是**常见剂型的生物等效性研究**。对于口服溶液、糖浆等溶液剂型，如果不含可能显著影响药物吸收或生物利用度的辅料，则可豁免人体生物等效性试验（C选项正确）。**常释制剂（常释片剂和胶囊）**采用申报的最高规格进行单次给药的空腹及餐后生物等效性研究（A选项不正确），**口服混悬剂**通常需进行生物等效性研究（B选项不正确），其生物等效性研究的技术要求与口服固体制剂相同。**调释制剂（包括延迟释放制剂和缓释制剂）**采用申报的最高规格进行单次给药的空腹及餐后生物等效性研究（D选项不正确），一般不推荐进行多次给药研究。咀嚼片生物等效性研究的给药方法应参照说明书（E选项不正确）。

3. A　本题考查的是药物代谢酶系统。哺乳动物肝微粒体中存在一类氧化反应类型极为广泛的氧化酶系，称为肝微粒体混合功能氧化酶系统或称**细胞色素P450酶（CYP450酶）**系、又称单氧加合酶。细胞色素P450酶系是一个超家族，种类繁多，参与药物在肝内降解的第Ⅰ相反应，约60%普通处方药需要通过细胞色素P450酶系进行生物转化。细胞色素P450引起的氧化反应特异性不强，**可催化体内多种反应**（A选项正确），包括氧化－还原作用、环氧化作用、N－脱羟基作用、O－脱羟基作用、S－氧化和羟基化作用。其他选项中的酶都是针对某一类反应的酶系，而非多种反应，所以其他选项不正确。

4. C　本题考查的是**个体给药优化方案的设计**。在临床工作中，给药方案个体化主要是凭借临床医生多年的工作经验实施。医生根据临床症状，通过按**体重、体表面积**、不同**年龄**等方法（D选项正确），计算调整用药剂量，尽可能使用药适合每一个患者的需要。临床上对**肾功能减退患者**给药方案的设计，主要根据患者的肾功能状况，预测药物的清除率或消除速度常数，进行剂量调整。**肌酐清除率**是判断肾小球滤过功能的指标（B选项正确）。对于治疗指数小的药物，要求血药浓度的波动范围在最低中毒浓度与最小有效浓度之间，因而需要制定个体化给药方案。给药方案的设计中可以**根据半衰期**确定给药方案（A选项正确）、根据**平均稳态血药浓度**制定给药方案（E选项正确）、根据**稳态血药浓度范围**制定给药方案。C选项分布速率常数通常很难获得、且是整个个体的分布，不是药理效应器官的分布，没有实际意义。

5. D　本题考查的是药物代谢酶和代谢的类型。**药物代谢反应**的类型通常可**分为两大类：第Ⅰ相反应与第Ⅱ相反应**。参与第Ⅰ相反应的酶属于Ⅰ相代谢酶；参与第Ⅱ相反应的酶属于Ⅱ相代谢酶，可以从反应的名字区分。酶系统名称带有**氧化、还原、水解**和**异构化**字样的一般为**Ⅰ相代谢酶**。所以选项D正确。第Ⅰ相反应是引入官能团的反应，通常是脂溶性药物经氧化、还原、水解和异构化，引入羟基、氨基或羧基等极性基团。所需的酶包括：如醇脱氢酶（即醇氧化反应）、单胺氧化酶、酯酶和酰胺酶（即酯、硫酯和酰胺的水解）、混合功能氧化酶系（大多数药物的氧化、还原反应）。**第Ⅱ相反应是结合反应**，含极性基团的原型药物或第Ⅰ相反应生成的代谢产物与机体内源性物质结合生成结合物。内源性结合剂有葡萄糖醛酸、硫酸、甘氨酸、谷胱甘肽、蛋氨酸、醋酸等，这类酶容易区分，结合了一个基团，如葡萄糖醛酸转移酶、磺酰基转移酶、谷胱甘肽S－转移酶、甲基转移酶、乙基转移酶等。

6. C　本题考查的是药代动力学**血药浓度－时间的关系曲线**。含有吸收（速度常数k_a）者为血管外给药，也就是有吸收过程存在血药浓度会增加，如选项C和E均为存在吸收过程的血管外给药，但需区分选项B，为**静脉滴注给药**，随着滴注延长血药浓度逐渐达到稳态。选项C吸收完成后，**直线消除**，说明吸收完成后的过程中**没有分布只有消除，具备单隔室的特征**，分布瞬间完成。所以选项C为单室模型血管外给药。选项E中吸收完成后存在分布和消除下降较快，随后分布完成，下降速度减慢因此属于双室模型血管外给药。曲线中无吸收过程，不存在血药浓度增加，而是血药浓度一直下降者，无其他特殊说明，属于静脉注射给药，如选项A和D。选项A无分布，仅有消除，具备单隔室的特征，分布瞬间完成。所以选项A为单室模型静脉注射给药。选项D中先以分布为主，存在周边室的分布，分布完成只剩消除，速度减缓，所以选项D为双室模型静脉注射给药。

7. A　本题考查的是影响药物代谢的因素——酶

诱导作用和酶抑制作用。某些化学物质能**提高肝药酶活性**，增加自身或其他药物的**代谢速率**，此现象称**酶诱导**。具有酶诱导作用的物质叫酶诱导剂，如**苯巴比妥**、**苯妥英钠**等有肝药酶诱导作用，能加速药物的消除而使药效减弱。如苯巴比妥与抗凝血药双香豆素合用，可加速双香豆素的肝代谢，降低其血药浓度，使药效减弱；利福平加速双香豆素、甲苯磺丁脲、口服避孕药等药物的消除而使药效减弱。选项 B 肾小球滤过，一般药物分子量大于 4000 均可滤过，不受其他药物影响。选项 C 酶抑制作用，抑制酶的活性，使药物代谢速率减慢。选项 D 首关效应，通常是肝药酶对药物的作用，和其他药物无关。选项 E 肠－肝循环，一般是药物本身所固有的性质决定的，不受其他药物影响。

8. D 本题考查的是表观分布容积定义。表观分布容积是体内药量与血药浓度间的一个比例常数，$V = X_0/C_0 = 60/0.015\text{ml} = 4\text{L}$。

9. A 本题考查的是消除速率常数的计算。消除速率常数与生物半衰期成反比。$k = 0.693/t_{1/2} = 0.693/1.386 = 0.5\text{h}^{-1}$。

10. A 本题考查的是吸收的定义。**吸收**是药物从**给药部位进入体循环**（主要是**血液循环**）的过程。对于药物制剂，除静脉注射等血管内给药方式以外，非血管内给药方式（如口服给药、肌内注射、吸入给药、透皮给药等）都存在吸收过程。

11. C 本题考查的是主动转运特点。一些**生命必需物质**（如 K^+、Na^+、I^-、单糖、氨基酸、水溶性维生素）等通过**主动转运吸收**。

12. D 本题考查的是**生物药剂学分类系统（BCS）**与制剂设计。根据溶解度和渗透性（膜透过性）将药物分成四类，如下表所示。溶解是吸收的前提。药物跨膜前必须溶解，就可以解释 BCS Ⅱ 为什么渗透性（膜透过性）好，却不能吸收的原因。BCS Ⅱ 通过改善溶出和溶出速度即可改善吸收。所以选项 D 正确。需要注意的是 BCS Ⅱ 膜透过性好，加入促渗剂是没有改善吸收作用的。

分类	溶解度	渗透性	吸收性质
BCS Ⅰ	高	高	吸收较好
BCS Ⅱ	低	高	需改善溶解度
BCS Ⅲ	高	低	跨膜是吸收限速过程
BCS Ⅳ	低	低	溶解和渗透性均需改善

13. C 本题考查的是**主动转运**的特征。药物通过生物膜转运时，借助**载体或酶促系统**，可以从膜的**低**浓度一侧向高浓度一侧转运，这种过程称为主动转运。主动转运有如下特点：①**逆浓度梯度转运**；②需要**消耗机体能量**；③可出现**饱和现象**；④可与结构类似的物质发生**竞争现象**；⑤受**抑制剂**的影响；⑥具有**结构特异性**；⑦有**部位特异性**。存在载体转运的物质，因为载体转运类似结构的物质，所以存在竞争、有结构和部位特异性。但是不一定消耗能量；主动转运与易化扩散不同之处在于：易化扩散不消耗能量，而且是顺浓度梯度转运。

14. C 本题考查的是**生物等效性判断标准**。在进行生物等效性评价时，一般情况下，**需要对 3 个参数 AUC、C_{max} 和 T_{max} 进行评价**，才能判断两个制剂等效性。对药动学参数 AUC 和 C_{max}，生物等效的接受标准为：AUC 和 C_{max} 的几何均值比值的 90% 置信区间在 **80%～125%** 范围内。对于窄治疗窗药物，应根据药物的特性适当缩小 90% 置信区间范围。对于高变异药物，可根据参比制剂的个体内变异，将等效性评价标准作适当比例的调整，但调整应有充分的依据。此外，当 T_{max} 与药物的临床疗效密切相关时，通常采用**配对非参数方法对 T_{max} 进行差异性检验**。

15. D 本题考查的是肠－肝循环特征。**肠－肝循环**是指随胆汁排入十二指肠的**药物**或其代谢物，在肠道中**重新被吸收**，经门静脉返回肝脏，重新进入血液循环的现象。

16. A 本题考查的是**载体转运**的各种特征。载体转运的特征：对转运物质有**结构特异性**要求，可被**结构类似物**竞争性抑制；也有**饱和现象**。载体转运有主动转运和易化扩散两种方式。肾小球滤过游离药物可以膜孔扩散方式滤过，无载体转运。胆汁排泄转运机制可分为被动扩散和主动转运（有载体转运）。肾小管分泌是将药物主动转运至尿中的排泄过程（有载体转运）。肾小管重吸收分为主动重吸收（有载体转运）和被动重吸收。胎盘转运机制包括被动转运和主动转运（有载体转运）。

17. B 本题考查的是**胃排空速率**的影响因素。胃排空速率快对主要在肠道吸收的药物吸收会加快或增多，如阿司匹林、地西泮、左旋多巴等；胃排空速率快对在胃内易破坏的药物破坏减少，吸收增加，如红霉素、左旋多巴；对需在**十二指肠**通过载体转运的方式**主动吸收**的药物，如**核黄素（维生素 B_2）**等，由于胃排空缓慢，核黄素连续不断缓慢地通过十二指肠，主动转运不易产生饱和，使**吸收增多**。

18. C 本题考查的是影响药物吸收生理因素中的胃排空。**胃排空速率快**，作用点在胃的药物，作用时间会缩短，疗效可能下降，如氢氧化铝凝胶、三硅酸镁、胃蛋白酶、硫糖铝等。主要在**肠道吸收的药物吸收会加快或增多**，如阿司匹林、地西泮、左旋多巴等；在胃内易破坏的药物破坏减少，吸收增加，如红霉素、左旋多巴。

19. A　本题考查的是胃肠液的成分和性质对药物吸收影响。肠液中含有**胆盐**，是一种表面活性剂，**能增加难溶性药物的溶解**，可提高药物的吸收。

20. A　本题考查的是影响药物吸收物理化学因素中的脂溶性和解离度。虽然亲脂性药物容易被吸收，但并不是亲脂性越强吸收越好，由于亲脂性极强的药物难以进入水性的细胞质或体液。根据里宾斯基五规则，药物脂水分配系数的对数值应为正数，而且**小于5（$\lg P < 5$）**，才比较合适（所以 E 选项不正确）。通常脂溶性大的药物易于透过细胞膜，**且未解离的分子型药物**比离子型药物**易于透过细胞膜**，所以 B 选项不正确。药物的理化性质能影响药物的吸收，分子量很大的药物难以通过毛细血管的内皮细胞膜和毛细血管壁的细孔跨膜（所以 C 选项不正确）。氢键数量多也就是极性大水溶性好的药物，不易于透膜吸收。

21. D　本题考查的是影响药物吸收物理化学因素中的溶出速度。**药物溶解后才可能被吸收**。崩解度只能反映崩解快慢。对一些难溶性药物或溶出速度很慢的药物，药物从固体制剂中的溶解释放很慢，其吸收过程往往受药物溶出速度所限制。**溶出速度能直接影响药物起效时间**、**药效强度**和**持续时间**。

22. C　本题考查的是影响胃排空速率的因素。药物，如抗胆碱药溴丙胺太林、麻醉药吗啡、解热镇痛药阿司匹林、肾上腺素能药异丙肾上腺素等能**减小胃排空速率**，而 β 受体拮抗药普萘洛尔能**增加胃排空速率**。

23. A　本题考查的是胃排空速率的因素。食物种类、胃内容物体积和黏度以及药物均会影响胃排空快慢。

24. D　本题考查的是剂型对药物吸收的影响。不同剂型药物溶出速度不同，吸收速度有差异。通常**溶液剂 > 混悬剂 > 胶囊剂 > 片剂 > 包衣片**。

25. A　本题考查的是溶出速度对药物吸收的影响。**溶出速度**的理论是基于 **Noyes – Whitney** 扩散溶解理论。

26. A　本题考查的是解离度对药物跨膜的影响。**脂溶性的非解离型药物重吸收大**，大多数弱酸性、弱碱性药物在肾小管中的重吸收易受尿的 pH 和药物 pK_a 的影响。**尿的酸化作用可增加 pK_a 在中性范围的弱酸的重吸收**。药物中毒治疗时，可采用增加尿量，同时改变尿液 pH，促进药物的肾排泄。反之，**尿液碱化作用可减少弱酸的重吸收**，肾排泄增加。

27. B　本题考查的是药物物理化学性质对药物吸收的影响。多数药物是弱酸或弱碱性物质，pH 会影响药物解离，分子型药物比离子型易于吸收。**弱酸性药物在酸性胃液中分子型多**；碱性药物在肠道中分子型多。虽然亲脂性药物容易吸收，但并不是越强越好，脂水分配系数过大，药物难以进入水性的细胞质或体液。药物脂水分配系数的对数值应为正数，而且小于 5（$\lg P < 5$），才比较合适。

28. E　本题考查的是制剂处方和工艺对药物吸收的影响。原料药粒径不属于制备工艺。

29. E　本题考查的是**经皮吸收制剂的特点**。脂溶性、药物分子量小、分子型、剂量低、低熔点的药物有利于渗透通过皮肤，易于制成经皮吸收制剂。

30. A　本题考查的是皮下注射的特点和临床应用。药物**皮下注射的吸收较肌内注射慢**，因皮下组织血管较少及血流速度比肌肉组织慢。一些需延长作用时间的药物可**采用皮下注射**，如治疗糖尿病的**胰岛素**。

31. E　本题考查的是**生物等效性研究的基本要求**。选项 ABCD 均是生物等效性研究的基本要求。而选项 E，筛选受试者时的排除标准应主要基于安全性方面的考虑。当入选健康受试者参与试验可能面临安全性方面的风险时，则建议入选试验药物拟适用的患者人群，并且在试验期间应保证患者病情稳定。

32. E　本题考查的是动脉注射的特点和临床应用。**动脉注射**将药物或诊断药**直接输入靶组织或器官**。如抗肿瘤药经动脉做区域性滴注，用于肿瘤治疗，可提高疗效和降低毒性。

33. C　本题考查的是注射的特点和临床应用。**肌内注射**可以是溶液剂、混悬剂或乳剂，所用溶剂有**水、复合溶剂**或油等，容量一般为 2 ~ 5ml。**皮下注射**的吸收较肌内注射慢，因皮下组织血管较少及血流速度比肌肉组织慢。如治疗糖尿病的胰岛素注射体积一般 1 ~ 2ml 左右。**皮内注射**是用于诊断与**过敏试验**，注射量在 0.2ml 以内。

34. B　本题考查的是生物等效性研究一般试验设计。通常**采集血液样品**。多数情况下检测血浆或血清中的药物或其代谢产物浓度。有时分析全血样品。

35. B　本题考查的是表观分布容积临床意义。**表观分布容积是体内药物量与血药浓度的比值**。亲脂性药物地高辛血药浓度非常低，多数与组织蛋白结合，表观分布容积较大，超过了体液总体积。

36. A 本题考查的是药物与血浆蛋白结合对药物体内过程的影响。**药物的蛋白结合**不仅影响药物的体内**分布**，也影响药物的**代谢**和**排泄**。药物与蛋白质结合后，不能透过血管壁向组织转运，不能由肾小球滤过，也不能经肝脏代谢。只有游离型的药物分子才能从血液向组织转运，并在作用部位发挥药理作用。

37. C 本题考查的是药物脑内分布的影响因素。药物的**亲脂性**是药物透过血-脑屏障的决定因素。药物向中枢神经系统的转运，取决于在 pH 7.4 时（**弱碱性，所以弱碱性药物容易向脑脊液转运**）的分配系数大小，而分配系数又受解离度影响。如药物在 pH 7.4 的体液中大部分以非解离型分子存在时，分配系数大，转运至中枢神经系统的量也就大。**药物与蛋白质结合后，不能透过血管壁向组织脏器转运**。葡萄糖、氨基酸则通过**主动转运**机制进入脑内。

38. B 本题考查的是**血浆蛋白质结合的特点**。药物与血浆蛋白**可逆性结合**，是药物在血浆中的一种贮存形式，能降低药物的分布与消除速度，使血浆中游离型药物保持一定的浓度和维持一定的时间。毒副作用较大的药物与血浆蛋白结合可起到减毒和保护机体的作用。**血浆蛋白结合率高的药物，血药浓度较高**（主要分布在血液中，分布体积小），表观分布容积较小。

39. D 本题考查的是影响**淋巴转运**的因素。药物需要经过血管壁和淋巴管壁两个屏障，其透过性能取决于孔径较小的血管壁。组织液内的**蛋白**等**大分子物质**难以进入血管，但**易进入毛细淋巴管**。利用脂质体、微球、毫微粒、乳剂等载体，能够将包载的药物带入淋巴系统中发挥作用。

40. A 本题考查的是**药物脑内分布**的影响因素。药物的**亲脂性**是药物透过血-脑屏障的决定因素。吩噻嗪类抗精神病药如氯丙嗪等有很高的脂溶性，故均能迅速向脑内转运。大多数水溶性的及在血浆 pH 7.4 时能解离的抗生素不能进入中枢神经系统，但当**脑内感染（如脑膜炎）存在时，膜通透性变大**，使氨苄西林、青霉素 G、林可霉素和头孢噻吩钠等都能透入脑脊液，有利于药物的治疗作用。

41. C 本题考查的是药物的**肾排泄机理**。药物在肾小管重吸收主要是被动重吸收，这种被动重吸收与药物的**脂溶性、pK_a、尿的 pH 和尿量**有密切关系。

42. A 本题考查的是肾小管重吸收的影响因素。**尿的酸化作用可增加弱酸性药物（水杨酸）的重吸**收，降低肾排泄。药物中毒治疗时，可采用增加尿量，同时改变尿液 pH，促进药物的肾排泄。

43. C 本题考查的是肾清除率的临床应用。若一个药物有肾小球滤过而没有肾小管分泌或重吸收，**肾清除率的正常值为 120ml/min**。

44. D 本题考查的是药物的剂型对药物的吸收影响。不同剂型药物的溶出速度不同，吸收速度有差异：**溶液剂 > 混悬剂 > 散剂 > 胶囊剂 > 片剂 > 包衣片**。

45. E 本题考查的是药物蛋白结合对体内过程的影响。**药物蛋白结合**不仅影响药物的体内**分布**，也影响药物的**代谢**和**排泄**。药物与蛋白质结合后，不能透过血管壁向组织转运，不能由肾小球滤过，也不能经肝脏代谢。对于毒副作用较强的药物，易出现安全问题。

46. D 本题考查的是药物代谢的部位。**药物代谢的主要部位是在肝脏**。除肝脏以外，胃肠道亦是常见的代谢部位。

47. A 本题考查的是生物等效性定义。**生物等效性（BE）**是指在相似的试验条件下单次或多次给予相同剂量的试验药物后，受试制剂中药物的**吸收速度**和**吸收程度**与参比制剂的差异在可接受范围内，反映其吸收程度和速度的主要药动学参数无统计学差异。

48. B 本题考查的是胃肠道的结构与功能。胃黏膜缺乏绒毛，吸收面积有限，除一些弱酸性药物有较好吸收外，大多数药物吸收较差。对于小肠，**大多数药物的最佳吸收部位是十二指肠或小肠上部**，药物可以通过被动扩散途径吸收，小肠也是药物主动转运吸收的特异性部位。多肽类药物可以结肠作为口服的吸收部位。直肠血管丰富，是栓剂给药的吸收部位。

49. D 本题考查的是胃肠道的结构与功能。首先在**酸性溶液中酸性药物易吸收**，排除 A、B、C 三个碱性药物。根据 $pK_a - pH = \lg[HA]/[A^-]$ 可知，pK_a 越大，未解离的药物越多，越易吸收。因此 pK_a 7.4 最易吸收。

50. E 本题考查的是**代谢反应的类型**。**第 I 相代谢反应**：药物分子进行**氧化、还原、水解、羟基化**，引入或使分子暴露出极性基团（羟基、羧基、巯基、氨基等）。**第 II 相代谢反应（结合反应）**：葡萄糖醛酸、硫酸、甘氨酸、谷胱甘肽、乙酰化结合反应，结合生成水溶性的物质，排出体外。

51. C 本题考查的是影响药物经皮渗透的因素。**脂溶性、药物分子体积小、分子型、低熔点**的药物容易渗透通过皮肤。药物经皮渗透速率，脂溶性大的药物，透皮速率大；药物分子体积大，通过角质层的扩散系数小；低熔点的药物容易渗透通过皮肤；分子型药物容易渗透通过皮肤，而离子型药物分配进入角质层困难，其透皮速率小。

52. C 本题考查的是生物半衰期和生物利用度的意义。药物口服给药存在显著的肝首关效应，改用肌内注射无首关效应，药物进入体内量增加，生物利用度增加。而 $t_{1/2}$ 是药物本身作固有的性质，不改变。

53. B 本题考查的是肾清除率的概念。肾清除率代表在一定时间内（通常以每分钟为单位）肾脏能使多少容积（通常以毫升为单位）的血浆中药物被清除的能力。肾清除率能反映药物排泄的机制。

54. D 本题考查的是肠 – 肝循环特点。肠 – 肝循环是指随胆汁排入十二指肠的药物或其代谢物，在肠道中重新被吸收，经门静脉返回肝脏，重新进入血液循环的现象。一些药物会因肠 – 肝循环在血药浓度 – 时间曲线上出现第二个峰，即产生**双峰现象**。

55. C 本题考查的是肠 – 肝循环定义。肠 – 肝循环是指随胆汁排入十二指肠的药物或其代谢物，在肠道中重新被吸收，经门静脉返回肝脏，重新进入血液循环的现象。

56. C 本题考查的是生物半衰期和体内清除百分数的关系。头孢克洛体内基本**清除干净（99％以上）需要 7 个半衰期**。

57. C 本题考查的是药物的生物半衰期。**生物半衰期**指体内药量或血药浓度**降低一半**所需要的**时间**。1 小时和 4 小时血药浓度分别为 100mg/L 和 12.5mg/L，也就是经过 3 小时，药物浓度降低至 1/8，就是需要三个生物半衰期，所以药物的生物半衰期是 1 小时，1 小时血药浓度 100mg/L，2 小时血药浓度就是 50mg/L，3 小时血药浓度为 25mg/L。

58. B 本题考查的是生物利用度和生物等效性的计算和评价。两制剂生物等效要满足三点：①**AUC 的 90％可信限落于标准参比制剂的 80％ ~ 125％**；②C_{max} 90％可信限在参比制剂的 **80％ ~ 125％**；③T_{max} 可用**非参数法检验**（对于速释和缓释对比，有一定时间差值），则可认为两者生物等效。两者 C_{max} 的比值 73/116 ＝62.9％，不符合等效性要求。相对生物利用度是相同剂量的两非静脉途径给药制剂 AUC 比值，故 A 制剂相对 B 制剂的相对生物利用度为 100％。绝对生物利用度是与静脉制剂 AUC 比值。

59. A 本题考查的是房室模型结构及特征。房室模型是根据药物在体内的转运性质，把机体看成一个系统，由一个或多个房室（也称隔室）组成。房室并不代表特定的解剖组织或器官，是抽象的概念。**单室**模型是药物**进入体循环后，能够迅速分布到全身各**处，并很快在血液与各组织脏器之间达到动态平衡。**双室模型假设身体由两部分组成，即药物分布速率比较快的中央室与分布较慢的周边室。**

60. A 本题考查的是非线性药代动力学特征。区分线性和非线性就可以很容易的作答此题，**低浓度时代谢酶没有饱和**，药物的剂量与 AUC 和达峰浓度成正比（即为给药剂量越大 AUC 和达峰浓度越大，且成比例），但是药代动力学参数 $t_{1/2}$、k、Cl 等不变是定值。相反，**高浓度时酶代谢能力饱和了**，药物的剂量与 AUC 和达峰浓度就不成正比，药代动力学参数 $t_{1/2}$、k、Cl 也就不是定值了。

61. E 本题考查的是血药浓度 – 时间关系图。E 为双室静脉注射，药物进入某些组织和器官速度慢，即为分布慢，有分布相存在，如图前段是分布相，后段是消除相。B 为**单室静脉注射**药物迅速完成分布，**没有分布相，只有消除相**，呈现一条消除相的直线。C 为单室口服给药由于药物有吸收，故先增加后消除线性减小。D 为单室静脉滴注给药。A 为非线性药动学消除速率与浓度之间的关系。

62. C 本题考查的是**静脉滴注稳态血药浓度**。单室模型静脉滴注给药达到稳态血药浓度为 $C_{ss}=k_0/Vk$。

63. B 本题考查的是半衰期与达坪浓度分数关系。根据静脉滴注半衰期的个数与达坪浓度分数的关系，4 个半衰期达坪浓度分数为 93.75％，5 个半衰期达坪浓度分数为 96.88％，4 ~ 5 个半衰期为 95％。

64. B 本题考查的是给药方案的设计中，根据稳态血药浓度范围制定给药方案。对于治疗窗很窄的药物，需要同时控制**最大稳态血药浓度** C_{max}^{ss} 和**最小稳态血药浓度** C_{min}^{ss}，才能使药物在临床使用安全有效。所以选项 B 正确。另外，选项 C 根据平均稳态血药浓度制定给药方案必须选择最佳给药间隔，一般药物给药间隔为 1 ~ 2 个半衰期。对于治疗窗非常窄的药物，必须以小剂量多次给药，或采用静脉滴注方式给药，此选项不适合该题。选项 D 根据最小稳态血药浓度制定给药方案：某些药物的安全性比较好，治疗窗范围较大，一般情况下药物的稳态血药浓度很少能触及药物的最低中毒浓度（MTC），其给药方案可以根据其最小稳态血药浓度进行设计，不适合本题治疗窗范围较窄的药物。选项 E 一般给药方案没有根据最大稳态血药浓度制定的。选项 A 根据药物半衰期进行给药，方案较简单，但该法不适合半衰期过短或过长的药物，以及治疗窗范围较窄的药物，血药浓度波动相对较大。

65. D　本题考查的是静脉滴注稳态血药浓度。$C_{ss} = k_0/Vk$，$k_0 = C_{ss}Vk = 0.3\mu g/ml \times 0.693/0.83 \times 4.5L = 1.13mg/h$。

66. A　本题考查的是生物等效性样品采集。通常采集血液样品。应恰当地设定**样品采集时间，使其包含吸收、分布、消除相**。采样时间不短于 3 个末端消除半衰期。末端消除相应至少采集 3~4 个样品以确保准确估算末端消除相斜率。

67. C　本题考查的是半衰期与消除分数之间的关系。$(1/2)^3 = 1/8$。

68. B　本题考查的是双室模型静脉注射参数的计算。双室模型静脉注射的 $\lg C - t$ 曲线表现为较明显的"下凹"特征，**后端是消除相**。所以后端直线斜率可计算消除速度常数。

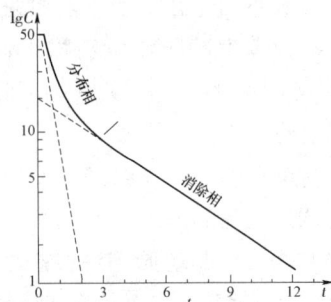

69. B　本题考查的是半衰期和消除速度常数关系。$t_{1/2} = \mathbf{0.693/k} = 0.693/0.095 = 7.3h$。

70. C　本题考查的是根据半衰期确定给药方案。若维持量 X_0 为有效剂量，当给药间隔等于半衰期 $\tau = t_{1/2}$，**首剂量等于维持剂量的 2 倍时**，血药浓度迅速能够达到稳态血药浓度。故首剂量应给予 200mg。

71. B　本题考查的是评价生物等效性的药动学参数。**AUC** 即是**血药浓度 – 时间曲线下面积**。血药浓度 – 时间曲线下的面积（AUC）与药物吸收总量成正比。

72. E　本题考查的是评价生物等效性的药动学参数。**吸收速度：**通常采用实测药物峰浓度 C_{max} 评价吸收速度。药物浓度达峰时间 T_{max} 也是评价吸收速度的重要参考信息。

73. A　本题考查的是生物利用度的公式。静脉注射生物利用度 100%，**与静脉注射为参比者，即为绝对生物利用度**。

74. A　本题考查的是非线性动力学参数。**非线性药动学方程：Michaelis – Menten 方程** $-dC/dt = V_m \cdot C/(K_m + C)$。两个基本参数是 K_m 和 V_m。

75. C　本题考查的是生物等效性研究一般试验设计和数据处理原则。选项 A，对于受试制剂和参比制

剂给药规格：常释制剂（常释片剂和胶囊）**采用申报的最高规格**进行单次给药的空腹及餐后生物等效性研究；调释制剂（包括延迟释放制剂和缓释制剂）采用申报的最高规格进行单次给药的空腹及餐后生物等效性研究。一般不推荐进行多次给药研究。选项 B，对于采集时间的曲线下面积要求：末端消除相应至少采集 3~4 个样品以确保准确估算末端消除相斜率。除可用 $AUC_{0 \to 72h}$ 来代替 $AUC_{0 \to t}$ 或 $AUC_{0 \to \infty}$ 的长半衰期药物外，$\mathbf{AUC_{0 \to t}}$ **至少应覆盖** $\mathbf{AUC_{0 \to \infty}}$ **的 80%**。实际给药和采样时间与计划时间可能有偏差，则采用实际时间进行药动学参数计算。而不是选项中的 70%，所以选项 B 错误。选项 C 正确。选项 D 对于受试制剂与参比制剂要求：应说明受试制剂和参比制剂的批号、参比制剂的有效期等信息。**受试制剂与参比制剂药物含量的差值小于 5%**。试验机构应对试验制剂及参比制剂按相关要求留样。试验药物应留样保存至药品获准上市后 2 年。所以选项 D 错误。选项 E，对于空腹和进餐要求，空腹试验：试验前夜至少空腹 10 小时。一般情况下，在空腹状态下用 240ml 水送服受试制剂和参比制剂。口腔崩解片等特殊剂型应参考说明书规定服药。餐后试验：**试验前夜至少空腹 10 小时**。受试者试验当日**给药前 30 分钟**时开始**进食标准餐**，并在 **30 分钟内用餐完毕**，在开始**进餐后 30 分钟时准时服用试验药**，用 240ml 水送服。所以选项 E 空腹 8 小时错误。

76. D　本题考查的是生物等效性的定义。生物等效性是指在相似的试验条件下单次或多次给予相同剂量的试验药物后，受试制剂中药物的**吸收速度和吸收程度**与参比制剂的差异在可接受范围内，反映其吸收程度和吸收速度的主要药动学参数无统计学差异。所以必须是吸收速度和吸收程度两者皆有才可。

77. D　本题考查的是多剂量给药平均稳态血药浓度。$\mathbf{C_{av} = X_0/Vk\tau}$，这是一个非常重要的公式，常有试题涉及该公式，一定要牢记该公式的多种形式变化。已知药物的表观分布容积 V 及消除速率常数 k（$k = 0.693/t_{1/2}$）时，可以算出时间间隔为 τ 时多次静脉注射 X_0 剂量下的平均稳态血药浓度。也可以是 $C_{av} = X_0/Cl\tau$，$Cl = Vk$ 为清除率。血管外给药存在吸收过程（吸收分数为 F），多次给药时的平均稳态血药浓度为 $C_{av} = FX_0/Vk\tau$，也是稳态时一个时间间隔 τ 的平均浓度，即为 $C_{av} = AUC_{0 \to \tau}/\tau$。本题的计算较为简单：$C_{av} = X_0/Vk\tau = 500/(10 \times 0.1 \times 10) = 50mg/L$。

78. C　本题考查的是**非线性药代动力学特点**。非线性药动学体内过程的特点：①药物的消除不呈现一

级动力学特征，即消除动力学是非线性的；②当剂量增加时，消除半衰期延长；③AUC 和平均稳态血药浓度与剂量不成正比；④其他可能竞争酶或载体系统的药物，影响其动力学过程。

79. B　本题考查的是生物利用度的定义。由分析可知生物利用度是药物被吸收**进入血液循环的速度与程度**。其他选项与吸收无关。

80. B　本题考查的是单室模型单剂量血管外给药关系式。**达峰时间与给药剂量 X_0 无关，一般为定值**。

81. C　本题考查的是胃肠道生理和药物吸收。药物在小肠的滞留时间是 3～5h，也就是药物的主要吸收时间是 4h 左右。

82. B　本题考查的是制剂处方对药物吸收的影响。蒙脱石散由于巨大的表面积不能在饭前或饭后服用，否则食物会覆盖蒙脱石散表面。与药物联用，药物会被吸附，降低两者疗效。用药时饮水量应该适中，饮水过多会导致蒙脱石散浓度过低，影响吸附能力，过少则造成便秘，故腹泻得到抑制就应该停用。

83. C　本题考查的是生物药剂学分类系统与制剂设计。**BCS Ⅲ类药物溶解度高，有较低的渗透性**，生物膜是吸收的屏障，药物的跨膜转运是药物吸收的限速过程。

84. C　本题考查的是蛋白结合率对药物体内性质的影响。原因是患者同时应用**阿司匹林和格列本脲**两种蛋白结合率较高药物，阿司匹林及其代谢产物水杨酸盐将与蛋白结合的格列本脲置换出来，使游离的格列本脲浓度升高，从而引起低血糖。

85. D　本题考查的是影响肺部药物吸收的因素。肺部给药时，药物粒子大小影响药物到达的部位，大于 $10\mu m$ 的粒子沉积于气管中，$2～10\mu m$ 的粒子可到达支气管与细支气管，$2～3\mu m$ 的粒子可到达肺泡。粒径太小的粒子不能停留在呼吸道，容易通过呼气排出。**PM 2.5 即是 $2.5\mu m$ 左右的粒子**。

86. D　本题考查的是透皮贴剂应用。芬太尼属于**中枢镇痛药**，药物经皮吸收进入血液循环，最终与中枢的 μ 受体结合，阻断疼痛信号的传导，产生镇痛作用，所以**绝非哪里痛贴哪里**（因此 D 正确，B、E 不正确）。因为皮肤附属器在皮肤表面所占的面积约为 0.1%，因此不是药物经皮吸收的主要途径，所以 C 选项错误。**吸收迅速能和静脉注射相比**的有气雾剂和舌下片等，皮肤吸收较为缓慢（A 选项错误）。

87. B　本题考查的是线性和非线性动力学参数的特点。**一级动力学就是通常说的线性动力学**，主要特征有：当剂量增加时，药物的消除速率常数、半衰期

和清除率保持不变；AUC 和平均稳态血药浓度与剂量成正比。所以从 $t_{1/2}$ 可以看出，药 B 的 $t_{1/2}$ 保持不变，属于一级动力学即为线性动力学（选项 C 不正确）。药 A 的 $t_{1/2}$ 随着剂量的增加而增大，属于非线性药动学，为零级动力学。所以选项 B 正确。

88. B　本题考查的是药物的转运方式。多数药物的能否跨膜，取决于膜两侧药物的浓度梯度、药物的脂水分配系数及药物在膜内的扩散速度。所以**多数药物易于从高浓度向低浓度转运，即以被动转运中的简单扩散机制通过生物膜**。如果选项改为简单扩散也是正确的。

89. C　本题考查的是影响**药物代谢的生理性因素**。影响药物代谢的生理性因素有性别、年龄、个体、疾病等。胎儿及新生儿的**药物代谢酶活性**比成年人低得多，所以新生儿用药时，不仅药效强，毒性也高（C 选项正确）。有些药物代谢慢，半衰期延长。因此相同剂量的药物，血药浓度相对偏高。其他选项基本不影响药物在新生儿体内的蓄积。

90. D　本题考查的是影响眼部吸收的因素。眼用制剂可分为眼用液体制剂（滴眼剂、洗眼剂、眼内注射溶液）、眼用半固体制剂（眼膏剂、眼用乳膏剂、眼用凝胶剂）（选项 C 正确）、眼用固体制剂（眼膜剂、眼丸剂、眼内插入剂）。降低药物流失的方法有**增加制剂黏度，减少给药体积**（选项 E 正确）和应用**软膏、膜剂**等剂型。应用**甲基纤维素和聚乙烯醇等亲水性高分子材料增加水溶液黏度**（选项 A 正确），可以延长保留时间，减少流失。**混悬型滴眼剂**中的药物微粒在结膜囊内，能不断地溶解提供药物透入角膜，因而能够产生较高的药物浓度。混悬液中的粒子大小是影响药物吸收的重要因素，粒度过大可引起眼部刺激、流泪、药物易于流失。**眼膏和膜剂**（选项 B 正确）与角膜接触时间都比水溶液长，作用也延长。一般眼膏的吸收慢于水溶液及水混悬液。眼用膜剂在结膜囊内被泪液缓慢溶解，形成黏稠溶液，不容易流失，且可黏附在角膜上延长接触时间，维持较长的药效。**制剂的 pH 和渗透压**：滴眼液 pH 在中性时刺激性小，泪液分泌少。正常眼能耐受相当于 0.8%～1.2% NaCl 溶液的渗透压。等渗和低渗溶液对流泪无明显影响，但低渗溶液易引发角膜组织膨胀而引起疼痛。

二、配伍选择题

[1～5] AECDB　本题考查的是代谢的影响因素。**硝酸甘油**口服时在吸收过程中必须通过肝脏，绝

大多数在**肝脏被灭活**，使药效降低。如苯巴比妥、苯妥英钠等有肝药酶诱导作用，能加速药物的消除而使药效减弱。影响药物代谢的**生理性因素有性别、年龄、个体、疾病**等，如有些药物代谢老年人比青年人慢，半衰期延长，因此相同剂量的药物，老年人中血药浓度相对偏高。白种人服用异烟肼后，易发生多发性神经炎是因为白种人的酶与黄种人不同，遗传因素所致。

[6～9] BDAC 本题考查的是**药物在体内的基本过程**。考查对吸收、分布、代谢、排泄的理解。**吸收**是药物从用药部分进入体循环的过程。**分布**是药物进入体循环后向各组织、器官或体液转运的过程。**代谢**是药物在吸收过程或者进入体循环后，受肠道菌丛或体内酶系统的作用，结构发生转变的过程。**排泄**是药物或其代谢产物排出体外的过程。**吸收过程**决定药物进入体循环（主要是血液）的速度与量，**分布过程**影响药物是否能及时到达与疾病相关的组织和器官，**分布**即是药物转运到组织和脏器的过程。**代谢与排泄过程**关系到药物在体内存在的时间。

[10～13] CEBE 本题考查的是**药物的转运方式**。胆酸与维生素 B_2 相同，在**小肠上段主动转运**吸收，维生素 B_{12} 在回肠末端主动转运吸收，很多生命必需物质（如 K^+、Na^+、I^-，单糖、氨基酸、水溶性维生素）等通过主动转运吸收。**微粒给药系统**一般是通过生物膜变形将物质摄入细胞内或释放到细胞外，称为**膜动转运**，蛋白多肽类也具有相同转运机制。大多数药物消化道内转运的机制是被动扩散中的简单扩散。

[14～15] DC 本题考查的是胃肠道的结构与功能。**直肠是栓剂的良好吸收部位**。结肠降解酶少，是蛋白质多肽类较理想的吸收部位。

[16～19] EBCD 本题考查的是影响药物代谢因素。结核病者对**异烟肼的代谢酶**的活性不同，这是由于**基因多态性**。剂量增加，代谢酶数量有限，达到饱和，药物不能全部代谢。R-华法林竞争性抑制 S-华法林即为代谢反应的立体选择性。苯巴比妥、苯妥英钠能诱导酶活性，加速药物消除。

[20～22] DBE 本题考查的是药物经非胃肠道给药吸收的影响因素。**直肠给药**，药物混合于直肠分泌液中，避免肝脏首关效应，但是由于直肠分泌液少，缓冲能力差，应考虑**药物基质的选择与药物性质不同**，而加速药物从基质中释放。肌内注射要考虑局部血流量、溶媒的选择、分子量及脂溶性。选项 C 应是经胃肠道给药，与药物的脂溶性和解离度有关，同

时还受食物和剂型的影响。眼部给药区别于其他给药方式的就是黏度，直接影响药物滞留眼部的时间，除此之外还有给药体积、pH、渗透压、渗透促进剂的使用及给药方法等。影响鼻黏膜给药的因素主要是粒子大小（大于 $50\mu m$ 粒子鼻腔沉积，不能达到鼻黏膜主要吸收部位，$2\mu m$ 左右粒子又可能被气流带入肺部）和吸收促进剂的选择。

[23～27] DECBA 本题考查的是注射给药的特点。①鞘内注射指将药物注射到椎管中，通过脑脊液循环，运输到中枢神经系统，可避免血-脑屏障的阻碍。②除关节腔内注射及局部麻醉药外，注射给药一般产生全身作用。③一般临床上采用**皮内注射**进行诊断与**过敏试验**。④一些需延长作用时间的药物可采用**皮下注射**，如治疗糖尿病的胰岛素。植入剂常植入皮下。⑤栓塞性微球一般用于肿瘤治疗，**动脉注射后栓塞肿瘤区域**的血液供给，同时释放药物，以达到抗肿瘤的效果。因此动脉内注射将药物或诊断药直接输入靶组织或器官，用于肿瘤治疗，可提高疗效和降低毒性。

[28～30] BAE 本题考查的是药物的非胃肠道给药的特点。以**气雾剂**给药，吸收面积大，吸收迅速且可避免首关效应的是**肺部给药**。**不存在吸收过程**，可以认为药物全部被机体利用的是**静脉注射给药**。药物先经结缔组织扩散，再经毛细血管和淋巴进入血液循环，一般吸收程度与**静脉注射相当的是肌内注射给药**。

[31～33] DBA 本题考查的是给药部位与吸收途径。**皮内注射**一次注射体积在 **0.2ml** 以下；**皮下注射**一次注射体积一般为 **1～2ml**，不适于刺激性大的药物；静脉滴注常用于急救、补充体液和营养，一次给药体积可多至数千毫升。

[34～36] ABD 本题考查的是药物的转运机制。药物及其代谢产物可以通过肾脏、胆汁、消化道、**呼吸系统（乙醇、乙醚等）**、**汗腺（无机盐）**、唾液腺、乳汁、泪腺等途径排泄。**葡萄糖必须经肾小管主动重吸收回血液中**，否则尿中含糖（糖尿病）。肌酐清除率是判断肾小球滤过功能的指标，肌酐仅有肾小球滤过过程，无重吸收。

[37～39] ACB 本题考查的是生物药剂学名词的意义。**首关效应**是药物进入体循环前的降解或失活，药物的首关效应越大，药物被代谢越多，生物利用度越低，药效受到明显的影响。**血-脑屏障**是血液与脑组织之间存在屏障，脑组织对外来物质有选择地摄取的能力。血-脑屏障的作用在于保护中枢神经系

统。**肠 - 肝循环**是指随胆汁排入十二指肠的药物或其代谢物，在肠道中重新被吸收，返回肝脏，重新进入血液循环。有肠 - 肝循环的药物在体内能停留较长时间。

[40～43] BCDA 本题考查的是各个药物体内过程的部位。①**药物代谢**的主要部位是在**肝脏**。②**肾脏**是人体排泄药物及其代谢物的最重要器官。③**肠 - 肝循环**是指随胆汁排入十二指肠的药物或其代谢物，在肠道中重新被吸收，经门静脉返回肝脏，重新进入血液循环的现象。维生素 A、D、E，性激素，甲状腺素及这些药物的代谢产物都是从胆汁排泄后被重吸收的。④肺有很大表面积，肺泡壁较薄，而且血流量大，药物极易吸收，**吸入气雾剂给药部位是肺**。

[44～45] AD 本题考查的是药物体内过程的因素和性质。**血浆蛋白结合**率属于分布过程，是吸收之后的过程，所以不影响吸收。**无跨膜转运过程的是代谢**，代谢是药物酶降解的过程。

[46～48] ACB 本题考查的是药物的转运方式的特征。药物借助载体或酶促系统，消耗机体能量，从膜的低浓度侧向高浓度侧转运的药物转运方式是**主动转运**；在细胞膜载体的帮助下，由膜的高浓度侧向低浓度侧转运，不消耗能量的药物转运方式是**易化扩散**；药物扩散速度取决于膜两侧药物的浓度梯度、药物的脂水分配系数及药物在膜内扩散速度的药物转运方式是**简单扩散**。

[49～50] AB 本题考查的是注射给药的临床应用。临床上一般采用**皮内注射**进行诊断与**过敏试验**。药用胰岛素大部分是六聚体，**注射到皮下后可先分解**为二聚体，再分解为单个分子而吸收入血，吸收速率慢，血糖不会很快下降。

[51～52] AC 本题考查的是各给药途径特点。直肠吸收由于**直肠液体容量小**，不足以使药物很快溶解，因此药物的溶解度对吸收有较大影响。水溶性药物混悬于油脂性基质中，或脂溶性药物分散在水溶性基质中，有利于药物的释放和吸收。一般来说，**栓剂中药物吸收的限速过程是基质中药物释放到体液的速度**，而不是药物在体液中的溶解度。气体或挥发性液体麻醉药和其他气雾剂型药物可通过呼吸道吸收，肺有很大表面积，而且血流量大，药物极易吸收，可直接局部给药使药物发挥作用。

[53～54] DC 本题考查的是影响药物代谢的因素。影响药物代谢的因素包括给药途径和剂型，给药剂量，代谢反应的立体选择性，酶诱导作用和抑制作用，基因多态性，生理因素有性别、年龄、个体、疾

病等。CYP2C19 弱代谢型患者是由于**酶的基因型不同**对代谢快慢影响。肾功能不全属于**疾病**的影响。

[55～57] BAA 本题考查的是**肾小管重吸收机理**。酸化尿液，弱酸解离少，**分子型增加，重吸收增加**，排泄减慢；弱碱反之。碱化尿液，弱酸解离增加，分子型减少，重吸收减少，排泄加快。

[58～60] CDA 本题考查的是药物的转运方式的特点。核苷类药物水溶性大，被动转运速度慢，主要依靠转运蛋白**易化扩散**方式跨膜转运。水溶性的小分子物质通过**滤过方式**，依靠膜两侧的流体静压或渗透压通过孔道。一些生命必需物质（如 K^+、Na^+、I^-、单糖、氨基酸、水溶性维生素）和有机酸、碱等弱电解质的离子型化合物等，能通过**主动转运**吸收。

[61～62] AB 本题考查的是**体内四个过程**的定义。**吸收**是药物从给药部位进入体循环的过程。药物进入体循环后向各组织、器官或者体液转运的过程称**分布**。药物在吸收过程或进入体循环后，受体内酶系统的作用，结构发生转变的过程称**代谢**。药物及其代谢产物排出体外的过程称**排泄**。**代谢与排泄**过程合称为**消除**。

[63～64] CA 本题考查的是**疾病对药物分布和代谢的影响**。肝功能不全时，药物代谢减慢，体内药量增加，作用增强。营养不良时，体内蛋白质总浓度降低，会导致药物蛋白结合率减少，游离浓度增加，作用增强；但是由于游离浓度增加，药物消除加快。

[65～68] BADE 本题考查的是生物药剂学定义和意义。**血 - 脑屏障（BBB）**是血液与脑组织之间存在屏障，脑组织对外来物质有选择地摄取的能力。血 - 脑屏障的作用在于保护中枢神经系统，使其具有稳定的化学环境。药物与**血浆蛋白结合**的能力：血液中的药物一部分呈非结合的游离型存在，一部分与血浆蛋白成为结合型药物。**药物的疗效取决于其游离型浓度**。药物的蛋白结合不仅影响药物的体内分布，也影响药物的代谢和排泄。**淋巴循环**可使药物不通过肝脏从而避免首过效应；脂肪和蛋白质等大分子物质转运依赖淋巴系统；传染病、炎症、癌转移等使淋巴系统成为靶组织时，药物需向淋巴系统转运。在母体循环系统与胎儿循环系统之间存在着**胎盘屏障**。胎盘屏障对母体与胎儿间的体内物质和药物交换起着十分重要的作用。

[69～71] CDE 本题考查的是药动学和药理参数及临床意义。**pK_a** 是解离常数，水溶液中具有一定离解度的溶质的极性参数。**pH** 是表示酸碱度的参数，**LD_{50}** 和 **ED_{50}** 是一对参数表示**半数致死量和半数有效**

量，$\lg P$ 为药物脂水分配系数，反应药物脂溶性的参数。HLB 为表面活性剂等两亲物质的**亲水亲油平衡值**。

[72~73] AB 本题考查的是生物利用度的计算。绝对生物利用度的计算如下：

$$F = \frac{AUC_{(po)}/Dose_{(po)}}{AUC_{(iv)}/Dose_{(iv)}} \times 100\%$$

$$= (44.6/100)/(18.9/25) = 59.0\%$$

相对生物利用度的计算如下：

$$F_r = \frac{AUC_{(T)}/Dose_{(T)}}{AUC_{(R)}/Dose_{(R)}} \times 100\%$$

$$= (44.6/100)/(43.2/100) = 103.2\%$$

[74~77] ECDB 本题考查的是药动学参数的意义。①**平均稳态血药浓度**，是多剂量给药后稳态血药浓度，并非一个单一数值，而是在每个给药间隔内随时间变化的函数，且在最大稳态血药浓度和最小稳态血药浓度和之间维持在某一水平范围。②**生物利用度**包括两方面的内容：吸收速度与吸收程度。吸收程度即药物进入血液循环的多少，可通过血药浓度－时间曲线下的面积（AUC）表示，因为它与药物吸收总量成正比。同时**统计矩理论**中血药浓度－时间曲线下面积（**AUC**）**定义为药－时曲线的零阶矩**。因此选项 C 零阶矩用于计算生物利用度。吸收速度即药物进入血液循环的快慢，常用达峰时间表示。③**MRT**代表了药物在体内的**平均滞留时间**的长短，是一个反映速度的函数，因此能反映药物在体内消除快慢。④**药－时曲线的一阶矩**定义为时间与血药浓度的乘积与时间曲线下的面积（**AUMC**），即以 $t \cdot C$ 对 t 作图，所得的曲线下面积。

[78~81] ECAD 本题考查的是药动学基本公式。需要掌握几个基本的计算公式。本题可根据药动学参数进行选择。

[82~86] CAEBD 本题考查的是药动学基本公式。需要掌握血药浓度－时间关系式以及生物利用度关系式。公式中仅**含有 k 消除速度常数者即为单室模型静脉注射**，含有生物利用度 F 和吸收速度常数 k_a 者**为血管外给药**。含有**静滴速度（k_0）**即为静脉滴注给药，$(1-e^{-nk\tau})/(1-e^{-k\tau})$ 为多剂量给药，n 是给药的次数。

[87~90] BDEC 本题考查的是药动学基本公式。需要掌握血药浓度－时间关系式。公式中仅含有 k 消除速度常数者即为单室模型静脉注射（静注无吸收，单室模型分布瞬间完成忽略不计）。含有静滴速度（k_0）即为静脉滴注给药。含有生物利用度 F 和吸

收速度常数 k_a 者为血管外给药。有分布速度常数 α、消除速度常数 β 的是双室模型静脉注射，**有 α、β 和吸收速度常数 k_a** 者为**双室模型血管外给药**。无分布速度常数 α 者为单室模型。

[91~93] ABD 本题考查的是药动学参数的符号简写。选项 A **波动度（DF）**，多次给药达到稳态后，血药浓度在一定范围内波动，其波动程度通常可以用波动度表示。选项 B 为吸收速率常数 k_a，药物在吸收相（通常在 t 达到 T_{max} 以前），如下图所示假设药物的残数浓度 $C_r = Ae^{-kt} - C$，其中 C_r 为残数浓度，Ae^{-kt} 表示 $\lg C$－t 图中由消除相直线外推到吸收相各时间点的外推浓度，C 表示吸收相的实测浓度，以 $\lg C_r$ 对 t 作图，得到残数线，该直线的斜率为 $-k_a/2.303$。所以单隔室血管外给药，残数法计算的参数是 k_a。选项 C 为 T_{max} 达峰时间，能反映药物在体内吸收速度的参数。同时选项 B 吸收速率常数 k_a 也能反映药物在体内吸收速度。选项 D 即 **AUC 为血药浓度－时间曲线下面积**，是反映药物在体内吸收程度的参数。选项 E 即**药－时曲线的一阶矩**定义为时间与血药浓度的乘积与时间曲线下的面积（**AUMC**），即以 $t \cdot C$ 对 t 作图，所得的曲线下面积。

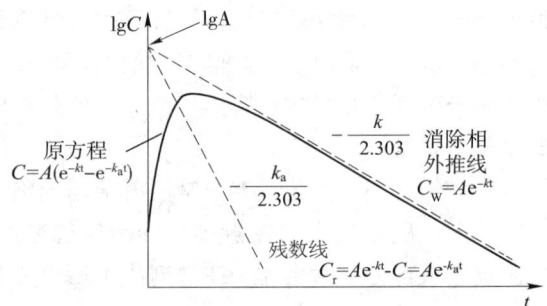

[94~97] DABC 本题考查的是血药浓度与时间（C－t）关系。掌握简单的参数英文或者公式均可以作答正确。**首剂量为 X_0**、**平均稳态血药浓度为 C_{av}**、**稳态最大血药浓度为 $C_{max}^{ss} = \frac{X_0}{V}\left(\frac{1}{1-e^{-k\tau}}\right)$**、**药－时曲线下面积为 AUC**。

[98~99] BA 本题考查的是药动学公式。掌握基本符号的含义即可以完成此类考题。有稳态血药浓度 C_{ss} 即为静脉滴注给药稳态血药浓度的计算公式，有平均滞留时间 MRT 即为平均滞留时间的计算公式。

[100~101] EA 本题考查的是药动学基本名词的意义和计算。**清除率**是单位时间从体内消除的含药血浆体积单位为"体积/时间"。**速率常数**表明其体内过程速度快慢。**生物半衰期**指药物在体内的量或血药浓度降低一半所需要的时间。**绝对生物利用度**是同一药物相同剂量的试验制剂 AUC 与静脉注射 AUC 的比

值。相对生物利用度是同一药物相同剂量的试验制剂 AUC 与参比制剂 AUC 的比值。

[102～104] CBE 本题考查的是单室模型静脉注射的药动学参数计算。由 1～3h 浓度降低一半可知药物的半衰期 3－1＝2h，$k＝0.693/t_{1/2}＝0.693/2＝0.3465$。表观分布容积 $＝X_0/C_0＝100/11.88＝8.42L$。

[105～109] BABCD 本题考查的是药动学参数单位。生物半衰期以 $t_{1/2}$ 表示，单位是"时间"，如 min 或 h。消除速率常数单位是时间的倒数，如 min^{-1} 或 h^{-1}。MRT 是平均滞留时间，单位是时间的单位。清除率单位用"体积/时间"表示，如 L/min、ml/min、L/h。AUC 是浓度与时间的乘积，$C（\mu g/ml）\cdot t（h）＝\mu g\cdot h/ml$。

[110～114] EACDB 本题考查的是增加药物的溶出速率的方法。增加药物的溶出速率的方法有粉末纳米化、使用表面活性剂外，还可采取制成盐或亲水性前体药物、固体分散体、环糊精包合物、磷脂复合物等方法提高溶出速度。螺内酯气流粉碎可使粉末纳米化。尼群地平有 3 种晶型，一般多晶型包括稳定型、亚稳定型和无定型。无定型的结晶熵值最大、熔点低、溶解度大、溶出速度快。甲苯磺丁脲制成钠盐药物的溶解度增加。溶剂法（溶解后挥发溶剂）使灰黄霉素分散在聚乙烯吡咯烷酮载体中，形成固体分散体。对于溶媒化物一般以水合物＜无水物＜有机溶剂化物的顺序溶解度增加，吸收增加。

[115～117] CAB 本题考查的是注射给药的给药部位与吸收途径。药物皮下注射的吸收较肌内注射慢，因皮下组织血管较少及血流速度比肌肉组织慢。一些需延长作用时间的药物可采用皮下注射，如治疗糖尿病的胰岛素。植入剂常植入皮下。肌内注射可以是溶液剂、混悬剂或乳剂，所用溶剂有水、复合溶剂或油等，容量一般为 2～5ml。长效注射剂常是油溶液或混悬剂，注射后在局部形成贮库，缓慢释放药物达到长效目的。皮内注射是将药物注射到真皮中，此部位血管稀且小，吸收差，只用于诊断与过敏试验，注射量在 0.2ml 以内。输液为静脉滴注给药。

[118～121] ECDB 本题考查的是药物排泄机理。药物及其代谢产物可以通过肾脏、胆汁等途径排泄。己烯雌酚、卡马西平、氯霉素、吲哚美辛、螺内酯等药物口服后都存在肠－肝循环。一些药物会因肠－肝循环在血药浓度－时间曲线上出现第二个峰，即产生双峰现象。肾小管分泌是主动转运过程，可分两类，即有机酸转运系统和有机碱转运系统，分别转运

弱酸性药物和弱碱性药物，有机酸类如对氨基马尿酸、水杨酸、氨基水杨酸等。肾小管重吸收有主动重吸收和被动重吸收两种，身体必需物质如葡萄糖等，虽然被肾小球大量滤过，但在近曲小管处由主动转运几乎被全部重吸收。肾小球滤过：肾小球毛细血管内皮极薄，其上有很多直径 6～10nm 的小孔，通透性高。除与血浆蛋白结合的药物与代谢产物外，游离药物可以膜孔扩散方式滤过。

三、综合分析选择题

[1～3]

1. D 本题考查的是剂型与制剂因素对药物吸收的影响及临床应用。缓释片不可粉碎和咀嚼，患者吞咽困难，应向医师申请变更处方。

2. E 本题考查的是难溶包衣材料的应用。仅醋酸纤维素为难溶性包衣材料。

3. C 本题考查的是硝苯地平缓释片的临床意义。控制药物的释放速度和程度，以确保药物以一定速度输送到病患部位并在组织中或体液中维持一定浓度，获得预期疗效，减小毒副作用，减少给药次数，提高患者顺应性。

[4～6]

4. A 本题考查的是气雾剂的临床应用和注意事项。药物粒径大小不同，到达肺黏膜的部位不同，对疗效影响显著。

5. A 本题考查的是气雾剂的特点和应用。气雾剂是借助抛射剂压力将内容物呈雾状物喷出。

6. B 本题考查的是气雾剂的质量要求。粒径在 1～3μm 的药物，易滞留在肺泡发挥作用。

[7～9]

7. A 本题考查的是药物代谢的影响因素。治疗结核病的药物异烟肼存在基因多态性，这种药物反应的差异是由于编码 N－乙酰基转移酶的基因差异所致。NAT－2 等位基因会造成"慢乙酰化"的表型，以致机体对异烟肼的代谢缓慢，使药物分子在体内停留的时间延长，会使患者发生肢端疼痛、麻刺、虚弱等不良反应。

8. E 本题考查的是药物的不良反应。一些结核病患者"慢乙酰化"，机体对异烟肼的代谢缓慢，使药物分子在体内停留的时间延长，发生肢端疼痛、麻刺、虚弱等不良反应。异烟肼还具有肝毒性。

9. E 本题考查的是异烟肼片的临床应用。异烟肼片一般为白色或乳白色，同为结核药物的利福平为

棕红色。

[10～13]

10. A 本题考查的是平均稳态血药浓度公式计算。$C_{av} = FX_0/Vk\tau$，所以 $X_0 = C_{av} \cdot Vk\tau/F = 6 \times 2.01 \times 0.693/3.5 \times 4/0.85 = 11.2$ mg/kg。

11. A 本题考查的是药动参数制定给药方案设计。临床上有效浓度多指平均稳态血药浓度，因此可据此设计给药方案。

12. A 本题考查的是给药方案设计。

$$\tau = \frac{FX_0}{kVC_{av}} = \frac{0.85 \times 500}{\dfrac{0.693}{3.5} \times 2.01 \times 70 \times 4} = 3.83\,(h) \approx 4\,(h)。$$

13. C 本题考查的是治疗药物监测的适用范围。普鲁卡因胺治疗指数小、毒性反应强。

[14～16]

14. C 本题考查的是平均稳态血药浓度的计算。这是考试中所涉及的一个最重要的计算公式，X_0/τ 指的是每天的给药量，也可以记作 D/τ，根据情况直接带入公式计算即可。由于 $Cl = kv$，所以 $C_{av} = FX_0/kv\tau = F \cdot X_0/Cl \cdot \tau$。

$$\frac{X_0}{\tau} = \frac{C_{av} \times Cl}{F}$$
$$= \frac{1\,ng/ml \times 100ml/(h \cdot kg) \times 55kg}{0.8}$$
$$= 6.875\,\mu g/h = 0.17\,mg/d$$

15. E 本题考查的是治疗药物监测的适用范围。地高辛需进行血药浓度监测的原因是毒性反应不易识别。

16. B 本题考查的是地高辛的临床应用及注意事项。地高辛主要经肾脏排泄，肾功能障碍患者需减量。

[17～18]

17. D 本题考查的是绝对生物利用度的计算。绝对生物利用度的计算公式如下：

$$F = \frac{AUC_{(po)}/Dose_{(po)}}{AUC_{(iv)}/Dose_{(iv)}} \times 100\%$$

所以 $F = 36/40 \times 100\% = 90\%$。

18. C 本题考查的是洛美沙星的性质和临床应用。喹诺酮类合成抗菌药构效关系研究表明，8位氟原子取代基可提高口服生物利用度，可达到95%～98%，口服吸收迅速、完全且稳定性强，口服后仅有5%的药物经生物转化后代谢，60%～80%的药物以原型从尿液中排出，但8位氟原子取代可增加其光毒性。

[19～21]

19. C 本题考查的是肝清除率的计算。该药物的肝清除率 $Cl = 80\% \times kV = 80\% \times 0.693/6.93 \times 100 = 8L/h$。

20. A 本题考查的是绝对生物利用度的计算。该药物片剂的绝对生物利用度 $F = (10/1000)/(20/200) = 10\%$。

21. C 本题考查的是不同给药途径的特点。口服均有首关效应，所以选择制成非口服制剂，栓剂。

[22～25]

22. B 本题考查的是阿司匹林的结构特点。分子中的羧基与抗炎活性有关，三价铁离子遇酚羟基生成紫色溶液。过量服用对乙酰氨基酚时，肝的谷胱甘肽会被耗竭，导致肝坏死。

23. A 本题考查的是解离常数对药物吸收的影响。阿司匹林酸性药物在胃中主要以分子状态存在，不解离。分子型药物远远大于离子型。

24. D 本题考查的是阿司匹林的不良反应。阿司匹林易发生胃肠道反应，对胃有刺激。

25. D 本题考查的是剂量饱和产生的非线性。大剂量给药初期由饱和，药物消除速度恒定，表现为零级动力学，当体内药量降到一定程度，消除速度与浓度成正比例，即为一级。

[26～28]

26. B 本题考查的是生物等效性的判定。生物等效性评价要求（三点）：AUC 的 90% 可信限落于标准参比制剂的 80%～125%，C_{max} 的 90% 可信限在参比制剂的 80%～125%，T_{max} 可用非参数法检验（对于速释和缓释对比，有一定时间差值），符合要求，则可认为两者生物等效。

27. B 本题考查的是平均稳态血药浓度的计算。平均稳态血药浓度 = AUC/τ = 64.8/8 = 8.1 mg/L。

28. C 本题考查的是肝肾功能出现障碍药剂量应调整。由于清除率为正常人的1/2。稳态血药浓度 = $X_0/kv\tau = X_0/Cl\tau$，则 X_0 也应该减半。

[29～31]

29. C 本题考查的是生物药剂学分类系统（BCS）与制剂设计。根据溶解度和渗透性（膜透过性）将药物分成四类，如下表。题中药物溶解度低，影响药物的吸收，所以该药物应该属于 BCS Ⅱ 或者 BCS Ⅳ，又由于粒径改变，药物吸收增加了将近5～10倍（曲线下面积增加），说明该药物膜渗透性良好，故该药物属于 BCS Ⅱ。

分类	溶解度	渗透性	吸收性质
BCS Ⅰ	高	高	吸收较好
BCS Ⅱ	低	高	需改善溶解度
BCS Ⅲ	高	低	跨膜是吸收限速过程
BCS Ⅳ	低	低	溶解和渗透性均需改善

30. D 本题考查的是影响药物吸收的剂型（广义）因素——**溶出速度**。一般只有难溶性药物粒径会影响溶解和吸收。水溶性好的药物溶解速度较快。食物尤其是脂肪类食物能促进胆汁分泌，**胆汁是天然的表面活性剂**可使难溶性药物形成 O/W 或 W/O 乳糜，相当于乳剂而**促进难溶性药物吸收**（选项 D 正确）。选项 A 本身叙述是错误的。选项 E 一般普通食物无此功能。选项 B，由于胃吸收能力不及小肠，胃内的滞留时间延长没有促进吸收的作用。选项 C 相当于略有延缓释放的作用，对难溶性药物的吸收没有影响。

31. C 本题考查的是**双室模型血管外给药参数**的意义。从 $t_{1/2(\alpha)}$ 和 $t_{1/2(\beta)}$ 只能得出，药物分布完成后，体内消除一半所需要的时间是 18.0 小时，也就是只有在血药浓度 - 时间曲线末端是 18.0 小时。所以选项 A 和 B 不准确。只有选项 C 是正确的。选项 D 本题没有相关信息体现。选项 E 不正确，从血药浓度 - 时间曲线看该药物 10 小时体内浓度降低较多，需一天 2 次。而实际临床口服一天 1 次的药物多数半衰期是 35 ~ 48 小时左右。

[32 ~ 34]

32. E 本题考查的是药动学参数及临床意义——药物消除速率常数 k 具有加和性。若患者的**肝功能减半**，**则体内药物肝脏代谢速率常数**以及体内肝清除率均减半，又由于该药物主要肝脏代谢，$k_{总} = k_{肝}$，$Cl_{总} = Cl_{肝}$，所以均减半。正常患者的消除速率常数 $k = 0.693/t_{1/2} = 0.693/24 = 0.029 \ h^{-1}$，所以肝功能减半患者 $k_b = k/2 = 0.029/2 = 0.0145 h^{-1}$。对于本题考点需要注意若药物存在其他途径则只有肝脏消除部分减半，其他部分不变。因此选项 A 表述不正确。选项 B，患者的肝功能减半，肝脏代谢功能下降，药物体内浓度随之增加，因此临床使用时应减少剂量，因此选项 B 不正确。选项 C，药物的达峰时间适合药物的吸收相关的参数，患者吸收功能并没有受到影响，所以达峰时间不变，因此选项 C 不正确。选项 D，药物代谢下降，体内浓度升高，达峰浓度增加。选项 E，$t_{1/2} = 0.693/k_b = 0.693/0.0145 = 48h$，所以此时药物的半衰期约为 48h。

33. B 本题考查的是影响分布的因素——药物与血浆蛋白结合的能力。药物与**华法林的血浆蛋白结合率均很高，为 98% ~ 99%**，应用血浆蛋白结合率高的药物时，剂量上有细微的改变就会使游离药物浓度产生很大的变化，或者同时给予**另一种血浆蛋白结合能力更强的药物**后，由于竞争作用将其中一个血浆蛋白结合能力较弱的药物置换下来，使游离药物浓度增大，从而引起药理作用显著增强，对于**毒副作用较强的药物，易发生用药安全性问题**。所以选项 B 正确。其他选项 A、C、D、E 题中未体现出来。

34. A 本题考查的是药动学参数及临床意义——生物半衰期。在药物剂型选择与设计或**确定临床用药方法时**，$t_{1/2}$ **具有重要意义。消除半衰期较长的药物没有必要制备缓释制剂**。所以本题中药物光不稳定、易氧化；消除半衰期约为 24h，所以普通胃溶避光包衣即可保护药物不被光降解，不被氧化。选项 A，普通薄膜衣片即可满足条件。又由于药物本身消除半衰期约为 24h，没有必要制备成缓释片或控释片，所以选项 B 和 C 不正确，该药物也没有制备成肠溶片（针对胃中不稳定或胃刺激性等。选项 D 不正确）和舌下片（肝脏首关作用非常明显，不可口服的药物。选项 E 不正确）的需要。

四、多项选择题

1. ABCDE 本题考查的是药动学模型的种类。根据不同假设或药物在体内动力学过程的不同特征，**药动学模型**主要分为：**房室模型、统计矩模型**（又称**非房室分析**）、**非线性药代动力学模型、生理药代动力学模型、群体药代动力学模型、药动学/药效学模型等**。其中最经典的药动学模型是房室模型。

2. ABCDE 本题考查的是生物药剂学中剂型因素。**广义的剂型因素**包括药物的物理性质、药物的化学性质、制剂的处方组成、药物的剂型和制剂的制备工艺过程。

3. BCDE 本题考查的是首关效应的定义和临床应用。口服药物的吸收须透过胃肠壁，然后进入门静脉，有些药物几乎无代谢作用发生，有些则在胃肠壁或肝脏内被广泛代谢、消除，发生首关效应，所以**有明显的首关效应的药物不宜制备成口服制剂**，如普通片剂、包衣片（包括肠溶包衣）、泡腾片、缓控释制剂、口服乳剂、口服混悬剂、口服溶液剂。但是**肠道外给药**，如口腔舌下片、鼻腔喷雾剂、气雾剂、注射给药、皮下等给药**可避免首关效应**。经皮制剂亦属于肠道外给药。所以所有选项中只有肠溶片透过胃肠壁，有首关作用。其他选项 BCDE 均可选，不经过胃肠壁吸收，无肝脏首关作用。

4. ABCDE　本题考查的是影响药物胃肠道吸收的因素。**生理因素**是机体因素。影响药物在胃肠道吸收的**剂型因素**主要是药物性质、制剂、制备工艺。

5. BCDE　本题考查的是影响药物溶出度的因素。主要有**晶型、无定型、药物粒径**及是否成**盐**等，而与药物的**旋光度**无关。

6. ABCDE　本题考查的是影响药物溶出速率的因素。根据 **Noyes – Whitney** 的**扩散溶解理论**，增加药物颗粒的表面积和溶解度可增加药物的溶出速率。因此，为达到增加某些难溶性药物的溶出速度和吸收的目的，可采用药物微粉化技术；加入**表面活性剂**促进粉末表面润湿，提高药物溶出；**多晶型**：一般无定型溶解度最小、溶出速度快；**溶剂化物**；制成盐或亲水性前体药物、**固体分散体、环糊精包合物、磷脂复合物**等。

7. BC　本题考查的是影响药物吸收的生理因素。通过**十二指肠主动吸收**的药物，如**核黄素**等，**饭后服用**，由于胃排空缓慢，连续缓慢地通过十二指肠，主动转运不易产生饱和，使**吸收增多**。

8. ABCDE　本题考查的是晶型对溶出的影响。**晶型改变**主要受到**温度**和**状态**改变的影响；多晶型药物制成混悬剂，**贮藏**过程中也可能发生晶型改变。

9. ABCD　本题考查的是**影响药物代谢的因素**。遗传因素是由个体从母体遗传所得的因素，包括**种属、种族、遗传多态性、特异质反应**（是由药物引起的遗传性异常反应，发生在有遗传性药物代谢和反应变异的个体）。其属于药品不良反应的一类，是少数遗传缺陷的药物异常反应。而**交叉耐受性**是两种药物**共用同一个酶系统**时产生的，机体不能对其加以区分。

10. ABCDE　本题考查的是代谢的反应类型。**第 II 相反应**为结合反应，药物或初级代谢产物与内源性物质结合，如葡萄糖醛酸、硫酸和谷胱甘肽等，还有乙酰化结合、甲基化结合反应。

11. ABDE　本题考查的是注射剂的性质。**肌内注射药物**的吸收**比皮下注射快**。因为肌肉内所含血管比皮内或皮下丰富得多，吸收迅速，药物可很快到达全身发挥作用。

12. DE　本题考查的是淋巴转运的特点。蛇毒与铁 – 多糖类复合物属于**大分子高亲脂性药物**，不能通过毛细血管或通过受阻，而**倾向于**穿透渗透性较强的**毛细淋巴管转运**。

13. ABCD　本题考查的是**肾小管重吸收特点**。有

主动重吸收和**被动重吸收**两种，身体必需物质如葡萄糖等，虽然被肾小球大量滤过，但在近曲小管处由主动转运几乎被全部重吸收。药物在肾小管重吸收主要是被动重吸收，这种被动重吸收与药物的脂溶性、pK_a、尿的 pH 和尿量有密切关系。

14. ABCDE　本题考查的是**药物代谢产物**的特点。药物代谢的产物的特点有：药理活性减弱以致完全失活；与母体药物相比其脂溶性降低，分子极性增强和水溶性增加；少数药物的代谢产物要比母体药物的药理活性更强；某些药物的代谢产物具有强于母体药物的毒性；少量药物的代谢产物的极性降低。

15. ABCD　本题考查的是药物代谢的特点。药物在**药物代谢酶**作用下的**体内代谢为非线性**，剂量与血中浓度 – 时间曲线下面积不成正比。代谢酶同载体相同均有饱和现象、竞争抑制现象、结构特异性和部位特异性。

16. BCDE　本题考查的是生物利用度。制剂 A 达峰时间最短，吸收速度最快，但 C_{max} 大于最小中毒浓度，可能引起中毒；制剂 C 的 C_{max} 小于最小有效浓度，可能无治疗作用；制剂 B 的 C_{max} 在治疗窗内，且吸收速度快，是较理想的药品。

17. BCDE　本题考查的是**影响注射给药吸收的因素**。影响因素包括**生理因素和剂型因素**（药物理化性质、制剂处方组成等）。注射部位的**血流状态**，血流丰富部位药物吸收快。注射部位的**按摩**与**热敷**亦能促进药物的吸收。**分子量**大的药物难以通过毛细血管细孔，只能以淋巴系统为主要吸收途径。药物**与蛋白质结合**后，游离药物浓度降低。各种注射剂中药物的释放速率按以下次序排列：水溶液 > 水混悬液 > 油溶液 > O/W 型乳剂 > W/O 型乳剂 > 油混悬液。**助悬剂**增加黏度，延缓药物的吸收。药物与血浆蛋白结合的能力是影响药物分布的因素。

18. ADE　本题考查的是药物的体内过程。**静脉内直接给药没有吸收过程**。

19. ABE　本题考查的是**单室模型静脉注射**给药的**药代动力学方程**。单室模型静脉注射给药的药代动力学方程要求掌握。C、D 选项为单室模型静脉滴注给药的药代动力学模型。

20. ACDE　本题考查的是**治疗药物监测**。有下列情况需进行血药浓度监测：①个体差异很大；②具非线性动力学特征药；③治疗指数小、毒性反应强的药物；④毒性反应不易识别，用量不当或用量不足的临床反应难以识别的药物；⑤特殊人群用药；⑥常规剂量下没有疗效或出现毒性反应；⑦合并用药而出现的

异常反应；⑧长期用药；⑨诊断和处理药物过量或中毒。

21. ABCD 本题考查的是 AUC 计算公式。$\int_0^\infty tC\mathrm{d}t$ 是 AUMC 的计算公式。

22. ABCD 本题考查的是**评价生物利用度参数**。评价生物利用度的三个参数是峰浓度 C_{max}、达峰时间 T_{max}、血药浓度 – 时间曲线下面积 **AUC**。

23. ABCE 本题考查的是**平均滞留时间**的计算公式。MRT = AUMC/AUC，所以 D 答案是错误的，其余均正确。

24. ABCDE 本题考查的是注射给药特点。口服不吸收、在胃肠道降解、首关效应大、胃肠道刺激性大的药物常以注射给药，急救用药或不能吞咽的患者也往往采用注射给药。注射途径有静脉、肌内、皮下、鞘内与关节腔内注射等。

25. ABCDE 本题考查的是肌内注射的剂型。肌内注射，药物经结缔组织扩散，再由毛细血管和淋巴吸收进入血液循环。肌内注射可以是**溶液剂**、**混悬剂**或**乳剂**，所用**溶剂有水**、**复合溶剂**或**油**等，容量一般为 2 ~ 5ml。长效注射剂常是油溶液或混悬剂，注射后在局部形成贮库，缓慢释放药物达到长效目的。

26. ABDE 本题考查的是片剂体内特点。**舌下片起效快**，适用心绞痛急性发作。缓释片血药浓度平稳，药效持续时间长，可提高患者顺应性，不能避免首关效应。

27. ABCD 本题考查的是剂型与制剂因素对药物吸收的影响。**影响混悬剂生物利用度的因素有药物颗粒大小**、**晶型**、**分散溶剂种类**、**附加剂**、**黏度**等。

28. BCDE 本题考查的是影响溶液中药物吸收的因素。溶液型制剂生物利用度高。影响溶液中药物吸收的因素有溶液的黏度、渗透压、络合物的形成、胶团的增溶作用及化学稳定性等。分散溶剂是不属于溶液剂。

29. ABC 本题考查的是生物药剂学分类系统与制剂设计。**BCS Ⅲ 类药物有较高的溶解度，较低的渗透性**，生物膜是吸收的屏障，药物的跨膜转运是药物吸收的限速过程，可能存在主动转运和特殊转运过程。可通过增加药物的脂溶性来改善药物的渗透性，或选用渗透促进剂及合适的微粒给药系统增加药物的吸收。由于该类**药物本身溶解度高，增加溶解度**的方法，如制备固体分散体和微粉化**没有作用**。

第八章 药物对机体的作用

一、最佳选择题

1. B 本题考查的是药物治疗作用的区分。**使用抗生素杀灭病原微生物属于对因治疗，指的是药后能消除原发致病因子，治愈疾病的药物治疗**。补充疗法（又替代疗法）指的是指补充体内营养或代谢物质不足的疗法。对症治疗指的是用药后能改善患者疾病的症状。标本兼治指的是对症治疗和对因治疗两种治疗相辅相成。

2. E 本题考查的是对二重感染的理解。**二重感染是长期应用广谱抗生素，使敏感细菌被杀灭，而非敏感菌（如厌氧菌、真菌）大量繁殖，是继发于药物治疗作用之后的不良反应**，治疗剂量下治疗作用本身带来的间接结果，**属于继发反应**。副作用是在药物按正常用法用量使用时，出现的与治疗目的无关的不适反应。首剂效应指的是首次给药导致的不良反应，需减量服用。后遗效应是指在停药后，血药浓度已降至最小有效浓度以下时残存的药理效应。特异质反应是指少数特异体质患者对某些药物反应异常敏感。

3. A 本题考查的是药物选择性的特点。**药物作用的选择性有高低之分**。有些药物可影响机体多种功能，则选择性低，有些药物只影响机体的一种功能，则选择性高。而**药物特异性与选择性不一定平行**。如阿托品特异性地拮抗 M 胆碱受体，作用特异性强，但阿托品药理效应的选择性并不高，其对心脏、血管、平滑肌、腺体及中枢都有影响。**选择性低的药物效应广泛**，一般**副作用较多**。在复杂病因或诊断未明时选用应选用选择性低的药物，如广谱抗生素、广谱抗心律失常药等。**选择性**一般是相对的，**有时也与药物剂量有关**。如小剂量阿司匹林有抗血小板聚集、抑制血栓形成的作用，较大剂量发挥解热镇痛作用，大剂量则具有抗炎抗风湿作用。

4. C 本题考查的是对药物治疗作用的区分。使用解热镇痛药降低高热患者的体温属于**对症治疗**，但**不能消除引发高热的致病因子，治愈疾病**，所以不属于对因治疗，也不属于补充体内营养或代谢物质不足的补充疗法（又称替代疗法）和对症治疗与对因治疗两种治疗相辅相成的标本兼治。

5. D　本题考查的是对药物治疗作用的区分。**对因治疗是指针对疾病的病因用药**，青霉素治疗敏感金黄色葡萄球菌引发的感染属于对因治疗。而对症治疗是针对疾病的发病症状用药，对乙酰氨基酚治疗感冒引起的发热、硝酸甘油缓解心绞痛、吗啡治疗癌症引起的疼痛、硝苯地平治疗高血压都是针对症状进行治疗。

6. B　本题考查的是药物的副作用。**药物副作用是药物固有的药理作用所产生的，由于药物作用部位选择性低，药理效应涉及多个器官，当某一效应用作为治疗目的时，其他效应就成为副作用。** 这是副作用产生的药理学基础。故 B 为正确答案。药物剂量过大或血药浓度过高时发生的危害性反应是毒性反应。药物作用靶点特异性高和药物分布范围窄皆不是引起药物产生副作用的药理学基础。

7. C　本题考查的是对后遗效应的理解。**后遗效应是指在停药后，血药浓度已降至最小有效浓度以下时残存的药理效应。** 肾上腺皮质功能低下是在停药后，肾上腺皮质激素已降至最小有效浓度以下出现的残存药理效应，属于后遗效应。其他的变态反应是机体受药物刺激而产生的异常免疫反应。依赖性是长期应用某种药物后所造成的一种强迫要求连续或定期使用该药的行为或其他反应。毒性反应是指在剂量过大或药物在体内蓄积过多时发生的危害性反应。继发反应是继发于药物治疗作用之后的不良反应，是治疗剂量下治疗作用本身带来的间接结果。

8. A　本题考查的是对毒性反应的理解。**毒性反应是指在剂量过大或药物在体内蓄积过多时发生的危害性反应，通常比较严重。** 呼吸中枢兴奋药引发的惊厥是由于服用剂量过大导致的。属于毒性反应。其他的后遗效应是指在停药后，血药浓度已降至最小有效浓度以下时残存的药理效应。特异质反应是指少数特异体质患者对某些药物反应异常敏感。变态反应是机体受药物刺激而产生的异常免疫反应。副作用是指在药物按正常用法用量使用时，出现的与治疗目的无关的不适反应。后遗效应、特异质反应、变态反应和副作用皆不是剂量过大而导致的不良反应。

9. A　本题考查的是对副作用的理解。**副作用是指在药物按正常用法用量使用时，出现的与治疗目的无关的不适反应。** 副作用是药物固有的药理作用所产生的，由于药物作用的选择性低，药理效应涉及多个器官，当某一效应用作为治疗目的时，其他效应就成为副作用。药物的副作用随用药目的变化而变化，一般反应较轻微并可预料，**多数可以恢复**。而毒性反应是

指在剂量过大或药物在体内蓄积过多时发生的危害性反应。后遗效应是指在停药后，血药浓度已降至最小有效浓度以下时残存的药理效应。首剂效应指的是首次给药导致的不良反应，需减量服用。继发反应是继发于药物治疗作用之后的不良反应，是治疗剂量下治疗作用本身带来的间接结果。

10. D　本题考查的是对变态反应的理解。**变态反应是指机体受药物刺激所发生的异常免疫反应，引起机体生理功能障碍或组织损伤，也称过敏反应**，如青霉素引发过敏性休克属于变态反应。毒性反应是指在剂量过大或药物在体内蓄积过多时发生的危害性反应，如华法林在剂量过大时引发出血。致畸反应也属于慢性毒性范畴，如沙利度胺引起的海豹肢畸形儿。后遗效应是指在停药后，血药浓度已降至最小有效浓度以下时残存的药理效应，如服用巴比妥类催眠药后，次晨出现的乏力、困倦等现象。停药反应指患者长期应用某种药物，突然停药后出现原有疾病加剧的现象，如可乐定治疗高血压，突然停药，次日血压明显升高。

11. C　本题考查的是对副作用的理解。**副作用是药物固有的药理作用所产生的，由于药物作用的选择性低，药理效应涉及多个器官，当某一效应用作为治疗目的时，其他效应就成为副作用。** 如解除胃肠痉挛和抑制腺体分泌都是阿托品的药理效应，阿托品用于解除胃肠痉挛时，引起的口干就是阿托品的副作用。而后遗效应、首剂效应、继发性反应和变态反应都是与副作用概念不同的其他不良反应。

12. C　本题考查的是药物剂量与效应关系。**量-效曲线斜率大的药物药量发生微小的变化，可引起效应的明显变化。**

13. A　本题考查的是对效价强度的理解。**效价强度是指能引起等效反应（一般采用 50% 效应量）的相对剂量或浓度**。效价强度用于作用性质相同的药物之间的等效剂量或浓度的比较，其值越小则强度越大。在临床选择药物及确定剂量须区别效能和效价强度，不能不加区分只讲某一药较另一药作用强。**药物效价强度与药物的内在活性强弱即效能无关**，不能将药物效价强度用于药物内在活性强弱及效能的比较。本题关于药物效价强度的说法，错误的是 A。

14. D　本题考查的是对质反应的理解。质反应为药理效应不是随着药物剂量或浓度的增减呈连续性量的变化，而为**反应的性质变化。一般以阳性或阴性、全或无的方式表示。** 存活与死亡属于质反应。而量反应为药理效应的强弱呈连续性量的变化，可用数量或

最大反应的百分率表示。转氨酶水平、白细胞数量、睡眠时间长短和惊厥潜伏期测定都属于量反应。

15. A　本题考查的是对量反应的理解。**量反应为药理效应的强弱呈连续性量的变化，可用数量或最大反应的百分率表示**。体温变化属于量反应。而质反应为药理效应不是随着药物剂量或浓度的增减呈连续性量的变化，而为反应的性质变化。一般以阳性或阴性、全或无的方式表示。惊厥与否、睡眠与否、存活与死亡、正确与错误都属于质反应。

16. A　本题考查的是对效能的理解。效能是指在一定范围内，增加药物剂量或浓度，其效应随之增加，但效应增至一定程度时，若继续增加剂量或浓度而效应不再继续增强，**此药理效应的极限称为最大效应，效能反映了药物的内在活性**。而阈剂量、效价、半数有效量和治疗指数皆与药物的内在活性无关。

17. A　本题考查的是对效能的理解。**效能反映了药物的内在活性**。阿片类镇痛药效能高，能解除剧痛；阿司匹林类解热镇痛药镇痛效能低，只能用于一般轻、中度疼痛，这些**与阈剂量、脂溶性和受体亲和力无关**。

18. B　本题考查的是对质反应的理解。抗惊厥实验中惊厥发生与否的检测属于质反应。质反应为药理效应不是随着药物剂量或浓度的增减呈连续性量的变化，而为反应的性质变化。一般以阳性或阴性、全或无的方式表示。其他皆属于量反应。

19. A　本题考查的是对效价强度的理解。**效价强度用于作用性质相同的药物之间的等效剂量或浓度的比较，指能引起等效反应（一般采用 50% 效应量）的相对剂量或浓度，其值越小则强度越大**。达到等效反应时，利尿药 A 的剂量最小。

20. C　本题考查的是效价强度的定义。**效价强度指能引起等效反应（一般采用 50% 效应量）的相对剂量或浓度**。效价强度用于作用性质相同的药物之间的等效剂量或浓度的比较，其值越小则强度越大。最小有效量，也称阈剂量是指引起药理效应的最小药物剂量。极量和常用量不是药理学常用名词。

21. E　本题考查的是对效能和效价强度的理解。效价强度用于作用性质相同的药物之间的等效剂量或浓度的比较，指能引起等效反应（一般采用 50% 效应量）的相对剂量或浓度。效能表示药物的内在活性，是药物的最大效应，效能和效价强度常用于评价同类不同品种的作用特点。效能值越大效价强度不一定越大，**效能与效价强度之间没有必然的因果关系**。本题 E 的表述是错误的。

22. E　本题考查的是药物安全性方面的概念和特点。**药物安全范围指的是 ED_{95} 和 LD_5 之间的距离**。药物的安全性一般与其 LD_{50} 的大小成正比，与 ED_{50} 成反比。**治疗指数越大药物相对越安全。治疗指数是药物 LD_{50} 与 ED_{50} 的比值**。治疗指数评价药物的**安全性**，并不完全可靠，因为没有考虑药物在最大有效量时的**毒性**。

23. E　本题考查的是对**安全范围**的理解。ED_{95} 和 LD_5 之间的距离称为药物安全范围，其**值越大越安全**。

24. C　本题考查的是对治疗指数的理解和计算。**LD_{50} 与 ED_{50} 的比值称为治疗指数（TI）**，A、B、C 三个药物的治疗指数（TI）分别为 30、40、50。三种药物治疗指数大小顺序为 C > B > A，治疗指数越大药物相对越安全。

25. C　本题考查的是对治疗指数的理解和计算。LD_{50} 与 ED_{50} 的比值称为治疗指数，该药的治疗指数为 30。

26. A　本题考查的是对药物作用机制的理解。**肾上腺素治疗心脏骤停是通过激活心脏上的 β 受体**。

27. B　本题考查的是对药物作用机制的理解。**碘解磷定解救有机磷酸酯类中毒是通过复活胆碱酯酶，是通过影响酶的活性起作用**。

28. C　本题考查的是对药物作用机制的理解。利多卡因产生局麻作用是通过抑制钠离子通道。阻断神经冲动的传导，产生局麻作用，属于通过影响细胞膜离子通道起作用。

29. D　本题考查的是对药物作用机制的理解。**氟尿嘧啶结构与尿嘧啶相似，插入肿瘤细胞 DNA、RNA 中，干扰蛋白质合成而发挥抗肿瘤作用**。

30. A　本题考查的是对药物作用机制的理解。**胰岛素治疗 1 型糖尿病是通过补充体内缺乏的胰岛素**而发挥治疗作用的。

31. A　本题考查的是对药物作用机制的理解。**左旋咪唑治疗免疫缺陷性疾病是通过影响免疫功能**。

32. B　本题考查的是对药物作用机制的理解。**丙磺舒治疗痛风是通过抑制肾小管对弱酸性代谢物的转运体，抑制原尿中尿酸再吸收**。

33. C　本题考查的是对药物作用机制的理解。**甘露醇预防急性肾功能衰竭是通过使肾小管内产生高渗透压而利尿**。

34. D　本题考查的是对药物作用机制的理解。**阿司匹林解热作用是通过抑制环氧化酶**。

35. E　本题考查的是对药物作用机制的理解。**阿米洛利利尿作用是通过阻滞肾小管 Na^+ 通道而利尿**。

36. A 本题考查的是对受体特性的理解。**受体与配体所形成的复合物可以解离，也可被另一种特异性配体所置换。这属于可逆性。**

37. B 本题考查的是对受体特性的理解。**受体**对其配体有高度识别能力，对配体的化学结构与立体构象具有很高的专一性，**特定的受体只能与其特定的配体结合，产生特定的生物学效应。**阿托品特异性地拮抗 M 胆碱受体亚型，体现的是受体的**特异性。**

38. A 本题考查的是对内源性配体的理解。**内源性配体为体内存在的能与受体结合的生理功能调节物质，5－羟色胺为内源性配体。**而阿托品、阿司匹林、依托普利和利多卡因都是药物，属于外来物质，为外源性配体。

39. E 本题考查的是对内源性配体的理解。内源性配体为体内存在的能与受体结合的生理功能调节物质。普萘洛尔是药物，属于外来物质，所以是外源性配体。

40. E 本题考查的是对配体的理解。配体是能与受体特异性结合的物质，包括内源性配体和外源性配体。**配体为第一信使，多数不进入细胞，少数亲脂性配体可直接进入细胞内，与胞内或核内的受体结合，发挥信号转导作用。**因此描述错误的是 E。

41. E 本题考查的是对受体特性可逆性的理解。配体与受体的结合是化学性的，既要求两者的构象互补，还需要两者间有相互吸引力。绝大多数配体与受体结合是通过分子间的吸引力如范德华力、离子键、氢键，受体与配体所形成的复合物可以解离，也可被另一种特异性配体所置换。少数配体与受体结合是通过共价键结合，后者形成的结合难以逆转。**配体与受体复合物解离后可得到原来的配体而非代谢物。**本题描述错误的是 E。

42. E 本题考查的是对受体性质的理解。**受体具有饱和性、特异性、可逆性、灵敏性和多样性**，而非单一性。本题描述错误的是 E。

43. B 本题考查的是 G－蛋白偶联受体的举例。G－蛋白偶联受体即与三磷酸鸟苷结合调节蛋白（简称 G－蛋白）相偶联的受体。M 型乙酰胆碱受体、阿片受体、β 肾上腺素受体和多巴胺受体属于 G－蛋白偶联受体。N 型乙酰胆碱受体属于配体门控离子通道受体，不属于 G－蛋白偶联受体。

44. D 本题考查的是对受体种类和性质的理解。GABA 受体属于配体门控的离子通道受体。而 5－HT 受体属于 G－蛋白偶联受体。胰岛素受体属于酪氨酸蛋白激酶受体。糖皮质激素受体和甲状腺激素受体属于细胞内受体。

45. B 本题考查的是受体的种类。**胰岛素受体本身具有酪氨酸蛋白激酶的活性，称为酪氨酸蛋白激酶受体。**故 B 为正确答案。

46. E 本题考查的是对受体种类和性质的理解。甲状腺激素受体属于细胞核激素受体。而 M 胆碱受体和前列腺素受体属于 G－蛋白偶联受体。胰岛素受体属于酪氨酸蛋白激酶受体。γ－氨基丁酸属于配体门控的离子通道受体。

47. D 本题考查的是对第二信使的理解。**钙离子属于第二信使。**

48. E 本题考查的是对受体种类和性质的理解。**既具有第一信使特征又具有第二信使特征的信使分子是一氧化氮。**

49. C 本题考查的是对完全激动药和部分激动药的理解。完全激动药对受体有很高的亲和力和内在活性，部分激动药对受体有很高的亲和力，但内在活性不强。部分激动药即使增加剂量，也不能达到完全激动药的最大效应；相反，却可因其占领受体，而拮抗激动药的部分药理效应。**两者合用都在低浓度时，产生两药作用相加效果；当用量达到一个临界点时，完全激动药产生的效应相当于部分激动药的最大效应，随着部分激动药浓度增加发生对完全激动剂竞争性拮抗。即部分激动药小剂量产生激动作用，大剂量产生拮抗作用。**

50. D 本题考查的是对部分激动药的理解。**部分激动药对受体有很高的亲和力，但内在活性不强。**而反向激动药对失活状态的受体亲和力大于活化状态。

51. A 本题考查的是对完全激动药的理解。**完全激动药对受体有很高的亲和力和内在活性（$\alpha = 1$）。随着加入的竞争性拮抗药剂量的增加，完全激动药量－效曲线平行右移**，喷他佐辛为部分激动药。

52. D 本题考查的是对部分激动药的理解。部分激动药虽与受体有较强的亲和力，但内在活性不强（$\alpha < 1$），量－效曲线高度较低，即使增加剂量，也不能达到完全激动药的最大效应，却因占领受体而拮抗激动药的部分药理效应。而吗啡是完全激动药。

53. A 本题考查的是对竞争性拮抗药的理解。**竞争性拮抗药的特点为使激动药量－效曲线平行右移，但其最大效应不变。**该拮抗药因使激动药量－效曲线平行右移，最大效应不变，所以为竞争性拮抗药。竞争性拮抗药拮抗参数用 pA_2 表示。

54. B 本题考查的是对非竞争性拮抗药的理解。**非竞争性拮抗药的特点为增加激动药的剂量也不能使**

量-效曲线的最大强度达到原来水平，能使 E_{max} 下降。该拮抗药因使激动药量-效曲线最大效应下降，所以为非竞争性拮抗药。竞争性拮抗药拮抗参数用 pA_2 表示。

55. B 本题考查的是对竞争性拮抗药和非竞争性拮抗药的理解。**竞争性拮抗药的特点为使激动药量-效曲线平行右移，但其最大效应不变。** A 拮抗药因使激动药量-效曲线平行右移，最大效应不变，所以为竞争性拮抗药。**非竞争性拮抗药的特点为增加激动药的剂量也不能使量-效曲线的最大效应达到原来水平，能使 E_{max} 下降。** B 拮抗药因使激动药量-效曲线最大效应下降，所以为非竞争性拮抗药。

56. D 本题考查的是对竞争性拮抗药的理解。阿托品是乙酰胆碱的竞争性拮抗药。竞争性拮抗药可与激动药互相竞争，与相同受体结合，可通过增加激动药浓度使其效应恢复到原先单用激动药时的水平，可使激动药量-效曲线平行右移，但激动药量-效曲线最大效应不变，竞争性拮抗药与受体的亲和力可用拮抗参数 pA_2 表示。本题 D 项答案描述错误。

57. B 本题考查的是对竞争性拮抗药的理解。加入竞争性拮抗药后，可使相应受体激动药的量-效曲线平行右移，最大效应不变。

58. A 本题考查的是非竞争性拮抗药的特点。**部分激动剂而不是非竞争性拮抗药在小剂量产生激动作用，大剂量产生拮抗作用。** 非竞争性拮抗药可与激动药竞争同一受体。与受体的亲和力较强，无内在活性。增加激动药的剂量也不能使其量-效曲线的最大强度达到原来水平。与受体结合比较牢固，解离速度慢，或者与受体形成不可逆的结合而引起受体构型的改变，阻止激动药与受体正常结合。

59. A 本题考查的是对药效参数缩写的理解。pA_2 是拮抗参数。

60. D 本题考查的是对 pA_2 的理解。**在拮抗药存在时，若 2 倍浓度的激动药所产生的效应恰好等于未加入拮抗药时激动药的效应，则所加入的拮抗药的摩尔浓度的负对数称为 pA_2 值。pA_2 为拮抗参数。** pA_2 值的大小反映的是竞争性拮抗药对其激动药的拮抗强度。药物的 pA_2 值越大，其拮抗作用越强。

61. A 本题考查的是药物的作用机制中对酶活性的影响。**氯霉素抑制肝药酶减慢药物的体内代谢。** 苯巴比妥诱导肝药酶促进药物的体内代谢。阿司匹林和格列本脲、保泰松对洋地黄毒苷的代谢起诱导作用，丙磺舒和青霉素是通过竞争性抑制药物从肾小管的分泌而产生药物相互作用。故 A 为正确答案。

62. A 本题考查的是对受体调节的理解。**受体对一种类型激动药脱敏，而对其他类型受体的激动药也不敏感的现象称为异源脱敏。**

63. C 本题考查的是对受体调节的理解。高血压患者长期应用 β 受体拮抗药普萘洛尔时，**突然停药可以由于 β 受体的敏感性增高而引起"反跳"现象，导致血压升高。此现象为受体增敏，**指的是因长期应用拮抗药，造成受体数量或敏感性提高。

64. A 本题考查的是相加作用的特点和举例。当**两药合用时的作用体现为两药单用时的作用之和，属于相加作用。阿司匹林与对乙酰氨基酚合用可使解热、镇痛作用相加，属于相加作用。** 磺胺甲噁唑与甲氧苄啶合用（SMZ + TMP），其抗菌作用增加 10 倍，由抑菌作用变成杀菌作用，属于增强作用。普鲁卡因注射液中加入少量肾上腺素，肾上腺素使用药局部的血管收缩，减少普鲁卡因的吸收，使其局麻作用延长，毒性降低，属于增强作用。自体活性物质组胺可作用于 H_1 组胺受体，引起血压下降，甚至休克；肾上腺素作用于 β 受体可迅速缓解休克，用于治疗过敏性休克，组胺和肾上腺素合用发挥生理性拮抗作用。苯巴比妥诱导肝微粒体酶活性，使避孕药代谢加速，效应降低，使避孕失败，属于生化性拮抗。

65. A 本题考查的是对药物相互作用的理解。**增敏作用指某药可使组织或受体对另一药的敏感性增强。** 钙增敏药作用于心肌收缩蛋白，增加肌钙蛋白 C 对 Ca^{2+} 的亲和力，在不增加细胞内 Ca^{2+} 浓度的条件下，增强心肌收缩力，属于增敏作用。

66. B 本题考查的是化学性拮抗的特点和举例。**两药联合用药时一个药物通过诱导化学反应形成合用药物的无活性复合物而使另外一个药物的药效降低属于化学性拮抗，** 肝素过量可引起出血，用静脉注射鱼精蛋白注射液解救，因后者是带有强大阳电荷的蛋白，能与带有强大阴电荷的肝素形成稳定的复合物，使肝素的抗凝血作用迅速消失，属于化学性拮抗。β 受体拮抗药阿替洛尔与利尿药氢氯噻嗪合用及阿司匹林与对乙酰氨基酚合用属于相加作用。磺胺甲噁唑与甲氧苄啶合用属于增强作用。抗癫痫药苯巴比妥与避孕药属于生化性拮抗。

67. B 本题考查的是对生化性拮抗的理解。**生化性拮抗是指两药联合用药时一个药物通过诱导生化反应而使另外一个药物的药效降低。** 苯巴比妥诱导肝微粒体酶活性，使避孕药代谢加速，效应降低，使避孕失败。两药相互作用属于生化性拮抗。其他的药理性拮抗是一种药物与特异性受体结合后，阻止激动药与其结合而降低药效。作用完全消失为抵消作用，两药合用时其作用小于单用时的作用为相减作用。生理性拮抗是两个激动药分别作用于生理作用相反的两个特异性受体而出现的拮抗。化学性拮抗是指两药联合用药时一个药物通过诱导化学反应形成合用药物的无活性复合物而使另外一个药物的药效降低。

68. C 本题考查的是**药理性拮抗**的特点和举例。**当一种药物与特异性受体结合后，阻止激动药与其结合，从而降低药效属于药理性拮抗。组胺 H₁ 受体拮抗药苯海拉明**可拮抗组胺 H₁ 受体激动药的作用，属于药理性拮抗。自体活性物质组胺可作用于 H₁ 组胺受体，引起血压下降，甚至休克；**肾上腺素作用于 β 肾上腺素受体**可迅速缓解休克，用于治疗过敏性休克，组胺和肾上腺素合用发挥**生理性拮抗作用。肝素**过量可引起出血，用静脉注射鱼精蛋白注射液解救，因后者是带有强大阳电荷的蛋白，能与带有强大阴电荷的肝素形成稳定的复合物，使肝素的抗凝血作用迅速消失，属于**化学性拮抗。β 受体拮抗药阿替洛尔**与利尿药氢氯噻嗪合用是两种作用环节不同的药物合用，可使降压作用相加，而各药剂量减少，不良反应降低，属于**相加作用。苯巴比妥**诱导肝微粒体酶活性，使避孕药代谢加速，效应降低，使避孕失败，属于**生化性拮抗。**

69. A 本题考查的是遗传因素对药效学的影响相关内容。遗传因素对药效学的影响主要**改变药物作用靶点（包括受体）**对药物的反应性或敏感性以及下游信号分子的遗传多态性对药物效应的影响。对药物的代谢（生物转化），包括药物的氧化、乙酰化等，均属于遗传因素对药动学影响范畴的内容。故正确答案是 A。

70. A 本题考查的是基因多态性与药物反应差异方面的内容。慢代谢者由于乙酰化酶的遗传缺乏，故对异烟肼的代谢较慢，使得体内有**过多的异烟肼**，它们可**与维生素 B₆ 反应**，使维生素 B₆ 失活，从而**导致维生素 B₆ 缺乏性神经损害。**故正确答案是 A。

71. B 本题考查的是**基因多态性**与药物反应差异方面的内容。乙酰化慢代谢者，在服用肼**苯哒嗪**和普**鲁卡因胺**时可**引起红斑狼疮**，服用苯乙肼时可引起镇静和恶心；快代谢者由于毒性代谢产物乙酰肼屈嗪在体内积聚，更易发生肝脏毒性。"应用普鲁卡因胺后，快代谢者可引起红斑狼疮"是错误的，应该是慢代谢者可引起红斑狼疮。

72. C 本题考查的是遗传因素对药物反应的影响。葡萄糖－6－磷酸脱氢酶（G－6－PD）对于维持

红细胞膜完整性至关重要，因此 G－6－PD 缺乏时主要表现为溶血性贫血。**G－6－PD 缺乏**是一种遗传病，平时一般无症状，但在吃蚕豆或**服用伯氨喹啉类**药物后**可出现**血红蛋白尿、黄疸、贫血等**急性溶血反应。**

73. D 本题考查的是遗传因素对药物反应的影响。乙醛脱氢酶是乙醇代谢的关键酶，约 50% 的亚洲人缺乏。乙醛脱氢酶缺乏者饮酒后血中乙醛水平明显升高，导致儿茶酚胺介导的血管扩张以及营养障碍症状，随之出现面部潮红、心率增快、出汗、肌无力等不良反应。乙醛脱氢酶缺乏者饮酒后也导致乙醛累积，引起广泛的血管扩张、面部潮红，以及代偿性心动过速。

74. E 本题考查的是遗传因素对药物反应的影响。某些个体在应用治疗量的华法林后表现出非常低的抗凝血活性，要产生期望的药理效应，剂量需高达正常量的 20 倍，这种低活性可能与遗传因素有关，是**华法林和其受体相结合的亲和力降低所致，这属于遗传因素导致**的患者之间**药效学差异**范畴。而吸收、代谢（生物转化）都属于药动学范畴，故 ABCD 均为混淆选项。

75. C 本题考查的是遗传因素对药物反应的影响。血浆假性胆碱酯酶缺乏的人（约 1∶1500）对琥珀胆碱水解灭活能力减弱，常规剂量应用时可以引起呼吸肌麻痹时间延长。

76. A 本题考查的是遗传因素对药物反应的影响。**异烟肼**进入体内后主要通过 N－乙酰基转移酶（乙酰化酶）**代谢**为乙酰化异烟肼，乙酰化异烟肼在肝中可**水解为异烟酸和乙酰肼，后者对肝有毒性作用。**快代谢者体内乙酰化酶活力高含量多，因此代谢产物乙酰化异烟肼含量高，致使其在肝中生成的乙酰肼也多，从而导致肝毒性。

77. B 本题考查的是**遗传因素对药物反应的影响。**异喹胍是肾上腺素受体拮抗药，曾用于治疗高血压，由于其抗高血压作用的剂量差别很大，今已不用。异喹胍 4′－羟化代谢由 CYP2D6 催化，慢代谢者不能对异喹胍进行 4′－羟化代谢。异喹胍 4－羟化酶存在种族变异，慢代谢者在不同人群的分布率不同。异喹胍慢代谢者服用其治疗高血压时，会增加中毒危险（如直立性低血压）。

78. A 本题考查的是**遗传药理学研究与个体化（精准）药物治疗方案设计**方面的内容。在用硫鸟嘌呤为癌症患者进行化疗时，由于红细胞中**转甲基酶活性降低**，使硫鸟嘌呤不能被代谢而导致其毒性发生。

若进行基因型检测，则可以筛选出这些**慢代谢型患者**，为其选择其他的药物进行治疗或调整硫鸟嘌呤的剂量，就可以降低不良反应的发生率，即应用遗传药理学信息提高化疗的安全性。

79. A 本题考查的是药源性再生障碍性贫血。药源性再生障碍性贫血死亡率较高，是药源性血液疾病中最严重的一种类型，**氯霉素可通过抑制骨髓细胞线粒体蛋白合成引起药源性再生障碍性贫血**。

80. D 本题考查的是**药效与时辰**关联的内容。铁剂于晚上 7 点服药可获得较好的效果；吗啡 15：00 时给药的镇痛作用最弱，21：00 时给药最强；钙通道阻滞剂硝苯地平对血压的昼夜波动影响较强，口服 20～60mg，每日 2 次，可有效降低血压，并可明显控制血压的节律性波动，但不影响心率的昼夜节律，故错误的是 D。维拉帕米抑制血压昼夜波动作用与硝苯地平相似但较弱，然而能抑制心率的昼夜节律。

81. A 本题考查的是**药效与时辰**关联的内容。他汀类降脂药通过抑制羟甲基戊二酰辅酶 A 还原酶（HMG－CoA 还原酶），抑制肝脏合成胆固醇。机体胆固醇的合成有昼夜节律，**夜间合成增加**，因此，**夜间给予他汀类降脂药降低血清胆固醇的作用更强**，推荐临睡前给药。

82. B 本题考查的是**药效与时辰**关联的内容。硝苯地平对心绞痛发作的疗效存在一定的昼夜节律。ECG 检测发现，日平均剂量 **80mg** 的硝苯地平对心肌缺血有明显的改善作用，几乎**可完全抵消通常于上午 6～12 时发生的心肌缺血高峰**，对下午 21～24 时的心肌缺血保护作用强度明显不如前者。

83. C 本题考查的是**药效与时辰**关联的内容。机体糖皮质激素的分泌呈"**晨高晚低**"的昼夜节律特征，在午夜至上午 9 时分泌量为全日量的 70%，以**上午 8 时为峰值**。若在分泌高峰期顺应这种昼夜节律特征，1 次投入全日糖皮质激素的总剂量，不但可以增强疗效，而且还可减少对机体内源性分泌的干扰，因此应用糖皮质激素治疗疾病时，08：00 时 1 次予以全日剂量比 1 日多次给药效果好，不良反应也少。

84. C 本题考查的是**用药与时辰**关联的内容。呼吸道对组胺反应的**敏感性在 0：00～02：00 最高**，因此，哮喘患者易在凌晨发作，β_2 受体激动药可采取剂量晨低夜高的给药方法，有利于药物在清晨呼吸道阻力增加时达到较高血浓度。

85. C 本题考查的是用药与时辰关联的内容。**茶碱类药物白天吸收快，晚间吸收较慢**，根据这一特点，可采取日低夜高的给药剂量。

86. A 本题考查的是**用药与时辰关联**的内容。**长期**应用糖皮质激素治疗慢性疾病时，**08：00 时 1 次予以全天剂量效果好**，不良反应也少，因为肾上腺皮质激素在体内的昼夜节律相当明显而恒定，正常人糖皮质激素受体呈现晨高晚低的昼夜节律特征，长期外源性给予糖皮质激素治疗慢性疾病的时候应遵循时辰药理学的原理，不扰乱或消除体内皮质激素的自然昼夜节律，故 A 为正确答案。

87. B 本题考查的是**用药与时辰**关联的内容。**肾上腺性征异常症**是由肾上腺皮质增生或肿瘤分泌过量的性激素引起的性征以及代谢异常的综合征，又称肾上腺生殖综合征，主要表现在女性患者向男性转化。当应用皮质激素治疗肾上腺性征异常症时，推荐的给药方式是**早晨不给药，中午给予小剂量，下午给予 1 次大剂量，夜间给予最大剂量**，这种方法既可避免由于每日剂量过多而产生的不良反应，又可将对脑垂体的抑制作用提到最高。

88. A 本题考查的是药物作用与时辰关联的内容。阿司匹林对预防心肌梗死存在昼夜节律的影响，小剂量阿司匹林预防心肌梗死、心源性猝死效果肯定。随机、双盲、安慰剂对照研究发现，隔日口服阿司匹林 325mg 可以明显抑制上午 6～9 时的心肌梗死的发作高峰，使该时段的发作率降低 59.3%，但对其他时段发作率仅降低 34.1%。

89. D 本题考查的是药物的毒性作用及机制。药物直接与内源性靶点分子作用导致靶点分子结构和（或）功能改变而产生毒性，内源性靶点分子如受体、酶、DNA、RNA、大分子蛋白、脂质等。但 ATP（腺嘌呤核苷三磷酸）不属于药物毒性作用靶标，故 D 为正确答案。

90. C 本题考查的是药物的毒性作用及机制。**呋塞米对肝脏的毒性**，是由于其**对肝细胞结构产生了直接的化学损伤**，而不是引起肝细胞功能发生改变。

91. A 本题考查的是药物的毒性作用。**磺胺类、伯氨喹**等药物可**使红细胞中的血红蛋白转变成高铁血红蛋白**，引起高铁血红蛋白血症。

92. B 本题考查的是药物的毒性作用及机制。磺胺类、伯氨喹等药物可使红细胞中的血红蛋白转变成高铁血红蛋白，导致血液输氧能力明显降低；刺激性气体在吸入后可使肺泡的气体交换功能受阻，血液含氧量明显降低；表面活性剂和胼类衍生物能加剧红细胞的破坏而溶血，使血红蛋白失去运氧能力。

93. C 本题考查的是药物的毒性作用及机制。在药物结构中增加卤素会改变原有药物分子的极化程度,从而导致毒性增加。有些药物在制剂研究过程中,为了获得合适的理化性质,需要制成酯化物,**酯化物相比于非酯化物毒性增加**。如乳糖酸红霉素无明显肝毒性,而制成酯化物如依托红霉素时,虽其具有无味、对酸稳定、口服吸收好的优点,但可引起肝毒性。

94. C 本题考查的是药物的毒性作用及机制。同一类药物,结构(包括取代基)不同,毒性则有很大差异。**在药物结构中增加卤素会改变原有药物分子的极化程度,从而导致毒性增加**。如甲烷无致癌作用,而碘甲烷、溴甲烷均有致癌作用。

95. C 本题考查的是药物的毒性作用。**毒物多以被动方式**(接触、吸入、误服、环境污染等)暴露于人体,在其暴露剂量下就可能产生毒性作用;而**药物的毒性**通常是在治疗疾病时(或者误服、自杀服用等)因用药**剂量过高**、用药**时间过长**或用药者为**过敏体质**、**遗传异常**时才会出现毒性作用。药物的**结构决定药物的效应和毒性**,同一类药物,结构(包括取代基)不同,毒性有很大差异。

96. B 本题考查的是用药与药物毒性方面的内容。药物在治疗量时,主要表现为治疗作用,当达到或超过最小中毒量时,就会引起**毒性反应**,且随剂量的增加而加强。安全范围小的药物,治疗剂量与中毒剂量非常接近,易出现毒性作用。口服剂量用于注射,则可能会导致毒性反应。药物的**剂型和给药途径**不同,起效速度和作用维持时间不同,产生的**治疗作用和毒性作用强度不同**。

97. D 本题考查的是**机体因素对药物毒性作用的影响**。婴儿血-脑屏障功能较差,对吗啡特别敏感,易引起呼吸中枢抑制。

98. D 本题考查的是**合理用药与药物毒性作用方面的内容。妊娠期要注意药物可能对胎儿产生不利影响**,胚胎期是器官形成期,药物可干扰细胞分化,发生胎儿畸形;**胎儿期要注意药物对胎儿中枢及器官的影响;妊娠晚期应用氯霉素可致灰婴综合征;临产前用吗啡**等可抑制胎儿呼吸;在哺乳期,能通过乳汁分泌的药物可能会对婴儿造成损害。本题题干要求指出"不会对胎儿产生影响"的时期,故正确选项是 D,哺乳期用药是对婴儿可能造成损害,而不是对"胎儿"。

99. B 本题考查的是**影响药物毒性作用的因素。脂肪酸缺乏会使环己巴比妥等代谢减少,毒性增加**;巴比妥类中毒导致中枢神经功能抑制时,机体能耐受较大剂量中枢兴奋药而不致惊厥;婴幼儿,尤其是新

生儿与早产儿,机体各器官功能都处在发育时期,各种生理功能尚未充分发育,对药物反应敏感性较高;营养不良的条件下,巴比妥类药物睡眠时间明显延长。

100. C 本题考查的是药物的毒性作用。消化性溃疡属于上消化道药物毒性反应;**呕吐属于胃毒性反应**;腹痛、便秘和腹泻属于肠毒性反应。

101. A 本题考查的是药物的毒性作用及其影响因素。上消化道直接接触药物造成的损伤更广泛,**液体药物相比于固体药物与上消化道的接触更紧密**而广泛,**故损伤更广泛**。食管损伤后愈合较慢,主要因为上消化道供血有限,结缔组织也相对较少,故选项 B 说法错误;对口、咽和食管直接刺激的药物主要是强酸或强碱药物,故选项 C 说法错误;非甾体抗炎药如阿司匹林、吲哚美辛、双氯芬酸等对胃黏膜有直接刺激作用,同时抑制胃黏膜 $COX-1$ 而减少 PGI_2 和 PGE_2 的合成,从而引起上消化道出血和溃疡,故选项 D 说法错误;阿司匹林引起的消化道出血比溃疡更常见,故选项 E 说法错误。

102. A 本题考查的是药物的毒性作用。阿司匹林对消化系统的副作用主要表现为上消化道出血和溃疡,**且其引起的上消化道出血比溃疡更常见**。上消化道出血主要表现为呕血及黑便。

103. B 本题考查的是药物的毒性作用。**绿色呕吐物显示含有从小肠反流的胆汁**;亮绿色呕吐物提示含有经过消化的药物或其他毒物。

104. E 本题考查的是药物的**胃毒性作用**。药物肠道毒性反应症状包括便秘、腹泻、腹痛、麻痹性肠梗阻、假膜性肠炎及肠出血等。肠道黏膜细胞具有高度生长功能,对细胞周期特异性抗肿瘤药物均敏感,在用药数小时内即可出现毒性反应。药物可通过影响肠道分泌肠液、改变肠腔 pH 及酸碱平衡、肠壁肌肉收缩(蠕动)等引起腹泻等毒性反应。某些抗生素如林可霉素、克林霉素、四环素、头孢菌素、红霉素等使用后**引起肠道内菌群生态平衡失调而导致假膜性肠炎**。

105. A 环孢素是常见引起**肾毒性作用的药物**,会导致肾血管损害,引起慢性间质性肾炎。长期使用可导致慢性肾功能衰竭。**头孢菌素类药物**的主要肾损伤的靶部位是髓袢,是常见的引起肾毒性的药物,可引起肾小管坏死或急性肾小管损伤,也可引起急性间质性肾炎。**氨基糖苷类抗生素**是常见的引起肾毒性的药物,对肾脏的损害主要是近曲小管,常见的不良反应为引起肾小管坏死或急性肾小管损伤。**两性霉素 B**

是常见的引起肾毒性的药物，可引起肾小管坏死或急性肾小管损伤。**青霉素没有明显的肾毒性**，故 A 为正确答案。

106. B　本题考查的是药物对机体组织器官的毒性作用。进入体循环的任何外源性化合物（包括毒物或药物）都十分迅速地大量到达**肾脏**，从而较其他脏器**更经常地处于外源性化合物的作用之下，容易受其损害**。肾脏对外源性化合物虽也具有一定的生物转化能力，因在肝脏中存在的代谢酶基本上在肾脏亦可出现，但含量相对较低。某些化合物在肾脏进行代谢转化过程中可形成对肾脏具有损害作用的代谢物。

107. A　本题考查的是药物对机体组织器官的毒性作用。进入肝脏的具有肝毒性的药物**由肝小叶周边区流向中央区，故首先接触到毒物或药物是周边区的肝细胞**。

108. D　本题考查的是药物的毒性作用。药物引起的慢性间质性肾炎的病理表现主要为肾间质纤维化，肾小管萎缩和局灶性淋巴及单核细胞浸润，严重者可伴有局灶或完全性肾小球硬化。**引起慢性间质性肾炎最为常见的药物是非甾体类抗炎药**。某些金属制剂（顺铂、锂、铅、汞、镉等）、环孢素、甲氨蝶呤等也可引起。近年发现含马兜铃酸的中药如关木通、马兜铃也可引起慢性间质性肾炎。

109. E　本题考查的是药物的**毒性作用机制**。在正常情况下，肝脏中的三酰甘油是在外源性供给、内源性脂肪酸合成或氧化、形成结构脂质或形成脂蛋白输出之间产生平衡。当某一环节发生障碍时，便会导致肝细胞的脂肪变性，主要表现在：①游离脂肪酸供应过多；②三酰甘油合成增加；③脂蛋白合成障碍；④脂肪酸氧化减少。故选项 E 不是导致肝细胞脂肪变性的原因。

110. C　本题考查的是**药物毒性靶器官的病理改变特征**。肝细胞坏死的早期病理改变包括胞浆水肿，内质网扩张，多聚核糖体解聚，脂滴沉着等。晚期改变则表现为线粒体的进行性肿胀，伴有脊的缩短、数量减少、胞体肿胀、细胞器和核消失、质膜破裂等。

111. D　本题考查的是**药物对机体组织器官的毒性作用**。胆汁淤积通常较脂肪肝和肝坏死少见，可伴有轻微的炎症或肝细胞损害，引起这种损害的药物如**红霉素、氯丙嗪、口服避孕药、类固醇激素**等，故选项 A 说法错误，D 正确；某些次级胆汁酸如牛磺胆酸、石胆酸也能引起胆汁淤积，故选项 B 说法错误；胆汁淤积后，血清胆红素、碱性磷酸酶、5′-核苷酸酶和 γ-谷氨酰转移酶都显著升高，故选项 C 说法错误；慢性胆汁淤积性肝炎可以发展成为胆汁性肝硬化。

112. B　本题考查的是药物的毒性作用。**异烟肼、α-甲基多巴**等通过引起肝坏死而最终形成肝硬化；**睾酮或氯丙嗪可通过长期胆汁淤积性肝损害造成肝硬化；无机砷药物和甲氨蝶呤等药物也可导致肝硬化**。**对乙酰氨基酚引起肝坏死**（局部性、肝小叶中央区坏死）。而相对于其他上述药物不易引起肝硬化。

113. E　本题考查的是药物的毒性作用。轴突损害是指髓鞘包绕的轴突发生变性，而神经元的胞体仍保持完整，该损害是顺着轴突的长轴方向，致轴突远端发生横断性变性。**有机磷酸酯类易进入人神经系统，在神经系统中使生物大分子磷酸化或烷基化，导致迟发性神经毒性。急性大剂量接触该类毒物之后，并不会出现轴突病变**的临床症状，因为轴突受到损伤后会很快得到修复，**但反复接触则可致轴突损害**。长春新碱、秋水仙碱和紫杉醇可引起微管相关性神经毒性。微管是构成细胞骨架和有丝分裂纺锤体的重要部分，也是轴突运输所必需的，所以它是神经毒性作用的易感位点之一。**可卡因抑制突触前膜摄取单胺类神经递质的酶，增加突触间隙多巴胺和去甲肾上腺素的浓度而引起神经毒性，而不是通过引起轴突损害产生神经毒性**。

114. E　本题考查的是药物的毒性作用机制。**麻黄碱通过促进单胺类神经递质释放而引起神经毒性。利血平可引起精神抑郁**，主要因干扰递质储存，耗竭去甲肾上腺素和多巴胺递质而导致精神抑郁。抗精神失常药氯丙嗪，拮抗中脑皮质通路和中脑边缘系统通路的多巴胺受体，产生抗精神病作用，而拮抗黑质纹状体通路的多巴胺受体会产生锥体外系功能障碍。短期大量摄入**烟碱**后，对烟碱受体的作用表现出**双相性**，开始导致烟碱受体兴奋，兴奋过度会引起神经节和中枢神经的麻痹。表现为早期的恶心、心率加快、中枢兴奋，之后会出现明显的心率减慢、血压降低，还可以出现意识紊乱和昏迷。常见烟碱对神经系统的毒性表现在怀孕期间吸烟女性所生的孩子会出现注意力缺陷和认知障碍。**异烟肼对神经系统的毒性作用可以表现在中枢和外周**。

115. B　本题考查的是药物的毒性作用及机制。许多治疗心血管疾病的药物，本身就有心血管毒性，因其主要药效学效应（影响心肌细胞内离子的稳定或干扰心肌离子通道）的过分表现所致。**一些阻滞 Ca^{2+} 通道药物**，发挥治疗高血压、心绞痛、心律失常、心力衰竭和心肌病等疾病的作用，也会出现心脏方面的毒性，如，其**负性肌力作用会恶化心力衰竭**、其过度的负性频率和负性传导作用会导致心动过缓或心脏停搏。任何影响心肌细胞内离子的稳定或干扰心肌离子通道的药物都可以产生心脏毒性，主要表现为各种心律失常，故治疗心律失常的药物有时可引起新的更严重的心律失常，甚至是致命的。**三环类抗抑郁药对 K$^+$ 通道有阻滞作用，因此对心脏也会产生毒性作用。**

116. A 本题考查的是药物的毒性作用。**柔红霉素**的常见不良反应是：骨髓抑制、**心脏毒性**（可引起心电图异常、心动过速、心律失常，严重者可有心力衰竭，总给药量超过 25mg/kg 时可致严重心肌损伤，静脉注射太快时也可出现心律失常）、胃肠道反应、肝肾损伤等。**长春新碱的主要不良反应是神经系统毒性**，骨髓抑制和消化道反应较轻；骨髓抑制是紫杉醇主要的剂量限制性毒性；**博来霉素的主要不良反应是肺纤维化或间质性肺炎**、出血等；**顺铂的主要不良反应是肾毒性**和骨髓抑制。

117. A 本题考查的是药物毒性靶器官的病理改变特征。根据外周血象的表现，药物对血液系统的毒性作用主要为四方面，既对红细胞的毒性、白细胞的毒性、血小板的毒性、骨髓抑制。

118. C 本题考查的是药物的毒性作用及机制。药物对红细胞的直接毒性作用包括导致高铁血红蛋白血症而损伤红细胞的携氧运输功能，以及破坏红细胞使外周血红细胞数目减少造成药源性贫血。非那西丁的代谢产物对氨基苯乙醚通过羟化进一步产生毒性代谢产物，使血红蛋白氧化为高铁血红蛋白，导致高铁血红蛋白血症，故现临床少用非那西丁，而用其体内另一活性代谢产物对乙酰氨基酚。**药物血液毒性中，溶血性贫血相对较少，因为药源性溶血的发病机制涉及药物氧化性溶血、药物免疫性溶血、药物非免疫性溶血。氧化性溶血**常发生在功能存在缺陷的红细胞上。**免疫性溶血**是通过各种免疫机制引起抗体介导的溶血，常常药物在致机体免疫异常发生在先，进而导致免疫性溶血。**药物非免疫性溶血**指药物制剂引起血液稳态的改变而出现的溶血和红细胞凝聚等，与药物剂型剂量所用不当有关，通常合格的药物及合适的剂量不会导致。

119. D 本题考查的是药物的毒性作用。常见的**可诱发药源性白血病的药物**有：烷化剂、氯丙嗪、三氧化二砷、免疫抑制剂。

120. C 本题考查的是药物的毒性作用。可导致血小板减少性紫癜的药物有：烷化剂、吲哚美辛、卡

马西平、氯霉素等。

121. B 本题考查的是药物的毒性作用及机制。**硫唑嘌呤**在体内转化为硫代肌苷酸，干扰嘌呤代谢，可抑制 T 细胞、B 细胞和 NK 细胞效应，但不抑制吞噬细胞功能。

122. C 本题考查的是变态反应的特点。**Ⅱ 型变态反应，刺激机体产生 IgG 或 IgM 抗体，并非只由 IgM 介导。**故 C 的表述是错误的，正确答案为 C。Ⅱ 型变态反应需要活化补体、溶解靶细胞、诱导粒细胞浸润及吞噬作用。Ⅱ 型变态反应主要涉及血液系统疾病和自身免疫病，如服用"氧化性"药物非那西丁等可导致免疫性溶血性贫血。**Ⅱ 型变态反应又称溶细胞型反应**。故其他表述都是正确的。

123. C 本题考查的是药物对机体组织器官的毒性作用。Ⅰ 型变态反应发生迅速，青霉素特别是其降解产物可与体内具有免疫原性的大分子结合，形成半抗原－蛋白复合物，诱导免疫反应，其所引起的过敏性休克是临床常见的严重病例，如不及时抢救会很快死亡。

124. E 本题考查的是药物对机体组织器官的毒性作用。对肾上腺的损害多发生在束状带和网状带，球状带及髓质发生较少。药物对内分泌器官的损害最常发生在肾上腺，其后依次为甲状腺、胰腺、垂体和甲状旁腺。常见引起甲状腺毒性作用的药物有抗甲状腺药、含碘药物胺碘酮和碘化甘油；常见**引起胰腺毒性作用的药物有四氧嘧啶和链脲佐菌素**；常见**引起垂体毒性作用的药物有抗精神失常药氯丙嗪和舒必利**；常见引起性腺毒性作用的药物有抗肿瘤药秋水仙碱、顺铂、烷化剂等、睾酮、抗雌激素类药氯米芬和克罗米酚。

125. D 本题考查的是药物对机体组织器官的毒性作用。药物对呼吸系统的毒性作用主要是对呼吸器官及呼吸功能的损害，主要表现为呼吸抑制、哮喘、间质性肺炎和肺纤维化、肺水肿或肺气肿、肺脂质沉积等。引起**肺水肿**的药物有中枢镇痛药美沙酮、**可待因**等、镇静催眠药**地西泮**等、降压药**卡托普利**、肼屈嗪等、钙通道阻滞药**硝苯地平**等。

126. A 本题考查的是药物对机体组织器官的毒性作用及机制。药物引起的**变态反应性皮炎**，又称过敏性皮炎，常见不同程度的瘙痒，由 Ⅰ 型、Ⅱ 型、Ⅲ 型、Ⅳ 型变态反应引起。临床表现包括变态反应性接触性皮炎、湿疹、药疹和过敏性荨麻疹等。最常见引起变态反应性皮炎的药物有**磺胺类药**、解热镇痛抗炎药、巴比妥类镇静催眠药以及**青霉素、链霉素**等抗生

素。药物引起的**光敏反应**，是用药后皮肤对光线产生的不良反应，包括光毒性和光变态反应两大类，光毒性反应系指药物吸收的紫外光能量导致皮肤损伤，是一种非免疫性反应，而光变态反应是一种迟发性变态反应，发生于过敏体质者。光毒性反应与光变态反应不易区分，两者可相互转变，也可同时并存。

127. C 本题考查的是药物的毒性作用机制。临床上**喹诺酮类抗菌药导致光毒性反应的发生率较高**，主要表现为在光照皮肤处出现红肿、发热、瘙痒及疱疹等症状。喹诺酮类的变态反应和药物本身的结构有关，其基本母核之一萘啶酸本身就具有光敏作用。喹诺酮类的光毒性主要取决于其8位取代基，8位取代基为氟或氯原子，如左氧氟沙星、洛美沙星和司帕沙星，一般表现出较强的光毒性，而8位取代基为甲氧基时，如莫西沙星和加替沙星，则对紫外线的稳定性明显增强，在治疗条件下不存在光毒性。氟喹诺酮类药物光毒性的产生与日光中紫外线过度照射有关。

128. C 本题考查的是基因组多态性从药动学的代谢层面对药物反应的影响。美芬妥英曾作为抗癫痫药，后因易引起较多不良反应而淘汰。它是 R - 构型与 S - 构型的混旋体，在体内 S - 构型经芳香4位羟化而代谢，而 R - 构型则经 N 位去甲基化而代谢。在美芬妥英慢代谢（PM）者，只有 S - 构型的羟化代谢明显减弱，而 R - 构型的去甲基代谢不受影响。与 S - 美芬妥英代谢多态性相关的药物，均为经过 **CYP2C19 氧化代谢的药物**，包括地西泮、萘普生、普萘洛尔、奥美拉唑、甲苯磺丁脲、苯妥英钠、双氯芬酸、S - 华法林、替诺昔康、吡罗昔康、布洛芬、氯喹、丙米嗪等。在美芬妥英 PM 者中使用这些药物时要特别警惕不良反应的发生。

129. B 本题考查的是药物对肾脏的毒性作用。急性肾小管损伤或坏死是药物肾损害最常见的表现之一。**引起肾小管坏死或急性肾小管损伤的药物中以氨基糖苷类最为常见**。其他如头孢菌素、两性霉素 B、万古霉素、造影剂、重金属（汞、铅等）、顺铂、阿昔洛韦等也可引起。急性肾小管损伤和急性肾小管坏死均可表现为急性肾功能衰竭。

130. D 本题考查的是药物的毒性作用。常见引起神经系统损害的药物有氨基糖苷类抗生素、抗肿瘤药多柔比星、长春新碱、秋水仙碱和紫杉醇等、抗心律失常药胺碘酮、抗结核药异烟肼、抗精神失常药氯丙嗪等。抗肿瘤药多柔比星可通过氧自由基的途径对**心脏产生毒性。可诱导心肌细胞凋亡的药物**包括罗红霉素、**多柔比星**、异丙肾上腺素等。故既可诱导心肌

细胞凋亡亦可促使氧自由基生成，从而产生心脏毒性的药物是多柔比星。

二、配伍选择题

[1~2] BC 本题考查的是对药物治疗作用的理解。使用抗生素杀灭病原微生物属于**对因治疗**，指用药后能**消除原发致病因子，治愈疾病**的药物治疗。使用硝酸甘油缓解心绞痛属于**对症治疗**，指的是用药后能**改善患者疾病的症状**。

[3~5] ABE 本题考查的是对药物不良反应的理解。继发于药物治疗作用之后的不良反应，治疗剂量下治疗作用本身带来的间接结果的称为**继发性反应**。在剂量过大或药物在体内蓄积过多时发生的危害性反应，称为**毒性反应**。毒性反应通常比较严重，一般也是可以预知的，应该避免发生。长期应用某种药物后所造成的一种强迫要求连续或定期使用该药的行为或其他反应，称为**依赖性**，其目的是感受药物的精神效应，或避免由于停药造成身体不适。

[6~8] BCD 本题考查的是对药物不良反应的理解。应用广谱抗生素，使敏感细菌被杀灭，而非敏感菌（如厌氧菌、真菌）大量繁殖，造成二重感染属于**继发反应**，继发反应是由于药物的治疗作用所引起的不良后果。**特异质反应**是指少数特异体质患者对某些药物反应异常敏感，多是先天遗传异常所致的反应。**停药反应**是指患者长期应用某种药物，突然停药出现原有疾病加剧现象。

[9~11] CAE 本题考查的是对药物不良反应的理解。毒性反应是指在剂量过大或药物在体内蓄积过多时发生的危害性反应，对乙酰氨基酚引起的肝脏损害属于**毒性反应**。变态反应的发生常见于过敏体质的患者，与药物剂量无关或关系甚少。微量青霉素引起的过敏性休克即属于变态反应。后遗效应是指在停药后，血药浓度已降至最小有效浓度以下时残存的药理效应，服用巴比妥类催眠药后，次晨出现的乏力、困倦等现象属于后遗效应。

[12~14] DCE 本题考查的是与量 - 效相关的药理学概念。引起药理效应的最小药物剂量，也称**阈剂量**。药物 LD_{50} 与 ED_{50} 的比值表示药物的安全性，即**治疗指数**，可以相对表示药物的安全性，治疗指数越大药物相对越安全，反映药物最大效应的指标是最大效应，也称**效能**。而效价指的是能引起等效反应（一般采用50%效应量）的相对剂量或浓度。治疗量指的是在治疗时使用的药物剂量。

[15~18] ABCD 本题考查的是对药物的量 -

效关系相关概念的理解。最大效应即为**效能**，可用 E_{max} 表示，ED_{50} 为**半数有效量**，LD_{50} 为**半数致死量**，TI 为**治疗指数**。而 pA_2 为**拮抗参数**。

[19～22] **CBDE** 本题考查的是对药物的量-效关系相关概念的理解。最大效应即为**效能**，引起 50% 动物死亡的剂量为**半数致死量**，引起 50% 阳性反应（质反应）或 50% 最大效应（量反应）的剂量为**半数有效量**，LD_{50} 与 ED_{50} 的比值为**治疗指数**，ED_{95} 和 LD_5 之间的距离为**安全范围**。

[23～27] **ABCDE** 本题主要考查的是对时-效曲线的理解。起效时间为给药至时-效曲线与**有效效应线**首次相交点的时间，代表药物发生疗效以前的潜伏期。疗效维持时间为从起效时间开始到时-效曲线下降到与有效效应线再次相交点之间的时间。作用残留时间指曲线从降到有效效应线以下到作用完全消失之间的时间。**最大效应时间**为给药后作用达到最大值的时间。在治疗有效的效应强度处作一条与横轴平行的横线为**有效效应线**。

[28～31] **ABCE** 本题考查的是对药物作用机制的理解。阿托品通过**拮抗 M 受体**而缓解胃肠痉挛。地高辛通过**抑制 Na^+，K^+-ATP 酶**治疗充血性心力衰竭。钙通道阻滞药硝苯地平通过**阻滞 Ca^{2+} 通道**治疗高血压。铁剂通过补充铁治疗缺铁性贫血、属于补充体内物质。

[32～36] **EDCBA** 本题考查对药物作用机制的理解。磺胺类抗菌药通过**抑制敏感细菌体内叶酸的代谢而干扰核酸的合成**。胰岛素治疗糖尿病是通过补充体内缺乏的胰岛素，属于**补充体内物质**。二巯基丁二酸钠解毒是通过**络合重金属离子**随尿排出，是通过改变细胞周围环境的理化性质而起作用。氢氯噻嗪利尿是通过抑制肾小管 Na^+-Cl^- 转运体利尿，属于**影响转运体**起作用。环孢素抑制器官移植的排斥反应是通过影响免疫功能。

[37～39] **BCE** 本题考查的是药物的作用机制。口服**氢氧化铝抗酸药**通过化学反应来**中和胃酸**，可用于治疗胃溃疡；静脉注射**甘露醇**，其在**肾小管内产生高渗透压而利尿**；二巯基丁二酸钠络合剂可将汞、砷等**重金属离子络合成环状物**，促使其随尿液排出以解毒。以上药物作用机制都属于改变细胞周围环境的理化性质。

[40～43] **ABDE** 本题考查的是对受体特性的理解。受体的**饱和性**是因为受体数量有限，能与其结合的配体量也有限，因此作用于同一受体的配体之间存在竞争现象。受体的**特异性**是指的受体对其配体有

高度识别能力和专一性，特定的受体只能与其特定的配体结合。受体的可逆性指的是绝大多数配体与受体结合是通过分子间的吸引力如范德华力、离子键、氢键，是可逆的。受体与配体所形成的复合物可以解离，也可被另一种特异性配体所置换。受体的**灵敏性**指的是受体能识别周围环境中微量的配体，只需很低浓度的配体就能与受体结合而产生显著的效应。受体的**多样性**指的是同一受体可广泛分布于不同组织或同一组织不同区域。

[44～46] **ACB** 本题考查的是对受体种类的理解。M 胆碱受体属于 **G-蛋白偶联受体**。胰岛素受体属于**酪氨酸激酶受体**，γ-氨基丁酸受体属于配体门控的**离子通道受体**。

[47～49] **EDB** 本题考查对受体种类的理解。属于细胞核激素受体的是**甲状腺激素受体**，属于酪氨酸激酶受体的是**胰岛素受体**，属于配体门控的离子通道受体的是 **GABA 受体**。而多巴胺受体和前列腺素受体属于 G-蛋白偶联受体。

[50～51] **CB** 本题考查的是对第二信使的缩写。三磷酸肌醇的缩写为 IP_3，环磷酸鸟苷的缩写为 **cGMP**。

[52～53] **ED** 本题考查的是对受体作用的信号转导的理解。属于第一信使的是**肾上腺素**。属于第三信使的是**转化因子**。

[54～55] **BE** 本题考查的是对药效学指标的缩写。治疗指数可用 TI 表示，**内在活性可用 α 表示**，效能可用 E_{max} 表示，半数有效量可用 ED_{50} 表示，**亲和力指数可用 pD_2 表示**。

[56～58] **ABC** 本题考查的是对激动药和拮抗药的理解。吗啡对受体的亲和力强，$\alpha=1$，为**完全激动药**；喷他佐辛对受体的亲和力强，$\alpha=0.25$，为**部分激动药**；苯二氮䓬类对失活态受体亲和力大于活化态，与受体结合后引起与激动药相反的效应，为**反向激动药**。

[59～63] **EDCAB** 本题考查的是对激动药和拮抗药分类和特性的理解。对受体有很高的亲和力和内在活性（$\alpha=1$）的为**完全激动药**。虽与受体有较强的亲和力，但内在活性较低（$\alpha<1$）的为**部分激动药**。对失活态的受体亲和力大于活化态，药物与受体结合后引起与激动药相反效应的为**反向激动药**。对受体有较强的亲和力，但内在活性 $\alpha=0$，使激动药的量-效曲线平行右移，最大效应不变的为**竞争性拮抗药**。对受体有较强的亲和力，但内在活性 $\alpha=0$，增加激动药的剂量也不能使量-效曲线的最大强度达到原来水

平，使 $E_{\max}$ 下降的为**非竞争性拮抗药**。

[64～66] CBA 本题考查的是对激动药和拮抗药特性的理解。完全激动药的特点是受体有很高的亲和力和内在活性（$\alpha=1$）。部分激动药的特点是与受体有较强的亲和力，但内在活性不强（$\alpha<1$）。拮抗药的特点是与受体有很高的亲和力，但缺乏内在活性（$\alpha=0$）。

[67～69] ACB 本题考查的是对药物相互作用的理解。相加作用是指两药合用的作用是两药单用时的作用之和，β受体拮抗药阿替洛尔与利尿药氢氯噻嗪合用属于**相加作用**。化学性拮抗是药物通过诱导化学反应形成合用药物的无活性复合物而使另外一个药物的药效降低，肝素过量可引起出血，用静注鱼精蛋白注射液解救，属于化学性拮抗。增强作用是指两药合用时的作用大于单用时的作用之和。磺胺甲噁唑与甲氧苄啶合用（SMZ+TMP），其抗菌作用增加10倍，由抑菌作用变成杀菌作用，属于**增强作用**。

[70～74] ABCDE 本题考查的是对药物相互作用的理解。**生理性拮抗**指两个激动药分别作用于生理作用相反的两个特异性受体。**生化性拮抗**一个药物通过诱导生化反应而使另外一个药物的药效降低。**化学性拮抗**指一个药物通过诱导化学反应形成合用药物的无活性复合物而使另外一个药物的药效降低。**抵消作用**指当一种药物与特异性受体结合后阻止激动药与其结合，使两药合用时的作用完全消失。**相减作用**指当一种药物与特异性受体结合后阻止激动药与其结合，使两药合用时的作用小于单用时的作用。

[75～76] CB 本题考查的是机体代谢的多态性对药物的影响。**G-6-PD缺乏症**是一种主要表现为溶血性贫血的遗传病，平时一般无症状，但**在吃蚕豆或服用伯氨喹啉类药物后可出现**血红蛋白尿、黄疸、贫血等**急性溶血反应**。血浆**假性胆碱酯酶缺乏**的人对琥珀胆碱水解灭活能力减弱，常规剂量应用时**可以引起呼吸肌麻痹时间延长**。

[77～81] EABCD 本题考查的是生理因素对药效学的影响。磺胺二甲嘧啶、苯乙肼、普鲁卡因胺、甲硫氧嘧啶、肼苯哒嗪、氨苯砜等都是通过 N-乙酰基转移酶进行乙酰化代谢的药物，对这些药物慢代谢者，服用这些药物时发生不良反应与此有关。G-6-PD缺乏主要表现为溶血性贫血，当吃蚕豆或服用伯氨喹啉类药物后可出现急性溶血反应。某些药物可引起高铁血红蛋白血症，即血红蛋白分子的辅基血红素中的亚铁在某些药物如亚硝酸盐、非那西丁、普鲁卡因、苯胺等的诱导下氧化成三价铁，成为高铁血红蛋

白，使丧失带氧功能。

[82～85] ABCD 本题考查的是基因检测与肿瘤分子靶向治疗方面的内容。本题涉及肿瘤分子靶向治疗中基因检测内容，如**吉非替尼因靶向**非小细胞肺癌的**EGFR**基因突变，所以在用药治疗前检测该基因突变情况，可更加有的放矢。**西妥昔单抗靶向**结直肠癌的 **Ras** 突变。**依维莫司靶向**神经内分泌肿瘤的 **HER-2** 扩增。**曲妥珠单抗靶向**乳腺癌的 **HER-3** 扩增。

[86～88] ACB 本题考查的是基因多态性相关内容。人类基因组多态性分为三种形式：①限制性片段长度多态性，即由于单个碱基的缺失、重复和插入所引起限制性内切酶位点的变化，而导致DNA片段长度的变化；②**DNA重复序列多态性**，主要表现为重复序列拷贝数的变异；③**单核苷酸多态性**，是指在基因组水平上由单个核苷酸的变异所引起的DNA序列多态性，通常是一种双等位基因或二态的变异，包括单个碱基的缺失和插入，但更多的是单个碱基的置换。

[89～92] ABCD 本题考查的是遗传因素对药物反应的影响。华法林在某些患者表现的低活性可能是与遗传有关的**华法林和其受体相结合的亲和力降低**所致。**胰岛素耐受性分两种**：一种为**胰岛素受体缺陷病**，亦称胰岛素A型受体病；另一种是**胰岛素自身抗体引起的胰岛素耐受性**，称为B型胰岛素耐受。血管紧张素Ⅰ转换酶（ACE）基因第16号内含子存在287碱基的插入/缺失多态性，缺失纯合子基因型个体血浆ACE的活性增高，插入/缺失多态性可预测血浆ACE的水平，可以预测个体用ACE抑制药的临床疗效，如，肾病患者应用ACE抑制药后，该插入型纯合子基因型患者蛋白尿和血压可得到明显改善，而缺失型基因型患者的蛋白尿和血压无明显改善。

[93～96] DBCE 本题考查的是遗传因素对药物反应的影响。**异烟肼**在体内主要通过乙酰化酶代谢，慢代谢者由于乙酰化酶的遗传缺乏，代谢较慢，易产生不良反应，该药的**不良反应之一是多发性神经炎**。通过乙酰化代谢的药物还包括磺胺二甲嘧啶、苯乙肼、普鲁卡因胺、甲基硫氧嘧啶、肼苯哒嗪、氨苯砜等，对这些药物慢代谢者，在服用肼苯哒嗪和普鲁卡因胺时可引起红斑狼疮；**苯乙肼可引起镇静和恶心**。快代谢者服用肼苯达嗪后，由于毒性代谢产物乙酰肼屈嗪在体内积聚，更易发生肝毒性。

[97～99] ABC 本题考查的是对生物与药物时辰性相关学科基本概念的理解。时辰药效学和时辰毒理学是研究机体对药物效应呈现的周期性节律变化规

律的学科，分别以有效性或毒性作为研究重点。时辰药理学研究药物与生物的内源性周期节律变化的关系，是在对药物治疗效果进行研究的基础上，根据机体生物节律，选择合理药物用药时间的药理学分支学科。

[100～104] DABCE 本题考查的是药效与时辰关联的内容。应用糖皮质激素治疗疾病时，08：00 时 1 次予以全天剂量比 1 天多次给药效果好，不良反应也少。**铁剂的吸收有明显的昼夜节律**，在其他条件相同的情况下，**19：00 服用较 07：00 服用的吸收率增加一倍**，因此铁剂的服用选择在 19：00 比较合理；**茶碱 05：00 给药比 22：00 给药吸收明显升高**。赛庚啶的抗组胺作用**在 07：00 时给药疗效可持续 15～17 小时**，而 **19：00 时给药则只能维持 6～8 小时**，这是因为有些药物的疗效及毒效的昼夜节律并不一定完全取决于药动学的昼夜节律的差异，而可能是取决于药物的组织敏感性的昼夜差异，如呼吸道对致敏物质的敏感性在 00：00～02：00 最高，因此哮喘患者易在凌晨发作。受体的敏感性、受体与药物的最大亲和力以及受体的浓度也呈现昼夜节律性变化，如吗啡 15：00 时给药的镇痛作用最弱，21：00 时给药最强，此效应的差异与脑内药物浓度无相关性，可能与脑内阿片受体的昼夜节律有关。

[105～107] ABD 本题考查的是用药与时辰关联的内容。硝苯地平对心绞痛发作的疗效存在昼夜节律，日平均剂量 80mg 的**硝苯地平几乎可完全取消通常于上午06：00～12：00 发生的心肌缺血高峰，对晚上 21：00～24：00 发生的心肌缺血保护作用强度明显不如前者**。机体功能如心排血量、各种体液分泌的速度及 pH、胃肠运动、肝肾血流量、血浆蛋白结合率和药物代谢酶活性等都有昼夜节律，因而许多药物的动力学参数都受此节律的影响，如，**卡马西平 22：00 时给药比08：00时给药峰浓度明显升高**。

[108～109] AC 本题考查的是用药与时辰关联的内容。时辰药效学研究机体对药物效应呈现的周期性节律变化规律，如羟甲基戊二酰辅酶 A 还原酶抑制剂（他汀类降脂药）通过抑制羟甲基戊二酰辅酶 A 还原酶，抑制肝脏合成胆固醇，从而起到降低胆固醇和低密度脂蛋白的作用。机体胆固醇的合成有昼夜节律，夜间合成增加，所以**夜间给予他汀类降脂药降低血清胆固醇的作用更强**，推荐临睡前给药。肾上腺皮质激素在体内的昼夜节律相当明确，若药物应用的方法违反了该时辰节律，则可扰乱或消除体内皮质激素的自然昼夜节律，导致不良反应的发生，研究发现，

正常人糖皮质激素分泌呈现晨高晚低的昼夜节律特征，所以，应用**糖皮质激素治疗疾病时，08：00 时 1 次予以全天剂量比 1 天多次给药效果好**，不良反应也少。

[110～111] CA 本题考查的是药效与时辰关联的内容。早餐前即空腹服用会大大增加左甲状腺素钠片的吸收率，晨起服用是为了顺应内源性激素分泌的时辰性。催眠药（右佐匹克隆）的使用也是为了实现其安眠作用，当然是在晚上临睡时服用最合适。

[112～115] CAED 本题考查的是药物对机体组织器官的毒性作用部位。**氨基糖苷类抗生素和抗恶性肿瘤药对肾脏的损害主要是在近曲小管**；解热镇痛抗炎药的主要靶部位是**肾小球**；头孢菌素类、万古霉素、别嘌醇的主要靶部位是**髓袢**；溴隐亭、甲氨蝶呤的主要靶部位是**集合管**。

[116～120] BEACD 本题考查的是药物的毒性作用。**引起肾小管坏死或急性肾小管损伤**的药物中以**氨基糖苷类**最为常见；**引起急性间质性肾炎**的药物以**抗生素及非甾体抗炎药**较为常见；**引起梗阻性急性肾功能衰竭**常见药物有**磺胺类、甲氨蝶呤、阿昔洛韦、造影剂、二甲麦角胺新碱**等；有些药物可**引起肾小动脉和毛细血管损害**，致血压升高和肾功能损伤，如**环孢素**等；肼屈嗪、普鲁卡因胺、苯妥英钠、甲硫咪唑等可致狼疮样综合征。

[121～123] CAE 本题考查的是药物的毒性作用。对乙酰氨基酚可引起肝小叶中央区坏死；大剂量利尿药呋塞米可引起肝小叶中间区坏死；硫酸亚铁可引起周边区坏死。

[124～128] ADBCE 本题考查的是药物的毒性作用。药物性肝损害类型及常见诱发药物

肝损害类型	诱发药物
脂肪肝	乙醇、丙戊酸钠、甲氨蝶呤、四环素、α-甲基多巴、胺碘酮
肝细胞坏死	乙醇、对乙酰氨基酚、抗代谢药、烷化剂、异烟肼、苯妥英钠、丙硫氧嘧啶、氟烷、维拉帕米、摇头丸等
胆汁淤积	氯丙嗪、环孢素、同化类固醇、甲基睾丸素、红霉素脂化剂、复方新诺明等
纤维化及肝硬化	乙醇、维生素 A、酚噻嗪类、甲苯磺丁脲、同化类固醇等
慢性坏死性肝炎	氟烷、左旋多巴、异烟肼、磺胺药、氯丙嗪、呋喃妥因等

[129～131] DAB 本题考查的是药物对机体组织器官的毒性作用部位。**多柔比星通过嵌入 DNA 和**

干扰转录损伤周围神经系统神经元；多巴胺通过一定的摄取机制很快被转运到神经末梢，自身氧化后产生的氧化物质可以选择性的**破坏交感神经**；氨基糖苷类抗生素具有前庭毒性、耳蜗毒性。

[132～136] CAEBD 本题考查的是对常成为药物毒性靶位的机体组织器官的了解。心血管系统由心脏、动脉、静脉和毛细血管组成。心脏是血液循环的动力器官，动脉是将心脏输出的血液运送到全身器官，静脉是引导全身各器官的血液回到心脏的血管，毛细血管是连接动、静脉末梢间的血管，是进行物质交换的场所。心肌细胞分为工作细胞和自律细胞两类，前者具有收缩性，是心脏舒缩活动的功能基础；后者无收缩功能，但具有自律性和传导性，是心脏自律性活动的功能基础。

[137～139] EBC 本题考查的是药物的作用机制（如果过度使用也可成为毒性作用机制）。对心肌细胞膜 Na^+ 离子通道具有**阻滞作用的药物**有奎尼丁、普鲁卡因胺、丙吡胺、氟卡尼、普罗帕酮、利多卡因、苯妥英钠和美西律等；抗心律失常药物**胺碘酮、索他洛尔和溴苄胺**等，能够阻滞与复极化过程有关的 K^+ **钾通道**；**维拉帕米、戈洛帕米、地尔硫䓬**等通过阻滞 Ca^{2+} 通道，发挥治疗高血压、心绞痛、心律失常、心力衰竭和心肌病等疾病的作用。

[140～141] DA 本题考查的是药物的毒性作用机制。鱼藤酮可以阻断 **NADH 和辅酶 Q** 之间的电子传递；**抗霉素 A** 可阻断细胞色素 b 向和细胞色素 c1 之间的电子传递。

[142～144] EBD 本题考查的是对常成为药物毒性靶位的机体组织器官及相关因子的理解。骨髓构成了造血细胞生成的环境；脾脏能够识别、吞噬和清除异物以及破坏的血细胞；粒细胞集落刺激因子促进骨髓造血细胞增殖分化形成粒细胞集落，诱导中性粒细胞的终末分化，增强中性粒细胞的吞噬和黏附能力；红细胞生成素可以作用于红细胞系定向干细胞，并诱导合成血红蛋白；血小板生成素促进血小板的生成。

[145～146] CB 本题考查的是血液系统的毒性作用相关内容。**药物对红细胞的毒性作用**包括高铁血红蛋白血症、药源性再生障碍性贫血、溶血性贫血等；药物对白细胞的毒性作用包括粒细胞减少/缺乏症、嗜酸性粒细胞增多症、药源性白血病等。

[147～151] BECAD 本题考查的是药物的毒性作用及机制。糖皮质激素类药物可抑制细胞因子 IL-1、IL-2、IL-6、IFN-γ、TNF-α 的生成；**环磷酰**

胺具有活泼的烷化基团，与 DNA 或蛋白质中的氨基、巯基、羟基和磷酸基发生烷化反应，使 DNA 链断裂，造成 DNA 结构和功能的损害；**硫唑嘌呤**在体内转化为硫代肌苷酸，干扰嘌呤代谢，可抑制 **T 细胞、B 细胞和 NK 细胞效应但不抑制吞噬细胞功能**；齐夫多定具有介导体液免疫和细胞免疫作用，但**可剂量依赖性抑制骨髓造血功能**；氟烷可导致自身免疫性肝炎。

[152～156] DCEAB 本题考查的是药物的毒性作用。常见引起肾上腺毒性作用的药物有糖皮质激素、皮质激素抑制药米托坦、抗高血压药卡托普利和利血平、利尿药螺内酯等；常见引起甲状腺毒性作用的药物有抗甲状腺药、含碘药物胺碘酮和碘化甘油等；常见引起胰腺毒性作用的药物有四氧嘧啶和链脲佐菌素；常见引起垂体毒性作用的药物有抗精神失常药氯丙嗪和舒必利；常见**引起性腺毒性作用的药物有**抗肿瘤药**秋水仙碱、顺铂、烷化剂**等、睾酮、抗雌激素类药氯米芬和克罗米酚。

[157～159] EAB 本题考查的是药物的毒性作用及机制。**深度的呼吸抑制是急性中毒死亡的直接原因**；少数患者服用解热镇痛药如阿司匹林、吲哚美辛等后，可诱发哮喘，称为"阿司匹林性哮喘"；一些具有阳离子双亲和性的药物，可引起肺脂质沉积。

[160～161] BA 本题考查的是药物的毒性作用。青霉素可引起过敏性休克；常见引起色素沉着的药物如米诺环素、氟尿嘧啶、环磷酰胺、氯丙嗪、四环素、氯喹等。

[162～163] EC 本题考查的是药物的毒性作用及机制。因影响细胞内 Ca^{2+} 的稳态而导致心律失常不良反应的药物是强心苷，强心苷抑制心肌细胞膜上的 Na^+,K^+-ATP 酶，增加心肌细胞内游离 Ca^{2+} 浓度，从而增强心肌收缩力。但强心苷引起 Ca^{2+} 浓度的增高和 K^+ 浓度降低是其导致各种心律失常的主要原因。临床表现为室性早搏、二联律、三联律和房性、房室结性、室性心动过速，甚至危及生命的室颤。**对心肌细胞膜 Na^+ 离子通道具有阻滞作用的药物普鲁卡因胺**对心脏的影响包括降低自律性、减慢传导和延长有效不应期等。过度抑制也会对心脏产生不良反应包括低血压、心力衰竭、房室传导阻滞。

[164～168] ECBAD 本题目考察的是四个常见药物和一类常见毒物对神经系统的毒性作用。**有机磷酸酯类**是一类常用的杀虫剂，对人体来说属于常见毒物，该类药物高脂溶性，很**易进入神经系统**，进入之后会**使神经系统内的生物大分子磷酸化**或烷基化，导致轴突和树突受到损害，从而引起迟发性神经毒性；

长春新碱和秋水仙碱可与微管蛋白结合，**抑制蛋白亚单位形成微管**，导致轴突运输出现障碍，从而**引起周围神经病**；外周（周围）神经由施万细胞形成髓鞘，中枢神经由少突胶质细胞形成髓鞘，**胺碘酮会使施万细胞内充满脂质性溶酶体**，因此**导致外周神经轴突变性和脱髓鞘**，从而**引起周围神经病**；异烟肼常见的神经毒性作用是导致外周神经炎，这主要是因为该药可**拮抗维生素 B_6 对神经髓鞘的维护作用**，也正因如此，临床上该药引起的神经毒性作用经常会用维生素 B_6 来防治；**氯丙嗪造成迟发性运动障碍的原因与其拮抗突触后膜多巴胺受体**，使多巴胺受体数目增加，**受体上调有关**。

三、综合分析选择题

[1～3]

1. B 本题考查的是对药物治疗作用的理解。使用抗生素杀灭细菌属于**对因治疗**，即用抗生素后能消除**原发致病因子细菌**，治愈疾病。

2. A 本题考查的是对药物治疗作用的理解。使用解热药降低高热患者的体温属于**对症治疗**，即用药后能**改善患者发热的症状**。

3. E 使用抗生素杀灭病原微生物属于对因治疗，即治本。解热药降低高热患者的体温属于对症治疗，即治标。对因高热出现抽搐现象这种危及病人生命的症状，对症治疗的重要性并不亚于对因治疗。两种**治疗应相辅相成**。医生即给予了治标的解热药，又给予了治本的抗生素，医生对于该患者的治疗属于标本兼治。

[4～7]

4. A 本题考查的是对效价强度的理解。效价强度用于作用性质相同的药物之间的等效剂量或浓度的比较，指能引起等效反应（一般采用 50% 效应量）的相对剂量或浓度，其值越小则强度越大，**引起 50% 效应量时环戊噻嗪需要的剂量最小，效价强度最大**。

5. D 本题考查的是对效价强度的理解。效价强度用于作用性质相同的药物之间的等效剂量或浓度的比较，指能引起等效反应（一般采用 50% 效应量）的相对剂量或浓度，其值越大则强度越小，**引起 50% 效应量时氯噻嗪需要的剂量最大，效价强度最小**。

6. C 本题考查的是对效能的理解。在一定范围内，增加药物剂量或浓度，其效应强度随之增加，但效应增至最大时，继续增加剂量或浓度，效应不能再上升，此药理效应的极限称为最大效应，也称效能。

反映了药物的内在活性。**呋塞米的效能最大**。

7. A 本题考查的是对效价强度的理解。**效价强度**用于作用性质相同的药物之间的等效剂量或浓度的比较，指能引起等效反应（一般采用 50% 效应量）的相对剂量或浓度，**其值越小则强度越大**，效价强度由大到小排序依次是环戊噻嗪 > 氢氯噻嗪 > 呋塞米 > 氯噻嗪。

[8～11]

8. A 本题考查的是对半数有效量的理解。引起 50% 阳性反应（质反应）或 50% 最大效应（量反应）的浓度或剂量为**半数有效量**，用 ED_{50} 表示。A 药的半数有效量最大。

9. C 本题考查的是对效价强度的理解。**效价强度**用于作用性质相同的药物之间的等效剂量或浓度的比较，指能引起等效反应（一般采用 50% 效应量）的相对剂量或浓度，**其值越小则强度越大**，C 药的 ED_{50} 最小，效价强度最高。

10. D 本题考查的是对治疗指数的理解和计算。LD_{50} 与 ED_{50} 的比值称为治疗指数，三个药物的治疗指数皆为 20，所以一样大。

11. E 本题考查的是安全范围的理解。**安全范围为 ED_{95} 和 LD_5 之间的距离**，因为不知道三药的 ED_{95} 和 LD_5，因此无法比较。

[12～14]

12. A 本题考查的是对药物作用的理解。普萘洛尔通过**拮抗 β 受体**发挥治疗高血压的作用。

13. C 本题考查的是对不良反应类型的理解。当患者长期应用某种药物，突然停药后出现原有疾病加剧的现象，称为**停药反应**。长期使用普萘洛尔突然停药，出现血压升高的不良反应为停药反应。

14. E 本题考查的是对受体调节的理解。**受体增敏是指长期应用拮抗药，造成受体数量或敏感性提高**。高血压患者长期应用 β 受体拮抗药普萘洛尔时，突然停药可以由于 β 受体的敏感性增高而引起"反跳"现象，导致血压升高。而受体脱敏是指在长期使用一种激动药后，组织或细胞的受体对激动药的敏感性和反应性下降的现象。分为同源脱敏（特异性脱敏）和异源脱敏（非特异性脱敏）。

[15～19]

15. A 本题考查的是对受体作用的信号转导的理解。**乙酰胆碱为第一信使**，第一信使是指神经递质等细胞外信使物质，多数不能进入细胞内，与细胞膜表面的特异受体结合而发挥作用。

16. A 本题考查的是对受体种类的理解。**M 胆**

碱受体属于 G - 蛋白偶联受体。

17. B 本题考查的是对受体种类的理解。N 胆碱受体属于配体门控的离子通道受体。

18. A 本题考查的是对受体激动药的理解。乙酰胆碱为完全激动药，其对受体有很高的亲和力和内在活性（$\alpha = 1$）。

19. A 本题考查的是对 pA_2 的理解。pA_2 值的大小反映竞争性拮抗药对其激动药的拮抗强度。**药物的 pA_2 值越大，其拮抗作用越强。**

[20 ~ 21]

20. B 本题考查的是对竞争性拮抗药特点的理解。加入竞争性拮抗药后可使**受体激动药的量 - 效曲线平行右移，最大效应不变。**

21. A 本题考查的是对 pA_2 的特点的理解。pA_2 值的大小反映竞争性拮抗药对其激动药的拮抗强度。药物的 pA_2 值越大，其拮抗作用越强。X 药的 pA_2 大于 Y 药的 pA_2。

[22 ~ 24]

22. B 本题考查的是药物肝药酶代谢相关内容。苯妥英钠、苯巴比妥、利福平等是 **CYP3A4 酶诱导剂**，但奥美拉唑不是。异烟肼是肝药酶抑制剂。

23. C 本题考查的是药物肝药酶代谢相关内容。红霉素、西咪替丁是肝药酶抑制剂。奥卡西平是 **CYP2C19 抑制剂**。苯巴比妥是肝药酶诱导剂。

24. E 本题考查的是药物肝药酶代谢相关内容。伏立康唑若与利福平（每日一次，每次 600mg）合用，伏立康唑的 C_{max}（血药峰浓度）和 AUC（给药期间的药 - 时曲线下面积）分别降低 93% 和 96%，因此禁止伏立康唑与利福平合用；卡马西平和苯巴比妥可能会显著降低伏立康唑的血药浓度，因此禁止伏立康唑与这两种药物合用；西咪替丁（非特异性的 CYP450 抑制剂，每日 2 次，每次 400mg）与伏立康唑合用时，伏立康唑的 C_{max} 和 AUC 分别增高 18% 和 23%，两者合用无需调整伏立康唑剂量；奎尼丁为 CYP3A4 底物，伏立康唑可使奎尼丁的血药浓度增高，从而导致 Q - T 间期延长，并且偶见尖端扭转型室性心动过速。

[25 ~ 27]

25. A 本题考查的是合理用药相关内容。0.75mg 地塞米松 = 4mg 甲泼尼龙 = 5mg 泼尼松 = 20mg 氢化可的松 = 25mg 可的松。

26. C 本题考查的是时辰药理与合理用药相关内容。**早晨 8 点糖皮质激素分泌达到高峰，当在这时给予外源性的糖皮质激素时，对于对肾上腺皮质的抑制**

作用最小。长期按时服用可以保持垂体 - 肾上腺皮质的功能正常，延缓皮质功能减退。

27. B 本题考查的是时辰药理与合理用药相关内容。激素减量原则为：**先快后慢**。激素突然停药，会发生反跳现象，造成原患疾病加重。

[28 ~ 30]

28. A 本题考查的是合理用药方面的内容。**痛风急性发作的首选药物为秋水仙碱。** 别嘌醇和苯溴马隆应在痛风慢性时期用药。

29. B 本题考查的是合理用药与药物毒性作用相关内容。**服用噻嗪类或髓袢利尿剂的患者服用非甾体抗炎药时，可能会影响这些药物的疗效，故在用药期间应避免服用噻嗪类药物。**

30. D 本题考查的是合理用药与药物毒性作用相关内容。使用**氯霉素可能会导致不可逆的骨髓抑制，秋水仙碱和双氯芬酸钠也可引起骨髓抑制。**

[31 ~ 33]

31. D 本题考查的是合理用药与药物毒性作用相关内容。苯二氮䓬类药物**抗焦虑效果好，但镇静效果比较弱。**

32. C 本题考查的是药物的毒性作用。**苯二氮䓬类药物长期应用可产生一定耐受性，久服易产生依赖性。** 奥沙西泮属于苯二氮䓬类药物。

33. E 本题考查的是合理用药与药物毒性作用相关内容。**吲哚美辛与氨氯地平合用可降低后者的降压效应。**

[34 ~ 36]

34. D 本题考查的是合理用药及选药相关内容。文拉法辛缓释片可用于治疗抑郁症；硝酸异山梨酯用于治疗各种类型冠心病心绞痛；阿托伐他汀钙为调血脂药；奥美拉唑肠溶片适用于胃溃疡、十二指肠溃疡、应激性溃疡、反流性食管炎等；谷维素片为镇静助眠类药。

35. E 本题考查的是合理用药与药物毒性作用相关内容。**西咪替丁可抑制肝脏首过消除作用，提高血浆中游离文拉法辛的浓度**，导致文拉法辛缓释片代谢减慢。

36. A 本题考查的是药物的毒性作用。硝酸异山梨酯在用药初期可能**会出现**硝酸酯引起的**血管扩张性头痛**，还可能出现**面部潮红**、眩晕、直立性低血压和反射性心动过速。

[37 ~ 39]

37. C 本题考查的是合理用药与选药相关内容。根据患者表现，推测其为苯二氮䓬类药物中毒，艾司唑仑属于苯二氮䓬类药物。

38. A　本题考查的是对合理用药与选药及相关机制的掌握。**氟马西尼**是咪唑并苯二氮䓬化合物，可与苯二氮䓬类药物竞争结合位点，从而表现为**拮抗苯二氮䓬类药物**的作用。

39. B　本题考查的是对合理用药与选药及相关机制的掌握。**水合氯醛对胃黏膜有刺激，易引起恶心、呕吐**，同时患有消化道溃疡的患者，不应服用该药。

[40～42]

40. C　本题考查的是药物的毒性作用及机制。阿司匹林性哮喘是由于本类药物抑制了花生四烯酸代谢过程中的环氧化酶途径，使前列腺素合成受阻，但不抑制脂氧酶途径，从而造成脂氧酶途径的代谢产物白三烯合成增多，导致支气管痉挛引发哮喘。

41. E　本题考查的是药物的相互作用。**胰岛素或口服降糖药物的降糖效果可因与阿司匹林合用而加强**。

42. B　本题考查的是药物的毒性作用。皮质功能亢进综合征可表现为满月脸、水牛背、高血压、多毛、糖尿、皮肤变薄等，是糖皮质激素所致。

四、多项选择题

1. ABC　本题考查的是对抑制的理解。药物效应使机体器官原有功能水平改变，**功能的减弱称为抑制**。地西泮的镇静和催眠，阿司匹林退热都有使功能减弱的作用，所以属于抑制。而肾上腺素引起血压升高和心率加快都属于使功能增强，属于兴奋。

2. CDE　本题考查的是对兴奋的理解。药物效应使机体器官原有功能水平改变，**使功能增强称为兴奋**。去甲肾上腺素引起血压上升，肾上腺素引起心肌收缩力强和心率加快都属于使功能增强，属于兴奋。而苯二氮䓬类药物镇静催眠和解热镇痛药降低高热患者的体温、缓解疼痛都有使功能减弱的作用，属于抑制。

3. ABCDE　本题考查的是机体方面对药物作用的影响因素的种类。**机体方面**影响药物作用的因素主要包括**生理因素**（如年龄、性别、体重）、**精神因素**（包括精神状态和心理活动）、**疾病因素**（主要包括心脏疾病、肝脏疾病、肾脏疾病、胃肠疾病、营养不良、酸碱平衡失调、电解质紊乱和发热等）、**遗传因素**（主要包括药物作用靶点、转运体和代谢酶的遗传多态性，表现为种属差异、种族差异、个体差异和特异体质）、**时辰因素**（主要是指生物节律变化对药物作用的影响）以及**生活习惯与环境**（主要包括饮食和环境物质通过影响机体而实现对药物作用的影响）。

4. CE　本题考查的是对药物作用选择性的理解。药物作用的选择性特点为有高低之分。药物对受体作用的特异性与药理效应的选择性不一定平行，如阿托品特异性地拮抗 M 胆碱受体，但其药理效应选择性并不高。**选择性低的药物效应广泛，一般副作用较多**。选择性一般是相对的，有时与药物剂量有关。如小剂量的阿司匹林有抗血小板聚集、抑制血栓形成的作用，较大剂量发挥解热镇痛作用，大剂量则具有抗炎抗风湿作用。**药物作用的选择性是药物分类和临床应用的基础**。

5. AC　本题考查的是对药物治疗作用的理解。铁制剂治疗缺铁性贫血和胰岛素治疗糖尿病属于补充体内营养或代谢物质不足，是**补充疗法，又称替代疗法**。而硝酸甘油缓解心绞痛和抗高血压药降低患者过高的血压是指用药改善患者疾病的症状，属于对症治疗。抗生素治疗感染性疾病是用药后能消除原发致病因子，治愈疾病，属于对因治疗。

6. CD　本题考查的是对后遗效应的理解。**后遗效应**，指的是在**停药后血药浓度已降至最小有效浓度以下时残存的药理效应**。服用巴比妥类催眠药后次晨出现困倦和长期应用肾上腺皮质激素停药后出现肾上腺皮质功能减退，数月难以恢复，属于后遗效应。

7. ABC　本题考查的是对毒性反应的理解。致癌、致畸胎和致突变反应属于**慢性毒性**范畴。而二重感染属于继发反应，过敏反应又称为变态反应。

8. ABC　本题考查的是对量反应的理解。**量反应为药理效应的强弱呈连续性量的变化，可用数或量或最大反应的百分率表示**。所以测定血压升高或降低，心率加快或减慢，尿量增多或者减少属于量反应。而质反应为药理效应不是随着药物剂量或浓度的增减呈连续性量的变化，为反应的性质变化。一般以阳性或阴性、全或无的方式表示。如存活与死亡、惊厥与否属于质反应。

9. CDE　本题考查的是对质反应的理解。**质反应**为药理效应不是随着药物剂量或浓度的增减呈连续性量的变化，而为**反应的性质变化**。一般以阳性或阴性、全或无的方式表示。睡眠与否、存活与死亡、惊厥与否属于质反应。而量反应为药理效应的强弱呈连续性量的变化，可用数量或最大反应的百分率表示。血糖与心排血量的测定属于量反应。

10. ACE　本题考查的是对效价强度和效能的理解和比较。**效价强度**用于作用性质相同的药物之间的等效剂量或浓度的比较，指能引起等效反应（一般采用50%效应量）的相对剂量或浓度，其值越小则强度越大。故环戊噻嗪的效价强度大于呋塞米，而氯噻嗪效价强度小于呋塞米。**效能**是指在一定范围内，增加药物剂量或浓度，其效应强度随之增加，但效应增至最大时，继续增加剂量或浓度，效应不能再上升，此效应为一极限，**反映了药物的内在活性**。所以呋塞米的效能最高，而环戊噻嗪、氢氯噻嗪和氯噻嗪的效能一样大。

11. **AD**　本题考查的是对治疗指数的理解和比较。LD_{50} 与 ED_{50} 的比值称为治疗指数。治疗指数数值越大越安全，但因为没有考虑药物在最大有效量时的毒性，**有时仅用治疗指数表示药物的安全性欠合理**。

12. **ABCD**　本题考查的是对量-效相关概念和安全性相关概念的理解。从图中的量效曲线中可以看出，A 药和 B 药能达到同样的最大效应，**效能一致**。引起最大效应 50% 等效反应的剂量一致，效价强度一致，毒效曲线上可以看出两药的引发 50% 动物死亡的剂量一致，半数致死量一致，LD_{50} 与 ED_{50} 的比值为治疗指数，因为**两药的 LD_{50} 和 ED_{50} 都相同**，所以治疗指数也一致。但是**两药的 ED_{95} 和 LD_5 之间的距离不相等，安全范围不一致**。

13. **AC**　本题考查对药物作用机制的理解。**阿托品抑制 M 受体，多巴胺激活 DA 受体、β_1 受体和 α 受体而发挥药理作用**。而阿司匹林通过抑制环氧化酶解热镇痛抗炎。齐多夫定抑制核苷逆转录酶，抑制 DNA 链的延长，阻碍 HIV 病毒的复制，治疗艾滋病。环丙沙星通过抑制细菌 DNA 回旋酶和拓扑异构酶Ⅳ发挥抗菌作用。

14. **BCD**　本题考查对药物作用机制的理解。**阿司匹林是通过抑制环氧化酶，依那普利抑制血管紧张素转换酶，地高辛抑制 Na^+,K^+-ATP 酶而发挥药理作用**。而阿米洛利通过阻滞肾小管 Na^+ 通道发挥保钾利尿作用。氢氯噻嗪通过抑制肾小管 Na^+-Cl^- 转运体而利尿。

15. **AB**　本题考查对药物作用机制的理解。**利多卡因抑制 Na^+ 通道，硝苯地平阻滞 Ca^{2+} 通道而发挥药理作用**。都是通过影响细胞膜离子通道发挥药理作用。而依那普利通过抑制血管紧张素转换酶治疗高血压，地高辛通过抑制 Na^+,K^+-ATP 酶治疗充血性心力衰竭，氢氯噻嗪通过抑制肾小管 Na^+-Cl^- 转运体而利尿。

16. **DE**　本题考查对药物作用机制的理解。**磺胺嘧啶抑制细菌叶酸代谢而干扰核酸的合成，环丙沙星抑制细菌 DNA 回旋酶和拓扑异构酶Ⅳ而发挥药理作**用。都是通过干扰核酸代谢发挥药理作用。而利多卡因是通过抑制 Na^+ 通道产生局麻作用，硝苯地平通过阻滞 Ca^{2+} 通道，依那普利通过抑制血管紧张素转化酶治疗高血压。

17. **AC**　本题考查对药物作用机制的理解。**铁剂和胰岛素通过补充体内生命代谢物质而发挥药理作**用。而硝苯地平通过阻滞 Ca^{2+} 通道治疗高血压，磺胺嘧啶通过抑制细菌体内叶酸的代谢而抗菌，环丙沙星通过抑制细菌 DNA 回旋酶和拓扑异构酶Ⅳ抗菌。

18. **ABCDE**　本题考查对药物作用机制的理解。氢氧化铝中和胃酸治疗胃溃疡，二巯基丁二酸钠络合重金属离子解毒，甘露醇使肾小管内产生高渗透压而发挥利尿作用，**渗透性泻药硫酸镁和血容量扩张药右旋糖酐**等通过局部形成高渗透压而产生相应的效应。

19. **CE**　本题考查对药物作用机制的理解。**氢氯噻嗪利尿是通过抑制肾小管 Na^+-Cl^- 转运体，丙磺舒是通过抑制肾小管对弱酸性代谢物的转运体而抑制原尿中尿酸再吸收，治疗痛风**。而氢氧化铝中和胃酸治疗胃溃疡。二巯基丁二酸钠络合重金属离子解毒。左旋咪唑通过影响机体免疫功能而增强免疫。

20. **CD**　本题考查对药物作用机制的理解。环孢素和左旋咪唑是通过影响机体免疫功能而发挥药理作用。氢氧化铝中和胃酸治疗胃溃疡。二巯基丁二酸钠络合重金属离子解毒。丙磺舒竞争性抑制肾小管对弱酸性代谢物的转运体，抑制原尿中尿酸再吸收用于痛风的治疗。

21. **AB**　本题考查对药物作用机制的理解。**消毒防腐药和蛋白沉淀剂无特异性作用机制，而主要与理化性质有关**。消毒防腐药对蛋白质有变性作用，用于体外杀菌或防腐。酚类、醇类、醛类和重金属盐类等蛋白沉淀剂用于沉淀蛋白。而血容量扩张药右旋糖酐等通过局部形成高渗透压而产生效应。维生素 A 通过补充维生素 A 治疗维生素 A 缺乏症。碘解磷定使被有机磷酸酯抑制的胆碱酯酶复活。

22. **ABCDE**　本题考查的是对受体和配体关系的理解。配体为能与受体特异性结合的物质。包括**内源性配体**（体内存在的能与受体结合的生理功能调节物质，如**神经递质**）和外源性配体（如药物）。**少数亲脂性配体可直接进入细胞内，受体可通过细胞内第二信使的放大、分化、整合，触发后续的药理效应或生理反应，受体可由一个或者数个亚基组成**。

23. **ABCDE**　本题考查的是对受体性质的理解。**受体具有饱和性、特异性、可逆性、灵敏性和多样性**。

24. AC 本题考查的是对药物与受体的亲和力及内在活性的理解。KD 表示药物与受体的亲和力，其值等于 EC_{50}。KD 的负对数（$-lgKD$）为亲和力指数（pD_2），其值与亲和力成正比。药物和受体结合产生效应不仅要有亲和力，还要有内在活性。当两药亲和力相等时，其效应取决于内在活性强弱；当两药内在活性相等时，则取决于亲和力大小。从图中可以看出 a、b、c 三药 EC_{50} 相等，即亲和力指数（pD_2）相等，但三药的最大效应 a＞b＞c，即内在活性不等。而 x、y、z 三药的 EC_{50} 为 x＜y＜z，即亲和力指数（pD_2）不等，但三药的最大效应，即内在活性相等。

25. ABCDE 本题考查的是对药物作用靶点种类的理解。药物作用靶点涉及受体、酶、离子通道、核酸、转运体等。

26. ABCDE 本题考查的是对 G - 蛋白偶联受体的理解。5 - HT 受体、M 胆碱受体、肾上腺素受体、多巴胺受体和前列腺素受体都属于 G - 蛋白偶联受体。

27. CD 本题考查的是对配体门控的离子通道受体的理解。GABA 受体和 N 胆碱受体属于配体门控的离子通道受体。而前列腺素受体属于 G - 蛋白偶联受体，胰岛素受体属于酪氨酸激酶受体，维生素 D 受体属于细胞内受体。

28. AD 本题考查的是对酪氨酸激酶受体的理解。胰岛素受体和表皮生长因子受体属于酪氨酸激酶受体。而糖皮质激素受体和甲状腺激素受体属于细胞内受体，前列腺素受体属于 G - 蛋白偶联受体。

29. AB 本题考查的是对第一信使的理解。第一信使指多肽类激素、神经递质及细胞因子及药物等细胞外信使物质。神经递质 ACh 和 5 - HT 属于第一信使，而 IP_3、DAG 和 cGMP 属于第二信使。

30. ABCD 本题考查的是对第二信使的理解。属于第二信使的有 cAMP、cGMP、IP_3 和 DAG，而神经递质 DA 属于第一信使。

31. DE 本题考查的是对第三信使的理解。第三信使指的是指负责细胞核内外信息传递的物质，其转导蛋白以及某些癌基因产物，参与基因调控、细胞增殖和分化以及肿瘤的形成等过程。生长因子和转化因子属于第三信使。而神经递质 ACh 属于第一信使，IP_3 和 Ca^{2+} 属于第二信使。

32. ABCDE 本题考查的是对 G - 蛋白的理解。G - 蛋白是细胞外受体和细胞内效应分子的偶联体。G - 蛋白是由 α、β、γ 三种亚单位组成的三聚体，静息状态时与 GDP 结合。兴奋型 G - 蛋白激活 AC 使 cAMP 增加，抑制型 G - 蛋白抑制 AC 使 cAMP 减少。一个受体可激活多个 G - 蛋白，一个 G - 蛋白可以转导多个信号给效应器，调节许多细胞的功能。

33. ABCD 本题考查的是对激动药的理解。完全激动药对受体有很高的亲和力和内在活性（α = 1）。部分激动药虽与受体有较强的亲和力，但内在活性不强（α＜1）。部分激动药即使增加剂量，也不能达到完全激动药的最大效应。却因它占领受体而拮抗激动药的部分生理效应。而反向激动药对失活态的受体亲和力大于活化态，药物与受体结合后引起与激动药相反的效应。

34. ABE 本题考查的是对完全激动药的理解。完全激动药对受体有很高的亲和力和内在活性（α = 1）。吗啡为完全激动药。而部分激动药是增加剂量因占领受体而拮抗激动药的部分生理效应。反向激动药是对失活态的受体亲和力大于活化态，药物与受体结合后引起与激动药相反的效应。

35. ABCE 本题考查的是对部分激动药的理解。部分激动药虽与受体有较强的亲和力，但内在活性不强（α＜1），量 - 效曲线高度（E_{max}）较低。即使增加剂量，也不能达到完全激动药的最大效应，增加剂量可因占领受体，而拮抗激动药的部分生理效应。喷他佐辛为部分激动药。而反向激动药对失活态的受体亲和力大于活化态，药物与受体结合后引起与激动药相反的效应。

36. CDE 本题考查的是对反向激动药的理解。反向激动药对失活态的受体亲和力大于活化态，药物与受体结合后引起与激动药相反的效应。苯二氮䓬类属于反向激动药。

37. ABD 本题考查的是对竞争性拮抗药的理解。竞争性拮抗药可使激动药量 - 效曲线平行右移，但其最大效应不变。竞争性拮抗药的 pA_2 值越大，其拮抗作用越强。拮抗剂与受体有较强亲和力，而无内在活性。

38. AB 本题考查的是对非竞争性拮抗药的理解。非竞争性拮抗药与受体形成比较牢固地结合，因而解离速度慢，或者与受体形成不可逆的结合而引起受体构型的改变，阻止激动药与受体正常结合。因此，增加激动药的剂量使 E_{max} 下降，不能使量 - 效曲线的最大强度达到原来水平，竞争性拮抗药对激动药的拮抗强度可用拮抗参数 pA_2 表示。

39. CE 本题考查的是非竞争性拮抗药的理解。非竞争性拮抗药与受体形成比较牢固地结合，与受体解离速度慢，或与受体形成不可逆结合而引起受体构型改变，阻止激动药与受体正常结合。增加激动药的剂量也不能使量-效曲线的最大强度达到原来水平，使 E_{max} 下降。**竞争性拮抗药可使激动药量-效曲线平行右移，最大效应不变。竞争性拮抗药对激动药的拮抗强度可用拮抗参数 pA_2 表示。**

40. AD 本题考查的是对 pA_2 的理解。pA_2 值的大小反映竞争性拮抗药对其激动药的拮抗强度。竞争性拮抗药的 **pA_2 值越大，其拮抗作用越强。**所以 A 药拮抗作用最强，C 药拮抗作用最弱。

41. AD 本题考查的是对 pA_2 的理解。在拮抗药存在时，**若 2 倍浓度的激动药所产生的效应恰好等于未加入拮抗药时激动药的效应，则所加入拮抗药的摩尔浓度的负对数值为 pA_2。竞争性拮抗药的 pA_2 值越大，其拮抗作用越强。**pA_2 为拮抗参数。pA_2 值的大小反映的是竞争性拮抗药对其激动药的拮抗强度。

42. ABC 本题考查的是对受体脱敏的理解。受体脱敏为长期使用一种激动药后，组织或细胞的**受体对激动药的敏感性和反应性下降的现象**，分为同源脱敏和异源脱敏。受体脱敏仅**涉及受体数量或密度的变化，则称为受体下调。**磺酰脲类可使胰岛素受体增敏。

43. ABDE 本题考查的是对受体增敏的理解。受体增敏是指**长期应用拮抗药，造成受体数量或敏感性提高**。受体增敏仅涉及受体数量或密度的变化，则称为**受体上调**。高血压患者长期应用 β 受体拮抗药普萘洛尔时，**突然停药可以使受体的增敏**。磺酰脲类也可使胰岛素受体增敏。而维生素 A 使胰岛素受体脱敏。

44. BCD 本题考查的是对相加作用的理解。相加作用是指两药合用的作用是两药单用时的作用之和。如阿司匹林与对乙酰氨基酚合用可使解热、镇痛作用相加。β 受体拮抗药阿替洛尔与利尿药氢氯噻嗪合用使降压作用相加，而各药剂量减少，不良反应降低。氨基糖苷类抗生素（庆大霉素、链霉素、卡那霉素或新霉素）间相互合用或先后应用对听神经和肾脏的毒性增加，应避免联合使用。肝素过量引起出血，用静注鱼精蛋白注射液解救，属于化学性拮抗。苯巴比妥使避孕药避孕失败属于生理性拮抗。

45. DE 本题考查的是对**增强作用**的理解。增强作用指**某药可使组织或受体对另一药的敏感性增强**。如磺胺甲噁唑与甲氧苄啶合用，其抗菌作用增加 10 倍，由抑菌作用变成杀菌作用；普鲁卡因注射液中加入少量肾上腺素，肾上腺素使药局部的血管收缩，减少普鲁卡因的吸收，使其局麻作用延长，毒性降低。而钙增敏药作用于心肌收缩蛋白，增加肌钙蛋白 C 对 Ca^{2+} 的亲和力，在不增加细胞内 Ca^{2+} 浓度的条件

下，增强心肌收缩力，属于增敏作用。相加作用是指两药合用的作用是两药单用时的作用之和。如阿司匹林与对乙酰氨基酚合用可使解热、镇痛作用相加；在高血压的治疗中，常采用两种作用环节不同的药物合用，可使降压作用相加，而各药剂量减少，不良反应降低，如 β 受体拮抗药阿替洛尔与利尿药氢氯噻嗪合用。

46. AB 本题考查的是对药理性拮抗的理解。**药理性拮抗是指当一种药物与特异性受体结合后，阻止激动药与其结合，从而降低药效。**如组胺 H_1 受体拮抗药苯海拉明可拮抗组胺 H_1 受体激动药的作用，β 受体拮抗药可拮抗异丙肾上腺素的 β 受体激动作用。而肾上腺素抑制组胺作用治疗过敏性休克属于生理性拮抗。苯巴比妥使避孕药避孕失败属于生理性拮抗。肝素过量引起出血，用静注鱼精蛋白注射液解救，属于化学性拮抗。

47. ABCDE 本题考查的是药物在体内的代谢形式。药物在体内的代谢形式主要有氧化、还原、水解和结合等类型。药物乙酰化代谢主要受肝内胞浆酶 N-乙酰转移酶控制，N-乙酰化是大多数肼和芳香胺类药物清除的主要代谢途径，进行乙酰化代谢的药物包括**异烟肼、磺胺二甲嘧啶、苯乙肼、普鲁卡因胺、甲硫氧嘧啶、肼苯哒嗪、氨苯砜**等。

48. AD 本题考查的是对遗传因素与药效改变相关机制的理解。根据**对胰岛素功能的影响，突变可分受体合成障碍与受体转运障碍**。受体合成障碍是指某些突变导致受体 mRNA 水平降低，包括无义突变、内含子和外显子接点突变、核苷酸缺失引起移码突变；受体转运障碍指某些突变干扰转录后修饰作用。

49. ACD 本题考查的是肝药酶与药物代谢相关知识。经 **CYP2C9 代谢**的药物有**华法林、苯妥英钠、洛沙坦、依贝沙坦、甲苯磺丁脲、格列吡嗪、氟伐他汀、三甲双酮**及各种非甾体类抗炎药如双氯芬酸和布洛芬。

50. ABC 本题考查的是对遗传因素与药效改变相关机制的理解。受体对维生素 K 或抗凝药的亲和力下降可能导致香豆素类抗凝作用耐受症，故 D 选项是错误的。

51. AB 本题考查的是基因检测用于指导非小细胞肺癌患者的合理用药。**针对 EGFR 突变类型的非小细胞肺癌患者，FDA 和 CEDA 均批准可应用的靶向药物为吉非替尼和厄洛替尼。**

52. ABCD 本题考查的是药物的毒性作用。引起**血尿酸增高的药物有阿司匹林、氢氯噻嗪、胰岛素、

维生素 B₁ 和维生素 C 等。

53. ABC　本题考查的是对基因多态性相关知识点的掌握情况。人类基因组多态性通常分为三种形式：①限制性片段长度多态性；②DNA 重复序列的多态性；③单核苷酸多态性

54. ACD　本题考查的是基因多态性对药物代谢的影响。基因多态性对药动学差异的影响主要包括乙酰化作用的多态性、氧化作用的多态性、水解作用的多态性等。

55. ABD　本题考查的是合理用药与时辰性相关内容。药物的时辰治疗目的包括指导临床合理用药、增强药物疗效、降低药物的毒性及副作用。

56. CD　本题考查的是合理用药与时辰性相关内容。阿托伐他汀的药物半衰期在 14 小时左右，且其代谢产物仍然具有药物活性，药效可持续至 20 小时以上，匹伐他汀药物半衰期 12 小时左右，而瑞舒伐他汀药物半衰期在 19 小时左右，这类长效的他汀类药物，不必考虑晚间服药的问题，每天选择固定时间服用即可；普伐他汀、氟伐他汀进入体内的半衰期一般在 1～3 小时之间，起效快，作用时间相对较短，进食对普伐他汀和氟伐他汀的药物吸收和药效影响小，推荐睡前服用即可。

57. ACDE　本题考查的是合理用药与时辰性相关内容。选择最佳的给药时间既可使疗效最佳，又能降低毒副作用。

58. ACDE　本题考查的是药物的毒性作用机制。药物直接与靶点分子作用产生毒性，主要包括以下几方面：①药物通过抑制或者激活受体；②药物进入机体后对酶系统具有直接作用；③药物与机体内功能蛋白相互作用而改变其构象或结构时可导致蛋白功能受到损伤；④药物影响 DNA 的模板功能等。选项 A 和 C 通过抑制或者激活受体发挥作用；选项 D 通过与体内功能蛋白相互作用发挥作用；选项 E 通过影响 DNA 的模板功能；而选项 B 属于对细胞的损伤而不是直接与靶点作用产生的毒性。

59. ABDE　本题考查的是影响药物毒性作用的因素。药物的脂水分配系数、电离度、剂型、给药途径均属于药物方面的因素，而营养条件则属于机体方面的因素。

60. ACD　本题考查的是药物的毒性作用。少数患者服用解热镇痛药如阿司匹林、吲哚美辛后，可诱发哮喘，称为"阿司匹林性哮喘"；以普萘洛尔为代表的非选择性 β 受体拮抗药，可拮抗支气管平滑肌上的非选择性 β₂ 受体，导致支气管收缩，引发哮喘。

拟胆碱药乙酰胆碱、毛果芸香碱等可兴奋支气管平滑肌上的 M 受体，导致支气管收缩，引发哮喘。

61. CDE　本题考查的是药物毒性靶器官的病理改变特征。非甾体类抗炎药可引起急性间质性肾炎、慢性间质性肾炎、肾小球肾炎、慢性肾功能衰竭等。引起肾小管坏死或急性肾小管损伤的药物中以氨基糖苷类最为常见，其他如头孢菌素、两性霉素 B、万古霉素、造影剂、重金属（汞、铅等）、顺铂、阿昔洛韦等也可引起，故选项 A 不可选；氟尿嘧啶、丝裂霉素、环孢素等引起的微血管病变和溶血性贫血，类似溶血 – 尿毒综合征，有的药物可引起系统性血管炎、致死性肾小球肾炎和急性肾功能衰竭，但非甾体类抗炎药不引起肾血管损坏，故选项 B 不可选。

62. ABCDE　本题考查的是药物的毒性作用。庆大霉素、万古霉素、顺铂、造影剂、两性霉素 B、重金属（汞、铅等）、阿昔洛韦等均可引起肾小管坏死或急性肾小管损伤。

63. ACDE　本题考查的是药物的毒性作用与机制。药物引起脂肪肝的作用机制有：①某些肝脏毒物刺激垂体 – 肾上腺内分泌系统，通过使儿茶酚胺大量释放，导致脂肪组织释放游离脂肪酸入肝过多，最终形成脂肪肝。②三酰甘油合成增加导致脂肪肝。③合成脂蛋白的原料如磷脂等缺乏而不是增加造成脂肪在肝细胞内堆积导致脂肪肝。肝脏毒物破坏内质网结构或抑制某些酶的活性，使脂蛋白及组成脂蛋白的磷脂、蛋白质合成发生障碍，以致不能将脂肪运输出去而导致脂肪肝。④机体摄入大量乙醇后，损害线粒体，使线粒体肿胀，氧化磷酸化解偶联，ATP 含量下降，脂肪酸氧化能力下降，脂肪在肝细胞内沉积。

64. ABCD　本题考查的是药物的毒性作用及机制。异烟肼对神经系统的毒性作用可以表现在中枢和外周，常见的反应为外周神经炎，表现为手足麻木；可能会导致中毒性的精神病，出现精神紊乱、不安、欣快、失眠等，还有步态不稳、肌肉震颤、抽搐，甚至惊厥，可用维生素 B₆ 防治上述神经毒性作用的发生。

65. DE　本题考查的是药物的毒性作用机制。苯妥英钠和利多卡因通过阻滞心肌细胞膜 Na⁺ 通道发挥作用，故选项 A 和 B 错误；三环类抗抑郁药对 K⁺ 通道有阻滞作用，故选项 C 错误。

66. ABC　本题考查的是药物毒性靶器官的病理改变特征。粒细胞缺乏症和嗜酸性粒细胞增多症属于药物对白细胞的毒性作用，故选项 D 和 E 不符合题意。

67. BE 本题考查的是药物的毒性作用。**甲基多巴和氟烷可引起自身免疫反应**，故选项 A 和 C 不符合题意；青霉素可引起 I 型变态反应，故选项 D 不符合题意。

68. ABCDE 本题考查的是药物的毒性作用。常见引起免疫系统毒性作用的药物有**抗肿瘤药、糖皮质激素、免疫调节药、抗病毒药、甲基多巴、肼屈嗪、异烟肼、普鲁卡因胺、氟烷**等。

69. ABC 本题考查的是药物的毒性作用。**肼屈嗪、异烟肼和普鲁卡因胺**引发的自身免疫性疾病主要表现为**系统性红斑狼疮样综合征**；甲基多巴导致自身免疫的靶部位是血小板和红细胞，主要引起血小板减少症；氟烷主要导致自身免疫性肝炎。

70. ABCDE 本题考查的是药物毒性靶器官的病理改变特征。药物对呼吸系统的毒性作用主要是对呼吸器官及呼吸功能的损害，主要表现为呼吸抑制、哮喘、间质性肺炎和肺纤维化、肺水肿或肺气肿、肺脂质沉积等。

71. ABDE 本题考查的是遗传因素对药物反应及引起不良反应的影响。药物作用于遗传性酶缺陷红细胞引起的溶血主要与葡萄糖 – 6 – 磷酸脱氢酶（G – 6 – PD）有关。在遗传性 G – 6 – PD 酶缺陷人群使用伯氨喹、奎宁、磺胺类药物、呋喃妥因等药物，因红细胞内缺乏 G – 6 – PD，不能及时补充 NADPH 对红细胞膜起保护作用，造成红细胞膜破裂溶血。选项 C 利福平虽然也是常见引起血液系统毒性作用的药物之一，但它在遗传性 G – 6 – PD 酶缺陷人群使用，不会造成红细胞膜破裂溶血。该药对血液系统的毒性作用表现在可能会引起药源性嗜酸性粒细胞增多症而不是造成红细胞膜破裂溶血。故此 5 个备选项中只有 C 不是正确答案。

72. BCD 本题考察的是指南中关于影响药物毒性作用的因素。婴幼儿，尤其是**新生儿与早产儿，机体各器官功能尤其是涉及药物消除的重要脏器肝肾尚未发育健全**，所以这部分人群对药物反应特别敏感，他们对药物的消除能力较差，**易致药物在体内蓄积**，加之，**氯霉素脂溶性高**，本就容易留存于体内，**若应用于早产儿和新生儿**，会因为他们的肝脏葡萄糖醛酸结合能力较差，而**导致灰婴综合征，该病是属危重病症，表现为循环衰竭，全身发绀**，甚至死亡。

73. ABCE 本题考查的是对药物时 – 效关系参数的理解。从时 – 效曲线可以衍生出以下药理学基本概念：**最大效应时间、作用残留时间、疗效维持时间和起效时间**。平均滞留时间不属于反映药物时 – 效关系参数。

74. ABCDE 本题考查的是药物作用于不同受体类别。氯化琥珀胆碱作用于 N 胆碱受体，**N 胆碱受体属于配体门控离子通道受体**。吉非替尼作用于表皮生长因子受体，**表皮生长因子受体属于酪氨酸激酶受体**。肾上腺素作用于肾上腺素受体，**肾上腺素受体属于 G 蛋白偶联受体**。甲状腺激素作用于细胞核内甲状腺激素受体。糖皮质激素作用于**细胞质内糖皮质激素受体**。